T0200045

FISIOPATOLOGÍA RENAL
Fundamentos

QUINTA EDICIÓN

Helmut G. Rennke, MD
Professor of Pathology
Harvard Medical School y
Harvard–MIT Division of Health Sciences and Technology
Department of Pathology
Brigham & Women's Hospital
Boston, Massachusetts

Bradley M. Denker, MD
Associate Professor of Medicine
Harvard Medical School
Renal Division, Department of Medicine
Beth Israel Deaconess Medical Center
Jefe de Nefrología
Harvard–Vanguard Medical Associates
Boston, Massachusetts

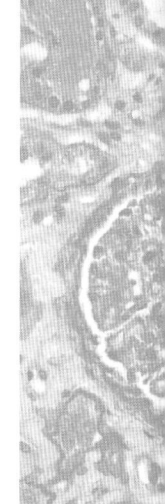

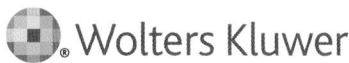. Wolters Kluwer

Philadelphia • Baltimore • New York • London
Buenos Aires • Hong Kong • Sydney • Tokyo

Av. Carrilet, 3, 9.a planta, Edificio D - Ciutat de la Justícia
08902 L'Hospitalet de Llobregat
Barcelona (España)
Tel.: 93 344 47 18
Fax: 93 344 47 16
Correo electrónico: consultas@wolterskluwer.com

Traducción
Dra. Silvia Esperanza Suárez Martínez
Médica Cirujana y Maestra en Nutrición Humana

Revisión científica
Dr. Antonio Méndez Durán
Nefrólogo. Especialista en Hipertensión Arterial
Coordinador de Programas Médicos
División de Hospitales, Dirección de Prestaciones Médicas
Instituto Mexicano del Seguro Social

Dirección editorial: Carlos Mendoza
Editora de desarrollo: Cristina Segura Flores
Gerente de mercadotecnia: Simon Kears
Adecuación de portada: Jesús Mendoza M.
Cuidado de la edición: Rocío Cabañas Chávez
Maquetación: Beatriz del Olmo Mendoza
Impresión: R.R. Donnelley-Shenzhen/Impreso en China

A nuestras respectivas familias, Stephanie y Christianne
Mary, Brendan, Jennifer y Mackenzie

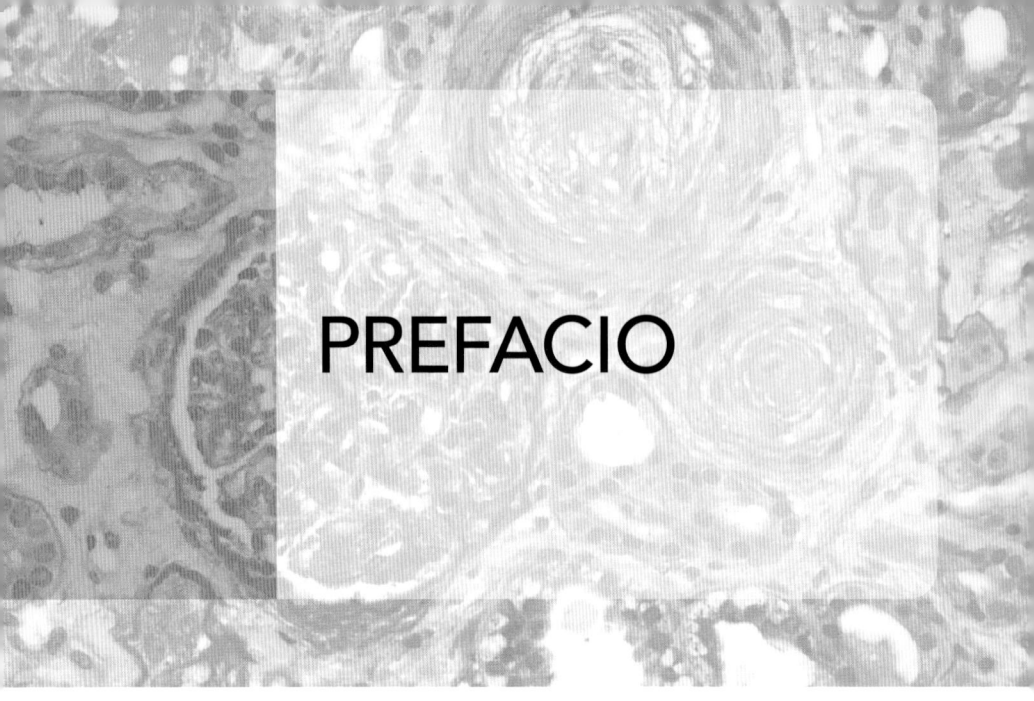

PREFACIO

En esta quinta edición de *Fisiopatología renal. Fundamentos,* hemos mantenido los principios generales que nos guiaron en el diseño y enfoque de las últimas cuatro ediciones del libro. Durante los últimos años, hemos recibido numerosos comentarios y sugerencias no sólo de nuestros estudiantes médicos de segundo año, sino también del personal, colegas y posgraduados de nefrología; estamos muy agradecidos por su retroalimentación y palabras de aliento. Como consecuencia de estas sugerencias, hemos ampliado las secciones sobre los aspectos moleculares de los mecanismos que provocan disfunción renal y la expresión morfológica de las enfermedades principales que afectan los riñones; las ilustraciones están a todo color e insertas a lo largo del texto. La lista de lecturas recomendadas ha sido actualizada y se incluyen resúmenes al final de los capítulos de fisiología. También se han revisado las preguntas complementarias de autoevaluación que permiten la aplicación de conceptos clave a los casos clínicos, además de desarrollar una comprensión más matizada. No obstante, el núcleo y el objetivo principal de este libro continúan sin cambios: brindar al estudiante una comprensión sólida de los mecanismos que provocan disfunción y enfermedades renales, y proporcionar material básico de lectura y un libro de texto para un curso sobre fisiopatología renal.

HGR y BMD

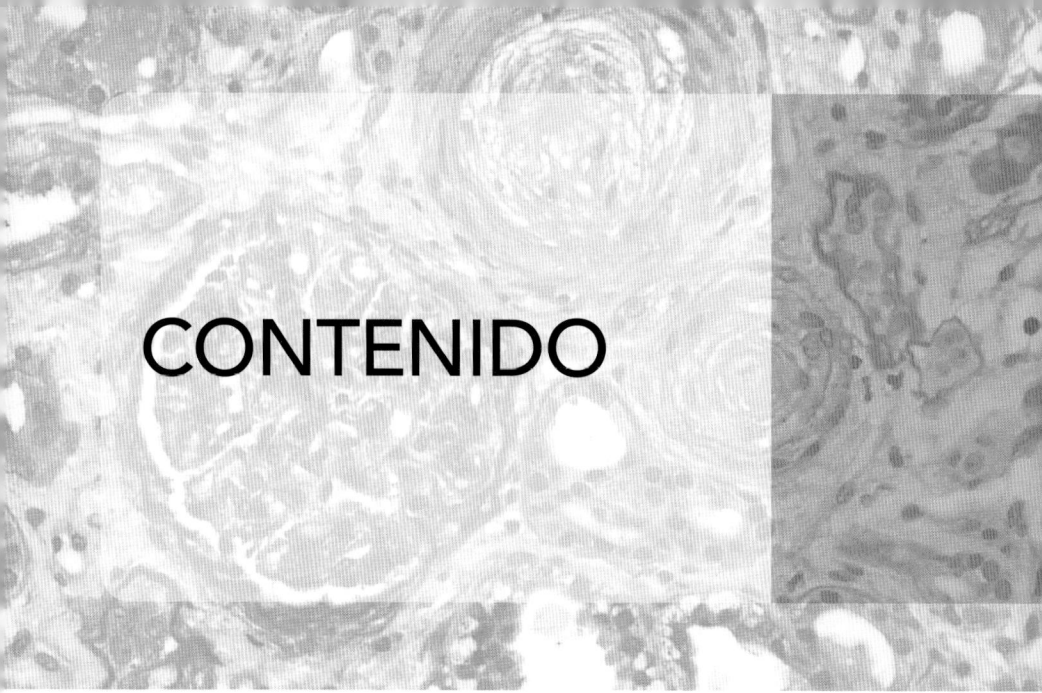

CONTENIDO

REVISIÓN DE LA FISIOLOGÍA RENAL

1

OBJETIVOS

Al terminar este capítulo será capaz de comprender cada uno de los siguientes temas:

▶ Los mecanismos generales mediante los cuales ocurre la reabsorción y secreción de solutos en los distintos segmentos de la nefrona.

▶ Los factores que regulan la tasa de filtración glomerular.

▶ Los mecanismos por medio de los cuales se mide la tasa de filtración glomerular en pacientes.

Introducción

Aun cuando el lector de este libro ha completado su capacitación sobre la fisiología renal normal, es útil hacer un resumen de los principios básicos involucrados para comprender los mecanismos mediante los que puede ocurrir la enfermedad. Se explican las funciones tubulares con énfasis principalmente en la reabsorción de sodio y agua. También se revisa la tasa de filtración glomerular (TFG), incluidas su regulación y la forma de estimarla en el ámbito clínico.

Los riñones tienen dos funciones principales:

■ Participan en el mantenimiento de un entorno extracelular relativamente constante necesario para que las células (y el organismo) funcionen con normalidad. Esto se logra mediante la excreción de algunos productos de desecho del metabolismo (como urea, creatinina y ácido úrico), así como agua y electrolitos derivados principalmente de la ingesta dietética. El equilibrio es un principio clave para comprender las funciones renales. El **equilibrio** o **estado estacionario** se conserva al mantener una tasa de excreción igual a la suma de la ingesta neta más la producción endógena:

excreción = ingesta neta + producción endógena

La **ingesta neta** es el exceso de sustancia que permanece en el organismo después de satisfacer las necesidades metabólicas. Como se explicará más adelante, los riñones son capaces de regular la excreción individualizada del agua y los solutos (como sodio, potasio e hidrógeno), en gran parte por medio de cambios en la reabsorción y secreción tubulares. Si, por ejemplo, la ingesta de sodio aumenta, el exceso de sodio puede excretarse sin requerir alteraciones en la excreción de agua u otros electrolitos.

- Secretan hormonas que participan en la regulación de la hemodinámica sistémica y renal (renina, angiotensina II y prostaglandinas), en la producción de los eritrocitos (eritropoyetina) y el metabolismo mineral (calcitriol [1,25-OH dihidroxivitamina D], el principal metabolito activo de la vitamina D).

Los riñones también llevan a cabo otras múltiples funciones, como el catabolismo de las hormonas peptídicas y la síntesis de glucosa (gluconeogénesis) en condiciones de ayuno.

Relación entre filtración y excreción

La TFG normal varía entre 130 y 145 L/día (90 a 100 mL/min) en mujeres y entre 165 y 180 L/día (115 a 125 mL/min) en hombres. Esto representa un volumen mayor a 10 veces el líquido extracelular y casi 60 veces el volumen del plasma (véase la figura 2.5 para la estimación de estos volúmenes); como resultado, la supervivencia requiere que virtualmente todos los solutos y el agua filtrados regresen a la circulación sistémica mediante la reabsorción tubular.

Prevenir la pérdida urinaria excesiva de sodio es esencial para mantener el volumen extracelular y el plasmático (véase el capítulo 2). En la figura 1.1 se muestra la organización de la nefrona y en la tabla 1.1 se lista la contribución relativa de los distintos segmentos de la nefrona a la reabsorción del sodio filtrado y los factores neurohumorales involucrados en la regulación de su transporte. La mayor parte del sodio filtrado se reabsorbe en el túbulo proximal y el asa de Henle, sin embargo, la regulación diaria ocurre principalmente en los conductos colectores, donde se determina la composición final de la orina.

Este sistema regulador de la excreción de solutos es muy eficiente. Por ejemplo, la carga de sodio filtrado en un paciente con una TFG de 180 L/día y una concentración plasmática acuosa de sodio de 140 mEq/L es 25 200 mEq. La ingesta dietética normal de sodio varía de 80 a 250 mEq/día. Por lo tanto, más de 99% del sodio filtrado debe reabsorberse para mantener el equilibrio. Inclusive, aumentar la ingesta de sodio 25 mEq/día requiere un ajuste de la tasa de reabsorción de sodio de < 0.1% (25 ÷ 25 200 = 0.1%).

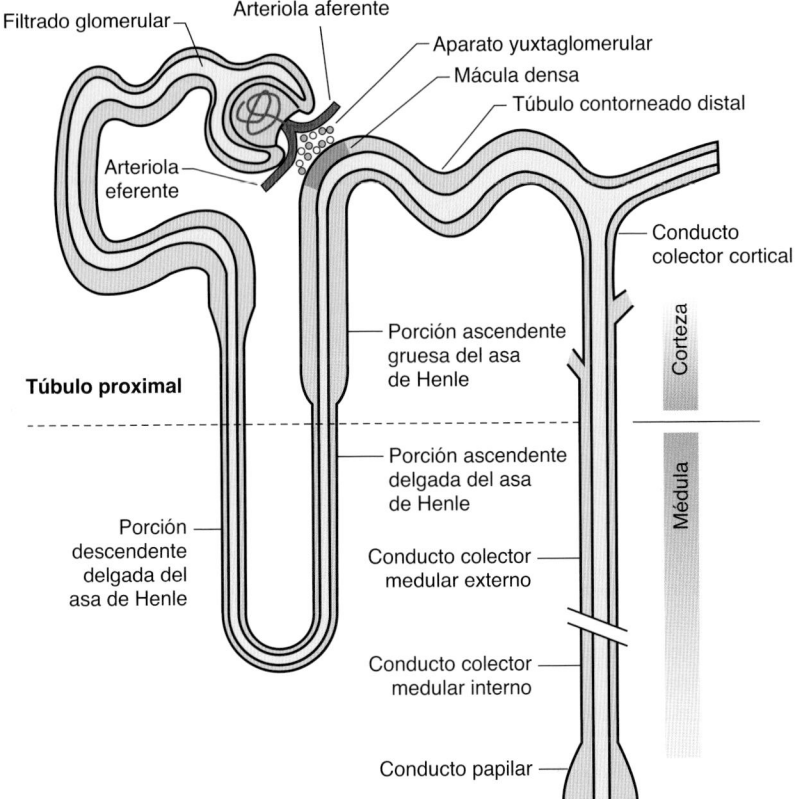

■ **FIGURA 1.1. Anatomía de la nefrona.** El filtrado se forma en el glomérulo y entra al túbulo proximal. Después fluye por la porción descendente del asa de Henle hacia la médula, realiza una curva cerrada y luego asciende de nuevo hacia la corteza. El siguiente segmento del túbulo es el túbulo contorneado distal, que se convierte en el conducto colector cortical y luego en el conducto colector medular externo e interno antes de entrar a la papila por el conducto papilar. Los sitios y mecanismos de la reabsorción de sodio se resumen en la tabla 1.1. (Modificada con permiso de O'Callaghan CA, Brenner BM. *The Kidney at a Glance*. Malden, MA: Blackwell Publishers; 2000.)

La siguiente explicación enfatiza los mecanismos por medio de los cuales se reabsorbe sodio en los distintos segmentos de la nefrona. En los capítulos siguientes se revisa la regulación del agua, hidrógeno, potasio, calcio, magnesio y el manejo del fosfato en los riñones.

Mecanismo general de la reabsorción transtubular de sodio

La reabsorción del sodio filtrado desde el lumen tubular hacia el capilar peritubular ocurre en dos pasos: el sodio debe moverse del lumen hacia

TABLA 1.1. Sitios y mecanismos de la reabsorción renal de sodio

Segmento tubular	% reabsorbido de Na filtrado	Mecanismos de entrada de Na	Factores reguladores (principales)
Túbulo proximal	50–55	Intercambio Na^+–H^+; cotransporte con glucosa, aminoácidos, fosfato y otros solutos orgánicos	Angiotensina II; noradrenalina; tasa de filtración glomerular
Asa de Henle	35–40	Cotransporte Na^+–K^+–$2Cl^-$	Depende del flujo
Túbulo distal	5–8	Cotransporte Na^+-Cl^-	Depende del flujo
Túbulos colectores	2–3	Canales de Na^+	Aldosterona; péptido natriurético auricular

la célula por la membrana apical (o luminal); luego tiene que salir de la célula hacia el intersticio y el capilar peritubular atravesando la membrana basolateral (o peritubular).

Como con cualquier partícula cargada, el sodio es incapaz de difundir con libertad a través de la bicapa lipídica de las membranas celulares. Por ello, se requieren transportadores o canales transmembrana para que la reabsorción de sodio pueda proceder. Por ejemplo, el transporte activo de sodio fuera de la célula está mediado por la bomba Na^+–K^+-ATPasa en la membrana basolateral, la cual bombea tres iones sodio fuera de la célula y dos iones potasio dentro de la célula. La bomba Na^+–K^+-ATPasa se encuentra en todas las células y es esencial para mantener la elevada concentración *intracelular* de K^+ (~150 mEq/L) en comparación con la del plasma (3.5 a 5 mEq/L) y la baja concentración *intracelular* de Na^+ (10 a 30 mEq/L), muy por debajo de la concentración de 140 mEq/L en el líquido extracelular.

En la figura 1.2 se muestra un modelo general del transporte transcelular de sodio. El sodio entra a la célula gracias a un transportador transmembrana (que también puede transportar otro soluto, como glucosa) o a un canal de sodio selectivo. La eliminación de sodio de la célula mediante la bomba Na^+–K^+-ATPasa tiene dos efectos adicionales importantes: primero, la concentración celular de sodio se mantiene en 10 a 30 mEq/L, muy por debajo de la concentración de 140 mEq/L del filtrado glomerular y, segundo, la eliminación neta de cationes celulares genera un potencial eléctrico negativo en el interior de la célula. Este efecto se relaciona con la estequiometría 3:2 de la bomba (ya que sale más sodio que el potasio que entra) y con la difusión de potasio fuera de las células a través de canales selectivos para potasio en la membrana basolateral.

La combinación de la concentración intracelular disminuida de sodio y el potencial negativo intracelular provoca un gradiente electroquímico favorable para la entrada de sodio a la célula por la membrana apical. Este gradiente es tan favorable que la reabsorción activa o la secreción de otras sustancias

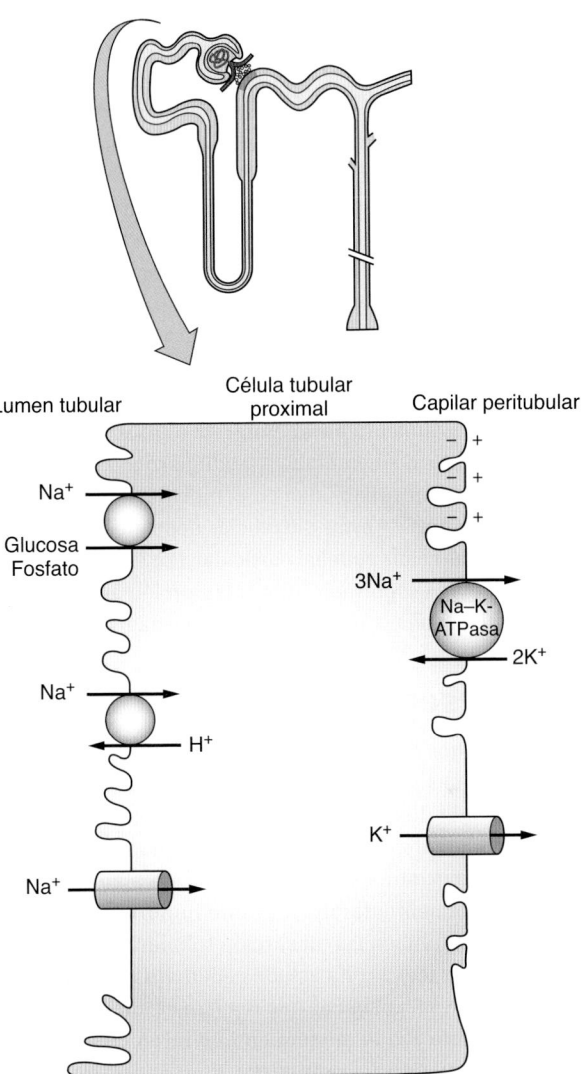

■ FIGURA 1.2. Modelo general para la reabsorción transtubular de sodio y modelo esquemático del transporte iónico en el túbulo proximal. El sodio filtrado entra a la célula a través de la membrana apical por: 1) un transportador transmembrana que también puede reabsorber (como en el cotransporte sodio–glucosa o sodio–fosfato) o secretar (como en el intercambio sodio–hidrógeno) otra sustancia; o bien, 2) un canal selectivo para sodio. Este sodio luego regresa a la circulación sistémica a través de la bomba Na+–K+-ATPasa en la membrana basolateral. Esta bomba también mantiene la concentración intracelular de sodio en cifras bajas y crea un potencial negativo intracelular, lo que provoca un gradiente electroquímico favorable que promueve la entrada pasiva de sodio hacia la célula en todos los segmentos de la nefrona. (Modificada con permiso de O'Callaghan CA, Brenner BM. *The Kidney at a Glance*. Malden, MA: Blackwell Publishers: 2000.)

(como glucosa) puede lograrse al fijarse al sodio (en este caso por un cotransportador sodio–glucosa) en vez de por un proceso individual que requiere energía.

Uniones estrechas y polaridad de membrana

El funcionamiento normal del **sistema de transporte transepitelial** requiere la localización apropiada de los transportadores hacia los dominios de la membrana basolateral o apical (polaridad de membrana). Los mecanismos de entrada de sodio deben encontrarse en la membrana apical, mientras que la bomba Na^+–K^+-ATPasa debe localizarse en la membrana basolateral. Aún no se comprende por completo cómo ocurre la localización correcta, pero la unión estrecha entre las células tiene un papel importante en el mantenimiento de la polaridad normal de la membrana. La unión estrecha actúa como una compuerta, evitando el movimiento lateral de los transportadores o canales de un dominio de membrana a otro. La unión estrecha también regula el movimiento **paracelular** de solutos y agua por medio de las proteínas integrales únicas de membrana (claudinas) dentro de la unión estrecha. Los epitelios presentan gran variabilidad en el movimiento paracelular de agua y solutos ("tendencia a la fuga") y estas diferencias dependen de las claudinas específicas expresadas en una célula epitelial particular. Por ejemplo, las mutaciones en paracelina-1, una claudina expresada solo en la porción ascendente gruesa, provoca hipomagnesemia familiar y pérdida urinaria de magnesio.

Reabsorción segmentaria de sodio

Los principales segmentos de la nefrona (véase la figura 1.1) reabsorben sodio por medio de un mecanismo similar al modelo general en la figura 1.2. Sin embargo, el transportador o canal de la membrana apical responsable de la entrada de sodio a la célula es diferente en cada segmento (figuras 1.2 a 1.5). Comprender estos mecanismos de entrada explica parcialmente algunas de las funciones realizadas por cada segmento; también asume importancia clínica con el uso de diuréticos, los cuales inhiben la reabsorción tubular de sodio y disminuyen el volumen del líquido extracelular en estados edematosos o hipertensión (véase el capítulo 4). Los factores fisiológicos que regulan el transporte segmentario de sodio se listan en la tabla 1.1; la manera en que interactúan para mantener el equilibrio de sodio se explica en el capítulo 2.

Túbulo proximal

El túbulo proximal tiene dos funciones principales de reabsorción: reabsorbe de 50 a 55% del sodio y el agua filtrados y casi por completo la glucosa, fosfato, aminoácidos y otros solutos orgánicos filtrados al vincular su transporte al del sodio.

El sodio filtrado entra a la célula tubular proximal vía una serie de transportadores que también transportan otros solutos. De este modo, hay transportadores específicos de sodio–glucosa, sodio–fosfato, sodio–citrato y distintos cotransportadores de sodio–aminoácidos. La vinculación del soluto cotransportado parece promover un cambio conformacional en la proteína portadora que causa la abertura de la compuerta para el movimiento transmembrana de sodio.

La reabsorción por medio de estos transportadores representa una forma de **transporte activo secundario**. A pesar de que el proceso de cotransporte es pasivo por sí mismo, la energía proviene indirectamente de la bomba Na^+–K^+-ATPasa, la cual, como ya se describió, crea el gradiente electroquímico favorable que permite la difusión pasiva de sodio hacia la célula.

No obstante, desde un punto de vista cuantitativo, el intercambio sodio–hidrógeno tiene la mayor relevancia. Este transportador provoca la reabsorción de sodio y la secreción de hidrógeno; gran parte del hidrógeno secretado se combina con el bicarbonato filtrado, lo que da paso a la reabsorción de casi 90% del bicarbonato filtrado (véase el capítulo 5 para una explicación detallada sobre el papel de los riñones en la homeostasis ácido–base).

La remoción de solutos del lumen disminuye inicialmente la osmolalidad del líquido tubular, con lo que se crea un gradiente osmótico que promueve un grado equivalente de reabsorción de agua. El transporte osmótico de agua puede ocurrir porque las membranas basolateral y apical son muy permeables al agua, debido a la presencia de canales transmembrana para agua, llamados **acuaporinas**. La reabsorción de agua también puede ocurrir entre las células mediante una unión estrecha con "fugas" relativas presente en el túbulo proximal.

El efecto neto de este epitelio permeable es que los gradientes de concentración u osmóticos no pueden mantenerse en este segmento. Como resultado, la concentración de sodio y la osmolalidad del fluido que sale del túbulo proximal son las mismas que las del plasma. Lo mismo sucede con la concentración de solutos cuya reabsorción tiene un vínculo pasivo con la del sodio, como urea, potasio y calcio. La reabsorción de agua inducida por sodio aumenta la concentración de estos solutos en el líquido tubular, lo que les permite reabsorberse de modo pasivo hacia un gradiente de concentración favorable.

En comparación, las uniones estrechas son relativamente impermeables en los segmentos más distales. Como resultado, pueden crearse y mantenerse gradientes de concentración y osmóticos que pueden exceder 50:1 para sodio (concentración urinaria de sodio ≤ 3 mEq/L con depleción de volumen) y casi 1 000:1 para hidrógeno (pH urinario < 5.0 con carga ácida).

? **1** Cuando los pacientes presentan depleción de volumen, como en caso de vómito o diarrea, se activan el sistema renina–angiotensina y el sistema nervioso simpático (véase el capítulo 2). La angiotensina II y la noradrenalina refuerzan la reabsorción proximal de sodio al aumentar la actividad de intercambiador Na^+–H^+; esta respuesta es apropiada, debido a que limita la pérdida urinaria de sodio que podría exacerbar el déficit de volumen. ¿Qué sucedería con la reabsorción proximal de urea en ese caso?

Asa de Henle

Entre 35 y 40% del sodio y cloro filtrados se reabsorbe en la porción ascendente del asa de Henle. La reabsorción de sodio en el asa ocurre en mayor grado que la de agua, debido a que la membrana apical de la porción ascendente es *impermeable* al agua, ya que carece de las acuaporinas presentes en el túbulo proximal. Esta separación entre el movimiento de sodio y agua es una parte esencial del mecanismo contracorriente.

El mecanismo principal del transporte de cloruro de sodio en la porción ascendente gruesa se muestra en la figura 1.3. El sodio y el cloro filtrados entran a la célula por medio de un cotransportador electroneutro Na^+–K^+–$2Cl^-$ en la membrana apical. La energía para el cotransporte Na^+–K^+–$2Cl^-$ deriva de nuevo del gradiente de ingreso favorable de sodio (concentración intracelular baja de Na^+ debida a la actividad constitutiva de la bomba Na^+–K^+-ATPasa basolateral). Sin embargo, la concentración de potasio en el lumen y en el líquido extracelular es mucho menor que la de sodio y cloro. Así, la reabsorción continua de cloruro de sodio requiere el reciclaje de potasio que entra a la célula hacia el lumen tubular a través de canales selectivos para potasio en la membrana apical. Este movimiento de potasio es electrogénico, de modo que provoca que el lumen sea **electropositivo**. El cloro sale de la célula por un canal basolateral selectivo. La afinidad del cotransportador Na^+–K^+–$2Cl^-$ para sodio y potasio es muy alta, aunque la entrega de cloro al sitio activo es el paso limitante de velocidad para la actividad del transportador. Los diuréticos de asa (furosemida) inhiben la reabsorción de cloruro de sodio al competir por el sitio de unión de Cl^- en el transportador.

La carga positiva del lumen generada por el reciclaje de potasio es capaz de dirigir la reabsorción pasiva de los cationes (sodio, calcio y magnesio) entre las células a través de la unión estrecha. De hecho, la parte cortical de la porción ascendente gruesa del asa de Henle es el sitio principal dentro de la nefrona donde se reabsorbe magnesio.

Los diuréticos de asa inhiben la reabsorción de cloruro de sodio en la porción ascendente gruesa del asa de Henle al competir por el sitio de cloro en el cotransportador Na^+–K^+–$2Cl^-$. ¿Qué efecto tendrá esto en la reabsorción de calcio en este segmento?

Nótese que el transporte en la porción ascendente gruesa es muy diferente al del túbulo proximal. La reabsorción de sodio no está vinculada a solutos orgánicos, debido a que ya se ha removido la mayor parte de la glucosa y aminoácidos filtrados. Además, la reabsorción de sodio sin agua disminuye de manera progresiva la concentración de sodio en el líquido tubular a un mínimo de 50 a 75 mEq/L al término de la porción ascendente gruesa (*vs.* 140 mEq/L en el filtrado y el túbulo proximal).

Túbulo distal

En condiciones normales, el túbulo distal reabsorbe de 5 a 8% del cloruro de sodio filtrado y el cotransporte de Na^+–Cl^- es el mecanismo principal de entrada de sodio (véase la figura 1.4). Esta reabsorción de cloruro de sodio se relaciona con

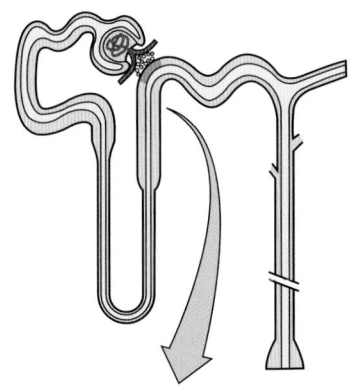

Lumen tubular   Célula del asa de Henle   Capilar peritubular

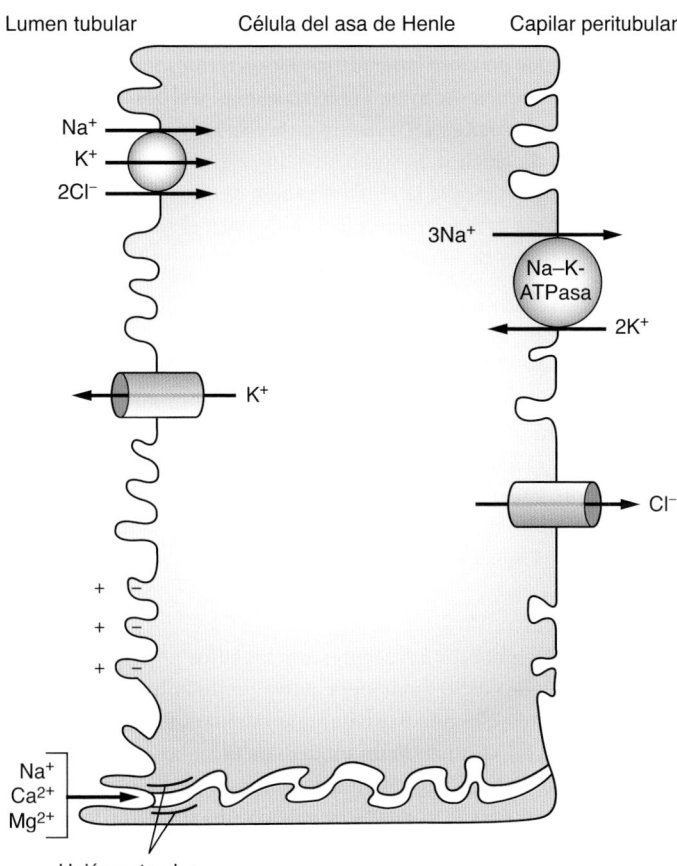

■ **FIGURA 1.3. Modelo esquemático del transporte iónico en la porción ascendente gruesa del asa de Henle.** El cotransportador de Na^+–K^+–$2Cl^-$ está dirigido por el gradiente favorable hacia dentro del sodio y requiere el reciclaje de potasio de regreso al lumen tubular. El potencial positivo del lumen generado por el reciclaje de potasio promueve la reabsorción paracelular pasiva de sodio, calcio y magnesio entre las células a través de la unión estrecha. (Modificada con permiso de O'Callaghan CA, Brenner BM. *The Kidney at a Glance.* Malden, MA: Blackwell Publishers; 2000.)

un decremento de la concentración de cloruro de sodio en el líquido tubular a casi 40 meq/L, debido a que *del mismo modo que en la porción ascendente, el túbulo distal es relativamente impermeable al agua.*

Este decremento de la concentración de cloro, y no el del sodio ni la acción de las hormonas, es lo que limita la reabsorción de cloruro de sodio en el asa de Henle y el túbulo distal. El decremento de la concentración luminal de cloro tiene dos efectos que limitan el transporte continuo:

- La actividad de los cotransportadores $Na^+-K^+-2Cl^-$ y Na^+-Cl^- se determina principalmente por la concentración luminal de cloro; así, un decremento de la concentración de cloro reduce la tasa de entrada de cloruro de sodio a la célula. Pese a que este gradiente de sodio hacia dentro parece brindar la energía para estos procesos de transporte, la unión del cloro luminal a su sitio en el transportador parece tener la mayor relevancia al inducir el cambio conformacional en el transportador necesario para el movimiento de solutos hacia dentro de la célula.
- La concentración de cloruro de sodio en el intersticio peritubular es similar a la del plasma. De este modo, la concentración decreciente dentro del lumen crea un gradiente de concentración favorable para el reflujo de sodio y cloro hacia el lumen a través de las uniones estrechas.

La reabsorción cesa cuando la tasa de entrada de sodio a la célula iguala la tasa de reflujo.

El efecto neto es que el transporte en el asa de Henle y el túbulo distal **depende del flujo**. Si, por ejemplo, llega más fluido al túbulo distal debido a la administración de un diurético de asa, entonces puede reabsorberse más cloruro de sodio. Esta respuesta distal reduce el grado al cual el diurético de asa puede incrementar la excreción de sodio. Sin embargo, al inhibir el transporte de Na^+-Cl^- en el túbulo distal (diuréticos tiacídicos) puede aumentar la excreción de sodio en presencia de un diurético de asa.

Transporte de calcio

El túbulo distal y los segmentos adyacentes son los sitios principales en los cuales se regula la excreción de calcio de manera activa por la influencia de la hormona paratiroidea y calcitriol (1,25 dihidroxivitamina D, el metabolito activo de la vitamina D). En la figura 1.4 se muestra un modelo de la reabsorción distal de calcio. El calcio es capaz de entrar a la célula siguiendo un gradiente electroquímico favorable a través de los canales apicales de calcio y una proteína de unión a calcio dependiente de vitamina D. La célula tiene una concentración baja de calcio y la Na^+-K^+-ATPasa mantiene el interior celular electronegativo y brinda un gradiente electroquímico favorable para la reabsorción de calcio. Una vez dentro de la célula, el calcio puede unirse a una proteína de unión a calcio dependiente de calcitriol. La extrusión de calcio a través de la membrana basolateral ocurre de manera predominante como un intercambiador $3Na^+-1Ca^{2+}$, en el cual el gradiente hacia dentro de la entrada de sodio (tan favorable en la membrana basolateral como en la membrana luminal) se utiliza para sacar calcio. Cierta cantidad de calcio puede salir a través de una basolateral Ca^{2+}-ATPasa.

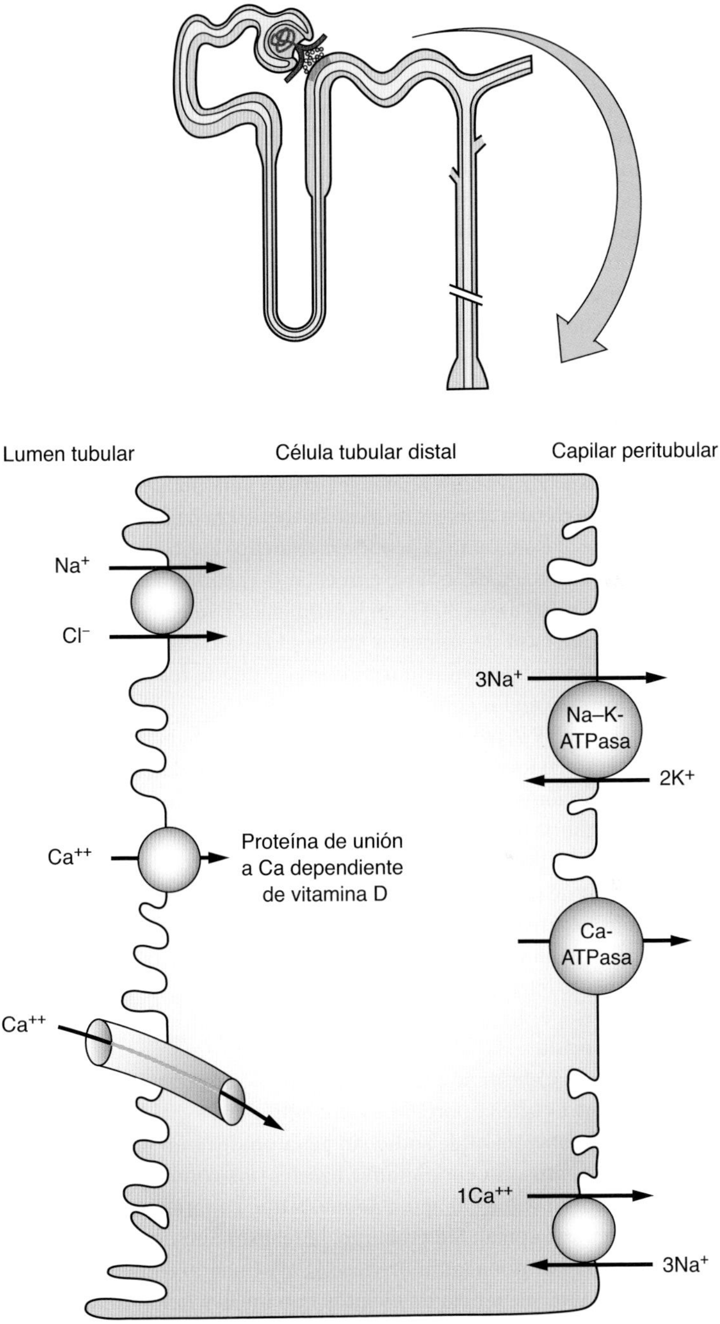

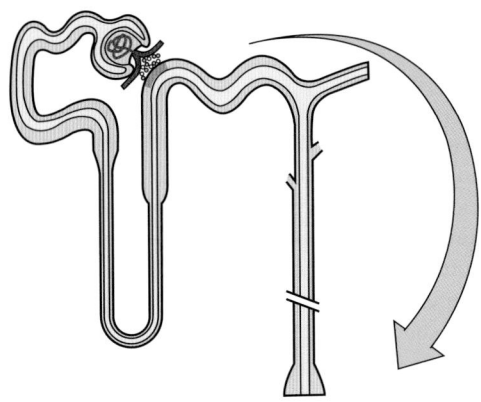

Lumen tubular   Célula tubular distal   Capilar peritubular

Na^+

Cl^-

$3Na^+$

Na–K-ATPasa

$2K^+$

Ca^{++} Proteína de unión a Ca dependiente de vitamina D

Ca-ATPasa

Ca^{++}

$1Ca^{++}$

$3Na^+$

■ **FIGURA 1.4. Representación esquemática de los mecanismos de transporte invo-lucrados en la reabsorción de cloruro de sodio y calcio en el túbulo distal.** El cotrans-porte electroneutro de sodio y cloro disminuye la concentración de sodio en el líquido tubular (este segmento es relativamente impermeable al agua). La hormona paratiroidea y calcitriol estimulan la absorción de calcio, la cual se favorece de la electropositividad intracelular generada por la Na^+–K^+-ATPasa. (Modificada con permiso de O'Callaghan CA, Brenner BM. *The Kidney at a Glance*. Malden, MA: Blackwell Publishers; 2000.)

Conductos colectores

Los conductos colectores proporcionan la regulación final de la excreción de sodio al reabsorber de 2 a 3% final del sodio filtrado. Los conductos colectores contienen distintos tipos celulares. Las células principales en el conducto colector cortical y las células en el conducto colector medular interno tienen un papel importante en la reabsorción de sodio y agua, así como en la secreción de potasio. En comparación, las células intercaladas en la corteza y las células en la región medular externa están involucradas principalmente en la regulación del equilibrio ácido–base (véase el capítulo 5).

La entrada de sodio a los conductos colectores ocurre a través de canales selectivos para sodio en la membrana apical (véase la figura 1.5). Este movimiento de sodio sin cloro es electrogénico, de tal modo que se crea un gradiente negativo en el lumen que promueve la reabsorción de cloro entre las células y la secreción de potasio a través de canales selectivos para potasio.

La cantidad de canales abiertos de sodio se encuentra bajo control hormonal, ya que se afecta por la aldosterona y el péptido natriurético auricular (PNA). La aldosterona refuerza la reabsorción de sodio al aumentar la cantidad de canales abiertos de sodio por célula de < 100 a casi 3000 con la estimulación máxima. El efecto neto es que cuando la depleción de volumen activa el sistema renina–angiotensina–aldosterona, la concentración urinaria de sodio puede reducirse a < 1 mEq/L mediante reabsorción en los conductos colectores.

Por otra parte, el PNA actúa sobre todo en la región medular interna al reducir la reabsorción de sodio mediante la disminución de la cantidad de canales abiertos de sodio. (La interacción entre estas hormonas opuestas —aldosterona y PNA— en la regulación del equilibrio de sodio se revisa en el capítulo 2.)

La entrada de sodio a la célula inducida por aldosterona también promueve la secreción celular de potasio hacia el lumen. Dos factores contribuyen a esta respuesta: la electronegatividad luminal creciente y la actividad de Na^+–K^+-ATPasa inducida por aldosterona en la membrana basolateral, lo que refuerza la excreción de sodio y el aumento intracelular de potasio (véase la figura 1.5).

Transporte de agua

Como ya se describió, el túbulo proximal y la porción descendente son permeables al agua, mientras que la porción ascendente gruesa y el túbulo distal no lo son. Como tal, la reabsorción de sodio sin agua produce un líquido diluido que sale de estos segmentos. En condiciones basales, los conductos colectores son relativamente impermeables al agua, debido a que cuentan con pocas acuaporinas en la membrana apical. Sin embargo, la reabsorción de agua se encuentra bajo el control de la hormona antidiurética (ADH). Cuando aumenta la liberación de ADH, se inicia una secuencia de eventos que incluye la unión al receptor de vasopresina V_2 en la membrana basolateral, la activación de adenilil ciclasa por la proteína G heterotrimérica (Gs), la activación de proteín cinasa A (PKA) por AMP cíclico y la inserción de vesículas citosólicas que contienen canales de agua preformados acuaporina-2 a la membrana apical. El agua que entra a la célula llega a la circulación con facilidad por los canales de agua acuaporina-3 y acuaporina-4 expresados de modo constitutivo en la membrana basolateral (véase la figura 1.5).

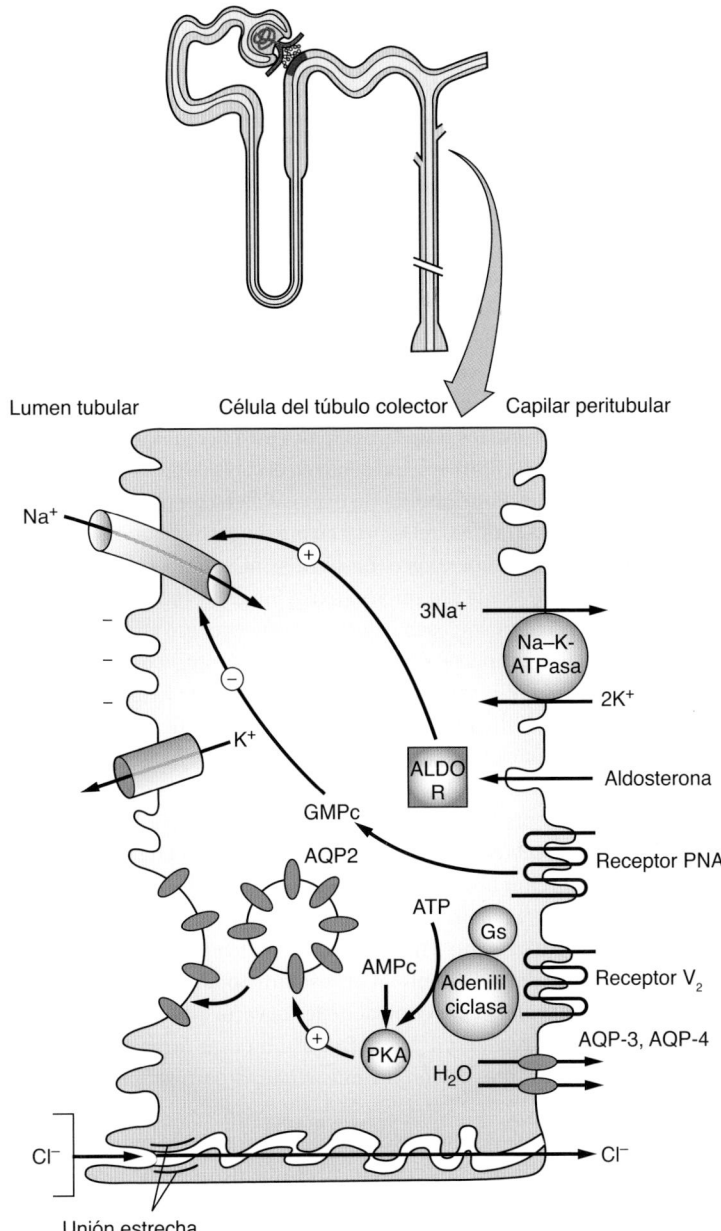

Lumen tubular **Célula del túbulo colector** **Capilar peritubular**

■ FIGURA 1.5. Modelo esquemático de las vías de transporte y factores hormonales —aldosterona, péptido natriurético auricular (PNA) y hormona antidiurética (ADH)— involucrados en el manejo de sodio, potasio y agua en los conductos colectores. Acuaporina (AQP), vasopresina (V_2), proteín cinasa A (PKA), adenilil ciclasa y proteína G (Gs) y distintas células, como las células intercaladas en el conducto colector cortical, involucrados en la regulación del equilibrio ácido–base (véase el capítulo 5; véanse también las figuras 5.2 y 5.5). ATP, adenosín trifosfato; AMPc, adenosín monofosfato cíclico; GMPc, guanosín monofosfato cíclico. (Modificada con permiso de O'Callaghan CA , Brenner BM. *The Kidney at a Glance*. Malden, MA: Blackwell Publishers; 2000.)

Multiplicación o mecanismo contracorriente

Aunque el filtrado glomerular tiene la misma osmolalidad que el plasma, la ingesta de agua es tan variable que la excreción de orina isosmótica es indeseable. Por ejemplo, después de una carga de agua, esta debe excretarse en exceso respecto a los solutos como orina diluida, que es hipoosmótica respecto al plasma. Por otra parte, si debe retenerse agua, debe excretarse una orina concentrada o hiperosmótica después de un periodo de restricción de agua.

La excreción de orina diluida o concentrada se logra mediante la **multiplicación contracorriente**, que incluye el asa de Henle, los conductos colectores corticales y medulares y el suministro de sangre a estos segmentos. Si bien una explicación completa acerca de este proceso se encuentra más allá del objetivo de este capítulo, es útil revisar de modo breve los pasos principales involucrados. El papel de la ADH para mantener el equilibrio hídrico se presenta en el capítulo 2.

La excreción de orina concentrada (la osmolalidad, comparada con el plasma, puede aproximarse de 1 000 a 1 200 mOsm/kg en humanos) requiere establecer y mantener un intersticio medular hipertónico (hasta 1 200 mOsm/kg). La configuración de curva cerrada del asa de Henle *y* la microcirculación específica de los vasos rectos (*vasa recta*) paralelos al asa son esenciales para este proceso (figura 1.6). Los factores que provocan la multiplicación contracorriente (contracorriente se refiere a la dirección opuesta al flujo urinario en las porciones ascendentes y descendentes) son las distintas permeabilidades del agua y las características del transporte de solutos en ambas porciones.

La porción descendente es permeable al agua pero no a los iones, mientras que la porción ascendente (delgada y gruesa) es permeable a los iones, pero no al agua. El único paso *activo* en la multiplicación contracorriente es la reabsorción de NaCl en la porción ascendente gruesa a través del cotransportador Na^+–K^+–$2Cl^-$. En contraste, solo ocurre transporte pasivo de solutos en la porción descendente y ascendente *delgada*. De manera simplificada, se asumirá que tanto la porción ascendente delgada como la gruesa funcionan de modo homogéneo. La eficiencia de la multiplicación contracorriente varía directamente con la longitud del asa de Henle, por lo que las nefronas con asas largas que descienden hasta la región medular interna son las más eficaces para generar un gradiente osmolar amplio.

El proceso inicia en la porción ascendente gruesa con la remoción activa de NaCl fuera de la orina y hacia el intersticio. El gradiente de sodio que puede mantener el cotransportador Na^+–K^+–$2Cl^-$ es cercano a 200 mOsm/kg. Por lo tanto, el intersticio se torna hiperosmolar, lo que provoca la difusión de agua *fuera* de la porción *descendente*. Este proceso concentra la orina en la porción descendente y causa que la remoción de agua tienda a disminuir la osmolalidad intersticial. Sin embargo, el transporte continuo de sodio en la porción ascendente restablece el gradiente de 200 mOsm/kg y, a medida que la orina fluye hacia la porción descendente, se torna más concentrada. Este proceso se resume en la figura 1.6.

La excreción de orina concentrada inicia con la generación del gradiente osmótico intersticial descrito antes. La configuración del túbulo ocasiona que el

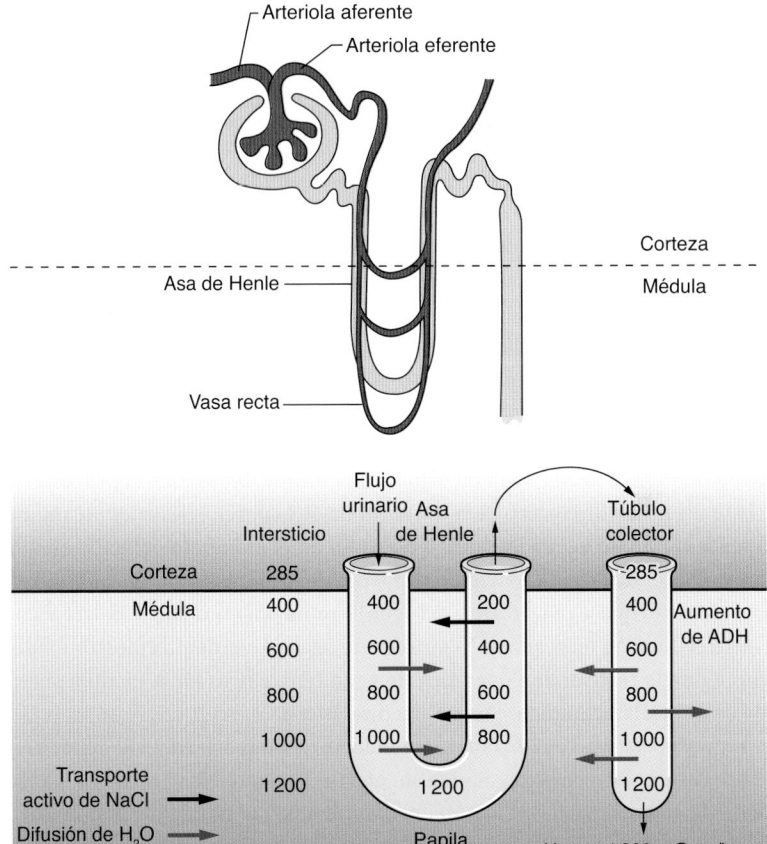

■ **FIGURA 1.6.** Relación entre los vasos rectos y los segmentos tubulares, además del mecanismo contracorriente que ilustra los eventos en la médula renal involucrados en la excreción de orina concentrada. El transporte de cloruro de sodio sin agua desde la porción ascendente del asa de Henle provoca la dilución del fluido tubular y la concentración del insterticio medular y de la porción descendente del asa de Henle. Los puntos claves son los siguientes: 1) la porción descendente es permeable al agua (pero no a los iones), por lo que es capaz de alcanzar el equilibrio osmótico con el intersticio. 2) El transporte activo del cloruro de sodio en la porción ascendente mantiene un gradiente cercano a 200 mOsm/kg en cada nivel. La porción ascendente (y el túbulo distal, no mostrado) son impermeables al agua. A medida que la orina fluye hacia la porción descendente, se concentra y el intersticio mantiene su gradiente de 200 mOsm/kg. El fluido que deja la médula en la porción ascendente tiene una osmolalidad de 200 mOsm/kg (menor a la del plasma, debido al transporte activo de NaCl). En presencia de la hormona anti-diurética (ADH), el agua se reabsorbe en el conducto colector cortical para mantener el equilibrio osmótico con el intersticio cortical, el cual tiene una osmolalidad similar a la del plasma (285 mOsm/kg). Como resultado, el fluido que regresa a la médula en el conducto colector medular es isosmótico respecto al plasma. No obstante, la osmolalidad de la orina aumenta de manera gradual en el conducto colector (en presencia de ADH) a medida que el fluido tubular se equilibra con el intersticio medular. (Modificada con permiso de O'Callaghan CA, Brenner BM. *The Kidney at a Glance.* Malden, MA: Blackwell Publishers; 2000.)

conducto colector que desciende a la médula sea paralelo al asa de Henle (véase la figura 1.6). Como resultado, el gradiente de osmolalidad creciente a través de la corteza y la médula generado por el mecanismo contracorriente en el asa de Henle también está en equilibrio con el conducto colector. *A diferencia de cualquier otro segmento de la nefrona, el conducto colector responde en gran medida a ADH, lo que le permite ser altamente permeable al agua en presencia de ADH, pero impermeable en ausencia de esta.* La activación del receptor V_2 por ADH estimula Gαs y adenilil ciclasa, lo que provoca la inserción de canales acuaporina-2, a partir de vesículas preformadas, en la membrana apical (véase la figura 1.5).

En presencia de ADH, la concentración urinaria dentro del conducto colector alcanza cifras que se aproximan a las concentraciones intersticiales en la papila (base del asa de Henle). El incremento de la osmolalidad urinaria varía con la concentración circulante de ADH. El papel del conducto colector cortical es esencial para la producción de orina concentrada. Si los únicos procesos fueran la reabsorción de cloruro de sodio sin agua en la porción ascendente medular y la reabsorción de agua sin cloruro de sodio en el conducto colector medular, la orina excretada sería esencialmente isosmótica respecto al plasma. Esto no ocurre debido a que la mayor parte del agua se retira por el conducto colector cortical. Esta reducción marcada de la entrega de agua al conducto colector medular permite que la reabsorción osmótica de agua tenga lugar en la médula sin desgaste sustancial del gradiente osmótico intersticial.

En ausencia de ADH, el conducto colector es impermeable al agua, lo que permite la excreción de orina diluida sin afectar la osmolalidad medular. La reabsorción de sodio sin agua en la porción ascendente y el túbulo distal provocan la entrega de orina diluida al conducto colector que puede excretarse en ausencia de ADH. Después de una carga máxima de agua, por ejemplo, la osmolalidad urinaria en individuos normales puede reducirse hasta un intervalo de 30 a 60 mOsm/kg (en comparación con una osmolalidad plasmática de 280 a 290 mOsm/kg).

Además de estos pasos básicos, la configuración de asa (curva cerrada) de los capilares *vasa recta* tiene un papel importante al minimizar la eliminación del exceso de solutos medulares intersticiales. Los vasos rectos descendentes entran a la médula en la unión corticomedular y fluyen hacia bajo hacia la punta de las papilas; luego regresan y se convierten en los vasos rectos ascendentes, que retornan a la corteza. Si los *vasa recta* continuasen recto a través de la médula, entonces el equilibrio osmótico con la médula hiperosmótica disiparía el gradiente contracorriente y disminuiría la capacidad concentradora (por el movimiento osmótico de agua fuera del capilar hacia el intersticio y por el movimiento de solutos intersticiales hacia el capilar). A pesar de que esto ocurre en la porción descendente de los *vasa recta*, estos procesos se reservan a medida que la dirección del flujo se revierte en la porción ascendente. El efecto neto es que el fluido que deja la médula solo es ligeramente hiperosmótico respecto al plasma y se mantiene la tonicidad medular.

EN POCAS PALABRAS

Pese a que la explicación precedente ha considerado cada segmento de la nefrona por separado, es importante apreciar que los distintos segmentos actúan en concierto para mantener el equilibrio hidroelectrolítico. Esto puede ilustrarse en dos ejemplos que se explican con detalle en el capítulo 2. Primero, si el volumen extracelular se reduce debido a la pérdida de líquido (como en caso de diarrea o vómito), los riñones intentan compensar al minimizar la excreción de sodio para prevenir un decremento adicional del volumen. Los mecanismos neuro-humorales y hemodinámicos se activan para aumentar la reabsorción de sodio en casi todos los segmentos: la angiotensina II y noradrenalina actúan en el túbulo proximal, el decremento de la presión arterial inducida por la depleción de volumen actúa en el asa de Henle mediante un fenómeno de natriuresis de pre-sión y la aldosterona actúa en los conductos colectores.

Estos mecanismos compensatorios también se activan si la pérdida de líquido urinario se induce por la administración de un diurético de asa, el cual disminuye la reabsorción de cloruro de sodio en la porción ascendente gruesa del asa de Henle (véase el capítulo 4). Esta pérdida de fluido activa el sis-tema renina–angiotensina–aldosterona y el sistema nervioso simpático. Como resultado, el incremento neto de la excreción de sodio provocada por una menor reabsorción por el asa se minimiza inicialmente y luego se erradica por la reabsorción reforzada de sodio en otros segmentos tubulares.

Tasa de filtración glomerular

La estimación de la tasa de filtración glomerular (TFG) es una parte esencial de la valoración del paciente con nefropatía. La TFG renal total es igual a la suma de las tasas de filtración de todas las nefronas funcionales, cada riñón adulto tiene alre-dedor de $860\,000 \pm 370\,000$ nefronas con una TFG media de 115 ± 24 mL/min; como resultado, la *TFG total es un índice de la masa renal funcional*. De este modo, la estimación de la TFG puede utilizarse para evaluar la gravedad y evolución de la nefropatía. Por ejemplo, una disminución de la TFG significa que la enfermedad está progresando, mientras que su aumento es indicativo de una recuperación por lo menos parcial.

Determinantes de la filtración glomerular

Del mismo modo que otros capilares, el movimiento de fluido a través del glomérulo está regido por la ley de Starling, determinada por la permeabilidad neta de la pared del capilar glomerular y los gradientes de presión hidráulica y oncótica,

$$\text{TFG} = LpS\,(\Delta \text{ presión hidráulica} - \Delta \text{ presión oncótica})$$
$$= LpS\,[(P_{cg} - P_{eb}) - s\,(\Pi_p - \Pi_{eb})]$$

donde Lp es la unidad de permeabilidad (o porosidad) de la pared capilar; S es el área de superficie disponible para filtración; P_{cg} y P_{eb} son las presiones hidráulicas en el capilar glomerular y el espacio de Bowman, respectivamente; Π_p y Π_{eb} son las presiones oncóticas en el plasma que entran al glomérulo y el espacio de Bowman, respectivamente; y *s* representa el coeficiente de reflexión de las proteínas a través de la pared capilar (con valores que varían desde 0 si es permeable por completo hasta 1 si es impermeable por completo). Debido a que el filtrado es esencialmente libre de proteína, Π_{eb} es 0 y *s* es 1. Así,

$$\text{TFG} = LpS\,(P_{cg} - P_{eb} - \Pi_p) \qquad \text{(ecuación 1)}$$

Un decremento de la TFG en estados patológicos se debe con frecuencia a una disminución de la permeabilidad neta, resultado de la pérdida de área de superficie de filtración inducida por alguna forma de lesión glomerular. Sin embargo, en individuos normales, la TFG está regulada principalmente por alteraciones de P_{cg} mediadas por cambios en la resistencia arteriolar glomerular. La P_{cg} también tiene un papel en la enfermedad renal. Por ejemplo, la reducción inicial de la permeabilidad glomerular en trastornos glomerulares no necesariamente provoca un decremento de la TFG. En este caso, los cambios en la resistencia arteriolar pueden incrementar la P_{cg}, con lo que aumenta el gradiente favorecedor de la filtración y por lo menos supera en parte el efecto de la permeabilidad reducida.

Resistencia arteriolar y tasa de filtración glomerular
Los capilares glomerulares están interpuestos entre dos arteriolas: la arteriola aferente o precapilar y la arteriola eferente o poscapilar. Como resultado, la P_{cg} está regida por la interacción de tres factores: la presión aórtica que perfunde el riñón; la resistencia aferente, que determina el grado al cual se transmite la presión arterial renal al glomérulo y la resistencia eferente (figura 1.7). Por ejemplo, si la P_{cg} debe aumentar para contrarrestar una reducción de la permeabilidad glomerular, esto puede lograrse mediante la dilatación aferente o la constricción eferente.

La resistencia arteriolar no solo está bajo el control miogénico intrínseco parcial, sino que puede influirse por otros factores, como la retroalimentación tubuloglomerular, angiotensina II, noradrenalina y otras hormonas (véase el capítulo 2).

Autorregulación
En vista de la importancia de la P_{cg} puede asumirse que pequeñas variaciones de la presión arterial podrían producir grandes cambios en la filtración glomerular. No obstante, la TFG (y el flujo plasmático renal) es casi constante en un rango amplio de presiones arteriales renales (figura 1.8). Este fenómeno que también se encuentra en otros capilares se denomina autorregulación. La autorregulación en la mayoría de los capilares está mediada por cambios en la resistencia precapilar. En los riñones, por ejemplo, cuando la presión de perfusión aumenta, un incremento del tono arteriolar aferente puede impedir que la subida de presión se transmita al glomérulo, con lo que se evita cualquier cambio significativo en la P_{cg} y la TFG. A la inversa, la TFG puede preservarse mediante la dilatación aferente cuando la presión de perfusión renal disminuye.

Sin embargo, el mecanismo de autorregulación de la TFG es más complejo. La angiotensina II realiza una contribución importante cuando la presión de perfusión renal disminuye, una situación en la cual se activa el sistema

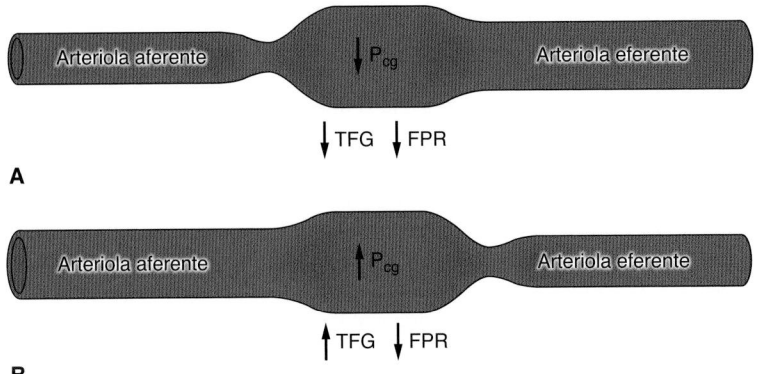

A

B

■ **FIGURA 1.7. Relación entre resistencia arteriolar glomerular, tasa de filtración glomerular (TFG) y flujo plasmático renal (FPR).** La constricción de la arteriola aferente incrementa la resistencia vascular renal (reduce el FPR) y disminuye la presión intraglomerular y la TFG, ya que se transfiere menos presión arterial al glomérulo (**A**). La constricción de la arteriola eferente también disminuye el FPR, pero tiende a aumentar la presión intraglomerular y la TFG (**B**). La dilatación arteriolar tiene los efectos opuestos. P_{cg}, presión en el capilar glomerular. (Reimpresa con permiso de Rose BD. *Clinical Physiology of Acid–Base and Electrolyte Disorders*. 3rd ed. New York, NY: McGraw-Hill; 1989:52.)

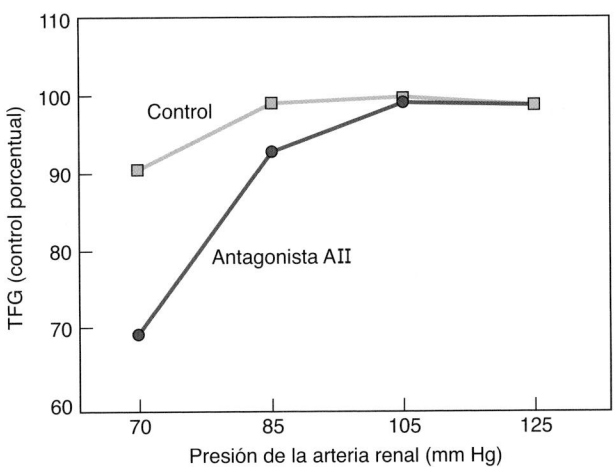

■ **FIGURA 1.8. Autorregulación de la tasa de filtración glomerular (TFG), expresada como porcentaje de los valores control; a medida que la presión de la arteria renal disminuye desde el nivel basal de 125 mm Hg en perros.** Los *rectángulos* representan los animales de control en los cuales se mantuvo la TFG hasta que la presión de perfusión renal presentó una reducción marcada. Los *círculos* representan los animales a los que se les administró una infusión intrarrenal de un antagonista de angiotensina II (AII). En este caso, la TFG se mantiene bien. Aunque no se muestra, la autorregulación también es aplicable cuando la presión de la arteria renal aumenta al inicio. (Adaptada de Hall JE, Guyton AC, Jackson TE, et al. Control of glomerular filtration rate by renin-angiotensin system. *Am J Physiol.* 1977;233[5]:F366–372.)

renina–angiotensina. La angiotensina II aumenta de modo preferencial la resistencia en la arteriola eferente, con lo que evita que la P_{cg} disminuya en presencia de hipotensión.

La contribución de la angiotensina II a la autorregulación se observa en la figura 1.8. En animales normales, la TFG comienza a disminuir solo cuando hay una reducción marcada de la presión de perfusión renal; esta limitación se debe quizá en parte a la dilatación máxima de la arteriola aferente. En comparación, la TFG comienza a disminuir a una mayor presión de perfusión en animales pretratados con un antagonista de angiotensina II. No obstante, incluso en esta situación, la capacidad para autorregular se mantiene con la reducción inicial de la presión de perfusión renal. Esta autorregulación a reducciones leves de la presión de perfusión está mediada por la retroalimentación tubuloglomerular (véase la siguiente sección) y los receptores de estiramiento.

?
3 El estrechamiento de las arterias renales (estenosis arterial renal) es una causa relativamente común de hipertensión grave o refractaria y es usual que se deba a lesiones ateroscleróticas en pacientes de edad avanzada. ¿Qué sucedería con la TFG en un riñón estenótico a medida que la presión arterial disminuye con medicamentos antihipertensivos que actúan de modo independiente de angiotensina II? ¿La respuesta sería diferente si se administrara un inhibidor de la enzima convertidora de angiotensina, el cual disminuye la formación de angiotensina II?

Retroalimentación tubuloglomerular

La TFG se autorregula en parte por la tasa de entrega de fluido a las células especializadas en la **mácula densa**, que inicia al final de la porción ascendente gruesa cortical del asa de Henle. Estas células perciben cambios en la entrega y reabsorción subsecuente de cloro, un proceso mediado por el cotransportador $Na^+-K^+-2Cl^-$ en la membrana apical (figuras 1.3 y 1.9). Si, por ejemplo, un decremento de la presión de perfusión renal primero disminuye la TFG, llegará menos cloro a la mácula densa; esto iniciará una respuesta local (por medio de un mecanismo que puede implicar adenosina o la producción local de óxido nítrico), lo que provocará la dilatación secuencial de la arteriola aferente, un aumento de P_{cg} y el retorno de la TFG hacia la normal. Esto restaura el flujo de la mácula densa (de ahí el nombre **retroalimentación tubuloglomerular**). A la inversa, la arteriola aferente se constriñe y la TFG disminuye al aumentar la presión de perfusión renal que incrementa la TFG.

Estas observaciones sugieren que una de las funciones principales de la autorregulación no es solo sostener la TFG, sino además *mantener el flujo distal* a una tasa más o menos constante. Como ya se describió, la mayor parte del filtrado se reabsorbe en el túbulo proximal y el asa de Henle, mientras que los cambios finales (reabsorción de sodio y agua, secreción de potasio) ocurren en los conductos colectores. Sin embargo, los conductos colectores tienen una capacidad de reabsorción total relativamente limitada. De este modo, la autorregulación de la TFG y el flujo distal evitan que la capacidad de reabsorción distal se sobrepase, un problema que podría provocar pérdidas de sodio y agua que pueden poner en riesgo la vida.

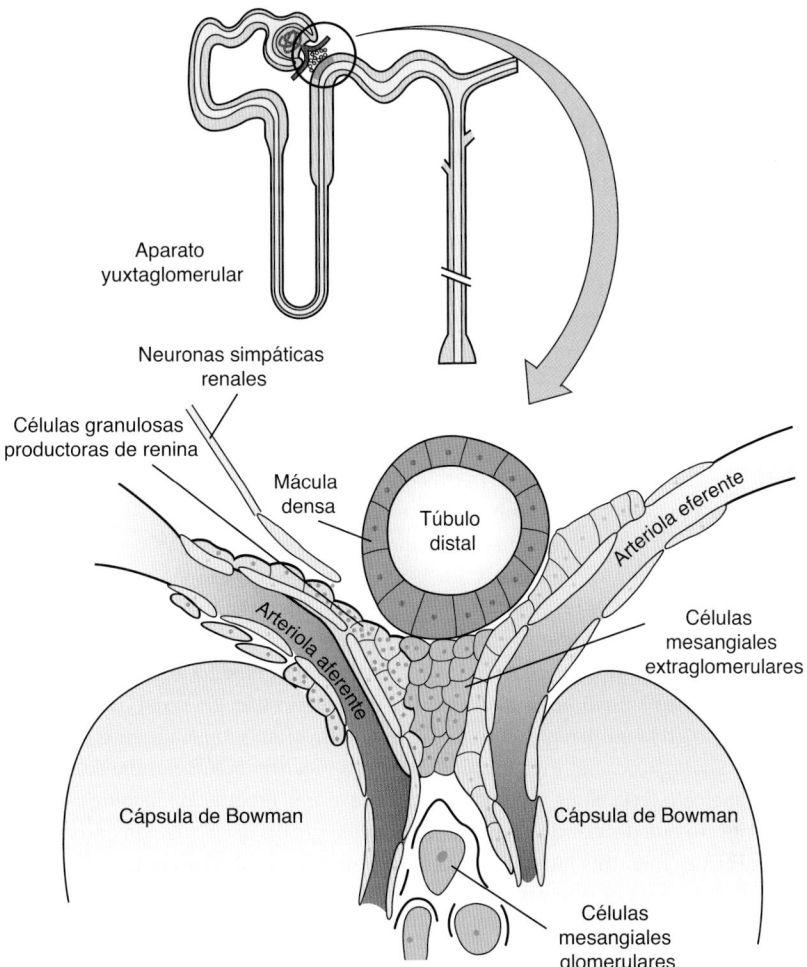

■ **FIGURA 1.9. Aparato yuxtaglomerular y mácula densa en la retroalimentación tubuloglomerular.** Las células del aparato yuxtaglomerular y de la mácula densa al inicio del túbulo distal se encuentran muy cerca entre sí. La llegada de cloro se percibe por el cotransportador $Na^+–K^+–2Cl^-$ en la porción ascendente gruesa y la retroalimentación regula la tasa de filtración glomerular. La liberación de renina también se regula en este sitio (véase el capítulo 2). (Modificada de O'Callaghan CA, Brenner BM. *The Kidney at a Glance*. Malden, MA: Blackwell Publishers; 2000.)

Es importante reconocer que las células de la mácula densa tienen, al menos, dos funciones distintas: la mediación de la retroalimentación tubuloglomerular y la regulación de la liberación de renina por las células yuxtaglomerulares en la arteriola aferente (véase el capítulo 2). Un decremento de la llegada distal de cloro provoca la dilatación aferente por retroalimentación tubuloglomerular *y* el aumento de la secreción de renina, lo que provoca constricción eferente. Estos cambios tienden a aumentar la TFG, con lo que aumenta el flujo de la mácula densa hacia la normal.

Los efectos intrarrenales de la autorregulación y la retroalimentación tubuloglomerular son importantes en la regulación diaria de la hemodinámica renal en individuos normales. Estos procesos también ayudan a prevenir un incremento de la TFG con hipertensión sistémica o una reducción de la TFG en caso de isquemia renal *selectiva* debida a estenosis de la arteria renal.

Las enfermedades glomerulares primarias tienden a disminuir la TFG al reducir el área de superficie disponible para la filtración. ¿Cuál será la respuesta autorreguladora a este cambio?

Influencias neurohumorales
Un decremento de la presión de perfusión renal en pacientes se debe con mayor frecuencia a la depleción de volumen circulante eficaz (como en caso de pérdida de líquido gastrointestinal o insuficiencia cardiaca congestiva; véase el capítulo 2) que a isquemia renal selectiva. En estas afecciones, la hipoperfusión sistémica provoca un aumento de la liberación de los vasoconstrictores angiotensina II y noradrenalina. La primera incrementa la resistencia en la arteriola eferente en mayor grado que en la arteriola aferente, mientras que la noradrenalina afecta ambas arteriolas en la misma medida. El efecto neto es la vasoconstricción renal (no vasodilatación como en la autorregulación pura), una reducción potencialmente marcada del flujo plasmático renal y un leve decremento o incluso ningún cambio en la TFG, debido al efecto de la constricción eferente. Esta es una adaptación fisiológica apropiada, puesto que desvía sangre de manera preferencial a la circulación coronaria y cerebral crítica mientras mantiene la TFG, con ello la capacidad excretora.

Estos efectos vasoconstrictores se antagonizan por las prostaglandinas vasodilatadoras renales. La angiotensina II y la noradrenalina estimulan la producción glomerular de prostaglandinas. El decremento del tono arteriolar inducido por la prostaglandina evita la isquemia renal excesiva. Esta adaptación tiene importancia clínica por el uso extenso de antiinflamatorios no esteroideos para tratar la artritis y otras enfermedades. Estos medicamentos inhiben la producción de prostaglandinas y pueden causar un decremento agudo de la TFG (insuficiencia renal aguda) en personas susceptibles con depleción de volumen y que por lo tanto tienen cifras relativamente altas de angiotensina II y noradrenalina. Por otra parte, los individuos normales presentan bajo riesgo debido a que, en ausencia de cifras elevadas de vasoconstrictores, la tasa de producción renal de prostaglandinas es relativamente baja.

Estimación clínica de la tasa de filtración glomerular

Como ya se describió, la estimación de la TFG se utiliza en clínica para evaluar la gravedad y evolución de las nefropatías. La medición de la TFG se basa en el concepto de depuración. Considérese un compuesto como el polisacárido inulina (no insulina) o un radioisótopo, como iotalamato, con las propiedades siguientes:

1. Puede lograr una concentración plasmática estable.
2. Se filtra con libertad en el glomérulo.
3. No se reabsorbe, secreta, sintetiza ni metaboliza por los riñones.

Con estas características,

$$\text{inulina filtrada} = \text{inulina excretada}$$

La inulina filtrada es igual a la TFG multiplicada por la concentración plasmática de inulina (P_{in}) y la inulina excretada es igual al producto de la concentración urinaria de inulina (U_{in}) y la velocidad del flujo urinario (V, en mililitros por minuto o litros por día). Por lo tanto,

$$\text{TFG} \times P_{in} = U_{in} \times V$$
$$\text{TFG} = [U_{in} \times V]/P_{in} \qquad \text{(ecuación 2)}$$

El término $(U_{in} \times V)/P_{in}$ se conoce como depuración de inulina y es una estimación precisa de la TFG. La depuración de inulina, en mililitros por minuto, se refiere *al volumen de plasma depurado de inulina por excreción renal* en un minuto. Si, por ejemplo, se excretan 1.2 mg de inulina por minuto ($U_{in} \times V$) y P_{in} es 1.0 mg/dL (o para mantener consistentes las unidades, 0.01 mg/mL), entonces la depuración de inulina es 1.2 mg/min ÷ 0.1 mg/mL = 120 mL/min; es decir, 120 mL de plasma se han depurado por la excreción renal de los 1.2 mg de inulina que contenían.

Depuración de creatinina

Aunque preciso, llevar a cabo la depuración de inulina o de un radioisótopo es demasiado laborioso y costoso para el uso clínico rutinario. El método más común utilizado para obtener una estimación de la TFG medida es la **depuración de creatinina** endógena:

$$\text{depuración de creatinina} = [U_{cr} \times V]/P_{cr} \qquad \text{(ecuación 3)}$$

La creatinina deriva del metabolismo de creatina en el músculo esquelético. Del mismo modo que la infusión de inulina, presenta una concentración plasmática relativamente estable, se filtra con libertad en el glomérulo; y no se reabsorbe, sintetiza ni metaboliza por los riñones. Sin embargo, una cantidad variable de creatinina se secreta hacia la orina en el túbulo proximal. Como resultado, la excreción de creatinina excede su filtración en 10 a 20% en individuos normales; por eso, la depuración de creatinina tiende a sobrestimar la TFG en el mismo grado de 10 a 20%. De manera habitual, la depuración de creatinina se determina al utilizar sangre venosa para la concentración plasmática de creatinina y una muestra de orina de 24 h para la concentración y volumen urinarios de creatinina. Los valores normales para la depuración de creatinina en adultos son 95 ± 20 mL/min en mujeres y 120 ± 25 mL/min en hombres.

Limitaciones

Pueden ocurrir dos errores con la depuración de creatinina. El primero es la subestimación de la TFG verdadera, debido a una recolección incompleta de orina por el paciente. La constancia relativa de la producción de creatinina y por lo tanto de la excreción de creatinina en el estado estacionario puede utilizarse para evaluar el apego del paciente. La producción de creatinina varía directamente según la masa muscular (que disminuye con la edad) y en menor grado según la ingesta de carne (una fuente de creatinina). En adultos menores de 50 años de edad, la excreción diaria de creatinina debe ser de 20 a 25 mg/kg (177 a 221 μmol/kg) de peso corporal magro en hombres y de 15 a 20 mg/kg (133 a 177 μmol/kg) de peso corporal magro en mujeres. De los 50 a 90 años de edad, se produce un deterioro progresivo de la excreción de creatinina, debido principalmente a una disminución de la masa muscular. Los valores muy por debajo de las cifras esperadas sugieren una recolección incompleta o desnutrición grave que provoca pérdida de la masa muscular.

?
5

Se evalúa a una mujer de 43 años de edad que pesa 65 kg en busca de enfermedades renales. La concentración plasmática de creatinina es de 1.2 mg/dL, el volumen urinario en la recolección de orina de 24 h es 1080 mL y la concentración urinaria de creatinina es 72 mg/dL. Calcule la depuración de creatinina en mililitros por minuto. ¿La velocidad de excreción de creatinina sugiere que es una recolección completa de orina?

Como ya se mencionó, el otro error frecuente es la sobrestimación de la TFG, debido a la secreción de creatinina. Aunque la secreción de creatinina comprende solo cerca de 15% de la creatinina urinaria cuando la TFG es normal, la bomba secretora aún no está saturada. Como resultado, el aumento de la concentración plasmática de creatinina que acompaña al decremento de la TFG provoca una mayor secreción de creatinina, que puede comprender hasta 35% de la creatinina urinaria en la enfermedad avanzada. En esta situación, la depuración de creatinina puede sobrestimar en gran medida la TFG verdadera, enmascarando la gravedad y quizás incluso la presencia de deterioro de la función renal. En un estudio, por ejemplo, la depuración de creatinina fue normal (> 90 mL/min) en la mitad de los pacientes con una TFG verdadera de 61 a 70 mL/min y en una cuarta parte de los pacientes con una TFG verdadera de 51 a 60 mL/min.

Se ha sugerido que, en pacientes con enfermedad moderada o avanzada, puede obtenerse una estimación más precisa de la TFG al promediar la depuración de creatinina con la de urea. La urea, un producto final del metabolismo de las proteínas, se filtra y luego casi 50% se reabsorbe. Así, la depuración de urea subestimará la TFG, un cambio que contrarresta la sobrestimación de la depuración de creatinina cuando se promedian los dos valores.

Concentración plasmática de creatinina y tasa de filtración glomerular

En la mayoría de los casos clínicos, no es necesario conocer con exactitud la TFG. Las cifras plasmáticas de algunos medicamentos excretados por los riñones en condiciones normales pueden vigilarse en busca de efectos tóxicos potenciales (como digoxina o antibióticos aminoglucósidos). En pacientes con nefropatía, por otra parte, es importante conocer el grado de función que se ha perdido y si la TFG está cambiando, esto puede determinarse al medir la concentración plasmática de creatinina, una prueba mucho más simple que la depuración de creatinina.

En un individuo en estado estacionario cuya concentración plasmática de creatinina es estable,

$$\text{excreción de creatinina} = \text{producción de creatinina}$$

La excreción de creatinina es casi igual a la cantidad de creatinina filtrada —TFG × concentración plasmática de creatinina (P_{cr})— mientras la velocidad de producción de creatinina es relativamente constante. Al llevar a cabo estas sustituciones en la ecuación anterior, se tiene:

$$\text{TFG} \times P_{cr} = \text{constante}$$
$$P_{cr} = \text{constante/TFG}$$

De este modo, la *concentración plasmática de creatinina varía inversamente con la TFG*. Si, por ejemplo, la TFG disminuye 50%, la filtración de creatinina y su excreción subsecuente también se reducen. Como resultado, la creatinina recién producida se acumulará en el plasma hasta que la carga filtrada sea igual a la velocidad de producción. Esto ocurrirá cuando la concentración plasmática de creatinina haya aumentado al doble, excluyendo la contribución de la secreción de creatinina:

$$\text{TFG}/2 \times 2P_{cr} = \text{TFG} \times P_{cr} = \text{constante}$$

En adultos, el rango de la concentración plasmática normal de creatinina es de 0.8 a 1.3 mg/dL en hombres y de 0.6 a 1.0 mg/dL en mujeres (las mujeres tienen menos masa muscular y por lo tanto una menor velocidad de producción de creatinina). La producción de creatinina también se ve influida por la ingesta de carne, la cual contiene creatina, el precursor de creatinina. Por ejemplo, la concentración plasmática de creatinina puede disminuir hasta 15% al cambiar a una dieta libre de carne, sin cambios en la TFG.

La relación recíproca idealizada entre la TFG y la concentración plasmática de creatinina se muestra con la curva sólida en la figura 1.10. Hay tres puntos a notar sobre esta relación:

1. La relación es válida solo en el estado estacionario cuando la concentración plasmática de creatinina es estable. Si, por ejemplo, la TFG cesa de súbito, la concentración plasmática de creatinina aún será normal durante las primeras horas, debido a que no ha habido tiempo para que se acumule la creatinina no excretada.

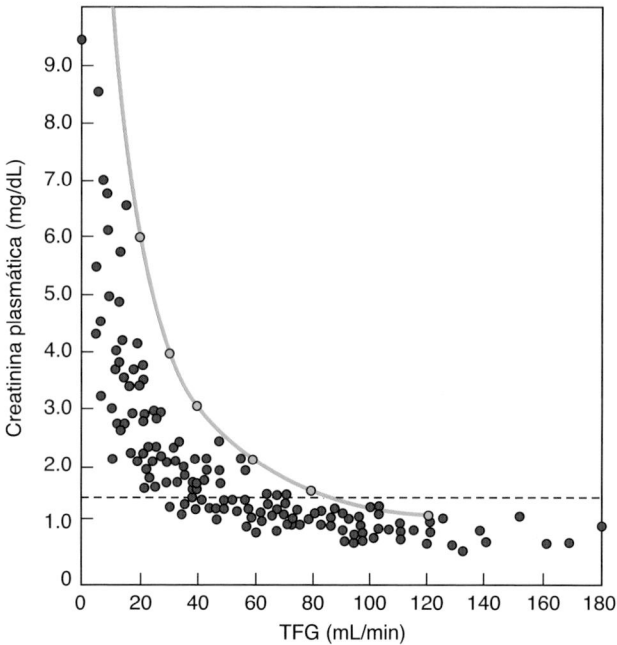

■ **FIGURA 1.10.** **Relación entre la tasa de filtración glomerular (TFG) verdadera (medida por depuración de inulina) y la concentración plasmática de creatinina en 171 pacientes con enfermedad glomerular.** Los *círculos verdes* unidos por la *línea continua* representan la relación que existiría si la creatinina se excretara solo por filtración glomerular; la *línea punteada* representa el límite superior de lo "normal" para la concentración plasmática de creatinina de 1.4 mg/dL. No obstante, en los pacientes (*círculos azules*), las variaciones de la TFG entre 60 y 120 mL/min se relacionaron con frecuencia con una concentración plasmática de creatinina que permaneció dentro del intervalo normal, debido a una secreción aumentada de creatinina. Esta última se satura a una concentración plasmática de creatinina mayor de 1.5 a 2 mg/dL; como resultado, la concentración plasmática de creatinina aumenta según lo esperado con reducciones adicionales de la TFG. (De Shemesh O, Golbetz H, Kriss JP, et al. Limitations of creatinine as a filtration marker in glomerulopathic patients. *Kidney Int.* 1985; 28[5]:830–838. Modificada con permiso de Kidney International.)

2. La forma de la curva es importante, debido a que hay una relación variable entre un cambio en la concentración plasmática de creatinina y el grado de cambio de la TFG. Un incremento en apariencia leve de la concentración plasmática de creatinina de 1.0 a 1.5 mg/dL refleja un decremento importante de la TFG, desde 120 hasta 80 mL/min. En comparación, un incremento más prominente de la concentración plasmática de creatinina desde 5 hasta 10 mg/dL en un paciente con insuficiencia renal avanzada representa un decremento absoluto relativamente pequeño de la TFG, de 24 a 12 mL/min. Debido a que se asume que la producción de creatinina es constante, la relación entre concentración plasmática de creatinina y la TFG puede utilizarse para estimar la TFG a una nueva

concentración de creatinina en estado estacionario. Por ejemplo, si una concentración plasmática de creatinina de 5 mg/dL corresponde a una TFG de 20, entonces una creatinina de 8 mg/dL corresponderá a una TFG de 12.5 mL/min.

3. La forma de la curva también depende de la velocidad de producción de creatinina, que está determinada en gran parte por la masa muscular. La línea horizontal punteada en la figura 1.10 muestra que una concentración plasmática de creatinina de 1.0 mg/dL representa un intervalo de depuración de creatinina de 30 a 130 mL/min. Este intervalo extremo revela la necesidad de interpretar la creatinina plasmática en el contexto de la edad y el peso del paciente. Una creatinina sérica de 1.0 mg/dL puede reflejar una TFG de 120 mL/min en un hombre joven musculoso, mientras que una mujer frágil de edad avanzada que tiene mucho menos músculo puede tener una TFG mucho más baja a la misma concentración plasmática de creatinina. La siguiente fórmula se ha utilizado para efectos de peso corporal y edad en la masa muscular y, por lo tanto, para la relación entre concentración plasmática de creatinina y TFG:

$$\text{depuración de creatinina} \cong \frac{(140 - \text{edad}) \times \text{peso corporal magro (en kg)}}{P_{cr}\,(\text{en mg/dL}) \times 72}$$

(ecuación 4)

Este valor debe multiplicarse por 0.85 en mujeres, en quienes una menor fracción del peso corporal está compuesto por músculo.

Utilizando esta fórmula, que correlaciona estrechamente con una depuración simultánea de creatinina medida, se puede observar que una concentración plasmática de creatinina de 1.0 mg/dL al parecer normal representa una depuración de creatinina de tan solo 36 mL/min en una mujer de 80 años de edad que pesa 50 kg. Pueden demostrarse resultados similares en pacientes desnutridos, como aquellos con cirrosis hepática avanzada.

En fecha más reciente, la ecuación del estudio *Modification of Diet in Renal Disease (Modificación de la dieta en enfermedad renal)* se ha adoptado por la mayoría de los laboratorios clínicos para expresar una TFG estimada (TFGe) junto con la creatinina sérica. La ecuación original que correlacionó con la TFG de iotalamato contenía seis variables y se ha simplificado como sigue:

$$\text{TFG (en mL/min/1.73 m}^2) = 175 \times S_{cr}\,(\exp[-1.154])$$
$$\times\,\text{edad}(\exp[-0.203]) \times (0.742\ \text{si es mujer})$$
$$\times\,(1.21\ \text{si es afroamericano}) \qquad \text{(ecuación 5)}$$

Se dispone de sitios en internet para ayudar a calcular la TFG mediante estas fórmulas. Entre estos, está www.kidney.org/professionals/KDOQI/gfr_calculator.cfm.

Sin embargo, esta ecuación derivó de pacientes caucásicos con nefropatía no diabética y es menos precisa en pacientes obesos, aquellos con una TFG normal o casi normal y otras poblaciones étnicas.

En fecha reciente se han validado y se dispone de otros marcadores para estimar la TFG, como la cistatina C, aunque también tienen limitaciones en poblaciones específicas de pacientes.

?

6

Un hombre de 76 años de edad que pesa 70 kg ha sido incapaz de orinar durante varios días, debido a una obstrucción uretral por hiperplasia prostática. La presión retrógrada hacia la nefrona aumenta la presión intratubular y causa un decremento de la TFG a cifras muy bajas. Se coloca un catéter en la vejiga para aliviar la obstrucción. Durante las 24 h siguientes, la concentración plasmática de creatinina disminuye de 6 mg/dL a cifras basales de 1.3 mg/dL. ¿Cómo explicaría este decremento de la concentración plasmática de creatinina?

Limitaciones

Puede ocurrir progresión significativa de la enfermedad con un incremento leve o nulo de la concentración plasmática de creatinina, en particular en pacientes con TFG > 60 mL/min. Tres factores pueden contribuir a este problema, dos de los cuales evitan o minimizan cualquier reducción de la TFG, y uno de los cuales reduce el incremento de la concentración plasmática de creatinina cuando la TFG sí disminuye:

- Como se explicó en la pregunta 4, las enfermedades glomerulares pueden causar un deterioro sustancial de la permeabilidad glomerular al disminuir el área de superficie disponible para filtración. No obstante, la TFG se mantiene inicialmente en cifras normales o casi normales por el incremento compensatorio de la presión intraglomerular que puede estar mediado por la retroalimentación tubuloglomerular.
- La pérdida de nefronas por cualquier causa provoca un incremento compensatorio de la TFG por arriba de lo normal en las nefronas restantes con una función más normal. De 25 a 30% de las nefronas puede perderse con una reducción leve o nula de la TFG por esta adaptación. Incluso la pérdida de un riñón provoca un decremento de la TFG total de tan solo 20 a 25%. Esto significa que la tasa de filtración de cada glomérulo en el otro riñón debe aumentar un promedio de 50%.
- Como ya se describió, una vez que la TFG disminuye, el aumento de la concentración plasmática de creatinina se minimiza por la secreción aumentada de creatinina.

El efecto potencial de la secreción reforzada de creatinina se ilustra en la figura 1.10. Pese a que un decremento de la TFG de 120 a 60 mL/min debe inducir idealmente la duplicación de la concentración plasmática de creatinina, muchos pacientes solo presentan un incremento leve (por mucho, 0.1 a 0.2 mg/dL) de la concentración plasmática de creatinina. De este modo, un valor estable dentro del intervalo normal o normal alto no refleja necesariamente una enfermedad estable. Sin embargo, la concentración plasmática de creatinina aumenta como es de esperarse con la reducción de la TFG en la enfermedad más avanzada (concentración plasmática de creatinina > 1.5–2.0 mg/dL), quizás debido a la saturación del mecanismo secretor.

Nitrógeno de urea en sangre y tasa de filtración glomerular

Los cambios en la TFG también pueden detectarse por alteraciones en la concentración de urea en la sangre, medida como nitrógeno de urea, o ureico, en sangre (NUS). Del mismo modo que la concentración plasmática de creatinina, el NUS se excreta por filtración glomerular y tiende a variar inversamente con la TFG.

Sin embargo, esta relación es menos predecible, debido a que dos factores pueden afectar el NUS sin un cambio en la TFG (o de la concentración plasmática de creatinina). Primero, la producción de urea no es constante. La urea se forma a partir del metabolismo hepático de los aminoácidos que no se utilizan para la síntesis proteínica. La desaminación de los aminoácidos provoca la generación de amoniaco (NH_3), que se convierte en urea por medio de una reacción que puede resumirse como sigue:

$$2NH_3 + CO_2 \rightarrow H_2O + H_2N - CO - NH_2 \text{ (urea)}$$

De este modo, la producción de urea y NUS aumenta con una dieta con alto contenido en proteína o una degradación aumentada de los tejidos; a la inversa, una dieta con poca proteína o enfermedad hepática disminuye la producción de urea y NUS.

Segundo, alrededor de 50% de la urea filtrada se reabsorbe, mucho de lo cual ocurre en el túbulo proximal a medida que el movimiento pasivo de urea sigue la reabsorción de sodio y agua. Así, la reabsorción proximal aumentada apropiada en estados hipovolémicos aún aumenta el NUS fuera de proporción respecto a cualquier cambio en la TFG o en la concentración plasmática de creatinina (véase el capítulo 11 para una explicación sobre la utilidad de esta relación en el diagnóstico diferencial de la insuficiencia renal aguda).

RESUMEN

Los riñones son primordiales para mantener la homeostasis y la nefrona está muy bien adaptada para mantener el estado estacionario mediante la filtración del plasma en el glomérulo, seguida de la reabsorción de sustancias esenciales por los segmentos tubulares especializados. El sodio es el ion extracelular principal mientras el potasio es el ion intracelular principal; los gradientes se mantienen gracias a la Na^+–K^+-ATPasa basolateral presente en todas las células. Se filtran alrededor de 180 L de sangre por día; de 50 a 55% del sodio se reabsorbe en el túbulo proximal; otro 35 a 40% en el asa de Henle; y de 5 a 8%, en el túbulo distal; la regulación final ocurre en los túbulos colectores (de 2 a 3%). El potasio y equilibrio ácido–base también se regulan a lo largo de la nefrona y la regulación final ocurre en el conducto colector. El agua se reabsorbe en presencia de ADH en el conducto colector y se dirige al intersticio medular hipertónico que se genera por el cotransporte Na^+–K^+–$2Cl^-$ en la porción ascendente gruesa del asa de Henle. La porción ascendente y el túbulo distal son impermeables al agua y los *vasa recta* siguen al asa, preservando así el gradiente osmótico en cada nivel.

La filtración glomerular está regulada por efectos neurohumorales en la arteriola aferente y la eferente. Las prostaglandinas promueven la vasodilatación aferente y la angiotensina II causa vasoconstricción eferente, lo que permite una TFG estable a través de un amplio intervalo de perfusión decreciente. La TFG también está regulada por la retroalimentación tubuloglomerular en la mácula densa al percibir la llegada de cloro en el flujo tubular fuera de la porción gruesa hacia el túbulo distal.

La TFG puede medirse en el estado estacionario (función renal estable) al determinar la excreción urinaria de una sustancia que se filtra con libertad pero no se secreta ni se reabsorbe. Dividir la cantidad de la sustancia excretada hacia la orina por la concentración plasmática da como resultado la depuración de dicha sustancia expresada en mililitros por minuto. La creatinina y el nitrógeno de urea (nitrógeno ureico) pueden utilizarse para medir la TFG, la creatinina se secreta, por lo que la depuración de creatinina sobrestima la TFG (en especial con valores bajos de la TFG) y el nitrógeno ureico se reabsorbe, lo que subestima la TFG. Las concentraciones séricas de creatinina pueden usarse para *estimar* la TFG y, en fecha reciente, se han validado otros marcadores (cistatina C), aunque también tienen sus limitaciones.

RESPUESTAS A LAS PREGUNTAS

1 El incremento de la reabsorción de sodio y agua aumenta la concentración de urea en el fluido tubular, lo que provoca el reforzamiento de la reabsorción pasiva de urea. (El epitelio tubular proximal tiene fuga y es incapaz de mantener gradientes osmóticos.) Esto reduce la excreción de urea, lo que incrementa la concentración de NUS. Este incremento selectivo de NUS sugiere, en el ámbito clínico apropiado, depleción de volumen y un decremento de la perfusión renal como causa de la disfunción renal, en lugar de enfermedad renal intrínseca (véase el capítulo 11).

2 La reabsorción de calcio disminuye debido a que el decremento del cotransporte Na^+–K^+–$2Cl^-$ provoca un menor reciclaje de potasio y, por lo tanto, una disminución del gradiente eléctrico positivo luminal que dirige el transporte pasivo de calcio en ese segmento. Esta capacidad para aumentar la excreción de calcio provoca que los diuréticos de asa sean un componente clave en la terapia para la hipercalcemia.

3 La presión intrarrenal distal a la estenosis debe ser menor que la presión arterial. Como resultado, disminuir la presión arterial sistémica reduce aún más la presión intrarrenal por debajo de lo normal. No obstante, la autorregulación mantiene la TFG, a menos que la estenosis sea tan grave o que la presión sistémica haya disminuido tanto que la presión intraglomerular se reduzca por debajo del intervalo autorregulador. La administración de un inhibidor de la enzima convertidora de angiotensina tiende a reducir la TFG al bloquear la regulación mediada por angiotensina II en la arteriola eferente. Por lo tanto, la combinación del flujo aferente reducido distal a la estenosis y la inhibición de los mecanismos reguladores eferentes normales por el inhibidor de la enzima convertidora de angiotensina pueden provocar un decremento agudo de la TFG en ausencia de cualquier daño estructural y se ha denominado insuficiencia renal aguda normotensa o mediada por hemodinámica. Es más probable que esto ocurra en pacientes con estenosis de arteria renal o estenosis unilateral en un riñón solitario, pero puede observarse en ausencia de enfermedad renovascular.

4 El decremento de la TFG provoca una disminución secuencial de la entrega de líquido a la mácula densa, la activación de la retroalimentación tubuloglomerular, dilatación arteriolar aferente y un aumento de la presión intraglomerular que hace regresar la TFG y el flujo de la mácula densa a lo normal. De este modo, la estimación de la TFG subestima la gravedad de la enfermedad glomerular, debido a que puede ocurrir daño sustancial sin un decremento significativo de la TFG. Además, el incremento compensatorio de la presión intraglomerular puede ser maladaptativo en un periodo prolongado, puesto que la hipertensión intraglomerular puede producir lesión glomerular progresiva independiente de la actividad de la enfermedad subyacente (véase el capítulo 13).

5 La depuración de creatinina es 45 mL/min: la creatinina urinaria total es 1 080 mL/24 h $\times$ 72 mg/dL = 777 mg/24 h

$$\text{depuración de creatinina} = \frac{777 \text{ mg/24 h}}{1.2 \text{ mg/dL}} \equiv 647.5 \text{ dL/24 h}$$

$$\equiv 64\,750 \text{ mL/1 440 min} \equiv 45 \text{ mL/min}$$

que es casi la mitad del valor esperado. La excreción total de creatinina de 777 mg se encuentra muy por debajo de los 15 a 20 mg/kg (975 a 1 300 mg) esperados, lo que sugiere una recolección incompleta.

6 Una TFG tan baja durante el periodo de una obstrucción casi completa de las vías urinarias causó la acumulación de creatinina en el plasma. El alivio de la obstrucción permitió el retorno de la TFG a cifras casi normales. Sin embargo, una TFG normal a una concentración plasmática de creatinina que es más de 4 veces mayor que lo normal (6 vs. 1.3 mg/dL) significa que la carga de creatinina filtrada también era más de 4 veces lo normal al inicio y, por lo tanto, más de 4 veces la velocidad de producción de creatinina. Como resultado, la concentración plasmática de creatinina disminuirá hacia la normal.

LECTURAS RECOMENDADAS

Denic A, Mathew J, Lerman LO, et al. Single-nephron glomerular filtration rate in healthy adults. *N Engl J Med.* 2017;376:2349–2357. doi:10.1056/NEJMoa16143.

Knepper MA, Kwon TH, Nielsen S. Molecular physiology of water balance. *N Engl J Med.* 2015;372(14):1349–1358. doi:10.1056/NEJMra1404726.

Levey AS, Inker LA. Assessment of glomerular filtration rate in health and disease: a state of the art review. *Clin Pharmacol Ther.* 2017;102(3):405–419. doi:10.1002/cpt.729.

Rose BD, Post TW. *Clinical Physiology of Acid-Base and Electrolyte Disorders.* 5th ed. New York, NY: McGraw-Hill; 2001.

2

REGULACIÓN DEL EQUILIBRIO DE SAL Y AGUA

PRESENTACIÓN DE CASO

Una mujer de 63 años de edad presenta hipertensión esencial leve (presión arterial 150/95 mm Hg) en una consulta de rutina. Comienza con dieta hiposódica, pero se observa un efecto antihipertensivo leve. Como resultado, se agregan 25 mg de hidroclorotiazida —un diurético tipo tiazida que inhibe la reabsorción de sodio en el túbulo distal—. La paciente se encuentra letárgica y se siente muy débil.

La exploración física revela una mujer cansada sin estrés agudo. Su presión arterial ahora es 130/85 mm Hg y su peso 2.5 kg por debajo del valor basal. El resto de la exploración no presenta datos patológicos; no se encuentran hallazgos neurológicos.

Los datos de laboratorio iniciales revelan lo siguiente:

NUS	= 42 mg/dL (9–25)
Creatinina	= 1.2 mg/dL (0.8–1.4)
Na	= 134 mEq/L (136–142)
K	= 3.4 mEq/L (3.5–5)
Cl	= 90 mEq/L (98–108)
CO_2 total	= 32 mEq/L (21–30)
Na urinario	= 84 mEq/L (variable)
K urinario	= 59 mEq/L (variable)
Osmolalidad urinaria	= 553 mOsm/kg (variable)

OBJETIVOS

Al terminar este capítulo será capaz de comprender cada uno de los siguientes temas:

▶ La relación entre equilibrio hídrico y regulación de la osmolalidad plasmática, determinada principalmente por la concentración plasmática de sodio.

▶ Las diferencias importantes entre osmorregulación y regulación volumétrica, con énfasis en el papel de las alteraciones de la excreción de agua y sodio.

▶ El papel de la presión osmótica para determinar la distribución de agua entre las células y el líquido extracelular.

▶ Los papeles del sistema renina–angiotensina–aldosterona, del péptido natriurético auricular (PNA) y de la hormona antidiurética en la regulación del equilibrio entre agua y sodio.

▶ Los conceptos de estado estacionario (aplicable al equilibrio hidroelectrolítico) y del volumen circulante eficaz.

Introducción

El equilibrio de agua y sodio está regulado de manera *independiente* por vías específicas diseñadas para prevenir grandes cambios en la osmolalidad plasmática (determinada principalmente por la concentración plasmática de sodio) y el volumen circulante eficaz. Las diferencias entre estas vías pueden apreciarse al considerar las manifestaciones clínicas de la regulación alterada:

■ Demasiada agua: hiponatremia (*concentración* plasmática disminuida de sodio).
■ Muy poca agua: hipernatremia (concentración plasmática elevada de sodio).
■ Demasiado sodio: expansión de volumen (edema); efecto nulo o leve en la concentración plasmática de sodio.
■ Muy poco sodio: depleción de volumen; efecto nulo o leve en la concentración plasmática de sodio.

A pesar de que estas alteraciones se revisan en los capítulos siguientes, hay un punto central en este capítulo: *la concentración plasmática de sodio está regulada por cambios en el equilibrio de agua y* no *por cambios en el equilibrio de sodio ni de volumen.*

Papel fisiológico de la presión osmótica

Una perspectiva sobre la regulación del equilibrio hídrico comienza con los procesos de ósmosis y presión osmótica, que pueden comprenderse por medio del simple experimento en la figura 2.1. El agua destilada en un vaso se separa en dos compartimentos por una membrana *permeable* libremente al agua pero no al cloruro de sodio (NaCl). Las moléculas de agua presentan movimiento aleatorio y pueden difundir a través de una membrana por un mecanismo similar al de la difusión de solutos. Cuando se agrega un soluto como NaCl a un compartimento, las fuerzas cohesivas intermoleculares reducen el movimiento (o actividad) aleatorio de

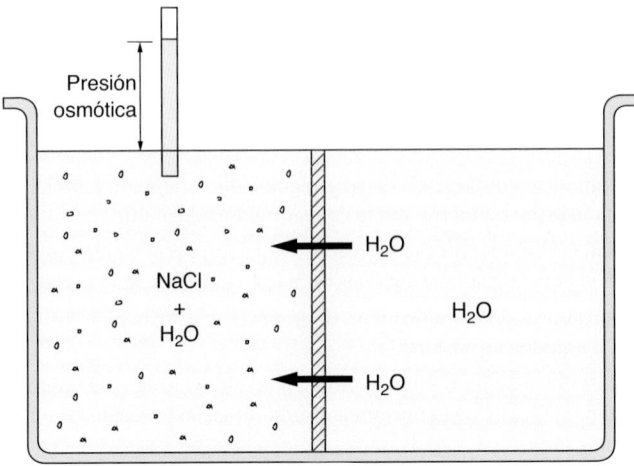

■ **FIGURA 2.1. Efecto de agregar cloruro de sodio en distribución fluida a un vaso rígido separado en dos compartimentos por una membrana semipermeable que es permeable al agua pero no al cloruro de sodio.** La adición de soluto disminuye el movimiento aleatorio del agua, lo que provoca la difusión de agua hacia el compartimento que contiene el soluto a una mayor velocidad que la difusión en la dirección opuesta. En un compartimento rígido, como en este experimento, la fuerza neta que promueve el movimiento del agua puede medirse como la presión osmótica.

las moléculas de agua en dicho compartimento. Debido a que el agua se mueve de un área de gran actividad hacia otra donde esta es menor, el agua fluirá hacia el compartimento que contiene el soluto.

Este incremento del volumen en el compartimento que contiene el soluto aumentará la presión dentro de esta zona; esta **presión hidrostática** puede medirse por la altura de la columna de líquido arriba del compartimento. El equilibrio se alcanzará cuando la presión hidrostática, que tiende a empujar el agua de nuevo hacia el compartimento libre de soluto es igual a las fuerzas osmóticas generadas por la adición de NaCl. Esta presión de equilibrio generada por NaCl se denomina **presión osmótica**. Por lo general, la presión hidrostática y la osmótica dentro del compartimento generarán fuerzas en la dirección *opuesta* y cuando se ecualicen, no ocurrirá movimiento adicional de agua.

La presión osmótica generada por un soluto es proporcional a la cantidad de partículas de soluto, no al tamaño, peso ni valencia de las partículas. Debido a que 1 mol de cualquier sustancia no disociable tiene la misma cantidad de partículas (6.02×10^{23}), la presión osmótica está determinada por las concentraciones molares de los solutos presentes.

La unidad de medida de la presión osmótica es el osmol (Osm). Un osmol se define como un peso molecular gramo (o 1 mol) de cualquier sustancia no disociable. No obstante, en fluidos fisiológicos relativamente diluidos, es más apropiado utilizar las unidades milimoles (mmol) y miliosmoles (mOsm, una milésima de mol). Por ejemplo, la glucosa tiene un peso molecular de 180; así, 180 mg equivalen a 1 mmol y pueden generar 1 mOsm de presión osmótica. En comparación, 1 mmol de NaCl genera alrededor de 2 mOsm, debido a su disociación en los iones sodio y cloruro.

Los solutos generan una presión osmótica por su *incapacidad* para cruzar membranas. Algunos solutos como la urea son liposolubles y pueden cruzar membranas con libertad. Como resultado, la adición de urea a un compartimento provoca un nuevo equilibrio que se alcanza por la entrada de urea hacia el compartimento libre de solutos en vez de por el movimiento del agua en la dirección opuesta. De este modo, no se genera presión osmótica en equilibrio y no hay movimiento de agua. Por lo tanto, la urea es un ejemplo de **osmol ineficaz**. Los mismos principios son aplicables a otros solutos liposolubles, como el etanol. Las cifras plasmáticas de etanol pueden llegar a ser relativamente altas en pacientes ebrios, pero se produce un cambio leve en la presión osmótica plasmática eficaz o en la distribución de agua.

Presión osmótica y distribución del agua corporal

La presión osmótica tiene importancia fisiológica, debido a que determina la distribución del agua corporal entre los distintos compartimentos hídricos. En adultos normales, el agua comprende de 55 a 60% del peso corporal *magro* en hombres y de 45 a 50% en mujeres. El tejido adiposo no contiene agua y no está incluido en este cálculo. El agua corporal está contenida principalmente en dos compartimentos separados por la membrana celular: dentro de las células (el **líquido intracelular**) y fuera de estas en el espacio extracelular (el **líquido extracelular**). El espacio extracelular se subdivide en dos compartimentos: el **líquido intersticial** que baña las células y el **líquido intravascular** de agua plasmática circulante. Estos espacios del líquido extracelular están separados por la pared capilar.

Debido a que casi todas las membranas celulares y capilares periféricos son permeables al agua, la distribución de agua entre dichos compartimentos está determinada por completo por la presión osmótica. Cada compartimento tiene un soluto limitado principalmente a dicho compartimento, por lo que actúa atrayendo agua hacia este: *sales de potasio en las células, sales de sodio en el líquido intersticial y proteínas (en particular, albúmina) en el plasma* (figura 2.2). La distribución de potasio y sodio está determinada primordialmente por la bomba $Na^+–K^+$-ATPasa en las membranas celulares que llevan a cabo el transporte activo de sodio fuera de las células y de potasio hacia dentro de ellas (véase el capítulo 1).

En comparación, el sodio es capaz de cruzar con libertad la pared capilar, por lo que actúa como osmol *ineficaz* en el sitio que separa el compartimento intersticial del intravascular. El desarrollo de edema en un paciente con expansión de volumen (sodio) refleja la acumulación de sodio en el compartimento intersticial (véase el capítulo 4). Sin embargo, las proteínas plasmáticas, mucho más grandes, no pueden difundir con facilidad a través del capilar. Como resultado, estas macromoléculas son los solutos *eficaces* principales en el plasma; la presión que generan para mantener el agua dentro del espacio vascular, se denomina **presión oncótica plasmática**.

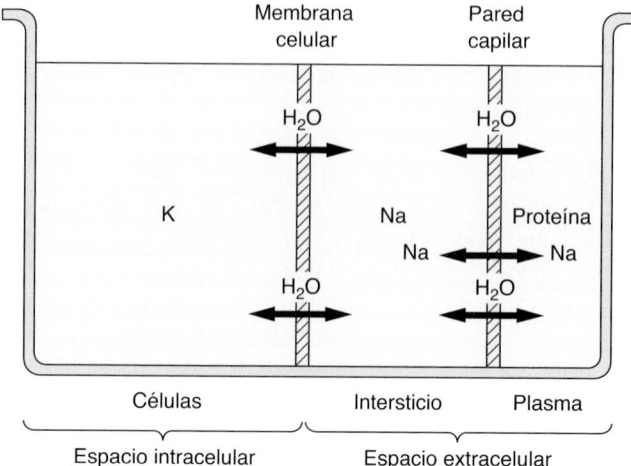

■ **FIGURA 2.2. Representación esquemática de los factores osmóticos que determinan la distribución del agua corporal entre sus tres compartimentos principales: sales de potasio en el líquido intracelular, sales de sodio en el líquido intersticial y proteínas en el agua plasmática.** Nótese que el sodio permea con libertad a través de la pared capilar, por lo que es un osmol ineficaz para el movimiento de agua entre el intersticio y el plasma.

Podría esperarse que el agua se mueva de modo continuo desde el intersticio hacia el espacio vascular, debido a su gradiente osmótico favorable. Sin embargo, esto no ocurre, puesto que la presión oncótica plasmática se compensa por la presión hidráulica capilar (generada por la contracción cardiaca), la cual tiende a causar el movimiento de agua en la dirección contraria. Esta relación se describe con detalle en el capítulo 4 y la figura 4.1.

Relación entre osmolalidad plasmática y concentración de sodio

Debido a que la osmolalidad es igual en todos los compartimentos hídricos, la osmolalidad del agua corporal puede estimarse simplemente midiendo la osmolalidad plasmática. Esta puede estimarse a partir de la fórmula siguiente:

$$\text{osmolalidad plasmática} \cong 2 \times \text{PNa} + \frac{[\text{glucosa}]}{18} + \frac{\text{NUS}}{2.8} \quad \textbf{(ecuación 1)}$$

Dado que el sodio es el catión extracelular principal, la concentración plasmática de sodio (PNa) se multiplica por 2 para incluir la contribución osmótica de los aniones acompañantes —principalmente, cloro y bicarbonato—. Las concentraciones de glucosa (peso molecular 180 g/mol) y nitrógeno de urea en sangre (NUS; 28 g/mol) se dividen entre 18 y 2.8, respectivamente, para convertirlos, de las unidades de medida frecuentes de mg/dL, en mmol/L. La concentración plasmática normal de sodio es de 136 a 142 mmol/L (o mEq/L, debido a que la valencia de sodio es 1) y la osmolalidad normal del agua corporal es de 280 a 290 mOsm/kg.

En individuos normales, la osmolalidad plasmática eficaz puede simplificarse como:

$$\text{Osmp eficaz} \cong 2 \times \text{PNa} \qquad \text{(ecuación 2)}$$

La glucosa puede ignorarse puesto que se encuentra en una concentración mucho menor (< 6 mmol/L) que las sales de sodio y la urea puede pasarse por alto porque está presente en bajas concentraciones y es un osmol ineficaz.

Estas observaciones ilustran una diferencia importante entre **osmolalidad**, que se mide en el laboratorio y refleja la cantidad total de partículas en solución, y la **presión osmótica**, que determina la distribución hídrica y refleja la cantidad de partículas con actividad osmótica en cada compartimento. Es importante notar lo siguiente:

- La urea contribuye a la osmolalidad plasmática pero no a la presión osmótica (ya que es permeable y cruza la bicapa lipídica).
- El sodio contribuye a la osmolalidad plasmática y a la presión osmótica en la membrana celular (entre los compartimentos intracelular e intersticial del espacio extracelular) pero no en la pared capilar (véase la figura 2.2).
- Las proteínas plasmáticas, en particular la albúmina, son los determinantes principales de la presión oncótica plasmática (puesto que en esencia son los únicos osmoles eficaces en el plasma). Sin embargo, la albúmina (peso molecular: 69 000 Da) no contribuye a la osmolalidad plasmática, debido a que la concentración plasmática normal de albúmina de 4 g/dL o 40 g/L representa < 1 mmol/L o 1 mOsm/kg.

Osmorregulación y regulación volumétrica

Con frecuencia, se considera que la relación entre osmolalidad plasmática y la concentración plasmática de sodio refleja la importancia del equilibrio del sodio en la osmorregulación. Sin embargo, estos son procesos separados porque la osmolalidad plasmática está regulada por cambios en la *ingesta de agua* y la *excreción de agua*, mientras que el equilibrio del sodio está regulado por cambios en la *excreción de sodio*.

Las diferentes características de la osmorregulación y la regulación del sodio pueden ilustrarse al evaluar los efectos de agregar NaCl solo (al ingerir papas fritas saladas), agua sola (al beber pero no excretar agua) o sal isotónica y agua (como con la infusión de solución salina isotónica, que tiene una concentración de sodio similar al agua plasmática). Para simplificarlo, estos experimentos ignoran los efectos de la sed y la ingesta subsecuente de líquido. Los resultados de estos experimentos se resumen en la tabla 2.1:

- Cuando se ingiere sodio sin agua, el sodio excesivo permanece en el espacio extracelular, donde aumenta la concentración plasmática de sodio y la osmolalidad plasmática. El incremento de osmolalidad provocará, como en la figura 2.1, el movimiento osmótico de agua fuera de las células hacia el espacio extracelular hasta que la osmolalidad sea la misma en ambos compartimentos. El efecto neto es la hipernatremia (una concentración plasmática elevada de sodio), un incremento de la osmolalidad plasmática y del volumen del líquido extracelular, así

TABLA 2.1. Manera en que el cloruro de sodio, el agua y una solución isotónica de sodio en el líquido extracelular afectan la concentración plasmática de sodio, el volumen del líquido extracelular (LEC), la excreción urinaria de sodio y el volumen del líquido intracelular (LIC)

	NaCl	H_2O	Solución salina isotónica
Na plasmático	↑	↓	0
Volumen LEC	↑	↑	↑
Na urinario	↑	↑	↑
Volumen LIC	↓	↑	0

como una reducción equivalente del volumen del líquido intracelular que provoca un incremento similar de la osmolalidad intracelular. Nótese que el efecto osmótico del sodio agregado se distribuye a través de toda el agua corporal total aunque el sodio queda restringido al líquido extracelular. El aumento del volumen del líquido extracelular inhibe el sistema renina–angiotensina–aldosterona y estimula al péptido natriurético auricular (PNA) (véase la siguiente sección) para aumentar la excreción urinaria de sodio que permite el reequilibrio de los distintos compartimentos corporales. El aumento de la osmolalidad plasmática también estimula la hormona antidiurética (ADH) para promover la absorción de agua y la excreción de una orina concentrada.

- La retención de agua sin sodio disminuye tanto la concentración plasmática de sodio como la osmolalidad plasmática. Como resultado, parte del exceso de agua se mueve hacia las células hasta alcanzar el equilibrio osmótico. El resultado neto es la hiponatremia (una concentración plasmática disminuida de sodio), hipoosmolalidad y un acrecentamiento de los volúmenes del líquido extracelular y del intracelular. El incremento del líquido extracelular provoca un aumento de la excreción urinaria de sodio y el plasma hipoosmolar inhibe la ADH para promover la excreción de agua excesiva y orina diluida.

- La administración de solución salina isotónica no afecta el movimiento del agua entre las células y el líquido extracelular, debido a que no hay un cambio en la osmolalidad. Todo el exceso de sal y agua permanece en el líquido extracelular, produciendo así la expansión de volumen extracelular pero sin alterar la concentración plasmática de sodio. El incremento de líquido extracelular provoca una excreción urinaria aumentada de sodio pero no afecta la secreción de ADH.

Pueden apreciarse varias observaciones importantes cuando se resumen estos experimentos (véase la tabla 2.1):

- La concentración plasmática de sodio está determinada por la *razón* entre las cantidades de soluto y agua presentes; mientras que el volumen del líquido extracelular lo está por las *cantidades absolutas* de soluto y agua presentes.

- La concentración plasmática de sodio y la osmolalidad plasmática varían *en concordancia* como se predijo en la ecuación 2.
- *No hay una relación predecible entre la concentración plasmática de sodio y el volumen del líquido extracelular:* este último aumenta en los tres experimentos, mientras que la concentración plasmática de sodio aumenta, disminuye y permanece sin cambios.
- *No hay una relación predecible entre la concentración plasmática de sodio y la excreción urinaria de sodio.* Como se explica a continuación, el volumen del líquido extracelular está regulado por cambios en la excreción de sodio. Debido a que la expansión de volumen ocurrió en los tres experimentos, habrá un incremento apropiado de la excreción de sodio (en un intento por reducir el volumen del líquido extracelular hacia la normal), aun cuando la concentración plasmática de sodio varíe en gran medida.
- Las alteraciones de la osmolalidad plasmática provocan cambios en el volumen del líquido intracelular: la hiponatremia y la hipoosmolalidad inducen el movimiento de líquido hacia dentro de las células, mientras que la hipernatremia y la hiperosmolalidad inducen el movimiento hídrico fuera de las células. Estos cambios de volumen dentro del cerebro son responsables en gran medida de los síntomas relacionados con hiponatremia e hipernatremia (véase el capítulo 3).

? **1** Suponga que se ejercitó en un día caluroso que provoca la pérdida de sudor, el cual es un líquido relativamente diluido que contiene poca concentración de sodio y potasio. ¿Qué ocurrirá con la concentración plasmática de sodio, el volumen del líquido extracelular y la excreción urinaria de sodio?

Papel hormonal en el equilibrio de agua y sodio

La ausencia de una relación predecible entre la concentración plasmática de sodio y el volumen de líquido extracelular significa que estos parámetros deben regularse de manera independiente. En la tabla 2.2 se listan los principales factores neurohumorales implicados en la regulación de la osmolalidad y el volumen; nótese que estas son vías separadas que casi no se superponen (excepto por el estímulo hipovolémico para la secreción de ADH, que ocurre solo cuando la perfusión tisular se reduce de modo sustancial).

Osmorregulación

La osmolalidad plasmática está regulada por osmorreceptores en el hipotálamo que influyen en la liberación de ADH y la sed. La ADH reduce la excreción de agua, mientras que la sed incrementa su ingesta. Los efectos combinados provocan retención de agua, lo que tiende a disminuir la osmolalidad plasmática y la concentración plasmática de sodio por dilución. De este modo, la regulación de la concentración plasmática de sodio está mediada casi por completo por *cambios en el equilibrio hídrico,* no por el manejo del sodio.

TABLA 2.2. Sensores y efectores principales de las vías osmorreguladora y reguladora de volumen

	Osmorregulación	Regulación volumétrica
Qué se percibe	Osmolalidad plasmática	Perfusión tisular eficaz
Sensores	Osmorreceptores hipotalámicos	Mácula densa Arteriola aferente Aurículas Seno carotídeo

Efectores	Hormona antidiurética	Renina–angiotensina–aldosterona
		Péptido natriurético auricular (PNA)
		Péptidos relacionados con PNA
		Noradrenalina
		Hormona antidiurética (solo con
		    depleción de volumen sanguíneo
		    $\geq$ 5–10%)

Qué se afecta	Osmolalidad urinaria Sed/ingesta de agua	Sodio urinario Sed

Regulación volumétrica

La regulación volumétrica implica múltiples receptores y efectores, los cuales incluyen: las células yuxtaglomerulares de la arteriola aferente (véase la figura 1.9), que liberan renina —la cual provoca la generación subsecuente de las hormonas conservadoras de sodio angiotensina II y aldosterona—; las aurículas, que liberan péptidos natriuréticos que promueven la excreción de sodio; y el seno carotídeo, que regula la actividad del sistema nervioso simpático y media el estímulo hipovolémico a ADH. Como se describe a continuación, estos sistemas afectan la excreción urinaria de sodio y, mediante la angiotensina II y noradrenalina, la resistencia vascular sistémica.

 ¿Puede pensar en una razón fisiológica por la cual es beneficioso contar con múltiples receptores para la regulación volumétrica, aunque solo un receptor en el hipotálamo sea suficiente para la osmorregulación?

Antes de explicar los aspectos básicos de estas vías humorales, es útil revisar los cambios que ocurren en las tres condiciones experimentales resumidas en la tabla 2.1:

- La ingesta de sal sin agua causa hiperosmolalidad y expansión de volumen extracelular, con lo que se activan ambas vías. El aumento de la osmolalidad plasmática refuerza tanto la liberación de ADH como la sed, con lo que se reduce la excreción de agua y aumenta la ingesta de esta en un intento por disminuir la osmolalidad plasmática hacia la normal. Por otra parte, la expansión de volumen suprime la secreción de renina y aumenta la de PNA. El efecto neto es la excreción reforzada de sodio en un volumen relativamente pequeño de orina, una composición similar a la ingesta.

■ La ingesta de agua libre disminuye la osmolalidad plasmática al inicio, lo que suprime la liberación de ADH. La reducción consiguiente de la reabsorción de agua permite la excreción rápida del exceso de agua en orina diluida.

■ La administración de solución salina isotónica causa expansión de volumen sin afectar la osmolalidad plasmática. Con ello, solo se activa la vía reguladora volumétrica: se suprime la liberación de renina, mientras que se refuerza la secreción de PNA. El incremento de las fuerzas pronatriuréticas refuerza de modo adecuado la excreción de sodio en un intento por excretar la carga de volumen.

En el ejemplo previo de la pérdida de sudor sin reemplazo en la pregunta 1, ¿qué ocurrirá con las vías osmorreguladora y reguladora de volumen?

Hormona antidiurética, sed y mantenimiento del equilibrio del agua

La siguiente revisión sobre la ADH, el sistema renina–angiotensina–aldosterona y el PNA hace énfasis en aquellos efectos hormonales relacionados con la regulación del equilibrio de agua y sodio.

La ADH (la forma humana se llama arginina vasopresina [AVP]) es un polipéptido sintetizado en los núcleos supraóptico y paraventricular del hipotálamo (figura 2.3). Los gránulos secretores que contienen AVP migran hacia los axones del tracto supraóptico-hipofisario hacia el lóbulo posterior de la hipófisis, donde se almacenan para luego liberarse después de los estímulos adecuados.

Acciones

La ausencia o presencia de ADH es el determinante fisiológico principal de la excreción o retención urinarias de agua libre. La ADH actúa sobre los conductos colectores para permitir la reabsorción de agua *independiente* de sodio hacia los gradientes osmóticos creados por el sistema contracorriente (véase el capítulo 1).

El aumento de la permeabilidad de los conductos colectores al agua inducido por ADH ocurre de modo primordial en las células principales, ya que las células intercaladas adyacentes están implicadas casi por completo en la secreción de ácido o bicarbonato (véase el capítulo 5). Se observan tres receptores principales de ADH: receptores V_{1a}, V_{1b} (también llamados V_3) y V_2. La activación de los receptores V_1 induce vasoconstricción y refuerza la liberación de prostaglandinas, mientras que los receptores V_2 median la respuesta antidiurética. El receptor V_{1b} (V_3) parece mediar el efecto de la ADH en la hipófisis, lo que facilita la liberación de hormona adrenocorticotrópica (ACTH).

La activación de adenilil ciclasa por ADH por medio del receptor V_2 en la membrana basolateral da inicio a una secuencia de eventos en los cuales se activa una proteín cinasa (véanse el capítulo 1 y la figura 1.5). Esto provoca la inserción de canales

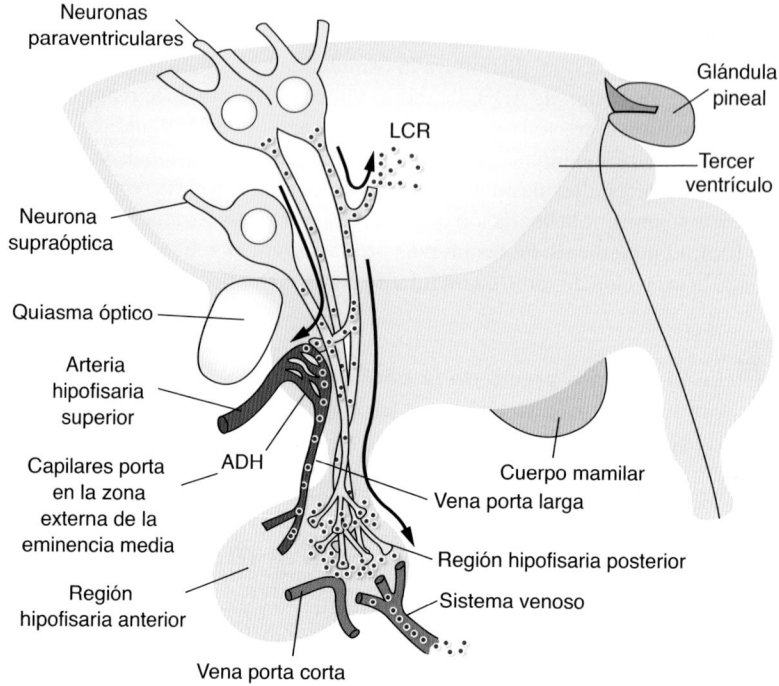

■ FIGURA 2.3. Representación esquemática del hipotálamo e hipófisis mamíferos que muestra las vías de secreción de hormona antidiurética (ADH). La ADH se sintetiza en los núcleos supraóptico y paraventricular; se transporta en gránulos a lo largo de sus axones y luego se secreta en tres sitios: la región posterior de la glándula hipófisis, los capilares porta de la eminencia media y el líquido cefalorraquídeo (LCR). Las *flechas negras* indican las rutas de transporte a los sitios secretores. (De Zimmerman EA, Robinson AG. Hypothalamic neurons secreting vasopressin and neurophysin. *Kidney Int.* 1976;10[1]:12–24. Modificada con permiso de Kidney International.)

de agua acuaporina-2 en la membrana apical a partir de vesículas citoplásmicas preformadas que contienen canales de agua acuaporina-2. Una vez que los canales de agua abarcan la membrana luminal, el agua se reabsorbe hacia las células y luego regresa con rapidez a la circulación sistémica a través de los canales de agua acuaporina-3 y acuaporina-4 en la membrana basolateral. Estos canales son permeables al agua (incluso en ausencia de ADH) y la membrana basolateral tiene un área de superficie mucho mayor que la membrana luminal. Cuando el efecto de la ADH se ha desvanecido, los canales de agua se agregan dentro de las hendiduras cubiertas por clatrina y se retiran de la membrana luminal por endocitosis.

El efecto neto es que la osmolalidad urinaria puede ser de hasta 1 000 a 1 200 mOsm/kg en presencia de ADH, una concentración cuatro veces la del plasma. En contraste, la osmolalidad urinaria puede disminuir hasta 30 a 50 mOsm/kg en ausencia completa de ADH, una situación en la cual hay reabsorción mínima de agua en los conductos colectores.

Un defecto en cualquiera de los pasos de esta ruta, como la unión de la ADH a su receptor o la función del canal de agua, puede provocar resistencia a la actividad de la ADH y aumentar el gasto urinario. Este trastorno se denomina diabetes insípida nefrógena. Este padecimiento ocurre por defectos hereditarios en el gen del receptor V_2 o de acuaporina-2, o bien, se adquiere con mayor frecuencia como efecto colateral de la terapia con litio o por hipercalcemia.

Resistencia vascular

Los efectos antidiuréticos de ADH están mediados por los receptores V_2 y la estimulación de adenilil ciclasa, mientras que los receptores V_1 estimulan fosfolipasa C y actúan principalmente para aumentar la resistencia vascular (de ahí el nombre vasopresina). De esta manera, la ADH puede contribuir a la regulación de la resistencia vascular, aunque es claro que el sistema renina–angiotensina y el nervioso simpático tienen mucha mayor importancia.

Prostaglandinas renales

La ADH estimula la producción de prostaglandinas (en particular, prostaglandina E_2 [PGE2] y prostaciclina [PGI2]) en diversas células dentro del riñón, que incluyen aquellas en la porción ascendente gruesa, los conductos colectores, el intersticio medular y el mesangio glomerular. Las prostaglandinas producidas alteran las acciones antidiuréticas y vasculares de ADH.

Estos hallazgos han sugerido la presencia de un **circuito de retroalimentación negativa** corto en el cual la ADH refuerza la producción local de prostaglandinas, con lo que evita una respuesta antidiurética excesiva. No obstante, el efecto de ADH en la síntesis de prostaglandinas está mediado por los receptores V_1, no por los receptores antidiuréticos V_2. De este modo, la función principal de la relación ADH–prostaglandina puede ser mantener la perfusión renal mientras se minimiza la vasoconstricción inducida por ADH por las prostaglandinas vasodilatadoras.

?

4   Es común que los pacientes utilicen medicamentos antiinflamatorios de venta sin receta que inhiben la biosíntesis de prostaglandinas (AINE o antiinflamatorios no esteroideos). ¿Qué sucedería con la concentración sérica de sodio en un paciente que toma estos medicamentos y bebe grandes cantidades de agua?

Control de la secreción de hormona antidiurética

Dos estímulos principales para la secreción de ADH son la hiperosmolalidad y la depleción de volumen (figura 2.4). Estas respuestas son fisiológicamente apropiadas, debido a que la retención de agua inducida por la ADH disminuye la osmolalidad plasmática y aumenta el volumen extracelular hacia la normal. A la inversa, disminuir la osmolalidad plasmática por medio de la carga de agua hace que decrezca la liberación de ADH. La reducción consiguiente de la reabsorción de agua en el conducto colector reduce la osmolalidad urinaria, lo que permite la excreción del exceso de agua. Dado que la vida media de ADH en la circulación

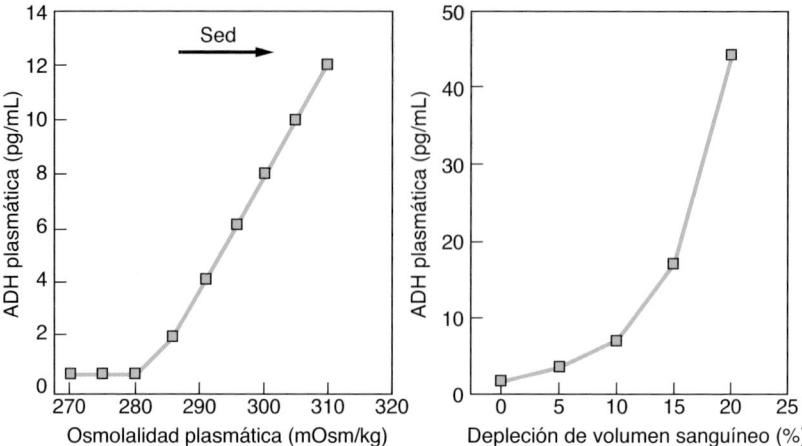

**■ FIGURA 2.4. Relación entre la concentración plasmática de hormona antidiuré-
tica (ADH), la osmolalidad plasmática en humanos normales (en quienes la osmolalidad plasmática varió al cambiar el estado de hidratación) y la depleción de volumen
sanguíneo isosmótico en la rata.** A pesar de que la depleción de volumen produce un
incremento más pronunciado de las cifras de ADH, es necesario un decremento relativamente grande del volumen sanguíneo para que esto ocurra. (De Robertson GL, Aycinena
P, Zerbe RL. Neurogenic disorders of osmoregulation. *Am J Med.* 1982;72[2]:339–353; y
de Dunn FL, Brennan TJ, Nelson AE, et al. The role of blood osmolality and volume in
regulating vasopressin secretion in the rat. *J Clin Invest.* 1973;52[12]:3212–3219. Modificada con permiso de American Society for Clinical Investigation.)

es de varios minutos, la diuresis máxima después de una carga de agua se retrasa
de 90 a 120 min —el tiempo requerido para el metabolismo de la ADH previa
circulante—.

Osmorreceptores

La localización de los osmorreceptores que rigen la liberación de ADH se demostró
inicialmente por experimentos que utilizaban la infusión local de solución salina
hipertónica, la cual aumentaba la osmolalidad local, pero no la osmolalidad plasmática sistémica. La secreción de ADH se reforzaba y el gasto urinario disminuía
después de la infusión en la arteria carótida, pero no en la arteria femoral. Estos
hallazgos indicaron que los osmorreceptores se encontraban en el cerebro (hipotálamo) y no en la periferia (véase la figura 2.3).

La señal percibida por los osmorreceptores hipotalámicos es un gradiente
osmótico eficaz entre el plasma y la célula receptora, que provoca el movimiento de
agua hacia fuera o dentro de la célula. El cambio consiguiente de la presión osmótica
intracelular estimula tanto la secreción como la síntesis de ADH.

La concentración plasmática de sodio es el determinante osmótico principal de la liberación de ADH, debido a que las sales de sodio son los principales
solutos extracelulares eficaces. En contraste, las alteraciones del NUS no afectan
la liberación de ADH porque la urea es un osmol ineficaz que cruza las membranas celulares con facilidad.

Los osmorreceptores son sensibles en extremo, ya que responden a alteraciones tan pequeñas en la osmolalidad plasmática desde 1%. En humanos, el umbral osmótico para la liberación de ADH es de 280 a 290 mOsm/kg (véase la figura 2.4). Por debajo de este nivel hay poca ADH circulante, en cuyo caso la orina debe diluirse al máximo con una osmolalidad < 100 mOsm/kg. Por arriba del umbral osmótico, hay un aumento relativamente lineal y progresivo de la secreción de ADH (véase la figura 2.4).

Este sistema es tan eficiente que la osmolalidad plasmática por lo general no varía más de 1 a 2%, a pesar de las amplias fluctuaciones de la ingesta de agua. Por ejemplo, una gran carga de agua disminuye la osmolalidad plasmática y en esencia detiene la liberación de ADH. El efecto neto es que la excreción del exceso de agua se realiza en las siguientes 4 h y el intervalo de excreción máxima de agua se encuentra muy por arriba de la ingesta, de tal modo que es raro que los individuos normales puedan retener agua y se tornen hiponatrémicos. Así, el desarrollo de hiponatremia en casi todos los casos conlleva la falta de capacidad para excretar agua que en ausencia de insuficiencia renal avanzada, implica la *incapacidad para suprimir la liberación de ADH*. Este tema se revisa con detalle en el capítulo 3.

Sed

La respuesta a un aumento de la osmolalidad plasmática eficaz, como puede ocurrir en caso de pérdida de agua debida a sudoración inducida por ejercicio en un día caluroso, provoca un aumento de la sed, así como de la liberación de ADH (véase la figura 2.4). La combinación del aumento de la ingesta de agua y el decremento de la excreción de agua retorna la osmolalidad plasmática a la normal.

Pese a que la sed se regula en el nivel central, se percibe en la periferia como la sensación de boca seca. Incluso un incremento leve de la osmolalidad plasmática (2 a 3 mOsm/kg) provoca un aumento de la sed (véase la figura 2.4) y la sensación de sed es tan poderosa que los *individuos normales no pueden tornarse hipernatrémicos* en tanto tengan acceso al agua. Esto también ocurre en pacientes con diabetes insípida central con poca o nada de ADH. Aunque estos pacientes excretan un gran volumen de orina diluida, esta pérdida hídrica se compensa por una mayor ingesta de agua, por lo que la concentración plasmática de sodio permanece normal o dentro del intervalo normal alto. En teoría, quitar la sed debe proporcionar la protección igualmente poderosa contra el desarrollo de hiponatremia, debido a que la concentración plasmática de sodio no puede disminuir si no hay ingesta de agua. Sin embargo, la mayor parte del líquido que los humanos beben es por razones culturales o sociales y no está regulada por los osmorreceptores.

Receptores volumétricos

Los pacientes con depleción de volumen circulante eficaz (también conocido como **infrallenado de la circulación arterial**, definido en el texto siguiente) pueden secretar ADH incluso en presencia de una osmolalidad plasmática baja (véase la figura 2.4). Estos hallazgos indican la existencia de receptores sensibles a volumen no osmolales para la liberación de ADH.

Las aferentes parasimpáticas localizadas principalmente en los barorreceptores del seno carotídeo tienen un papel importante en esta respuesta. Los cambios en la tasa de descarga aferente de estas neuronas afectan la actividad del centro vasomotor en la médula y, con ello, la tasa de secreción de ADH por las células en los núcleos paraventriculares. En comparación, los núcleos supraópticos son importantes para la osmorregulación, pero no parecen participar en esta respuesta sensible al volumen. La sensibilidad de los receptores volumétricos es diferente de aquella de los osmorreceptores. Estos últimos responden a alteraciones en la osmolalidad plasmática desde 1%. En comparación, las reducciones agudas pequeñas del volumen que son suficientes para incrementar la secreción de renina y noradrenalina tienen poco efecto en la liberación de ADH. En forma aguda, la ADH se secreta de manera no osmótica en humanos solo si hay un cambio lo suficientemente grande del volumen efectivo para producir una reducción de la presión arterial sistémica. Es típico que esto ocurra en caso de una depleción de 5 a 10% del líquido corporal total, o alrededor de 2 a 4 L (figura 2.5). Una vez que ocurre la hipotensión, puede haber un incremento marcado de la secreción de ADH, lo que provoca cifras hormonales circulantes que pueden exceder con facilidad el aumento inducido por hiperosmolalidad (compárense las gráficas *izquierda* y *derecha* en la figura 2.4 y nótense las distintas escalas del eje y).

La sed también se estimula por la depleción de volumen. La hipovolemia induce la producción de angiotensina II (como se explica en el texto siguiente) y la angiotensina II es un estímulo muy potente para la sed.

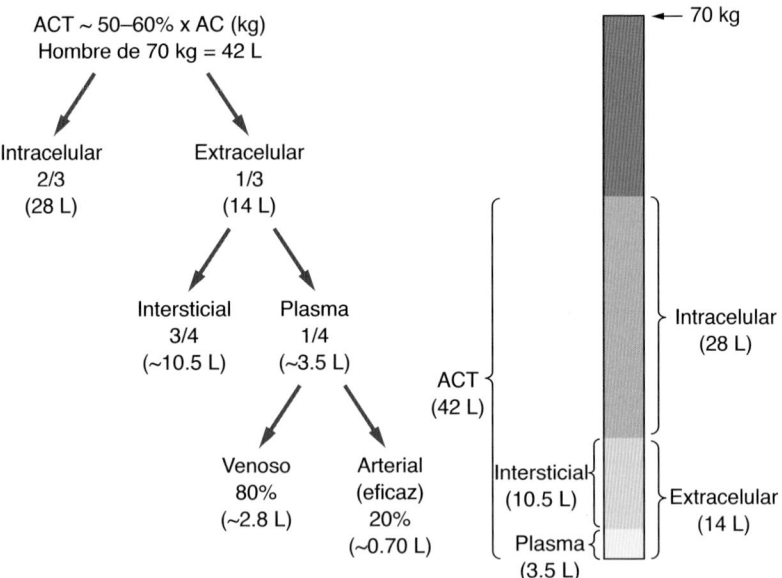

■ **FIGURA 2.5. Relaciones aproximadas de los compartimentos hídricos corporales respecto al peso corporal total que pueden utilizarse para estimar la cantidad de agua en compartimentos corporales específicos.** Nótese que el volumen plasmático es de tan solo ~3.5 L de los 42 L totales de agua corporal total (ACT). Estas relaciones son útiles para calcular alteraciones en el equilibrio hídrico (véase el capítulo 3). (Modificada con permiso de UpToDate, © 2005.)

Interacciones entre los estímulos osmóticos y volumétricos

Las células productoras de hormonas en los núcleos supraóptico y paraventricular reciben información tanto de los receptores volumétricos como de los osmóticos, lo que provoca interacciones positivas o negativas. Por ejemplo, la depleción de volumen potencia la respuesta de ADH a la hiperosmolalidad y puede evitar la inhibición de la liberación de ADH normalmente inducida por un decremento de la osmolalidad plasmática.

El estímulo hipovolémico a la liberación de ADH y la sed es benéfico desde el punto de vista de la regulación volumétrica. La retención de agua expande el volumen de líquido extracelular y la actividad vasopresora de ADH puede contribuir a un incremento de la presión arterial sistémica. No obstante, es común que estos cambios ocurran a expensas de la osmorregulación. La estimulación no osmótica persistente de la liberación de ADH altera la excreción de agua y quizá provoca la retención de agua e hiponatremia. Por ejemplo, con frecuencia se encuentra hiponatremia en pacientes con depleción marcada persistente del volumen eficaz como en la insuficiencia cardiaca congestiva (ICC) y la cirrosis hepática (véase el capítulo 3).

Regulación hormonal de la excreción de sodio

Como se lista en la tabla 2.2, los factores involucrados en la regulación de la excreción de sodio son diferentes a los implicados en la excreción de agua. La única área importante de superposición es el estímulo hipovolémico a la liberación de ADH y la sed.

La presencia de múltiples receptores para el control hormonal de la excreción de sodio ilustra una diferencia importante entre la regulación del volumen y la de la osmolalidad. Mantener la concentración puede lograrse con frecuencia mediante un solo sensor (como los osmorreceptores hipotalámicos), debido a que todos los tejidos están perfundidos por la misma sangre arterial. En comparación, puede haber variabilidad marcada en la perfusión regional, que requiere la presencia de sensores de volumen locales. Un ejemplo simple es cambiar de la posición sedente a ponerse de pie que, por gravedad, provoca hiperperfusión de las extremidades inferiores (y acumulación de líquido en estas) e hipoperfusión del cerebro. En este caso, la activación de los barorreceptores del seno carotídeo con un incremento subsecuente de la actividad simpática ayuda a preservar la perfusión cerebral al mantener la presión arterial sistémica.

Definición de volumen circulante eficaz

Antes de explicar las hormonas principales que afectan la excreción de sodio, es importante definir qué se regula. El **volumen circulante eficaz** es un parámetro inmensurable que se refiere a la porción del líquido extracelular que se encuentra en el sistema arterial, por lo que perfunde los tejidos con eficacia. Así, aun cuando un hombre de 70 kg tiene cerca de 42 L de agua, en realidad < 1 L (alrededor de 700 mL) perfunde los tejidos a través del extremo arterial. En la figura 2.5 se muestra una explicación detallada sobre la distribución aproximada del agua (tanto en peso corporal porcentual como en volumen [litros]). El volumen circulante eficaz varía directamente con el volumen de líquido extracelular en individuos normales y se determina en gran medida por las reservas corporales totales de sodio, debido a que las sales de sodio son los principales solutos extracelulares que actúan para mantener el agua dentro del espacio extracelular. Como resultado, mantener el volumen circulante eficaz y regular el equilibrio de sodio (por alteraciones en la excreción urinaria de sodio) son funciones que se interrelacionan de manera estrecha. La carga de sodio tiende a producir expansión de volumen, mientras que la pérdida de sodio provoca depleción de volumen.

A pesar de que el volumen circulante eficaz varía con el volumen del líquido extracelular en individuos normales puede ser *independiente del volumen de líquido extracelular, del volumen plasmático, o incluso del gasto cardiaco en diversos estados patológicos* (tabla 2.3). Los pacientes con ICC, por ejemplo, tienen un volumen circulante eficaz disminuido (infrallenado del extremo arterial), debido a la disminución primaria del gasto cardiaco. Sin embargo, la activación consecuente de las hormonas retenedoras de sodio (en un intento por incrementar la perfusión hacia la normal) provoca la formación de edema y el aumento de los volúmenes plasmático y total de líquido extracelular (véase el capítulo 4). De este modo, estos parámetros pueden disociarse de la tasa de perfusión tisular.

En algunos casos, el volumen circulante eficaz también puede ser independiente del gasto cardiaco total. Además de una reducción del gasto cardiaco, la depleción de volumen eficaz también puede producirse por hipotensión inducida por un decremento de la resistencia vascular sistémica (vasodilatación periférica). En presencia de una fístula arteriovenosa de poca resistencia, por ejemplo, el gasto cardiaco aumenta de igual modo que el flujo a través de la fístula. No obstante, este fluido circula de modo *ineficaz*, debido a que omite la circulación capilar. Así, el paciente se encuentra normovolémico a pesar de la presencia de un gasto cardiaco sustancialmente elevado.

La disociación potencial entre volumen circulante eficaz y gasto cardiaco también puede ilustrarse por los cambios hemodinámicos observados en la cirrosis hepática avanzada y la ascitis (que se refiere a la acumulación de líquido en el peritoneo). El volumen del líquido extracelular se expande en esta alteración principalmente por ascitis, el volumen plasmático aumenta en parte por la acumulación de líquido

TABLA 2.3. Independencia potencial del volumen circulante eficaz de otros parámetros hemodinámicos —volumen de líquido extracelular, volumen plasmático y gasto cardiaco—

	Volumen circulante eficaz	Volumen de líquido extracelular	Volumen plasmático	Gasto cardiaco
Hipovolemia debida a vómito	↓	↓	↓	↓
Insuficiencia cardiaca	↓	↑	↑	↓
Fístula arteriovenosa	Normal	↑	↑	↑
Cirrosis hepática grave	↓	↑	↑	Normal o ↑

en la circulación venosa esplácnica de circulación lenta (inducida por hipertensión portal) y es común que el gasto cardiaco aumente debido a múltiples fístulas arteriovenosas en todo el cuerpo, como los angiomas aracniformes en la piel.

Pese a todos estos signos de expansión de volumen, la mayor parte del exceso de líquido presenta ineficacia hemodinámica, y estos pacientes *se comportan como si tuvieran depleción de volumen*. La causa de la depleción de volumen circulante eficaz es una reducción de la resistencia vascular sistémica producto de la desviación de baja resistencia de las fístulas arteriovenosas y de la vasodilatación de la circulación esplácnica. La presencia de un decremento de la perfusión tisular eficaz se manifiesta en clínica por presión arterial relativamente baja, velocidad disminuida de la excreción urinaria de sodio (con frecuencia menor de 10 mEq/día en casos avanzados) e incremento progresivo de la secreción de las hormonas que se liberan de manera típica en respuesta a la hipovolemia: renina, noradrenalina y ADH. Es común que estos pacientes tengan hiponatremia debido al estímulo para la liberación de ADH por un decremento del volumen circulante eficaz (véase el capítulo 4).

Asumiendo que no hay un defecto en el manejo renal de sodio (con mayor frecuencia por el bloqueo del transporte tubular de sodio por diuréticos), una de las características clínicas principales de la depleción de volumen circulante eficaz por cualquier causa es la excreción disminuida de sodio, por lo común manifestada por una concentración urinaria de sodio < 25 mEq/L. En general, la ingesta de sodio en una dieta regular estadounidense es de 80 a 250 mEq/día (alrededor de 1.8 a 5.8 g/día). No obstante, la *concentración* urinaria de sodio es variable, debido a que también está determinada por la velocidad de ingesta y excreción de agua. La única circunstancia clínica común en la cual una tasa disminuida de excreción de sodio no refleja hipoperfusión sistémica es la *isquemia renal selectiva*. Esto ocurre con mayor frecuencia en caso de estenosis arterial renal bilateral, debida comúnmente a lesiones ateroscleróticas en pacientes de edad avanzada.

Sistema renina–angiotensina

El sistema renina–angiotensina tiene un papel importante en la regulación de la presión arterial sistémica, la excreción urinaria de sodio y la hemodinámica renal. La renina es una enzima proteolítica secretada por células especializadas —las células yuxtaglomerulares— en la arteriola aferente de cada glomérulo. Además, pueden reclutarse más células proximales en la arteria interlobular para liberar renina cuando el estímulo se prolonga.

La renina inicia una secuencia de pasos (figura 2.6) que inicia con la segmentación de angiotensinógeno (sustrato de renina) en un decapéptido, angiotensina I. La angiotensina I se convierte en un octapéptido, la angiotensina II, en una reacción catalizada por la enzima convertidora de angiotensina (ECA). Los estudios iniciales sugirieron que la renina liberada por los riñones actuaba sobre el angiotensinógeno producido en el hígado y la angiotensina I formada por esta reacción se convertía en angiotensina II principalmente en la circulación pulmonar, debido a que el pulmón presenta la mayor concentración de ECA.

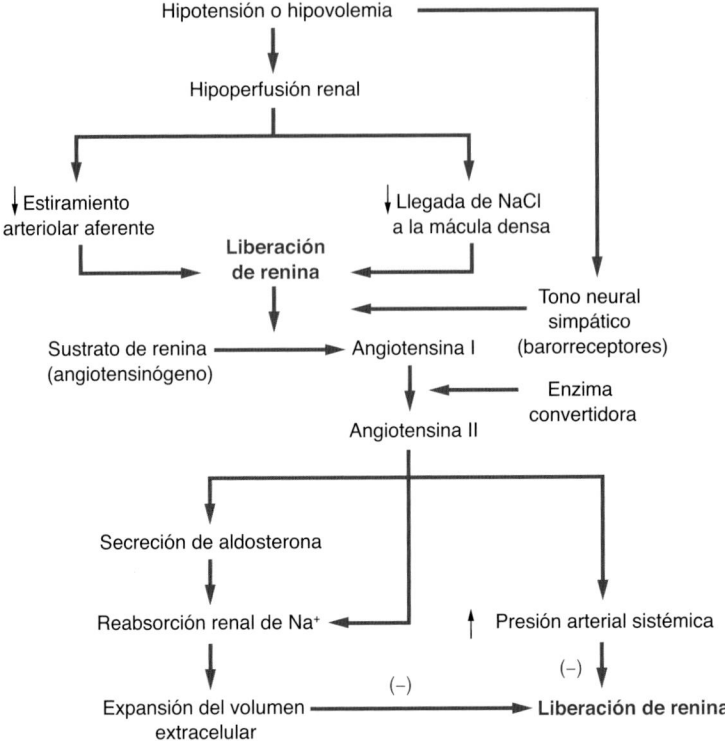

■ **FIGURA 2.6. Ruta de la producción de angiotensina.**

Sin embargo, ahora es claro que la angiotensina II puede sintetizarse en diversos sitios, que incluyen los riñones, endotelio vascular, glándulas suprarrenales y cerebro. Dentro de los riñones, por ejemplo, la angiotensina II generada localmente puede participar en la regulación de la tasa de filtración glomerular (TFG) y la excreción de sodio sin requerir la activación del sistema renina–angiotensina sistémico. La observación de que la concentración de angiotensina II en el capilar peritubular renal y el túbulo proximal es casi 1 000 veces mayor que la encontrada en la circulación sistémica es congruente con este efecto local.

Acciones

La angiotensina II tiene dos efectos sistémicos principales, mediados por su unión a los receptores específicos de angiotensina II en la membrana celular. Ambas acciones, la vasoconstricción y la retención de sodio, tienden a revertir la hipovolemia o la hipotensión responsables habituales de la estimulación de la secreción de renina.

Primero, la angiotensina II produce vasoconstricción arteriolar, la cual aumenta la presión arterial sistémica. Esto representa una respuesta apropiada en sujetos hipovolémicos, pero puede contribuir al desarrollo de hipertensión si hay alguna anomalía en la regulación de renina. La importancia de la angiotensina II en la hipertensión en humanos puede ilustrarse por el decremento de la presión arterial que sigue con frecuencia a la administración de un inhibidor de ECA o un bloqueador del receptor de angiotensina (BRA). Segundo, la angiotensina II provoca el reforzamiento de la reabsorción tubular renal de sodio, con lo que se expande el volumen del líquido extracelular. Por lo menos dos factores contribuyen a esta respuesta: la estimulación directa del transporte en la región proximal del túbulo proximal por la angiotensina II y el aumento de la liberación de aldosterona, lo que provoca un aumento de la reabsorción de sodio en el túbulo colector (véanse la figura 2.6 y el capítulo 1 para un repaso del transporte de sodio). Debido a que la reabsorción de agua en el túbulo proximal sigue de modo pasivo la del sodio, la angiotensina II refuerza la reabsorción de *ambos,* sodio y agua. De esta manera, el *volumen del líquido extracelular se expande, pero no hay cambios en la concentración plasmática de sodio,* cuya regulación está bajo la influencia de la ADH.

Regulación de la tasa de filtración glomerular

La angiotensina II también es importante en la regulación de la TFG. La angiotensina II constriñe la arteriola eferente y, en menor grado, la aferente. La constricción eferente tiende a aumentar la presión intraglomerular, un cambio que incrementa la TFG. Esto reviste particular importancia cuando disminuye la presión de perfusión renal, como por cualquier causa de depleción de volumen. En este caso, el decremento de la presión de perfusión puede contrarrestarse por la constricción eferente, que provoca la conservación inicial de la presión intraglomerular y la TFG (véanse el capítulo 1 y la figura 1.8 para una revisión del papel de la angiotensina II y las consecuencias del bloqueo de esta en este proceso de autorregulación).

Control de la secreción de renina

El principal determinante de la secreción de renina en individuos normales es la ingesta de sal. Una ingesta de sal elevada expande el volumen del líquido extracelular y disminuye la liberación de renina; estos cambios se revierten con una ingesta de sal disminuida (o con la pérdida de líquido por cualquier sitio; véase la figura 2.6). Las alteraciones relacionadas con angiotensina II y aldosterona permiten la excreción de sodio con expansión de volumen o su retención con depleción de este.

El efecto neto para renina (y para todas las hormonas reguladoras explicadas en este capítulo) es que *no hay un valor normal fijo* para la actividad plasmática de renina ni para la concentración plasmática de angiotensina II o aldosterona. Las cifras observadas tienen que correlacionarse con el estado volumétrico del paciente, determinado en parte por la exploración física y la velocidad de excreción urinaria de sodio. La excreción de sodio en un sujeto normovolémico es casi igual a la ingesta, que varía de 80 a 250 mEq/día en una dieta estadounidense típica.

Estos cambios de volumen o presión que afectan la liberación y síntesis de renina se perciben en uno o más de tres sitios: la **arteriola aferente,** los **barorreceptores cardiopulmonares** y las **células de la mácula densa** en la región proximal del túbulo distal, según se explica a continuación:

- Los barorreceptores en la pared de la arteriola aferente se estimulan por un decremento de la presión de perfusión renal. El incremento consecuente de la liberación de renina parece estar mediado en parte por la producción local de prostaglandinas, en particular prostaciclina.

- Los barorreceptores cardiopulmonares también se afectan por el decremento de la presión de perfusión, lo que provoca un aumento de la actividad del sistema nervioso simpático. La estimulación consecuente de los receptores β_1 en el aparato yuxtaglomerular causa una liberación reforzada de renina.
- Las células de la mácula densa, en comparación, responden a cambios en la llegada luminal de cloro. Como en la porción ascendente gruesa del asa de Henle, la entrada de NaCl a estas células está mediada por un cotransportador $Na^+-K^+-2Cl^-$ en la membrana luminal (véanse el capítulo 1 y la figura 1.9). La actividad de este transportador está regulada principalmente por la concentración luminal de cloro. Con la expansión de volumen, por ejemplo, se entrega más NaCl y *se reabsorbe* en la mácula densa (debido a una reabsorción proximal disminuida), que provoca la supresión de la liberación de renina. El mecanismo por el cual la señal de cloro se traduce en alteraciones de la secreción de renina parece estar mediada por PGE2 y PGI2.

?
5

Los diuréticos de asa se utilizan con frecuencia en el tratamiento del edema. Incrementan la excreción de NaCl al inhibir el transportador luminal de $Na^+-K^+-2Cl^-$ en el asa de Henle y la mácula densa. ¿Qué efecto tiene esto en la liberación de renina (independiente de cualquier cambio en el volumen extracelular)?

En numerosas condiciones clínicas, estos tres sitios actúan en concierto para regular la liberación de renina. Considérense las respuestas locales y sistémicas a la depleción de volumen, que inicialmente provocan una pequeña reducción de la presión arterial sistémica. Esto aminora el estiramiento arteriolar aferente y de los barorreceptores cardiopulmonares y también disminuye la entrega distal de cloro debido, en parte, a una reabsorción proximal reforzada. Cada uno de estos cambios promueve la secreción de renina.

Aldosterona

La aldosterona se sintetiza en la zona glomerular suprarrenal (la capa externa de la corteza suprarrenal), mientras que el cortisol y los andrógenos se producen en la zona fascicular (capa media) y reticular (capa interna) de la corteza, respectivamente. La zona glomerular está bien adaptada para la producción de aldosterona. Tiene poca concentración de 17α-hidroxilasa, la enzima necesaria para la síntesis de cortisol y andrógenos (figura 2.7). De mayor importancia es que el paso final en la conversión de corticosterona en aldosterona, la oxidación de un grupo hidroxilo en la posición del carbono 18 para formar un aldehído, solo ocurre en la zona glomerular. Las enzimas que catalizan esta reacción, conocidas como aldosterona sintasas, se suprimen en condiciones normales en la zona fascicular. Esta supresión es importante debido a que previene la regulación inadecuada de la secreción de aldosterona por ACTH.

Una forma rara de hiperaldosteronismo familiar que provoca hipertensión sensible a glucocorticoides provoca que la producción de aldosterona sensible a la ACTH ocurra en la zona fascicular. La 11β-hidroxilasa tiene dos isoformas: una en la

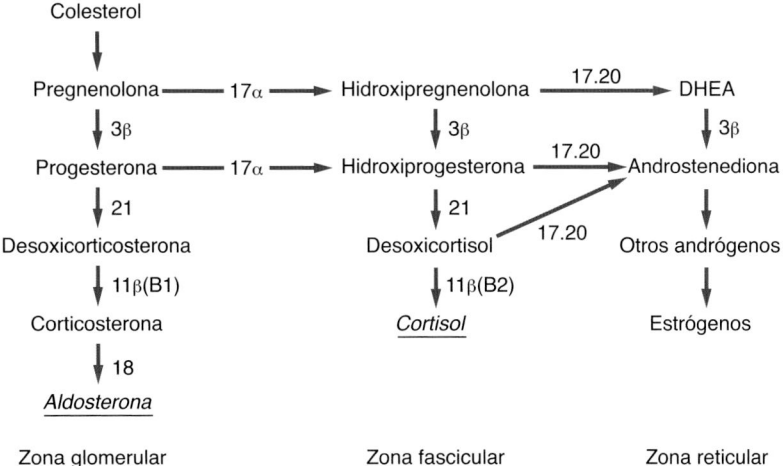

■ **FIGURA 2.7. Rutas para la síntesis de esteroides suprarrenales.** DHEA es dehidroepiandrosterona, y los *números en las flechas* se refieren a enzimas específicas: 17α remite a 17α-hidroxilasa, 3β hace referencia a 3β-hidroxiesteroide deshidrogenasa, 21 alude a 21-hidroxilasa, 11β se refiere a 11β-hidroxilasa y 18 remite a un proceso de dos pasos que provoca la oxidación de un grupo hidroxilo en un aldehído en la posición del carbono 18. La conversión de corticosterona en aldosterona solo ocurre en la zona glomerular. (De Hall JE, Granger JP, Smith MJ Jr, et al. Role of renal hemodynamics and arterial pressure in aldosterone "escape." *Hypertension.* 1984;[Suppl. 1]:I183. Modificada con permiso de American Heart Association.)

vía de cortisol (β_2) y otra en la de aldosterona (β_1; véase la figura 2.7). La mutación en pacientes con aldosteronismo compensador de glucocorticoides (ACG) es la fusión del promotor de 11β-hidroxilasa de la isoforma de cortisol (β_2) en la secuencia codificadora de la isoforma β_1 en la vía de aldosterona. Esto provoca la activación de aldosterona sintasa dependiente de la ACTH, que provoca cifras elevadas de productos bioquímicos finales únicos, 18-oxocortisol y 18-hidroxicortisol, ambos con actividad mineralocorticoide similar a aldosterona.

Acciones

Los efectos principales de la aldosterona ocurren en la región distal de la nefrona, el sitio en el cual se determina la composición final de la orina. Como con otras hormonas esteroideas, la aldosterona actúa al difundir hacia la célula tubular y luego al unirse a un receptor citosólico específico (véase la figura 1.5). El complejo hormona–receptor migra al núcleo, donde interactúa con sitios específicos en la cromatina nuclear para reforzar la transcripción del ARN mensajero y ARN ribosomal. A su vez, esto se traduce en la síntesis de nuevas proteínas, que incluyen el canal de sodio en la membrana apical, el cual media los efectos fisiológicos de la aldosterona. El tiempo requerido para que ocurran estos procesos comprende el periodo latente de 90 min antes de que se afecte la excreción de electrolitos.

El sitio primario de acción de la aldosterona es en las células principales en el conducto colector cortical (véase la figura 7.2), donde estimula la reabsorción de NaCl y la secreción de potasio. Estos cambios en el transporte tubular se inducen por una mayor cantidad de canales de sodio y potasio en la membrana luminal y por una mayor probabilidad de que los canales estén abiertos. También se refuerza la actividad de Na^+-K^+-ATPasa en la membrana basolateral. Por ejemplo, el cambio de estado bajo a elevado de aldosterona puede aumentar la cantidad de canales abiertos de sodio por célula de < 100 a casi 3 000. El incremento de la permeabilidad luminal a sodio inducido por aldosterona promueve la difusión pasiva de sodio hacia la célula tubular, este sodio regresa a la circulación sistémica por la bomba Na^+-K^+-ATPasa. El movimiento de sodio catiónico a través de su canal es *electrogénico*, ya que la pérdida de sodio catiónico por el lumen crea una diferencia de potencial negativa en el lumen.

La electroneutralidad se mantiene en este caso gracias a la reabsorción pasiva de cloro a través de la vía paracelular entre las células o a la secreción celular de potasio hacia el lumen. Este efecto en el manejo del potasio tiene relevancia clínica porque la secreción de potasio por el conducto colector es el determinante principal de la excreción urinaria de potasio (véase el capítulo 7).

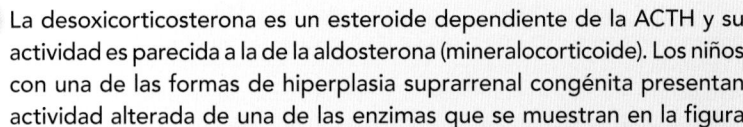

?
6

La desoxicorticosterona es un esteroide dependiente de la ACTH y su actividad es parecida a la de la aldosterona (mineralocorticoide). Los niños con una de las formas de hiperplasia suprarrenal congénita presentan actividad alterada de una de las enzimas que se muestran en la figura 2.7. Considerando que la deficiencia de cortisol estimula la secreción de ACTH, ¿qué efecto tendrá la actividad disminuida de cada una de estas enzimas en la producción de aldosterona, de la actividad mineralocorticoide total (aldosterona más desoxicorticosterona) y el manejo renal de sodio y potasio?

Además de su papel en el manejo de sodio y potasio, la aldosterona también puede afectar el manejo parcial de ácido al aumentar la actividad de las bombas secretoras de H^+-ATPasa en las células intercaladas en el conducto colector cortical. Los factores implicados en la regulación de la excreción de ácido se estudian en el capítulo 5.

Control de la secreción de aldosterona

La aldosterona tiene un papel importante en el equilibrio de volumen y potasio por sus efectos renales. Por lo tanto, es apropiado que la depleción de volumen (que actúa por medio de la angiotensina II) y el incremento de la concentración plasmática de potasio sean los estímulos primarios para la secreción de aldosterona. La angiotensina II y el potasio actúan en la zona glomerular al promover la conversión de colesterol en pregnenolona y, más importante, la conversión de corticosterona en aldosterona (véase la figura 2.7).

El estímulo volumétrico para la secreción de aldosterona está mediado principalmente por el sistema renina–angiotensina. En individuos normales, la liberación tanto de renina como de aldosterona aumentan con una dieta con bajo contenido de sal y disminuyen con una rica en sal. Estos cambios contribuyen a mantener el equilibrio de sodio. Con la restricción de sal, por ejemplo, los incrementos de renina, angiotensina II y aldosterona refuerzan la reabsorción de sodio en el conducto proximal y el colector, con lo que minimizan la excreción adicional de sodio.

El efecto estimulador de potasio provoca un incremento lineal de la concentración plasmática de potasio > 3.5 mEq/L, con incrementos tan pequeños de la concentración plasmática de potasio de 0.1 a 0.2 mEq/L, lo que eleva la liberación de aldosterona. El aumento consecuente de la excreción de potasio regresa la concentración plasmática de potasio hacia la normal.

Pese a que el potasio actúa de manera directa en las glándulas suprarrenales, el incremento consecuente de la secreción de aldosterona puede mediarse parcialmente por un sistema renina–angiotensina local *intrasuprarrenal*. En células aisladas de la zona glomerular, por ejemplo, el aumento de la concentración extracelular de potasio aumenta la liberación de renina. Inclusive la elevación relacionada con la liberación de aldosterona en este caso se altera por la presencia de un inhibidor de ECA que reduce la generación local de angiotensina II.

Mantenimiento del equilibrio de sodio y potasio

Debido a que la aldosterona tiene un efecto simultáneo en el manejo de sodio y potasio, puede esperarse que la regulación de la excreción de sodio interfiera con la de potasio. Sin embargo, esta respuesta maladaptativa potencial no ocurre puesto que la secreción de potasio también se afecta en gran medida por la entrega de sodio y agua al sitio secretor distal (véase el capítulo 7). De este modo, el hiperaldosteronismo inducido por la depleción de volumen también se relaciona con la llegada distal disminuida, debida en parte a la reabsorción proximal reforzada. Estos dos efectos tienden a equilibrarse y la secreción de potasio permanece relativamente constante. Estas respuestas se revierten por la expansión de volumen: la aldosterona reducida se contrarresta por el aumento de la entrega distal.

La aldosterona aumenta y PNA disminuye la reabsorción de sodio en los conductos colectores. Aunque estos cambios son importantes para la regulación del equilibrio de sodio, no producen alteraciones en la concentración plasmática de sodio ni en la osmolalidad plasmática. ¿Por qué? Considere esta pregunta con cuidado, puesto que es esencial para comprender la diferencia entre regulación volumétrica y osmorregulación.

Péptido natriurético auricular

El péptido natriurético auricular (PNA) se libera por las células miocárdicas en las aurículas y en la insuficiencia cardiaca, también por los ventrículos. Circula principalmente como un polipéptido de 28 aminoácidos. La mayoría de sus acciones está mediada por su unión a receptores específicos en la membrana celular de las células blanco. El dominio interno de estos receptores tiene actividad de guanilato ciclasa, la cual provoca la formación del segundo mensajero guanosín monofosfato cíclico (GMF).

Acciones

El PNA tiene dos acciones principales que pueden contribuir a la regulación volumétrica: es un vasodilatador directo que disminuye la presión arterial sistémica e incrementa la excreción urinaria de sodio y agua. El efecto natriurético pude estar mediado por el aumento de la TFG (debido a la vasodilatación arteriolar aferente combinada y la vasoconstricción arteriolar eferente) y por una reducción de la reabsorción tubular de sodio. El conducto colector medular interno es el sitio de acción tubular mejor documentado. El PNA actúa en este segmento al cerrar directamente los canales de sodio en la membrana luminal a través de los cuales entra el sodio luminal a la célula. El PNA también puede disminuir indirectamente el transporte de sodio en este sitio al suprimir la liberación de renina por el riñón y de aldosterona por la glándula suprarrenal.

Los papeles relativos de filtración aumentada y reabsorción disminuida en la natriuresis inducida por el PNA son inciertos. El decremento de la reabsorción de sodio en el conducto colector puede ser la respuesta inicial, debido a que la concentración de la hormona requerida para lograr este efecto es significativamente menor que aquella para afectar la hemodinámica glomerular. El incremento de la TFG puede contribuir a la natriuresis con una expansión de volumen más marcada y cifras mayores de PNA.

Control de la secreción de péptido natriurético auricular

El PNA se libera principalmente por las aurículas en respuesta a la expansión de volumen, que se percibe como el estiramiento auricular aumentado. La aurícula derecha puede ser más importante que la izquierda en individuos normales. Sin embargo, con la sobrecarga cardiaca crónica en ICC, se observa reclutamiento de la producción hormonal por las células miocárdicas en los ventrículos y, al menos en animales, por los pulmones.

La liberación de PNA aumenta en cualquier condición relacionada con el aumento de las presiones de llenado cardiaco. Algunos ejemplos incluyen una dieta rica en sal, ICC y retención de sal en insuficiencia renal. El aumento de la secreción de PNA en estos casos puede revertirse mediante la eliminación del líquido excesivo.

Papel fisiológico del péptido natriurético auricular

Pese a los múltiples sitios donde el PNA puede afectar la excreción de sodio y su liberación apropiada en respuesta a cambios volumétricos, su papel fisiológico como hormona natriurética aún es incierto. Por ejemplo, la infusión de PNA en humanos normales por lo general solo induce diuresis modesta.

La vasodilatación y reducción subsecuente de la presión de perfusión renal y sistémica inducida por PNA puede ser responsable de su actividad natriurética en apariencia limitada. Es posible que la hipotensión actúe al disminuir la cantidad de sodio entregado al sitio sensible al PNA en el conducto colector medular interno. Un ejemplo clínico de este fenómeno puede ocurrir en la ICC, una alteración en que el gasto cardiaco y la perfusión renal están disminuidos. Estos pacientes tienen cifras elevadas de PNA, pero retienen sodio con avidez.

La importancia de reducir la presión de perfusión renal en el efecto natriurético de PNA se ha demostrado en experimentos con ratones transgénicos a los que se les ha administrado un gen de PNA adicional. Estos animales tienen un incremento de 10 veces las cifras plasmáticas de PNA, un equilibrio normal de sodio y una presión arterial menor que los animales de control. No obstante, si la presión arterial aumenta por expansión de volumen, el efecto natriurético de PNA se desenmascara, lo que provoca un incremento marcado de la excreción de sodio. De modo similar, la resistencia aparente al PNA en la ICC puede revertirse en grado sumo en animales al restaurar la perfusión renal a lo normal.

Otras hormonas parecidas al péptido natriurético auricular

Es posible que el papel fisiológico principal del PNA se encuentre en la hemodinámica circulatoria y que otras hormonas parecidas a aquel sean reguladores más importantes de la excreción de sodio. Por ejemplo, se ha identificado otra hormona parecida al PNA (PNA más cuatro aminoácidos *N*-terminales adicionales) en la orina humana, denominada *urodilatina*. Se ha demostrado que las células distales de la nefrona secretan una prohormona PNA que podría ser la precursora de la urodilatina. La excreción de urodilatina aumenta en respuesta apropiada a la expansión de volumen y puede contribuir a la natriuresis consecuente al unirse a los receptores renales de PNA con la misma actividad que el PNA. Sin embargo, se desconoce el mecanismo mediante el cual se regula la producción de urodilatina y es posible que los receptores que controlan la secreción de PNA también regulen la secreción de péptidos parecidos al PNA en los riñones.

El péptido natriurético cerebral (PNC) es una hormona natriurética adicional moderadamente homóloga al PNA. Al inicio se identificó en el cerebro, pero también se encuentra en el corazón, en particular en los ventrículos, no en las aurículas. La concentración circulante de PNC es < 20% que la de PNA en individuos normales, pero puede ser igual o exceder aquella de PNA en pacientes con ICC. Las cifras de PNC están disponibles de modo habitual y aumentan en pacientes con ICC. Empero, los valores de PNC también se incrementan en otras condiciones clínicas y la insuficiencia renal limita su sensibilidad.

El péptido natriurético tipo C (CNP) tiene una estructura similar a la de otros péptidos natriuréticos. Activa el GMP cíclico por medio de un receptor distinto de PNA y PNC. Las células endoteliales vasculares y los riñones producen CNP. En los estudios iniciales se sugirió que la función principal de este último podía involucrar la regulación del flujo sanguíneo local. Sin embargo, la tasa de excreción urinaria (pero no la concentración plasmática de CNP) aumenta en la ICC, lo que da paso a la posibilidad de un papel paracrino o autocrino en la excreción de sodio.

EN POCAS PALABRAS

Desde el punto de vista de la regulación hormonal del equilibrio volumétrico, el PNA (o las hormonas relacionadas) y el sistema renina–angiotensina–aldosterona parecen funcionar como sistemas compensatorios. La liberación de renina se estimula (mientras que la de PNA se reduce) por la depleción de volumen o una dieta con bajo contenido de sal. La generación subsecuente de angiotensina II y aldosterona provoca la retención adecuada de sodio (en el túbulo proximal y el conducto colector) y vasoconstricción sistémica (para prevenir un decremento de la presión arterial sistémica). En comparación, la liberación de PNA se refuerza por la expansión de volumen (como con una dieta rica en sal) y provoca excreción aumentada de sodio y vasodilatación sistémica.

Aunque es útil que el estudiante considere la regulación de sodio en términos de estos dos sistemas hormonales, hay otras tantas hormonas que pueden contribuir en ciertos casos. Entre ellas, figuran las hormonas retenedoras de sodio, como la noradrenalina (que se libera en respuesta a la depleción de volumen y aumenta la reabsorción proximal) y hormonas natriuréticas, como la dopamina (que se produce en los riñones a partir de L-dopa circulante y la cual reduce la reabsorción proximal en parte al disminuir la actividad de la bomba Na^+-K^+-ATPasa). Una hormona putativa endógena parecida a los digitálicos, que puede ser idéntica a la ouabaína, también puede aumentar la excreción de sodio al alterar la actividad de Na^+-K^+-ATPasa.

En suma, la regulación hormonal de la excreción de sodio permite mantener el equilibrio de este elemento pese a la ingesta variable de sodio sin una alteración significativa de la presión arterial sistémica. No obstante, si se afecta uno o más de estos sistemas reguladores, la eficiencia reducida de la regulación de sodio provoca cambios iniciales en el volumen plasmático y la presión arterial sistémica. En este caso, la presión de perfusión renal se torna un determinante importante de la excreción de sodio.

Natriuresis por presión

Una característica de "respaldo" del sistema regulador de volumen que puede compensar una anomalía en el control humoral de la excreción de Na^+ es el fenómeno de *natriuresis por presión*. En individuos normales, un ligero incremento de presión arterial tiene como resultado un aumento relativamente grande de la excreción urinaria de Na^+ y agua. En contraste con los demás mediadores del transporte tubular de Na^+, este fenómeno de natriuresis por presión no requiere mecanismos sensores con mediación neural o humoral, debido a que los cambios volumétricos afectan de manera directa el gasto cardiaco y por lo tanto la presión arterial sistémica. Los mecanismos que median estos eventos se desconocen, pero pueden involucrar las prostaglandinas y el óxido nítrico.

La importancia potencial de la natriuresis por presión puede ilustrarse por el fenómeno de *escape de aldosterona*. Cuando se administra aldosterona y una dieta rica en sal a animales y a humanos, al inicio, estos retienen sodio que provoca expansión de volumen y un aumento leve de la presión arterial; también ocurre hipopotasemia debido a la estimulación de la secreción de potasio. Sin embargo, en unos cuantos días hay natriuresis espontánea que disminuye el volumen plasmático hacia la normal. Después, la ingesta y excreción de sodio permanecen iguales, aunque la hipertensión leve y la hipopotasemia persisten.

Se ha considerado que el PNA y la natriuresis por presión contribuyen a esta respuesta al disminuir la reabsorción tubular en sitios distintos al conducto colector cortical sensible a aldosterona. Para evaluar por vía experimental el efecto de la natriuresis por presión, se colocó una pinza alrededor de la aorta suprarrenal para evitar que el incremento de la presión sistémica se transmitiera a los riñones (día 0). Como se muestra en la figura 2.8, ahora no hay un fenómeno de escape ya que la excreción de sodio permanece baja. La retención de sodio continua en este

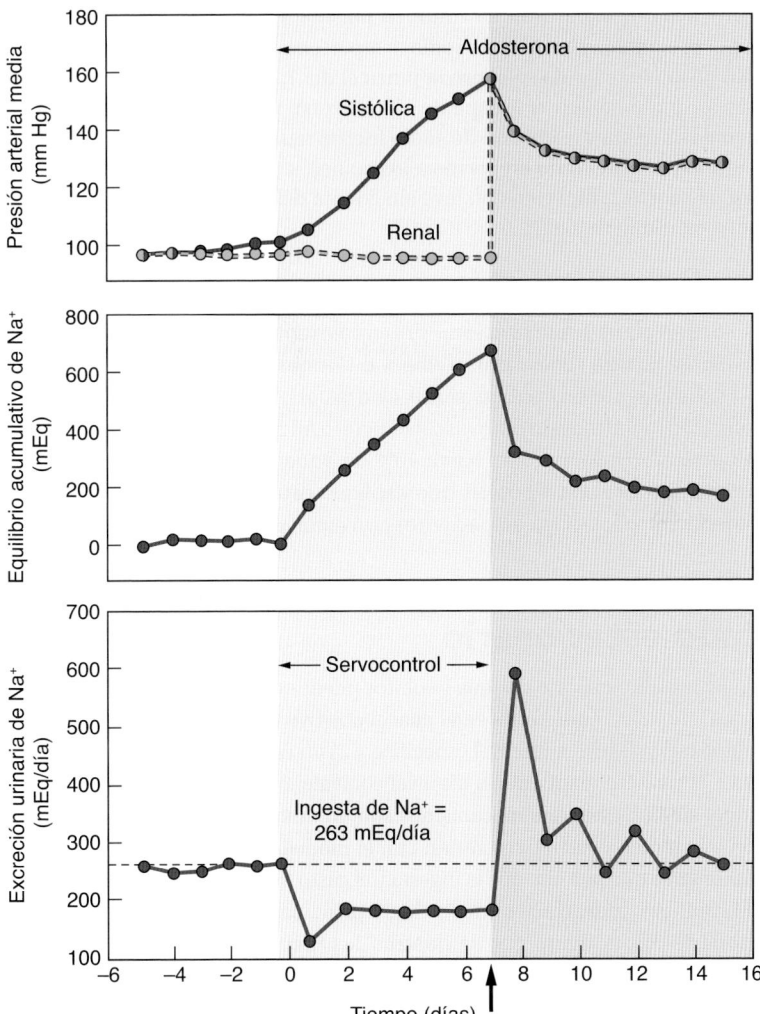

■ **FIGURA 2.8.** Efecto de la administración de aldosterona y una dieta rica en sodio en la presión arterial media, equilibrio acumulativo de sodio y excreción urinaria de sodio en perros cuya presión de perfusión renal se mantuvo constante al inicio (días 0 a 7; *paneles medios*) mediante una pinza aórtica suprarrenal (servocontrol). En este caso, la administración de aldosterona provocó un decremento persistente de la excreción de sodio, lo que produjo retención progresiva de sodio e hipertensión. Cuando se liberó la pinza el día 7 (*flecha*), el incremento de la presión sistémica se transmitió a los riñones y dio paso a diuresis espontánea, una reducción del grado de retención de sodio y una hipertensión mucho menos grave (*recuadros derechos*). (Datos de Sagnella GA, Markandu ND, Buckley MG, et al. Hormonal responses to gradual changes in dietary sodium intake in human. *Am J Physiol.* 1989;256[6, pt2]:R1171–R1175.)

caso provoca una expansión de volumen plasmático siempre creciente (evidenciada por el equilibrio positivo de sodio) e hipertensión.

No obstante, cuando se liberó la pinza el día 7, la presión de perfusión renal aumentó y pudo ocurrir el escape de aldosterona. El nuevo estado estacionario en el cual la ingesta y excreción de sodio fueron iguales de nuevo en los días 10 a 14 es similar al observado en perros a los cuales se administró aldosterona pero no la pinza aórtica: hipertensión leve sin edema debido a que se retuvo solo una pequeña cantidad de sodio.

?

8

Los pacientes con estenosis marcada de una o ambas arterias renales desarrollan hipertensión, principalmente por un aumento de la liberación de renina por el riñón, o riñones, isquémico y la generación subsecuente de angiotensina II. Una de las observaciones interesantes en esta afección (hipertensión renovascular) ocurre en menos de 1% de los pacientes con hipertensión leve, pero en hasta 40% de aquellos con hipertensión grave o refractaria. Elabore una hipótesis que explique esta propensión a producir solo enfermedad grave, incluso en pacientes con estenosis arterial renal unilateral

Estado estacionario

La regulación del equilibrio de agua y solutos puede ocurrir por medio de dos mecanismos: 1) un *punto establecido*, en el cual el objetivo es mantener la concentración de solutos o el volumen a un nivel específico y 2) un *estado estacionario*, en el cual la ingesta y el gasto se mantienen a un nivel equivalente. Aunque producen un resultado final similar, estos dos mecanismos son un tanto distintos, ya que la concentración o volumen plasmáticos varían con el modelo del estado estacionario para brindar la señal que permite que la ingesta y el gasto permanezcan iguales.

El equilibrio hidroelectrolítico se logra principalmente al mantener el estado estacionario. En la figura 2.9, se ilustran las respuestas humorales esperadas —renina y aldosterona decrecientes y PNA en aumento— al incrementar la ingesta de sodio de 10 a 350 mEq/día (la ingesta de sodio en una dieta estadounidense regular es de 80 a 250 mEq/día). Estos cambios hormonales apropiados persisten mientras continúe la dieta rica en sodio.

Es importante considerar la *señal* para esta respuesta hormonal continua, debido a que la ingesta de sodio no puede percibirse directamente. Es necesario contar con una *expansión leve de volumen, la cual por lo general es subclínica*, inducida por la carga de sodio. En la figura 2.10 se muestran los cambios secuenciales en la excreción urinaria de sodio respecto al aumento gradual de la ingesta del mismo. Hay un retraso de varios días antes de que aumente la excreción al grado de la ingesta, lo que provoca retención de cierta parte del exceso de sodio. Por ello, el nuevo estado estacionario se caracteriza por una ingesta y excreción equivalentes, pero un volumen plasmático mayor a causa de un incremento de las reservas corporales aumentadas de sodio. El grado de expansión de volumen que ocurre es proporcional al grado de incremento de la ingesta de sodio.

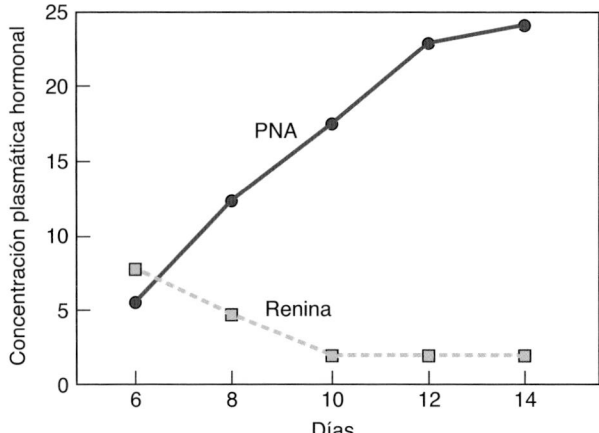

■ **FIGURA 2.9. Efecto del incremento gradual de la ingesta de sodio en individuos normales desde un valor de 10 hasta 350 mEq/día.** La actividad disminuida del sistema renina–angiotensina–aldosterona y la liberación aumentada de péptido natriurético auricular (PNA) son necesarios para excretar el exceso de sodio. (De Sagnella GA, Markandu ND, Buckley MG, et al. Hormonal responses to gradual changes in dietary sodium intake in human. *Am J Physiol.* 1989;256[6, pt 2]:R1171–R1175.)

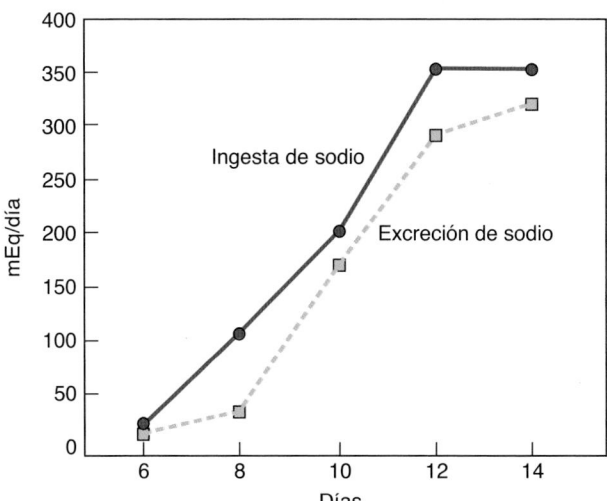

■ **FIGURA 2.10. Efecto del incremento gradual de la ingesta de sodio (*curva superior*) en individuos normales desde un valor de 10 hasta 350 mEq/día en la excreción urinaria de sodio (*curva inferior*).** Se observa un retraso de varios días antes de que la excreción de sodio alcance el grado de la ingesta; la expansión de volumen es la señal continua para el aumento de péptido natriurético auricular (PNA) y el decremento de las cifras de renina, como se muestra en la figura 2.9. Estos cambios podrían revertirse con la institución de una dieta con bajo contenido de sodio. (De Rabelink TJ, Koomans HA, Hené RJ, et al. Early and late adjustment to potassium loading in humans. *Kidney Int.* 1990;38[5]:942–947. Modificada con permiso de Kidney International.)

Por razones similares, ocurre hipervolemia leve persistente en el escape de aldosterona, como se muestra en la figura 2.8. La expansión de volumen es necesaria para contrarrestar el efecto retenedor de sodio de aldosterona antes de poder alcanzar un nuevo estado estacionario.

?
9
Se recomienda a un hombre de 43 años de edad con nefrolitiasis que aumente su ingesta de agua, pues disminuir la concentración de calcio y oxalato e incrementar la velocidad del flujo urinario tienden a reducir la probabilidad de formación y crecimiento de los cálculos. Describa el cambio hormonal que ocurrirá para permitir la excreción del exceso de agua. ¿Cuál será la señal continua para que este cambio hormonal persista?

Papel de las alteraciones de la excreción renal en los trastornos electrolíticos

El concepto de estado estacionario tiene numerosas implicaciones clínicas importantes, dos de las cuales se consideran aquí. Primera, el papel central de los riñones en la excreción del exceso de líquido y electrolitos implica que el desarrollo de un trastorno electrolítico caracterizado por retención de una sustancia se facilita en gran medida si hay una *alteración de su excreción renal.*

Como ejemplo, en la figura 2.11 se muestran los cambios secuenciales del equilibrio de potasio después de un incremento de la ingesta a partir de un grado

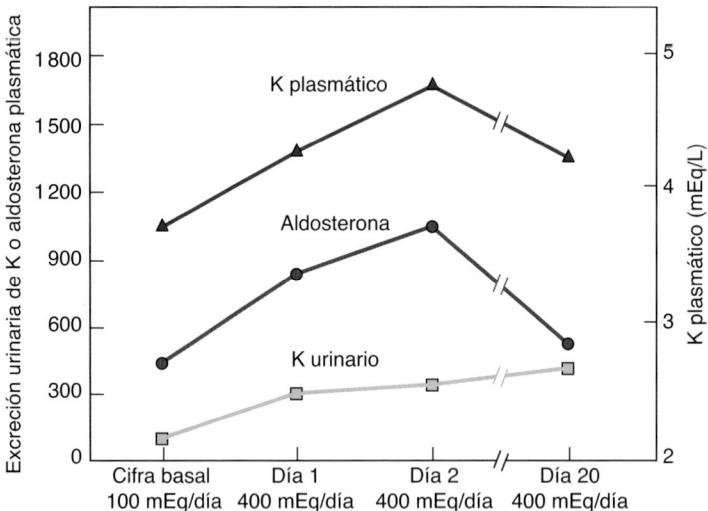

■ **FIGURA 2.11. Efecto resultante del incremento gradual de la ingesta de potasio de 100 a 400 mEq/día en la excreción urinaria de potasio y la concentración plasmática de aldosterona y potasio en individuos normales.** La excreción urinaria aumenta para igualar la ingesta al segundo día y persiste a lo largo del estudio hasta el día 20. Tanto el aumento leve de la concentración plasmática de potasio como un incremento inicial de la liberación de aldosterona contribuyen a la reobtención del estado estacionario.

relativamente normal de 100 hasta 400 mEq/día. Al segundo o tercer días, el estado estacionario se restaura a medida que aumenta la excreción para igualar la ingesta. Esto se relaciona con el incremento de dos factores importantes que refuerzan la excreción de potasio: la aldosterona y la concentración plasmática de potasio (véase el capítulo 7). Al día 20, la ingesta y el gasto aún son iguales, pero las cifras de aldosterona han regresado casi a la basal y la concentración plasmática de potasio ahora es de 4.3 mEq/L, cifra mayor que la inicial de 3.8 mEq/L, pero menor que la cifra máxima de 4.8 mEq/L. La eficiencia aumentada de la excreción de potasio en ese momento se ha denominado *adaptación de potasio* y es quizá un reflejo de un aumento selectivo de la actividad de Na^+–K^+-ATPasa en las células principales secretoras de potasio en el conducto colector cortical.

Este experimento demuestra la capacidad de un incremento marcado de la velocidad de excreción de potasio sin un aumento importante de la concentración plasmática de potasio. La lección clínica que puede obtenerse a partir de esta observación es que la hiperpotasemia persistente (concentración plasmática de potasio > 5.3 mEq/L) *no puede ocurrir en ausencia de una excreción renal alterada de potasio.* Por lo tanto, el diagnóstico diferencial de este problema puede derivar simplemente al conocer los factores que regulan la excreción de potasio en condiciones normales distintas a la concentración plasmática de potasio: la aldosterona y la entrega distal de sodio y agua. Uno o ambos de estos factores deben reducirse si hay un defecto en la excreción de potasio. Así, una de las formas de hipoaldosteronismo o entrega distal disminuida (debida a insuficiencia renal avanzada o depleción marcada de volumen como en ICC grave) constituye en gran parte el diagnóstico diferencial de hiperpotasemia persistente. Una ingesta aumentada de potasio contribuye, pero no provoca como causa única, a la retención de potasio.

Pueden aplicarse consideraciones similares a la hiponatremia y la alcalosis metabólica. En esencia, la hiponatremia siempre se debe a la retención de agua ingerida. Los individuos normales pueden excretar más de 10 L de agua por día; de este modo, en ausencia de un incremento enorme de la ingesta de agua, la hiponatremia requiere un decremento de la capacidad para excretar agua. Esto solo ocurre en caso de insuficiencia renal avanzada o cuando se es incapaz de suprimir la secreción normal de ADH, lo que evita la excreción de orina diluida. Las circunstancias con aumento persistente de la liberación de ADH (depleción de volumen circulante eficaz y síndrome de secreción inadecuada de ADH) constituyen casi todos los casos de hiponatremia (véase el capítulo 3).

Por otra parte, la alcalosis metabólica se caracteriza por un aumento del pH extracelular, debido a un incremento de la concentración plasmática de bicarbonato. En general, la excreción de bicarbonato ocurre con sodio para mantener la electroneutralidad. Sin embargo, cuando los riñones presentan avidez por el sodio a causa de una depleción de volumen circulante eficaz, también hay un incremento de la capacidad de reabsorción de bicarbonato. Así, la depleción de volumen eficaz es un hallazgo usual en pacientes con alcalosis metabólica persistente (véase el capítulo 5). En dicho caso, la excreción del exceso de bicarbonato (con sodio) para corregir la alcalosis metabólica empeoraría el grado de depleción de volumen.

 La paciente descrita al inicio de este capítulo recibió una dieta con bajo contenido de sal en un intento por reducir su presión arterial. ¿Cuáles son los cambios encontrados en la secreción hormonal y el volumen para el nuevo estado estacionario?

La paciente no respondió a la restricción de sal y se agregó un diurético tiacídico. Aunque la presión arterial se redujo al intervalo normal, comenzó con letargo y debilidad. ¿Cómo pueden explicarse estos síntomas? ¿Qué protege a esta paciente contra la pérdida excesiva de sodio inducida por el diurético?

Evolución temporal de la actividad de los diuréticos

El estado estacionario también tiene implicaciones importantes para el uso de diuréticos. Estos medicamentos se utilizan para aumentar la excreción de NaCl en hipertensión y estados edematosos (véase el capítulo 4). La pérdida inicial de agua y sal inducida por el diurético activa los sistemas contrarreguladores que funcionan para limitar la pérdida adicional. Los cambios hormonales que pueden ocurrir incluyen la activación del sistema renina–angiotensina–aldosterona y del sistema nervioso simpático, así como la liberación disminuida de PNA.

Desde un punto de vista de equilibrio, el efecto natriurético de los diuréticos se compensa gradualmente por el incremento de la actividad de las fuerzas antinatriuréticas. Estas últimas aumentan de modo gradual hasta alcanzar un nuevo estado estacionario en el cual la ingesta y el gasto de sodio de nuevo son iguales.

Esta relación da paso a dos reglas importantes concernientes al uso de diuréticos, las cuales son aplicables en tanto la dosis del diurético, la ingesta dietética y la gravedad del problema subyacente que requiere la administración del diurético sean relativamente constantes:

- Asumiendo que no hay un problema de absorción farmacológica, la *respuesta natriurética máxima al diurético se observa con la primera dosis.* Tan pronto ocurre la pérdida hídrica inicial, la activación de los sistemas contrarreguladores inducida por hipovolemia disminuye la respuesta a la segunda dosis.
- En general, llegar al nuevo estado estacionario se logra en un periodo de 1 a 2 semanas. De este modo, todas las alteraciones hidroelectrolíticas que pueden ocurrir (depleción de volumen, hipopotasemia, hiponatremia y alcalosis metabólica) se desarrollan dentro de este periodo. Cualesquiera que sean los valores al final de ese lapso, representan el nuevo estado estacionario para ese paciente. No es necesario obtener muestras repetidas de sangre en cada consulta a menos que haya nuevas circunstancias clínicas que afecten el equilibrio global (como pérdidas gastrointestinales e insuficiencia renal aguda).

RESUMEN

En este capítulo se examinaron los principios básicos que intervienen en dos vías muy separadas: la osmorregulación (que mantiene la concentración plasmática de sodio al afectar la excreción de agua [a través de ADH] y la ingesta de agua) y la regulación volumétrica (la cual mantiene la perfusión tisular al afectar la excreción de sodio mediante el sistema renina–angiotensina–aldosterona y las hormonas natriuréticas). Con excepción del volumen circulante eficaz disminuido (que estimula la ADH a expensas de la osmolalidad), estas vías hormonales no se superponen. Las alteraciones del equilibrio de agua y sodio se estudian en los capítulos 3 y 4. Como se explicará más adelante, el abordaje de estos padecimientos se simplifica de manera marcada por este principio de la fisiología normal.

?
(12)

¿Cuáles son los factores que protegen contra el desarrollo de hipernatremia (una concentración plasmática elevada de sodio)? Los pacientes con diabetes insípida central tienen un decremento variable de la producción de ADH, el cual provoca un incremento potencialmente marcado de gasto urinario. No obstante, es usual que la concentración plasmática de sodio sea normal o normal alta. ¿Por qué?

ANÁLISIS DEL CASO

Es claro que **la paciente, cuyo caso se presentó** al inicio de este capítulo, manifiesta depleción de volumen debida a la institución de la terapia diurética. Esta es una situación común en la práctica clínica. Su peso ha disminuido 2.5 kg, su presión arterial se redujo a tal grado que, aunque normal, pudo haber sido demasiado rápido para que se ajustara y su NUS está aumentado fuera de proporción respecto a la concentración plasmática de creatinina (véase el capítulo 11). En este caso, además de estos síntomas, podrían esperarse cifras altas de angiotensina II y aldosterona, cifras bajas de PNA y una concentración urinaria de sodio menor de 25 mEq/L. Sin embargo, la concentración urinaria de sodio es alta (84 mEq/L), debido a que el efecto diurético persistente enmascara la tendencia hormonal hacia la retención de sodio.

La hipovolemia también es un estímulo para la liberación de ADH y la osmolalidad urinaria relativamente alta de 553 mOsm/kg sugiere que la ADH se encuentra presente. A pesar de que la orina concentrada persistente también puede predisponer a la retención del agua ingerida y al desarrollo de hiponatremia (véase el capítulo 3), la concentración plasmática de sodio se encuentra en el intervalo normal bajo. Es probable que la ausencia de una reducción más prominente de la concentración plasmática de sodio refleje la ingesta ausente de agua debida al malestar general de la paciente.

Además, presenta hipopotasemia y alcalosis metabólica leves, hallazgos electrolíticos comunes en esta situación. Los diuréticos tiacídicos inhiben el cotransporte Na^+–Cl^- en el túbulo distal, lo que provoca una entrega distal aumentada al conducto colector. Esto promueve la pérdida de potasio y de iones hidrógeno, lo que contribuye a la hipopotasemia y la alcalosis metabólica (véanse los capítulos 4 y 5).

RESPUESTAS A LAS PREGUNTAS

1 La pérdida de líquido diluido como sudor puede provocar un aumento de la concentración plasmática de sodio y una reducción del volumen del líquido extracelular; esto último puede dar lugar a un decremento apropiado de la excreción urinaria de sodio en un intento por minimizar pérdidas adicionales.

2 Solo se requiere un receptor para regular la concentración o la osmolalidad, debido a que todos los tejidos se perfunden por la misma sangre arterial. En comparación, es común que los tejidos se perfundan a velocidades distintas que requieren una regulación local. Un ejemplo simple es al estar de pie, ya que la gravedad provoca un mayor flujo a las extremidades inferiores y una menor perfusión cerebral.

3 La pérdida de sudor provoca un aumento de la sed y liberación de ADH en un intento por reemplazar la pérdida de agua y reducir la concentración plasmática de sodio hacia la normal. Por otra parte, la depleción de volumen relacionada activa el sistema renina–angiotensina–aldosterona y disminuye la liberación de PNA, lo que limita la pérdida adicional de sodio.

4 Si hay ADH circulante, los efectos de los inhibidores de prostaglandinas son reforzar el efecto de la ADH en la reabsorción de agua, que provoca el empeoramiento de la hiponatremia.

5 Los diuréticos de asa inhiben la captación de NaCl en el asa de Henle y en la mácula densa. Así, las células dentro de la mácula densa perciben la entrega disminuida de NaCl, lo que origina una mayor liberación de renina.

6 La deficiencia de aldosterona sintasa lleva a un decremento selectivo de la producción de aldosterona, un cambio que tiende a inducir hiperpotasemia y una tendencia modesta a la pérdida de sodio. Una anomalía en cualquiera de las otras enzimas suprarrenales disminuye la producción de cortisol y aldosterona, donde el primero refuerza la liberación de ACTH. El efecto mineralocorticoide neto depende de lo que ocurre con la producción de desoxicorticosterona. La deficiencia de 21-hidroxilasa (la más común) o la deficiencia de 3β-hidroxiesteroide deshidrogenasa alteran la síntesis de desoxicorticosterona, de modo que se da lugar a hallazgos similares a los del hipoaldosteronismo aislado. En comparación, la liberación de desoxicorticosterona se refuerza con la deficiencia de 17α-hidroxilasa u 11β-hidroxilasa, lo que favorece hallazgos de exceso mineralocorticoide: hipopotasemia debida a pérdida urinaria de potasio, expansión leve de volumen e hipertensión. No ocurre edema por el fenómeno de escape de aldosterona.

7 Aunque la aldosterona y el PNA afectan la reabsorción de sodio, producen cambios paralelos en el manejo hídrico, por lo que la concentración plasmática de sodio no se altera. La aldosterona incrementa la reabsorción de sodio en el conducto colector cortical. El agua (si hay ADH) sigue el gradiente osmótico que se ha creado por la pérdida de sodio en el lumen tubular. En ausencia de ADH, la aldosterona aumenta inicialmente la concentración plasmática de sodio; sin embargo, este cambio estimula tanto la liberación de ADH como la sed, provocando así retención de agua y el retorno a la normonatremia. Estos pasos se revierten con el PNA. Si, por ejemplo, la ADH está presente, entonces el decremento de la reabsorción de sodio inducirá una reducción equivalente del transporte de agua. Estos ejemplos simples ilustran de nuevo el papel central de la ADH y la sed, no de las hormonas reguladoras del volumen, en la osmorregulación.

8 La estenosis arterial renal bilateral (también llamada estrechamiento arterial) evita la transferencia del incremento de la presión sistémica hacia los riñones, lo que altera la natriuresis por presión y predispone a hipertensión relativamente grave, como en la figura 2.8. En la estenosis arterial renal unilateral, la liberación aumentada de renina y angiotensina II por el riñón estenótico produce vasoconstricción contralateral que tiende a alterar la natriuresis por presión en ese lado incluso en ausencia de una lesión estenótica.

9 La ingesta de agua aumentada requiere un decremento de la liberación de ADH para permitir la excreción del exceso de agua. La retención de una pequeña cantidad de esta agua el día 1 para disminuir la concentración plasmática de sodio (en general no más de 1 mEq/L) y la osmolalidad plasmática constituyen la señal continua para mantener cifras relativamente bajas de ADH.

10 La restricción dietética de sodio aumenta la actividad del sistema renina–angiotensina–aldosterona y del sistema nervioso simpático, además de disminuir la liberación de PNA. La depleción leve de volumen debida al déficit sostenido de sodio en los primeros días antes de restablecer el estado estacionario constituye la señal para que persistan los cambios hormonales y para que la excreción de sodio permanezca en un grado bajo.

11 Los síntomas en esta paciente se debieron quizá a la pérdida excesiva de líquido (2.5 kg en cinco días) inducida por el diurético. Los cambios hormonales descritos en la respuesta a la pregunta 10 actúan para minimizar la pérdida de sodio inducida por diurético. Una paciente como esta con depleción de volumen sintomática también presentaría un estímulo hipovolémico a la liberación de ADH (véase la figura 2.4), un cambio que podría provocar retención del agua ingerida y un decremento de la concentración plasmática de sodio.

12 En condiciones normales, la liberación de ADH y de la sed protegen contra el desarrollo de hipernatremia, debido a que inducen retención de agua, la cual disminuye la concentración plasmática de sodio hacia la normal. Incluso en ausencia relativa de ADH, la estimulación de la sed es suficiente para prevenir la hipernatremia. Así, los pacientes con diabetes insípida central presentan polidipsia (sed aumentada), así como poliuria (gasto urinario aumentado). El estímulo de la sed es tan fuerte que la hipernatremia se observa sobre todo en pacientes con estado mental alterado o en lactantes que no pueden expresar su deseo de beber. La presencia de hipernatremia en un adulto alerta es virtualmente diagnóstica de una alteración hipotalámica que afecta el centro de la sed.

LECTURAS RECOMENDADAS

Bankir L, Bichet DG, Morgenthaler NG. Vasopressin: physiology, assessment and osmosensation. *J Intern Med.* 2017;282(4):284–297. doi:10.1111/joim.12645.

Gonzalez-Campoy JM, Romero JC, Knox FG. Escape from the sodium-retaining effects of mineralocorticoids: role of ANF and intrarenal hormone systems. *Kidney Int.* 1989;35 (3):767–767.

Hall JE, Granger JP, Smith MJ Jr, et al. Role of renal hemodynamics and arterial pressure in aldosterone "escape." *Hypertension.* 1984;6(2, pt 2):I183–I192.

Lifton RP, Gharavi AG, Geller DS. Molecular mechanisms of human hypertension. *Cell.* 2001;104(4):545–556.

Rabelink TJ, Koomans HA, Hené RJ, et al. Early and late adjustment to potassium loading in humans. *Kidney Int.* 1990;38(5):942–947.

Rose BD, Post TW. *Clinical Physiology of Acid-Base and Electrolyte Disorders.* 5th ed. New York, NY: McGraw-Hill; 2001.

Theilig F, Wu Q. ANP-induced signaling cascade and its implications in renal pathophysiology. *Am J Physiol Renal Physiol.* 2015;308(10):F1047–F1055. doi:10.1152/ajprenal.00164.2014.

Yang T, Xu C. Physiology and pathophysiology of the intrarenal renin-angiotensin system: an update. *J Am Soc Nephrol.* 2017;28(4):1040–1049. doi:10.1681/ASN.2016070734.

3

ALTERACIONES DEL EQUILIBRIO HÍDRICO: HIPONATREMIA, HIPERNATREMIA Y POLIURIA

PRESENTACIÓN DE CASO

Un hombre de 53 años de edad se ha sentido cansado y débil durante varias semanas y ahora presenta vómito de varios días de evolución. Tiene antecedentes de tabaquismo de 60 cajetillas/año. La exploración física muestra un individuo de apariencia enfermo sin estrés agudo. Los signos vitales revelan presión arterial de 120/80 mm Hg con decremento de 10 mm Hg al asumir la postura erecta. La turgencia cutánea está moderadamente reducida y la presión venosa yugular estimada es < 5 cm H_2O. Estos hallazgos más el decremento ortostático de la presión arterial son compatibles con depleción de volumen, quizá inducida por vómito.

Se nota una masa lobar inferior izquierda en la radiografía de tórax. La evaluación ulterior muestra que la masa es un carcinoma de células en avena.

Las pruebas iniciales en sangre y orina revelan lo siguiente:

NUS	= 42 mg/dL (9–25)
Creatinina	= 1.2 mg/dL (0.8–1.4)
Na	= 107 mEq/L (136–142)
K	= 3.9 mEq/L (3.5–5)
Cl	= 75 mEq/L (98–108)
CO_2 total	= 22 mEq/L (21–30)
Na urinario	= 8 mEq/L (variable)
Osmolalidad urinaria	= 553 mOsm/kg (variable)

OBJETIVOS

Al terminar este capítulo será capaz de comprender cada uno de los temas siguientes:

▶ Los factores que determinan la concentración plasmática de sodio, incluido el papel del potasio.

▶ El papel central de la regulación alterada de agua, no la regulación de sodio, en la generación de hiponatremia (concentración plasmática disminuida de sodio) y la hipernatremia (concentración plasmática elevada de sodio).

▶ El papel de las alteraciones del volumen cerebral en los síntomas inducidos por cambios en la osmolalidad plasmática.

▶ El mecanismo por medio del cual ocurre hiponatremia e hipernatremia y los principios básicos implicados en el diagnóstico diferencial y tratamiento de estas afecciones.

▶ Un abordaje general del paciente que presenta poliuria, la cual puede definirse de manera arbitraria como un gasto urinario mayor a 3 L/día (el gasto normal varía de 800 a 2 500 mL/día).

En el capítulo 2 se examinaron los principios básicos implicados en la regulación del equilibrio de sodio y agua. Uno de los conceptos primordiales en el capítulo 2 es que la regulación de la osmolalidad plasmática y su determinante principal, la concentración plasmática de sodio, se logra por alteraciones en la ingesta y excreción de agua. Por lo tanto, no es de sorprender que las alteraciones de la concentración plasmática de sodio (hiponatremia e hipernatremia) requieran una anomalía en uno o ambos factores que afectan el equilibrio hídrico: la liberación de hormona antidiurética (ADH) y la sed.

Antes de explicar la patogenia y el abordaje de estos padecimientos, es útil revisar con brevedad los factores que determinan la concentración plasmática de sodio y por qué mantener una concentración plasmática constante de sodio tiene tanta importancia clínica.

Determinantes de la concentración plasmática de sodio

Los principales determinantes de la concentración plasmática de sodio pueden apreciarse a partir de unos cuantos cálculos simples relacionados con la osmolalidad plasmática. Esta puede estimarse al duplicar la concentración plasmática de sodio (PNa), debido a que las sales de sodio constituyen la mayoría de los osmoles extracelulares (véase el capítulo 2):

$$\text{osmolalidad plasmática} \cong 2 \times \text{PNa} \qquad \text{(ecuación 1)}$$

La osmolalidad plasmática también es igual a la osmolalidad del agua corporal total (ACT), puesto que la osmolalidad de casi todos los compartimentos hídricos corporales es la misma. La osmolalidad del ACT es igual a la razón de los solutos corporales totales, es decir ACT:

$$\frac{\text{osmolalidad}}{\text{plasmática}} = \frac{\text{osmolalidad del agua}}{\text{corporal total}} = \frac{\text{solutos corporales totales}}{\text{agua corporal total}}$$

(ecuación 2)

Los solutos corporales totales comprenden los solutos extracelulares (principalmente sales de sodio) y los intracelulares (principalmente sales de potasio). Así,

osmolalidad plasmática ≡ solutos extracelulares + intracelulares/ACT

o bien,

$$\text{osmolalidad plasmática} \cong (2 \times Na_e + 2 \times K_e)/ACT \qquad \text{(ecuación 3)}$$

donde la ecuación 3 se refiere a los aniones que acompañan al sodio y potasio, y el subíndice (e) se refiere a las cantidades intercambiables (o con actividad osmótica), debido a que cierta parte del sodio y del potasio corporales está fija en el hueso y en las células donde no tiene actividad osmótica. Si se combinan las ecuaciones 1 y 3,

$$\text{plasma } Na \cong (Na_e + K_e)/ACT \qquad \text{(ecuación 4)}$$

La relación descrita por la ecuación 4 indica que la concentración plasmática de sodio varía directamente con Na_e y K_e, e inversamente con el ACT. Esta predicción se confirma de modo experimental en la figura 3.1, donde se encuentra una correlación lineal entre la concentración plasmática de sodio y la suma de sodio más potasio intercambiables dividida entre el ACT. Una implicación importante de la ecuación 4 y la figura 3.1 es que los cambios de concentración de los solutos que no afectan el movimiento del agua (como la urea) no tienen un impacto en la concentración plasmática de sodio. Añadir sodio sin agua aumenta la concentración plasmática de sodio, mientras que agregar agua sin sodio la disminuye. El efecto de potasio es menos directo, implica un intercambio catiónico transcelular. Por ejemplo, la pérdida de potasio por el líquido extracelular (como por diarrea o vómito) causa la salida de potasio de las células en un intento por repletar las reservas extracelulares. Los aniones intracelulares principales son las proteínas y los fosfatos inorgánicos que son demasiado grandes para dejar las células. De este modo, la pérdida de potasio debe equilibrarse por medio del movimiento de un catión hacia dentro de la célula (sodio o hidrógeno) para mantener la electroneutralidad. La entrada de sodio a las células tiende a disminuir la concentración plasmática de sodio.

Un caso en el cual la relación tiene importancia clínica es la administración de líquidos intravenosos para repletar al paciente con depleción de volumen. Por ejemplo, disminuir la concentración plasmática de sodio hacia la normal en un paciente hipernatrémico requiere la administración de una solución diluida, como dextrosa en agua o solución salina isotónica a 0.45%. Esta última solución tiene una concentración de sodio de 77 mEq/L, alrededor de la mitad que el plasma.

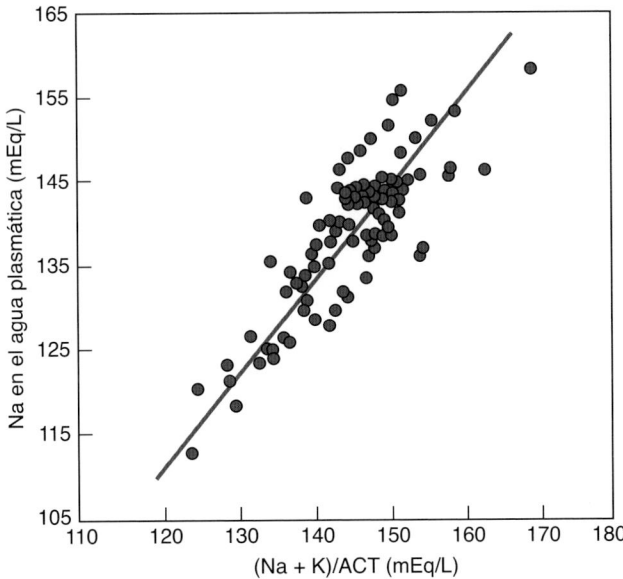

■ **FIGURA 3.1.** Relación directa entre la concentración de sodio en el agua plasmática y la razón entre sodio más potasio intercambiables corporales totales y el agua corporal total (ACT). (De Edelman IS, Leibman J, O'Meara MP, et al. Interrelations between serum sodium concentration, serum osmolarity and total exchangeable sodium, total exchangeable potassium and total body water. *J Clin Invest.* 1958;37[9]:1236–1256. Modificada con permiso de American Society for Clinical Investigation.)

En algunos casos, se agrega potasio para reemplazar el líquido, debido a que el paciente también presenta depleción de potasio. Sin embargo, el potasio tiene tanta actividad osmótica como el sodio y la adición de 40 mEq/L de potasio hará que el líquido esté menos diluido, siendo igual a una solución salina isotónica casi a 0.675% ($\approx$ 0.7%). De este modo, puede ser deseable disminuir el contenido de sodio (utilizando una solución salina isotónica a 0.225%, que contiene 38 mEq/L de sodio) para mantener la naturaleza diluida del líquido de reemplazo.

?
1
El paciente descrito al inicio de este capítulo desarrolló diarrea profusa, debido a gastroenteritis viral. El líquido de la diarrea es isosmótico respecto al plasma y tiene una concentración de sodio mayor que la de potasio de 85 mEq/L. ¿Qué efecto tendrá la pérdida de este líquido en la concentración plasmática de sodio?

Importancia clínica de la osmorregulación

En vista de la capacidad del agua para difundir con libertad a través de casi todas las membranas celulares, mantener una concentración plasmática de sodio y osmolalidad plasmática relativamente constantes es esencial para conservar el

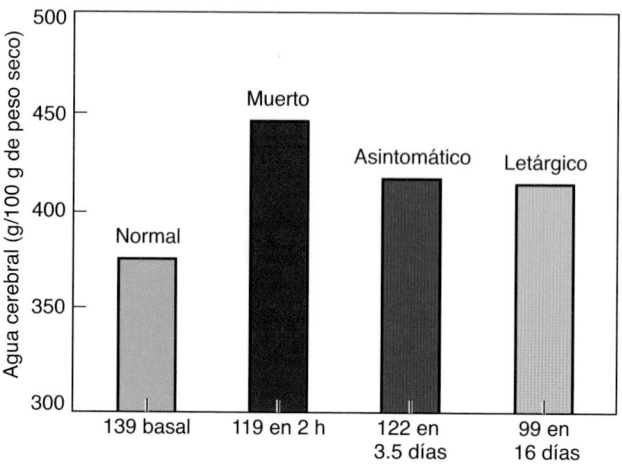

■ FIGURA 3.2. Contenido cerebral de agua en conejos normales y tres grupos de conejos con grados variables de hiponatremia desarrollada en un periodo variable. Edema cerebral y muerte con hiponatremia aguda (*barra roja*), pero el decremento más crónico de la concentración plasmática de sodio produjo un grado menor de edema cerebral y pocos síntomas neurológicos o ninguno. Ocurre un patrón similar, aunque en la dirección opuesta, con la hipernatremia. (De Arieff AI, Llach F, Massry SG. Neurological manifestations and morbidity of hyponatremia: correlation with brain water and electrolytes. *Medicine [Baltimore]*. 1976;55[2]:121–129.)

volumen celular, en particular en el cerebro. Como se muestra en la figura 3.2, la reducción aguda de la osmolalidad plasmática y la concentración plasmática de sodio (de 140 a 119 mEq/L) en un lapso de 2 h crea un gradiente osmótico que promueve el movimiento de agua del líquido extracelular hacia el cerebro (y otras células). El edema cerebral consecuente causó síntomas neurológicos graves y todos los animales fallecieron. El desenlace fue muy distinto cuando la concentración plasmática de sodio se redujo con lentitud. En dicho caso, hubo un incremento menor del agua cerebral y los animales no presentaron síntomas (véase la figura 3.2). De manera típica, se observan hallazgos similares en humanos porque la hiponatremia crónica no produce síntomas.

Osmolitos y regulación volumétrica celular

El único modo de que el volumen celular cerebral alcance el normal con la hiponatremia persistente es que las células pierdan solutos, lo que provocará la pérdida osmótica de agua. Tanto los iones (sales de sodio y potasio) como los solutos orgánicos (inositol y los aminoácidos glutamina y taurina) contribuyen a esta respuesta adaptativa. En la figura 3.3 se muestra que cuando la concentración plasmática de sodio disminuye de 142 a 115 mEq/L el día 2 (−27) y a 110 mEq/L el día 7 (−32), el sodio y potasio comprenden cerca de dos tercios del soluto perdido (un decremento de 60 mOsm por sodio y potasio y 35 mOsm perdidos como osmolitos cerebrales; reducción total de 95 Osm). No obstante, los cambios fraccionales

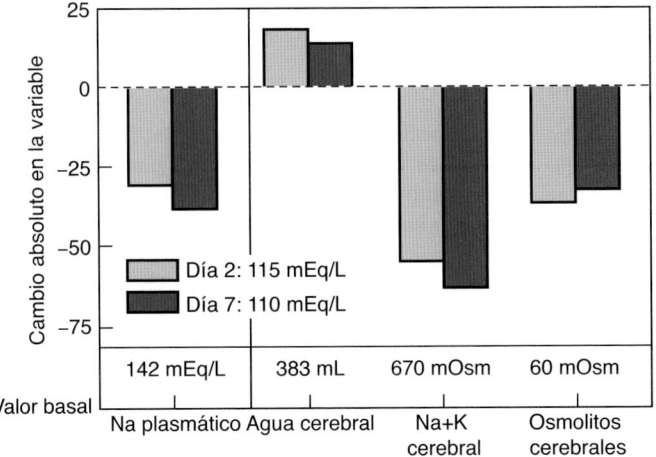

■ **FIGURA 3.3.** Cambios en el agua cerebral, contenido de sodio más potasio, y tres osmolitos cerebrales —inositol, glutamina y taurina— después del inicio de la hipo-natremia. Los cambios en los valores informados en el eje *y* se encuentran en las mismas unidades listadas en la parte inferior de cada grupo. Los *números en la parte inferior* representan los valores basales antes del inicio de la hiponatremia. El retorno del agua cerebral a la normal el día 7 incluso mientras la hiponatremia empeoraba se debe al aumento de la pérdida de sodio, potasio y osmolitos. (Redibujada de Verbalis JG, Gullans SR. Decreased brain concentrations of multiple organic osmolytes accompanies volume regulatory electrolyte losses during chronic hyponatremia [abstract]. *J Am Soc Nephrol.* 1990;1:709.)

son bastante diferentes. Solo se perdió cerca de 10% de los cationes celulares (60 de 670), en comparación con casi 60% (35 de 60) de los solutos orgánicos.

Estos solutos orgánicos tienen un papel fisiológico importante y se denominan **osmolitos.** Aunque la pérdida de cualquier soluto tiende a revertir el edema celular, los osmolitos poseen la ventaja adicional de que los cambios en su concentración no interfieren con la función proteica. De manera comparativa, la función proteica puede alterarse en grado sustancial con los cambios de concentración intracelular de sodio más potasio. Los estudios en animales hiponatrémicos han demostrado que los osmolitos principales perdidos por las células cerebrales son los aminoácidos glutamina, glutamato y taurina y en menor grado el carbohidrato mioinositol. En humanos con hiponatremia crónica, el mioinositol y los compuestos de colina fueron los principales solutos orgánicos perdidos, con un cambio menor sobre glutamina y glutamato.

Pueden aplicarse consideraciones similares a la hipernatremia, aunque el agua y los solutos se mueven en la dirección opuesta. El aumento inicial de la concentración plasmática de sodio produce el movimiento osmótico de agua fuera de las células y el encogimiento cerebral. No obstante, iniciando el primer día, la concentración celular de solutos aumenta, de tal modo provoca el ingreso de agua a las células y la restauración del volumen celular cerebral hacia la normal. Los osmolitos comprenden casi una tercera parte de esta respuesta. La captación reforzada de mioinositol proveniente del líquido extracelular está mediada por un mayor número de transportadores de mioinositol en la membrana celular.

Implicaciones para los síntomas y el tratamiento

El flujo secuencial de agua inducido por cambios en la concentración de sodio y osmolalidad del plasma tiene implicaciones importantes tanto para el posible desarrollo de síntomas neurológicos como para la terapia. En general, *solo la hiponatremia o hipernatremia agudas producen síntomas neurológicos* (letargo, crisis convulsivas, coma), a causa del edema y encogimiento cerebrales, respectivamente. Las adaptaciones subsecuentes que restauran el volumen cerebral hacia la normal son tan eficaces que, a menos que sean muy intensas, se observan pocos síntomas o ninguno en pacientes con cambios crónicos (inducidos en más de unos cuantos días) en la concentración plasmática de sodio (véase la figura 3.2).

Estas adaptaciones también son consideraciones importantes para la velocidad de corrección. Si, por ejemplo, el edema cerebral inducido por hiponatremia se desarrolla con rapidez (en unas horas, como se observa en ocasiones en la hiponatremia de corredores de maratón sobrehidratados), entonces la corrección rápida de la concentración plasmática de sodio hacia la normal favorece el eflujo rápido de agua del cerebro y reduce con seguridad el volumen cerebral de regreso a la basal.

No obstante, el desenlace es distinto cuando el edema cerebral se ha corregido de modo parcial por la pérdida de solutos celulares. En este caso, la corrección rápida puede reducir el volumen cerebral por debajo de lo normal y producir un síndrome de desmielinización osmótica que puede incluir hallazgos de mielinolisis pontina central. Este padecimiento, que puede provocar daño neurológico grave irreversible, se caracteriza por paraparesia o cuadriparesia, disartria (dificultad para hablar), disfagia (dificultad para deglutir) y coma.

Estudios en animales y observaciones en humanos sugieren que esto tiene mayor probabilidad de ocurrir cuando la concentración plasmática de sodio aumenta en un paciente con hiponatremia grave a una velocidad que excede 0.5 mEq/L/h o, más importante, de 8 a 10 mEq/L en el transcurso de un día (figura 3.4). Pueden aplicarse recomendaciones similares a la hipernatremia crónica, pues la reducción muy rápida de la concentración plasmática de sodio puede ocasionar edema cerebral y crisis convulsivas.

El objetivo de la terapia es diferente en pacientes con hiponatremia o hipernatremia sintomáticas. En estos casos, la corrección rápida inicial es segura y puede salvar la vida. La concentración plasmática de sodio puede regresar primero hacia la normal en 1.5 a 2.0 mEq/L/h hasta resolver los síntomas, seguida de una corrección más lenta hacia la normal, de nuevo intentando mantener el cambio diario máximo en la concentración plasmática de sodio sin que exceda de 8 a 10 mEq/L. La manera en que puede controlarse la velocidad de corrección se explica en el texto siguiente.

Hiponatremia

La hiponatremia (concentración plasmática de sodio menor de 135 mEq/L) es una de las alteraciones electrolíticas más comunes. Con base en la ecuación 4, la hiponatremia puede inducirse solo de dos maneras: la pérdida de sodio más potasio o la retención de agua ingerida o infundida. Sin embargo, la pérdida de solutos (como en caso de vómito

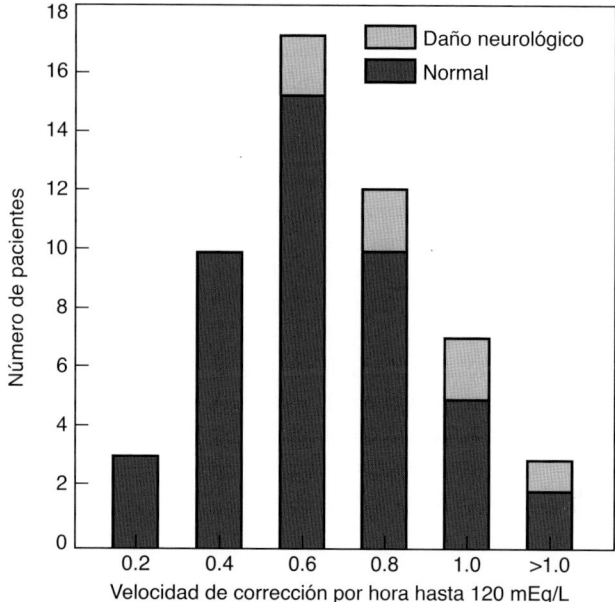

■ **FIGURA 3.4.** Incidencia de complicaciones neurológicas retardadas (*barras naranjas*) en pacientes que presentaron hiponatremia grave (concentración plasmática de sodio < 111 mEq/L) según la velocidad de corrección (expresada como mEq/L por hora) hasta una concentración plasmática de sodio de 120 mEq/L. El deterioro neurológico solo ocurrió en pacientes corregidos a más de 0.5 mEq/L/h.

o diarrea) casi siempre ocurre en un líquido isosmótico que tiene una concentración de sodio más potasio menor que la del plasma. La pérdida de estos fluidos no puede disminuir directamente la concentración plasmática de sodio, pero puede desencadenar hipernatremia en caso de ingesta inadecuada.

De este modo, la retención de agua que genera un *exceso de agua respecto a los solutos* es el denominador común en casi todos los estados hiponatrémicos. La ingesta de agua en individuos normales reduce la osmolalidad plasmática y reduce con rapidez la liberación de ADH, lo que permite que el exceso de agua se excrete en orina diluida. En ausencia de la ADH, la osmolalidad urinaria puede disminuir a cifras entre 40 y 100 mOsm/kg (por debajo de un tercio de la del plasma) con una capacidad excretora máxima de agua que puede exceder los 10 L en individuos que reciben una dieta regular. Esta enorme capacidad para la excreción de agua es mucho mayor que el grado normal de ingesta de agua, que por lo general es menor de 2.5 L/día.

Es usual que el efecto neto sea que la retención de agua que provoca hiponatremia ocurra *solo cuando hay un defecto en la excreción renal de agua*. Una excepción a esta regla ocurre en pacientes (con frecuencia esquizofrénicos) con polidipsia primaria que beben tal volumen de líquido que pueden superar incluso la capacidad excretora normal.

Etiología

En ausencia de insuficiencia renal avanzada, un defecto en la excreción de agua que promueve el desarrollo de hiponatremia casi siempre se relaciona con la *incapacidad para suprimir la secreción de ADH*. Es habitual que la liberación persistente de ADH se deba a una de cuatro condiciones: depleción de volumen circulante eficaz, síndrome de secreción inadecuada de hormona antidiurética (SIADH), deficiencia de cortisol o hipotiroidismo (tabla 3.1).

El grado de retención de agua que ocurre se relaciona tanto con el grado de ingesta de agua como con la intensidad del defecto diluyente. Suponga que un paciente con cifras elevadas de ADH excreta 600 mOsm de solutos (principalmente sales de sodio, potasio y urea) y tiene una ingesta neta de agua (o sea, ingesta menos pérdidas insensibles a través de la piel) de 2 000 mL. La osmolalidad urinaria promedia 300 mOsm/kg (600 mOsm en 2 L) si toda el agua ingerida puede excretarse. Sin embargo, si la osmolalidad urinaria mínima fuera 400 mOsm/kg, debido a la secreción persistente de ADH, entonces los 600 mOsm de soluto se excretarán solo en 1 500 mL (600 mOsm ÷ 400 mOsm/kg), lo que da paso a la retención de 500 mL de

---

TABLA 3.1. Causas principales de hiponatremia e hipoosmolalidad

I. **Afecciones en las cuales la excreción de agua está alterada**
  A. **Depleción de volumen circulante eficaz**
   1. Pérdidas gastrointestinales: vómito, diarrea, drenaje de sonda nasogástrica, sangrado
   2. Pérdidas renales: diuréticos, enfermedades renales con pérdida de sal
   3. Pérdidas cutáneas en las cuales los líquidos relativamente diluidos se reemplazan con agua libre
   4. Insuficiencia cardiaca congestiva
   5. Cirrosis hepática
   6. Diuréticos tiacídicos (que pueden actuar de manera parcial al inducir depleción de volumen)
  B. **Síndrome de secreción inadecuada de hormona antidiurética**
   1. Virtualmente cualquier afección neuropsiquiátrica o dolor intenso con o sin la administración de narcóticos
   2. Medicamentos: con mayor frecuencia antidepresivos y anticonvulsivos
   3. Producción ectópica por tumores: con mayor frecuencia carcinoma pulmonar de células en avena
   4. Paciente posquirúrgico, una respuesta mediada por aferentes de dolor
   5. Enfermedades pulmonares
  C. **Insuficiencia renal avanzada**
  D. **Cambios hormonales**
   1. Hipotiroidismo
   2. Deficiencia de cortisol
   3. Embarazo

II. **Polidipsia primaria**

III. **Reinicio del osmostato** (véase el texto)

agua y un decremento gradual de la concentración plasmática de sodio. El equilibrio hídrico podría mantenerse en este caso solo si la ingesta de agua disminuyera a 1 500 mL/día.

Aunque el manejo del agua está alterado en el SIADH, las vías reguladoras de volumen están intactas (como el sistema renina–angiotensina–aldosterona). ¿Qué efecto tendrá la retención inicial de agua en la regulación volumétrica y la excreción urinaria de sodio?

La exploración de todas las causas de hiponatremia rebasa el alcance de este libro. Sin embargo, es instructivo revisar los mecanismos subyacentes responsables del desarrollo de hiponatremia en tres de estos padecimientos: insuficiencia cardiaca congestiva, SIADH (los dos más comunes) y reinicio del osmostato.

Insuficiencia cardiaca congestiva

La disfunción cardiaca creciente se relaciona con un decremento progresivo del gasto cardiaco que promueve el desarrollo de hiponatremia de dos maneras principales (cada una de las cuales también puede ser aplicable a otros estados hipovolémicos de la tabla 3.1):

- El gasto cardiaco reducido provoca una secreción aumentada de las tres "hormonas hipovolémicas": angiotensina II, noradrenalina y ADH (véase el capítulo 2). La ADH refuerza directamente la retención de agua, mientras que la angiotensina II y noradrenalina inducen vasoconstricción renal y un menor flujo sanguíneo renal, otro factor que puede alterar la excreción de agua.
- El estímulo hipovolémico a la liberación de ADH también aumenta la sed. El incremento consecuente de la ingesta de agua refuerza aún más la tendencia a retener agua.

Cada uno de estos problemas aumenta junto con la gravedad de la enfermedad cardiaca. Por ello, la hiponatremia sola es un hallazgo pronóstico importante en ausencia de alguna otra causa para una concentración plasmática disminuida de sodio. Los pacientes con insuficiencia cardiaca congestiva avanzada con una concentración plasmática de sodio menor de 137 mEq/L tienen la mitad de la supervivencia media que los pacientes normonatrémicos con disfunción cardiaca clínicamente equivalente. Una concentración plasmática de sodio menor de 125 mEq/L es indicativa de enfermedad cardiaca casi en etapa terminal. Estas consideraciones pueden aplicarse a la cirrosis hepática. (Véase el capítulo 2 para una explicación sobre el mecanismo de depleción de volumen eficaz en cirrosis hepática.)

Supóngase que la liberación aumentada de ADH tiene un papel importante en la hiponatremia inducida por diurético. ¿Por qué es menos probable que un diurético de asa que inhibe el transporte de NaCl en la porción ascendente gruesa del asa de Henle cause hiponatremia, comparado con una tiazida? Considere la fisiología del mecanismo contracorriente (véase el capítulo 1).

Síndrome de secreción inadecuada de hormona antidiurética

El SIADH se observa con mayor frecuencia en caso de enfermedades neurológicas, pulmonares, cáncer o por medicamentos (véase la tabla 3.1). La secreción persistente de ADH en estos padecimientos ocurre en el hipotálamo o es ectópica en pacientes con enfermedad inducida por tumores. Es típico que haya una reducción gradual de la concentración plasmática de sodio (a menos que la ingesta de agua sea muy elevada) y que la mayoría de los pacientes se muestre asintomática.

Como ya se mencionó, el grado de hiponatremia es proporcional tanto con la gravedad del defecto diluyente como con el grado de ingesta de agua. Es importante enfatizar que la *ADH sola no puede causar hiponatremia*, ya que requiere la ingesta de agua. Por ejemplo, los pacientes con enfermedad inducida por tumores pueden presentarse al hospital con una concentración plasmática de sodio relativamente normal, debido a que la disminución del apetito limita la cantidad de agua ingerida. Sin embargo, una vez admitidos, inicia la administración de líquidos intravenosos y se desarrolla la hiponatremia.

? **4** El manejo de sodio está intacto en el SIADH, ya que hay un solo defecto en la excreción de agua. Asuma que un paciente con esta afección tiene una concentración plasmática de sodio de 115 mEq/L y una osmolalidad urinaria relativamente fija de 616 mOsm/kg. En este caso, ¿qué sucederá con la concentración plasmática de sodio en el estado estacionario después de la administración de 1 L de solución salina isotónica (que contiene 154 mEq/L de sodio y 154 mEq/L de cloro o 308 mOsm)? Considere que la solución salina isotónica está compuesta por sodio y cloro mezclados en agua.

Reinicio del osmostato

Un subconjunto de pacientes con hiponatremia leve y SIADH tiene reinicio del osmostato. Las características de esta afección están determinadas por el funcionamiento casi normal de los osmorreceptores y por lo tanto de la liberación de ADH:

- La orina puede diluirse de modo apropiado después de una carga de agua, dado que la secreción de ADH está interrumpida.
- La orina puede concentrarse de manera adecuada si la osmolalidad plasmática está aumentada por la restricción de agua, debido a que la secreción de ADH se incrementa.
- La concentración plasmática de sodio es *estable*.

Así, estos pacientes se comportan de modo similar a los individuos normales, excepto que el *umbral para la liberación de ADH está reducido*, lo que ocurre a una concentración plasmática de sodio más baja, de 125 a 130 mEq/L, en vez de al nivel normal de 138 a 140 mEq/L.

La clave principal que sugiere que un paciente tiene reinicio del osmostato y no una liberación relativamente desregulada de ADH como en el SIADH es que la concentración plasmática de sodio varía dentro de un intervalo estrecho de unos cuantos miliequivalentes por litro en varios días de observación.

Establecer el diagnóstico tiene importancia clínica, pues la *hiponatremia no puede y no debe tratarse*. Estos pacientes están asintomáticos y no se encuentran en riesgo de una hiponatremia más grave, debido a que pueden suprimir de manera adecuada la liberación de ADH y excretar el exceso de agua. Inclusive intentar aumentar la concentración plasmática de sodio tendrá el mismo efecto que en los sujetos normales: la estimulación intensa de la sed y de la liberación de ADH que evitarán la persistencia de cualquier aumento. La terapia debe dirigirse, si es posible, solo a corregir el problema subyacente, como la desnutrición grave, el hipotiroidismo o la insuficiencia suprarrenal.

Diagnóstico

Con frecuencia, la historia y exploración física brindan claves importantes que sugieren la presencia de uno de los padecimientos de la tabla 3.1. Los estudios rutinarios de laboratorio deben incluir la medición de la concentración plasmática de creatinina (para descartar insuficiencia renal) y si está indicada la evaluación de la función suprarrenal y tiroidea. Además, tres pruebas simples pueden ayudar a establecer el diagnóstico correcto: osmolalidad plasmática, osmolalidad urinaria y concentración urinaria de sodio.

Osmolalidad plasmática

Los pacientes con cualquiera de las causas de hiponatremia verdadera en la tabla 3.1 tendrán una reducción proporcional de la osmolalidad plasmática. Sin embargo, hay algunas afecciones en que la osmolalidad plasmática es normal o incluso está aumentada y en las cuales el tratamiento no está dirigido contra la hiponatremia. Algunos de estos padecimientos se caracterizan por la salida de agua de las células hacia el volumen plasmático. La más común es la hiperglucemia en la diabetes mellitus descontrolada. En este caso, el aumento de la concentración plasmática de glucosa aumenta la osmolalidad plasmática, lo que origina la salida osmótica de agua de las células y una reducción dilucional de la concentración plasmática de sodio. La corrección de la hiperglucemia con insulina revierte este proceso y aumenta la concentración plasmática de sodio hacia la normal. La **seudohiponatremia** se refiere a aquellos padecimientos en los cuales el incremento marcado de sustancias como lípidos y proteínas provoca el decremento de la fracción plasmática de agua y una concentración sérica de sodio artificialmente baja.

Osmolalidad urinaria

Los pacientes con polidipsia primaria son capaces de suprimir la liberación de ADH de manera apropiada, lo que da paso a la excreción de una orina diluida al máximo con una osmolalidad menor de 100 mOsm/kg. Los pacientes con una osmolalidad urinaria mayor presentan una alteración de la excreción de agua, debida en general a la presencia de ADH.

Concentración urinaria de sodio

La depleción de volumen circulante eficaz y (asumiendo que se hayan excluido enfermedades suprarrenales o tiroideas) el SIADH son las dos causas principales de hiponatremia verdadera con osmolalidad urinaria inapropiadamente alta. Por lo general, estas afecciones pueden distinguirse al medir la concentración urinaria de sodio. Los pacientes con hipovolemia presentan avidez de sodio en un intento por limitar la pérdida adicional; como resultado, la concentración urinaria de sodio se encuentra por debajo de 25 mEq/L. En comparación los pacientes con SIADH se manifiestan normovolémicos y la excreción de sodio en el estado estacionario es igual a la ingesta. Debido a que la ingesta normal de sodio es mayor de 80 mEq/día, es típico que la concentración urinaria de sodio sea mayor de 40 mEq/L.

?
5
En el caso del inicio de este capítulo, el paciente presentó hipovolemia inicial (evidenciada por la concentración urinaria disminuida de sodio), pero pudo tener SIADH subyacente por el carcinoma pulmonar. Se inició tratamiento con solución salina isotónica y a la mañana siguiente, la concentración plasmática de sodio se corrigió en parte hasta 122 mEq/L. En ese momento, hay tres posibilidades: la hipovolemia sola era responsable de la hiponatremia y el paciente aún presenta depleción de volumen porque no se administró suficiente solución salina; la hipovolemia sola era responsable de la hiponatremia y el paciente ahora se encuentra normovolémico; y el paciente no solo está normovolémico, sino que además tiene SIADH subyacente. ¿Cómo podría utilizar la concentración urinaria de sodio y la osmolalidad urinaria para distinguir entre estas posibilidades?

Principios básicos de la terapia

Hay tres mecanismos básicos por los cuales la concentración plasmática de sodio puede aumentar en un paciente hiponatrémico: la administración de sodio (o potasio si el paciente también presenta hipopotasemia), restringir la ingesta de agua para inducir un equilibrio negativo de agua, o reforzar la excreción urinaria de agua libre. La elección de la terapia depende en parte de la enfermedad subyacente:

- Restricción de agua en un paciente edematizado con insuficiencia cardiaca congestiva, cirrosis hepática o enfermedad renal. Estos pacientes también tienen demasiado sodio (manifestado por el edema), por lo que no deben recibir sodio a menos que tengan hiponatremia sintomática. Los diuréticos de asa refuerzan la excreción urinaria de agua libre al disminuir el intersticio medular hipertónico. Los antagonistas del receptor de vasopresina inhiben la señalización de ADH en el conducto colector para promover la excreción de agua (acuaréticos), pero no se utilizan en la atención clínica habitual.
- Solución salina isotónica o sal oral en pacientes con depleción verdadera de volumen debida a pérdidas gastrointestinales (GI) o sangrado. Este esquema corrige la hiponatremia por medio de dos mecanismos. Primero, la concentración de sodio en la solución salina (154 mEq/L) es mayor que la del plasma. Segundo, la solución salina revierte la depleción de volumen y con el tiempo elimina el estímulo hipovolémico a la liberación de ADH y permite la excreción del exceso de agua.
- Restricción de agua en pacientes con polidipsia primaria (en quienes la ingesta aumentada es el problema primario) y en la mayoría de los pacientes con SIADH.
- Como se muestra en la pregunta 4, en general se evita la solución salina isotónica en el SIADH. Debido a que la osmolalidad urinaria se fija en el nivel típicamente mayor que la solución salina normal (308 mOsm/kg), la sal administrada se excretará en un volumen urinario menor que la contenida en la solución intravenosa y una parte del agua se retendrá. Esto provoca una reducción adicional de la concentración plasmática de sodio. Entre las intervenciones para reforzar la

excreción urinaria de agua libre, figuran el uso de diuréticos de asa o antagonistas del receptor de vasopresina.

- Cortisol o el reemplazo de hormona tiroidea en pacientes con insuficiencia suprarrenal o hipotiroidismo
- Ninguna terapia para el reinicio del osmostato

Como ya se describió, es característico que los pacientes con hiponatremia crónica sean asintomáticos y pueden sufrir daño neurológico si la concentración plasmática de sodio aumenta demasiado rápido (véase la figura 3.4). En comparación, una corrección más rápida está indicada en pacientes sintomáticos con hiponatremia aguda. En este caso, es usual que se administre solución salina hipertónica (que contiene 513 mEq de sodio por litro) en un intento por incrementar la concentración plasmática de sodio a una velocidad inicial de 1.5 a 2.0 mEq/L/h hasta que los síntomas se resuelvan. La cantidad de sodio requerida puede estimarse a partir de la fórmula siguiente para estimar el déficit de la concentración plasmática de sodio:

$$\text{déficit de sodio} = \text{volumen de distribución} \times \text{déficit de sodio por litro}$$

El volumen de distribución de la concentración plasmática de sodio es igual al ACT, que es cercana a 60 y 50% del peso corporal magro (PCM) en hombres y mujeres, respectivamente. De este modo, para aumentar la concentración plasmática de sodio de 105 a 120 mEq/L en una mujer delgada de 50 kg,

$$\text{sodio requerido} \cong 50 \times 0.5 \times (120 - 105)$$
$$\cong 375 \text{ mEq}$$

Debido a que el objetivo es corregir la hiponatremia a una velocidad promedio de 0.5 mEq/L/h en el paciente asintomático, estos 375 mEq deben administrarse en un lapso de 30 h (o 12.5 mEq/h) para producir un incremento de 15 mEq/L en la concentración plasmática de sodio. Para esto se requieren alrededor de 25 mL/h de solución salina hipertónica, cada mililitro de esta contiene cerca de 0.5 mEq de sodio (513 mEq/L). La vigilancia cuidadosa es necesaria durante este periodo para asegurar el logro de la velocidad de corrección deseada. Es importante enfatizar que, aunque la terapia para corregir la hiponatremia con frecuencia está dirigida a reemplazar el sodio, estas condiciones clínicas son padecimientos de la regulación de la ADH y el agua. El papel de los antagonistas del receptor V_2 para tratar estas afecciones en medicina clínica aún es incierto.

¿Por qué se utiliza el ACT como el volumen de distribución, aunque el sodio administrado se limita al espacio extracelular, que es de tan solo ~20% del PCM?

Hipernatremia

La hipernatremia (concentración plasmática de sodio mayor de 145 mEq/L) se asocia con hiperosmolalidad, pues las sales de sodio son los principales solutos extracelulares. En casi todos los casos, la regulación ascendente de agua induce el incremento de la concentración plasmática de sodio, aunque puede producirse un efecto similar por la administración o ingesta de una solución hipertónica de sodio en que la concentración de sodio es mayor que la del plasma.

Para apreciar estas situaciones en que la hipernatremia es más probable, es importante recordar que la defensa normal contra el incremento de la concentración plasmática de sodio es la estimulación de la liberación de ADH y la sed (figura 3.5). La combinación consecuente de una excreción disminuida de agua y una ingesta aumentada de agua provoca retención de agua y una reducción de la concentración plasmática de sodio hacia el nivel normal.

Aunque la ADH es claramente importante, la *sed brinda la protección definitiva contra la hipernatremia.* Por ejemplo, los pacientes con diabetes insípida central (DIC) grave secretan poca o nada de ADH, lo que causa una reabsorción reducida de agua en el conducto colector y un incremento marcado del gasto urinario. No obstante, el equilibrio hídrico se mantiene y la concentración plasmática de sodio es normal o se

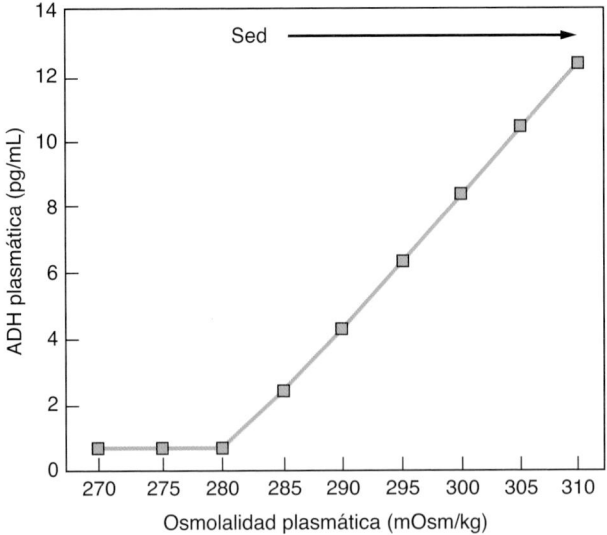

■ **FIGURA 3.5.** Relación entre la concentración plasmática de hormona anti-diurética (ADH) y la osmolalidad plasmática en humanos normales en quienes la osmolalidad plasmática varió al cambiar el estado de hidratación. En general, el umbral para la liberación de ADH se encuentra entre 280 y 285 mOsm/kg; se libera poca o nada de ADH por debajo de esta cifra, mientras que la secreción de ADH se incrementa de manera progresiva al aumentar la osmolalidad plasmática. Se considera que el umbral para la sed es de 2 a 5 mOsm/kg mayor que para la liberación de ADH. (Modificada con permiso de Sterns RH. Severe symptomatic hyponatremia: treatment and outcome. A study of 64 cases. *Ann Intern Med.* 1987;107[5]:656–664.)

encuentra en el intervalo normal alto, debido a que la ingesta de agua se estimula de modo adecuado para coincidir con el gasto.

De este modo, la hipernatremia debida a la pérdida de agua ocurre sobre todo cuando la sed no puede expresarse normalmente: en adultos con estado mental alterado, en pacientes intubados en la unidad de cuidados intensivos (UCI) y en niños incapaces de pedir agua.

 Un paciente alerta está asintomático pero tiene una concentración plasmática de sodio que varía entre 150 y 160 mEq/L. ¿Qué defecto debe estar presente y cuál sería la localización anatómica de esa lesión?

Etiología

Las causas principales de hipernatremia se listan en la tabla 3.2, de las cuales la pérdida de agua sin reemplazar es la más común. Por ejemplo, la osmolalidad del líquido perdido por la piel y las vías respiratorias varía de casi 0 (con pérdidas por evaporación) a < 200 mOsm/kg (con el sudor).

Sin embargo, las pérdidas isosmóticas pueden causar hipernatremia si el agua no se reemplaza. Como ya se describió, la concentración plasmática de sodio se determina por tres factores: sodio, potasio y agua (véase la ecuación 3). Como resultado, al considerar el efecto osmótico del líquido perdido, la concentración de sodio más potasio, y no la osmolalidad total, es lo más importante. Este principio puede ilustrarse al considerar las distintas formas de diarrea en las cuales la pérdida hídrica es isosmótica respecto al plasma. Las diarreas secretoras como el cólera tienen una concentración de sodio y potasio similar a la del plasma. La pérdida de este líquido causa depleción de volumen y potasio, pero no tiene un efecto directo en la concentración plasmática de sodio.

En comparación, la pérdida hídrica por la mayoría de las demás diarreas tiene una concentración de sodio más potasio entre 40 y 100 mEq/L (*vs.* 145-150 mEq/L del plasma) y la urea y otros solutos orgánicos (que no afectan la concentración plasmática de sodio) comprenden la mayor parte de los solutos restantes. La pérdida de líquido con una concentración de sodio más potasio menor que la del

---

TABLA 3.2. Causas principales de hipernatremia

I. Pérdida incrementada de agua que no se reemplaza debido a una alteración de la sed
    A. Pérdidas insensibles y por sudoración: fiebre, infecciones respiratorias
    B. Pérdidas urinarias: diabetes insípida central o nefrogénica, diuresis osmótica debida a glucosa o manitol
    C. Pérdidas gastrointestinales
    D. Lesión hipotalámica que afecta el centro de la sed (muy rara)

II. Administración de cloruro de sodio hipertónico o bicarbonato de sodio

plasma aumenta de manera directa la concentración plasmática de sodio. En estas circunstancias, la pérdida de agua es proporcionalmente mayor que la pérdida de sodio y potasio, lo que provoca hipernatremia. La presencia concurrente de fiebre también puede contribuir al incrementar las pérdidas insensibles de agua.

La pérdida de agua en exceso de sodio más potasio también ocurre en diabetes mellitus descontrolada. En este caso, la concentración plasmática de glucosa es tan alta que la carga filtrada de glucosa excede la capacidad de reabsorción de glucosa en el túbulo proximal. La presencia consecuente de grandes cantidades de glucosa sin reabsorber en el lumen tubular portan agua con ellas (un proceso denominado **diuresis osmótica**). El efecto neto es que la concentración de sodio más potasio en la orina es menor que la del plasma, lo que aumenta tanto la concentración plasmática de sodio como la osmolalidad plasmática.

No obstante, es común que la concentración plasmática de sodio no esté aumentada en pacientes que se presentan con diabetes mellitus descontrolada, debido al efecto hiponatrémico neutralizante de la hiperglucemia. Como ya se describió, el aumento de la concentración plasmática de glucosa causa salida osmótica de agua de las células, lo que disminuye la concentración plasmática de sodio por dilución. Sin embargo, a diferencia de la hiponatremia que ocurre con una menor osmolalidad sérica, esta forma de hiponatremia se relaciona con osmolalidad sérica aumentada, resultado de la hiperglucemia. El tratamiento con insulina corrige esta forma de hiponatremia. La reducción subsecuente de la osmolalidad plasmática causa el ingreso de agua a la célula, lo que desenmascara la hipernatremia subyacente inducida en parte por la diuresis osmótica.

La causa más común de hipernatremia es una infección (como neumonía o una infección de vías urinarias) en un paciente de edad avanzada con estado mental deteriorado. La infección aumenta las pérdidas insensibles de agua, mientras que la demencia limita el efecto protector de la sed.

Otras causas de hipernatremia, como diabetes insípida central (liberación disminuida de ADH) o nefrogénica (resistencia renal a ADH), se explican en la sección de "Poliuria".

Diagnóstico

Asumiendo que la hipernatremia no se debe a la administración de una solución hipertónica de sodio o tabletas de sal, el diagnóstico diferencial busca identificar la fuente de la pérdida de agua. La historia es útil en muchos casos, pues el examinador debe preguntar sobre una posible infección reciente, vómito, diarrea o pérdidas urinarias aumentadas (poliuria). Deben realizarse pruebas de la concentración plasmática de glucosa y de glucosa en orina (con una tira reactiva o tableta).

En algunos casos, la información que puede obtenerse se limita al inicio a anomalías neurológicas inducidas por hipernatremia o, con mayor frecuencia, por la enfermedad cerebral responsable de la alteración del mecanismo de la sed. En dicho caso, la osmolalidad urinaria tiene que medirse para evaluar la integridad del eje ADH−renal (tabla 3.3).

TABLA 3.3. Utilidad diagnóstica de la osmolalidad urinaria en la hipernatremia

Osmolalidad urinaria	Causa	Respuesta a la hormona antidiurética
> 500 mOsm/kg	Pérdida extrarrenal de agua Diuresis osmótica	Poca o ninguna desde la liberación endógena máxima
< 300 mOsm/kg	Diabetes insípida central (completa o grave) Diabetes insípida nefrogénica (grave)	Aumento mayor de 50% de la osmolalidad urinaria Poca o ninguna

La respuesta normal a la hipernatremia es aumentar la liberación de ADH (véase la figura 3.5), que ocasiona una osmolalidad urinaria que puede alcanzar un máximo de 1 000 a 1 200 mOsm/kg en individuos normales (una cifra tres veces la del plasma). La respuesta renal a ADH está reducida en sujetos de edad avanzada que se encuentran en mayor riesgo de desarrollar hipernatremia, por lo que una osmolalidad urinaria mayor de 500 mOsm/kg puede aceptarse como una liberación relativamente intacta de ADH y respuesta renal en este grupo. La presencia de orina concentrada sugiere que la pérdida de agua responsable del aumento de la concentración plasmática de sodio, proviene, en ausencia de diuresis osmótica de fuentes extrarrenales.

En comparación, una osmolalidad urinaria que es menor que la del plasma (< 300 mOsm/kg) es indicativa de una alteración importante de la liberación de ADH (central) o de su respuesta (nefrogénica). Aunque esta distinción se explica en el texto siguiente, es usual que el diagnóstico pueda establecerse en el paciente hipernatrémico al administrar DDAVP, un análogo de la ADH. La osmolalidad urinaria debe aumentar por lo menos 50% en las primeras 2 h (con un decremento concomitante del volumen urinario) en pacientes con DIC y deficiencia de ADH. En contraste, los pacientes con diabetes insípida nefrogénica (DIN) presentan poca o ninguna respuesta, debido a que su defecto está en la respuesta a la ADH y no en la producción de esta.

Los valores entre 300 y 500 mOsm/kg son relativamente inespecíficos y pueden observarse en casi todas las causas de hipernatremia, incluida DIC parcial.

? 8 La poliuria es uno de los hallazgos clínicos principales de DIC o DIN. No obstante, el gasto urinario puede no ser muy alto a la administración cuando el paciente presenta depleción de volumen, debido a la pérdida urinaria de agua sin reemplazar o a la pérdida extrarrenal concurrente de agua. Recuerde que la ADH aumenta la reabsorción de agua en el conducto colector al reforzar la permeabilidad al agua de la membrana luminal. ¿Cuáles son los mecanismos por medio de los que la depleción de volumen puede disminuir el gasto urinario cuando la liberación de ADH o la respuesta renal están disminuidas?

Tratamiento

Las preocupaciones básicas en la corrección de hipernatremia son similares a las descritas en la hiponatremia: un incremento lento de la concentración plasmática de sodio tiene poca probabilidad de producir numerosos síntomas neurológicos y la corrección demasiado rápida puede ser peligrosa. El desarrollo de hipernatremia causa la salida de agua del cerebro, seguida de la generación de osmolitos que regresan el volumen cerebral hacia la normal (figura 3.6). En este punto, es común que cuando el médico evalúa al paciente la reducción demasiado rápida de la concentración plasmática de sodio pueda causar la entrada excesiva de agua al cerebro y edema cerebral con potencial sintomático.

Para minimizar este riesgo, se recomienda reducir la concentración plasmática de sodio a una velocidad máxima de 10 a 12 mEq/L/día, similar a la velocidad recomendada para hiponatremia. Es usual que esto se logre mediante la administración de agua por vía oral o intravenosa (como dextrosa en agua). Puede agregarse sodio o potasio si hay déficit de volumen o de potasio.

Déficit de agua

Lograr una velocidad de reemplazo hídrico apropiado requiere calcular el déficit estimado de agua. La fórmula utilizada en este caso puede derivar del siguiente modo. La cantidad de osmoles en el organismo es igual al espacio osmolal (el

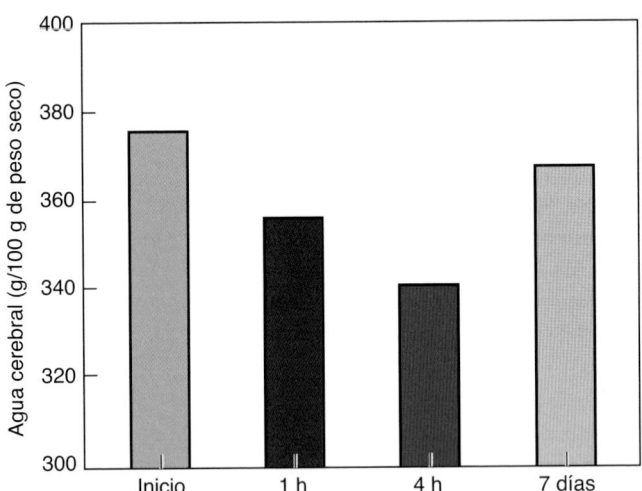

■ **FIGURA 3.6. Efecto del incremento sostenido de la concentración plasmática de sodio a cifras entre 170 y 180 mEq/L en el contenido cerebral de agua en conejos.** El encogimiento osmótico cerebral inicial comienza a corregirse el primer día y el volumen cerebral es casi normal al día 7. (Modificada con permiso de Robertson GL, Aycinena P, Zerbe RL. Neurogenic disorders of osmoregulation. *Am J Med.* 1982;72[2]:339–353.)

ACT) multiplicado por la osmolalidad de los fluidos corporales o la osmolalidad plasmática:

$$\text{osmoles corporales totales} = \text{ACT} \times \text{osmolalidad plasmática}$$

La osmolalidad plasmática está determinada principalmente por la concentración plasmática de sodio (Na):

$$\text{osmoles corporales totales} \cong \text{ACT} \times [\text{Na}]\ \text{plasma} \qquad \textbf{(ecuación 5)}$$

Si la hipernatremia es producto de la pérdida de agua, entonces

$$\text{osmoles corporales actuales} = \text{osmoles corporales normales}$$

o bien, si la concentración plasmática normal de Na^+ es 140 mEq/L,

$$\text{agua corporal actual (ACA)} \times [\text{Na}]\ \text{plasma}$$
$$= \text{Agua corporal normal (ACN)} \times 140$$

Al reacomodar,

$$\text{ACN} = \text{ACA} \times \frac{[\text{Na}]\ \text{plasma}}{140} \qquad \textbf{(ecuación 6)}$$

Entonces, puede estimarse el déficit de agua a partir de:

$$\text{déficit de agua} = \text{ACN} - \text{ACA}$$

o al sustituir en la ecuación 6:

$$\text{déficit de agua} \cong \left(\text{ACA} \times \frac{[\text{Na}]\ \text{plasma}}{140}\right) - \text{ACA}$$

$$\text{déficit de agua} \cong \text{ACA} \times \left(\frac{[\text{Na}]\ \text{plasma}}{140} - 1\right) \qquad \textbf{(ecuación 7)}$$

En condiciones normales, el ACT es cercana a 60 y 50% del PCM en hombres y mujeres, respectivamente. Sin embargo, es probable que sea razonable utilizar valores ~10% menores en pacientes hipernatrémicos con depleción de agua. Así, en mujeres, la ecuación 7 se convierte en:

$$\text{déficit de agua} \cong 0.4 \times \text{PCM} \times \left(\frac{[\text{Na}]\ \text{plasma}}{140} - 1\right) \qquad \textbf{(ecuación 8)}$$

Esta fórmula estima la cantidad de equilibrio positivo de agua necesaria para regresar la concentración plasmática de Na^+ a 140 mEq/L. No obstante, no incluye las pérdidas en progreso y cualquier *déficit hídrico isosmótico* adicional presente con frecuencia cuando se ha perdido Na^+ y agua, como ocurre con la diuresis osmótica o la diarrea.

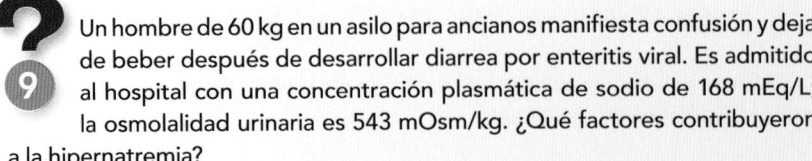

Un hombre de 60 kg en un asilo para ancianos manifiesta confusión y deja de beber después de desarrollar diarrea por enteritis viral. Es admitido al hospital con una concentración plasmática de sodio de 168 mEq/L; la osmolalidad urinaria es 543 mOsm/kg. ¿Qué factores contribuyeron a la hipernatremia?

Calcule el déficit de agua requerido para aumentar la concentración plasmática de sodio de 140 a 168 mEq/L en este paciente. ¿En cuánto tiempo debe administrarse esta cantidad de agua libre para corregir la hipernatremia y cuál es la velocidad recomendada? ¿Esta es la cantidad total de agua que debe administrarse para corregir el déficit de agua libre? ¿Sus indicaciones cambiarían si, debido a hipopotasemia simultánea, se agregaran 40 mEq de potasio a cada litro de líquido?

Un aspecto adicional de la terapia es el tratamiento de la enfermedad subyacente para minimizar la pérdida adicional de agua libre. Esto es más importante con la diuresis osmótica inducida por diabetes (que debe tratarse con insulina) y con DIC (que debe tratarse con DDAVP).

Concepto de depuración de agua libre

Para reemplazar de manera adecuada la pérdida de agua libre en la hipernatremia, sin importar su origen, es necesario reemplazar la pérdida urinaria de agua libre. En caso de DIN, esta pérdida continua puede ser de varios litros por día. Para medir la cantidad de agua libre de solutos que los riñones pueden excretar por unidad de tiempo, puede calcularse la depuración de agua libre, D_{H_2O}. El volumen urinario total puede considerarse el volumen necesario para excretar la carga de solutos isosmóticos respecto del plasma más la depuración urinaria de agua libre. La excreción de esta carga de solutos es obligatoria (fija), mientras que la depuración de agua libre puede ser negativa o positiva según si la orina es hiper o hipoosmolar respecto al plasma:

$$\text{Volumen (V)} = D_{osm} + D_{H_2O} \qquad \text{(ecuación 9)}$$

D_{osm} puede calcularse a partir de la fórmula general para depuración,

$$D = UV/P$$
$$D_{osm} = (U_{osm} \times V)/P_{osm}$$

Si se resuelve ahora la ecuación 9 para D_{H_2O}, entonces

$$D_{H_2O} = V - D_{osm}$$
$$D_{H_2O} = V - V(U_{osm}/P_{osm}) \qquad \text{(ecuación 10)}$$

No obstante, en términos de la concentración plasmática de sodio, solo los solutos extracelulares intercambiables (sodio y potasio) contribuyen a la osmolalidad plasmática (véase la explicación previa). Por lo tanto, la depuración de agua libre de electrolitos es lo importante para calcular las pérdidas. Al sustituir en la ecuación 10, se obtiene

$$D_{H_2O} = V - V(U_{Na+K}/P_{Na+K}) \qquad \text{(ecuación 11)}$$

Poliuria

La poliuria (el incremento del gasto urinario) es una molestia clínica relativamente común que se define de manera arbitraria como un gasto que excede 3 L/día. La mayor parte del diagnóstico diferencial puede derivarse al considerar cómo se reabsorbe el agua en los distintos segmentos de la nefrona: sigue de modo pasivo la reabsorción de sodio en el túbulo proximal y el asa de Henle y se reabsorbe independiente de sodio en el conducto colector bajo la influencia de ADH (véanse los capítulos 1 y 2). El volumen urinario tiene una relación *intrínseca* con dos factores: 1) la cantidad de solutos y 2) las cifras de ADH. Los solutos son *necesarios* para el gasto urinario y la cantidad de soluto a excretar tiene una correlación directa con el volumen urinario sin importar ADH. Las cifras de ADH afectan de modo drástico el volumen urinario para una cantidad dada de excreción de solutos. Los solutos generados por el metabolismo y la ingesta oral son relativamente constantes y promedian de 600 a 800 mOsm/día; la regulación de ADH se describió en el

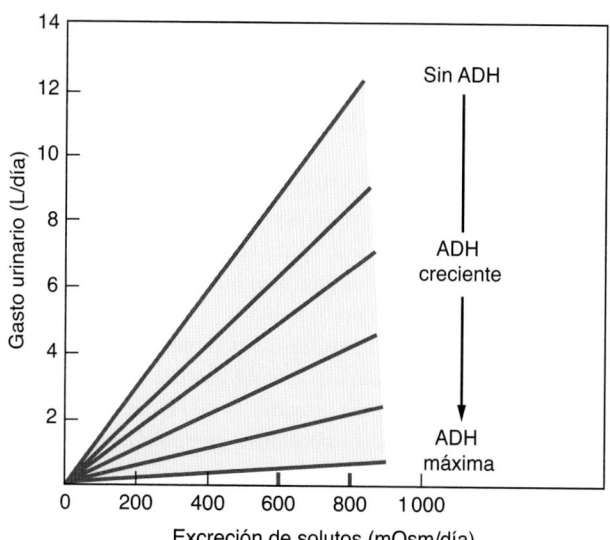

■ **FIGURA 3.7. Efectos de la hormona antidiurética (ADH) de la excreción de solutos en el volumen urinario.** Se asume que U_{osm} es 70 mOsm/kg en ausencia de ADH y 1 400 mOsm/kg con un efecto máximo de ADH. (Modificada con permiso de Pollock AS, Arieff AI. Abnormalities of cell volume regulation and their functional consequences. *Am J Physiol.* 1980;239[3]:F195–F205.)

capítulo 2. En la figura 3.7 se muestra el incremento lineal del volumen urinario a medida que aumenta la excreción de solutos. Sin embargo, esta se afecta de modo drástico si la orina está diluida al máximo (sin ADH; osmolalidad urinaria ~70 mOsm/kg) o concentrada al máximo (ADH máxima; osmolalidad urinaria ~1 400 mOsm/kg). Con base en este intervalo de osmolalidad urinaria generado por los riñones sanos, pueden apreciarse los extremos normales del volumen urinario por día; de un mínimo cercano a 500 mL (600-800 mOsm) en la orina concentrada al máximo (1 400 mOsm/kg) a casi 9 a 11 L (de 600 a 800 mOsm) en la orina diluida al máximo (70 mOsm/kg).

Así, dos mecanismos principales producen poliuria: aquellos que disminuyen la reabsorción de sodio en la región proximal de la nefrona (filtración de moléculas con actividad osmótica como glucosa) que provocan **diuresis osmótica** (> 800 mOsm/día) y procesos que afectan las cifras de ADH o la respuesta renal a ADH en el conducto colector (lo que origina **diuresis hídrica**). La reabsorción disminuida de sodio se debe con mayor frecuencia no solo a la diuresis osmótica inducida por glucosa en diabetes mellitus descontrolada sino también a cualquier soluto que se filtra pero no se reabsorbe (manitol). En otros casos, la diuresis refleja una respuesta inadecuada a la expansión de volumen, como podría observarse con la administración excesiva de solución salina intravenosa.

Además de la diabetes mellitus, la mayoría de los casos de poliuria representan una diuresis hídrica en la cual la osmolalidad urinaria es menor que la del plasma por una reabsorción disminuida de agua en los conductos colectores. En este caso, la poliuria se debe a un efecto reducido de la ADH, que puede inducirse de tres maneras:

- Producción disminuida de ADH en DIC. Con frecuencia, este padecimiento es idiopático, pero también puede inducirse por diversas patologías, las más comunes de las cuales son los traumatismos, la cirugía hipofisaria y la encefalopatía hipóxica.
- Respuesta renal disminuida a la ADH en DIN. La resistencia a la ADH lo suficientemente grave para producir poliuria en adultos es rara, excepto por dos situaciones: ingesta crónica de litio (para trastorno bipolar) e hipercalcemia. Los mecanismos por medio de los cuales el litio y calcio alteran la respuesta a la ADH no se han comprendido por completo.
- La producción disminuida de ADH se debe al incremento primario de la ingesta de agua (llamada **polidipsia primaria**). En este caso, la retención inicial de agua reduce la concentración plasmática de sodio, lo que reduce la liberación de ADH. Debe notarse que la poliuria en esta afección es *apropiada*, pero no anormal como en las dos formas de diabetes insípida.

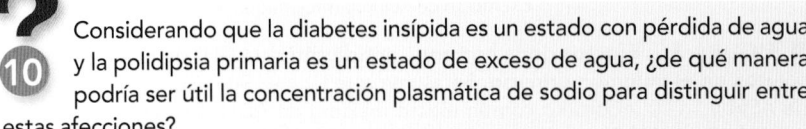

Considerando que la diabetes insípida es un estado con pérdida de agua y la polidipsia primaria es un estado de exceso de agua, ¿de qué manera podría ser útil la concentración plasmática de sodio para distinguir entre estas afecciones?

Diagnóstico

La causa de poliuria debida a diuresis hídrica puede sospecharse a partir de la historia si se encuentra uno de los orígenes de DIC o DIN. Sin embargo, el diagnóstico definitivo se realiza al aumentar la osmolalidad plasmática mediante la restricción de agua o la administración de solución salina hipertónica (figura 3.8). Las cifras plasmáticas de ADH o, más fácil y simplemente, la osmolalidad urinaria y el volumen urinario, se vigilan junto con la osmolalidad plasmática. Como se muestra en la figura 3.5, la respuesta normal a este incremento de osmolalidad plasmática es un aumento progresivo de la liberación de ADH, que debe relacionarse con el incremento de la osmolalidad urinaria.

El estudio continúa hasta alcanzar uno de dos puntos: la osmolalidad urinaria llega a una cifra que representa con claridad una capacidad concentradora adecuada (> 500-600 mOsm/kg) o la osmolalidad plasmática excede 295 a 300 mOsm/kg, grado en el cual hay suficiente ADH circulante en sujetos normales para inducir un incremento máximo de la osmolalidad urinaria. En este punto se administra ADH exógena y la osmolalidad urinaria y el volumen urinario se vigilan durante 2 h (véase la figura 3.8). Solo los pacientes en quienes la liberación de ADH está alterada (DIC) responden con un incremento adicional de la osmolalidad urinaria.

Una osmolalidad urinaria máxima de 500 a 600 mOsm/kg se considera relativamente normal en este caso, incluso aunque sea tan solo la mitad de la alcanzada en individuos normales. Tanto la polidipsia primaria como la DIC se relacionan con una alteración modesta de la capacidad concentradora máxima, pese a que la función renal y la respuesta tubular a la ADH están intactas. Esta forma leve de DIN se induce por la diuresis crónica, que desvanece en parte el gradiente intersticial medular (véase el capítulo 1). Recuérdese que el incremento de la permeabilidad al agua inducida por ADH en el conducto colector permite que el líquido en el lumen tubular presente un equilibrio osmótico con el intersticio medular hipertónico. Por lo tanto, una reducción de la osmolalidad intersticial lleva a un decremento de la osmolalidad urinaria máxima que puede alcanzarse.

Polidipsia primaria

Los pacientes con polidipsia primaria tienen un eje ADH–renal relativamente intacto; como resultado, aumentar la osmolalidad plasmática provoca un aumento normal de la liberación de ADH y de la osmolalidad urinaria. De este modo, la osmolalidad urinaria debe incrementarse por lo menos a 500 mOsm/kg y no habrá una respuesta a ADH exógena si se administra después de que la osmolalidad plasmática exceda de 295 a 300 mOsm/kg.

Diabetes insípida central

En comparación, los pacientes con DIC presentan un incremento submáximo de la osmolalidad urinaria a medida que aumenta la osmolalidad plasmática. Sin embargo, la administración de ADH, en los casos moderados o graves, aumenta la osmolalidad urinaria y disminuye el volumen urinario más de 50%. (Los pacientes con formas más leves de DIC parcial pueden ser más difíciles de diagnosticar, pero este problema se encuentra más allá del objetivo de esta explicación.)

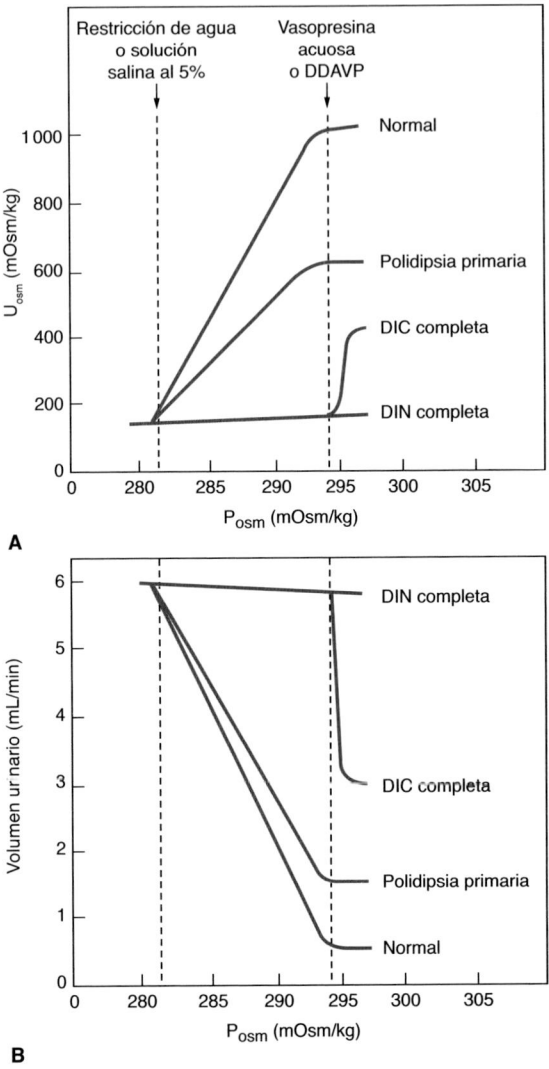

■ **FIGURA 3.8. Efecto de la inducción de hiperosmolalidad, ya sea por restricción de agua o la administración de solución salina hipertónica y hormona antidiurética (ADH) exógena (vasopresina o DDAVP) en (A) la osmolalidad urinaria y (B) el volumen urinario en individuos normales y pacientes con poliuria.** Los sujetos normales muestran un aumento máximo de la osmolalidad urinaria a medida que la osmolalidad plasmática excede 295 mOsm/kg y no responde a la ADH administrada (la ADH endógena ya se ha estimulado). Los pacientes con polidipsia primaria se comportan de modo similar a los normales, excepto porque la osmolalidad urinaria máxima es un poco menor, debido al desvanecimiento parcial del gradiente medular. La diabetes insípida central (DIC) completa o grave y la diabetes insípida nefrogénica (DIN) muestran un incremento leve de la osmolalidad urinaria o un decremento del volumen urinario a medida que aumenta la osmolalidad plasmática —solo los pacientes con DIC responden a ADH—. (Modificada de Rose BD, Post TW. Hyperosmolal states—hypernatremia. In: *Clinical Physiology of Acid-Base and Electrolyte Disorders.* 5th ed. New York, NY: McGraw-Hill; 2001:770.)

Diabetes insípida nefrogénica

Los pacientes con DIN son similares a aquellos con DIC y no pueden disminuir de manera significativa el volumen urinario ni incrementar la osmolalidad urinaria a medida que aumenta la osmolalidad plasmática. Sin embargo, los pacientes con DIN son resistentes a la ADH, mientras que la osmolalidad urinaria sube < 10%.

Tratamiento

El tratamiento varía según la causa de la poliuria. En general, no hay una terapia para la polidipsia primaria, a menos que un medicamento sea el responsable. Por ejemplo, es común que las fenotiazinas ocasionen sensación de boca seca, quizás promoviendo un incremento marcado de la ingesta de líquido. En comparación, la poliuria puede corregirse en DIC mediante la administración del análogo de la ADH DDAVP por aspersión nasal. Se ha descubierto que otros fármacos son beneficiosos en DIC, ya sea al aumentar la liberación de ADH o, con mayor probabilidad, la respuesta renal a ADH. No es de sorprender que estos medicamentos se relacionen con el SIADH. Los dos fármacos más estudiados son clorpropamida (un hipoglucemiante oral) y carbamacepina (utilizada en el tratamiento de las crisis epilépticas).

11 ¿Cuál es el riesgo potencial de administrar ADH para disminuir el gasto urinario en un paciente que en realidad tiene polidipsia primaria en lugar de DIC?

De manera característica, la ADH o los medicamentos que dependen de esta son ineficaces en DIN. El fármaco principal que ha sido útil en este caso es un diurético tiacídico. Aunque parece paradójico administrar un diurético para tratar la poliuria, las tiazidas actúan al inducir depleción leve de volumen. La activación consecuente del sistema renina–angiotensina–aldosterona y del sistema nervioso simpático aumenta la reabsorción proximal de sodio y agua, limitando la entrega de agua al sitio sensible a ADH en los conductos colectores. Una pérdida ponderal de 1.0 a 1.5 kg puede disminuir el gasto urinario hasta dos tercios en un paciente con DIN. Este régimen también puede ser eficaz como terapia adyuvante en DIC. Esta estrategia tiene eficacia particular si se combina con una dieta reducida en solutos. La amilorida es un diurético ahorrador de potasio que inhibe los canales epiteliales de sodio (ENaC) y puede brindar beneficio adicional en DIN relacionada con litio. Otra opción terapéutica potencial tanto para DIC como para DIN es el uso de antiinflamatorios no esteroideos, inclusive. Estos medicamentos inhiben la síntesis renal de prostaglandinas y tienen como efecto aumentar la capacidad concentradora, puesto que, en condiciones normales, las prostaglandinas antagonizan la acción de ADH. El efecto neto en pacientes con diabetes insípida puede ser una reducción de 25 a 50% del volumen urinario, una respuesta que se añade parcialmente a la de un diurético tiacídico.

12 ¿Es probable que un diurético de asa sea tan eficaz como uno tiacídico en estas afecciones?

RESUMEN

En este capítulo se enfatiza que las alteraciones de la concentración de sodio en la sangre reflejan con mucha frecuencia alteraciones del equilibrio hídrico. Debido a que el sodio y potasio son los cationes extracelulares principales, la osmolalidad plasmática es casi igual a dos veces (para incluir los aniones acompañantes) la suma de sodio más potasio en el líquido extracelular dividida entre el ACT. La ADH regula la reabsorción de agua en el conducto colector y se secreta por la hipófisis en respuesta a incrementos leves de la osmolalidad plasmática (y es independiente de las hormonas [renina–angiotensina–aldosterona] reguladoras de volumen [sodio]). Sin embargo, con una depleción significativa de volumen, la ADH se secreta a expensas de la osmolalidad plasmática. De esta manera, el desarrollo de hiponatremia tiene dos características esenciales: 1) un estímulo para la liberación de ADH y 2) la ingesta de agua libre. La liberación de ADH puede ser "apropiada", como se observa con la depleción de volumen (o volumen circulante eficaz disminuido), o "inapropiada", debido a otros estímulos (por medicamentos) o producción ectópica (por algunos cánceres). La ADH circulante y la ingesta de líquidos hipotónicos son necesarios para el desarrollo de hiponatremia. Con frecuencia, el desarrollo de hipernatremia se produce por la pérdida de líquido hipotónico (GI, renal o insensible) con una ingesta oral inadecuada. El tratamiento tanto de la hipo como de la hipernatremia requiere vigilancia cuidadosa y considerar la velocidad de corrección para evitar lesionar el sistema nervioso central al cambiar la osmolalidad extracelular con demasiada rapidez. La poliuria se define como > 3 L de gasto urinario por día y puede ocurrir por medio de la excreción de orina diluida (diuresis hídrica), como se observa en la diabetes insípida, una condición resultante de la ausencia de ADH (central) o resistencia a su acción en el conducto colector (nefrogénica). La poliuria también puede deberse a la excreción de una carga osmótica aumentada (diuresis osmótica), como se observa en la hiperglucemia o la administración de manitol.

ANÁLISIS DEL CASO

El paciente cuyo caso se presentó al inicio de este capítulo tiene hiponatremia. El diagnóstico diferencial incluye alteraciones de la ADH y de la regulación del agua, además de depleción de volumen. En este caso, la hiponatremia puede deberse a dos causas: SIADH e hipovolemia inducida por vómito. La presencia de carcinoma de células en avena indica que el SIADH es probable. No obstante, la turgencia cutánea disminuida, la hipotensión ortostática y la concentración urinaria de sodio reducida son indicativas de depleción de volumen, que también es un estímulo para la liberación de ADH. El diagnóstico puede desenmascararse con la administración de sal y con solución salina hipertónica para aumentar la concentración plasmática de sodio con lentitud a una cifra segura. La reversión de la hipovolemia puede causar una corrección rápida de la hiponatremia si solo el vómito fuera responsable, debido a que se elimina el estímulo para la secreción de ADH y la retención de agua. No obstante, si también hay SIADH subyacente, entonces la repleción de volumen provocará un incremento de la concentración urinaria de sodio mayor de 40 mEq/L, pero la hipersecreción de ADH persistirá, lo que causará una osmolalidad urinaria incrementada inadecuada y cierto grado de hiponatremia.

RESPUESTAS A LAS PREGUNTAS

1 A partir de la ecuación 4, la concentración plasmática de sodio se determina solo por sodio, potasio y agua. Debido a que la concentración de sodio más potasio en el líquido de diarrea es menor que la del plasma (85 vs. 111 mEq/L), la concentración plasmática de sodio tiende a aumentar porque el agua pierde soluto eficaz en exceso. Aunque el líquido de diarrea tiene la misma osmolalidad total que el plasma, contiene urea y otros solutos orgánicos, así como sodio y potasio. Sin embargo, la pérdida de estos solutos orgánicos no tiene efecto en la concentración plasmática de sodio, pues no afecta el movimiento del agua a través de las membranas celulares.

La urea, por ejemplo, puede difundir con libertad por las membranas celulares y se considera un osmol ineficaz. La pérdida de urea disminuye su concentración plasmática (medida como nitrógeno de urea en sangre [NUS]). Esto provoca la difusión de urea fuera de las células hasta que la concentración sea igual en ambos compartimentos; por ello, no habrá un movimiento osmótico de agua y por lo tanto, ningún cambio en la concentración plasmática de sodio.

2 La expansión de volumen inducida por retención de agua disminuye la liberación de renina y aumenta la de péptido natriurético auricular. Estos cambios originan la excreción reforzada de sodio y agua, que tienden a regresar el volumen del líquido extracelular hacia la normal. El efecto neto en términos de la hiponatremia es que el decremento de la concentración plasmática de sodio en el SIADH se debe tanto al aumento del ACT como al decremento de las reservas corporales totales de sodio. Sin embargo, la excreción de sodio será igual a la ingesta después de la expansión inicial de volumen y la hiponatremia persistirá por la secreción persistente de ADH.

3 El primer paso de la multiplicación contracorriente que crea el gradiente osmótico intersticial es la reabsorción de NaCl en la porción ascendente gruesa del asa de Henle (véase el capítulo 1). El bloqueo de este paso con un diurético de asa disminuye de manera marcada el gradiente intersticial. Por ello, aunque el diurético de asa pueda reforzar la liberación de ADH y aumente la permeabilidad del conducto colector al agua, habrá una menor reabsorción neta de agua, debido a que el gradiente osmótico que promueve la reabsorción de agua en este sitio se ha disminuido en gran medida. En comparación, los diuréticos tiacídicos actúan en el túbulo distal, que se encuentra en la corteza renal y por lo tanto, no interfiere con la generación del gradiente contracorriente.

4 Es tentador asumir que la concentración plasmática de sodio aumentará porque la concentración de sodio del líquido administrado es mayor que la del plasma. No obstante, todo este sodio se excretará como ocurriría en individuos normales. La excreción de los 308 mOsm en cada litro de solución salina normal ocurrirá en solo 500 mL de orina por la osmolalidad urinaria fija (308 mOsm ÷ 616 mOsm/kg = 500 mL). De este modo, se retendrán cerca de 500 mL de agua, de manera que se provocará un decremento adicional de la concentración plasmática de sodio.

5 La medición de la concentración urinaria de sodio y la osmolalidad urinaria pueden distinguirse con facilidad entre estas posibilidades. Si solo hubiese hipovolemia y el paciente aún tuviera depleción de volumen, entonces la concentración urinaria de sodio permanecería por debajo de 15 mEq/L y la osmolalidad urinaria se mantendría elevada, debido a la secreción persistente de ADH. Si el paciente ahora está normovolémico y además presenta SIADH, entonces la concentración urinaria de sodio aumentará a más de 20 mEq/L, pero la osmolalidad urinaria aún será elevada. Si solo presentara hipovolemia y el paciente tuviera depleción de volumen, entonces la excreción de sodio aumentará y *ya no habrá estímulo hipovolémico para la ADH.* Como resultado, la hiponatremia persistente suprimirá la liberación de ADH y la osmolalidad urinaria disminuirá a < 100 mOsm/kg. La rápida excreción del exceso de agua en este caso corregirá con rapidez la hiponatremia.

6 A pesar de que el sodio administrado se limitará al espacio extracelular, como se muestra en la ecuación 4, la concentración plasmática de sodio depende del sodio y potasio (el catión intracelular principal) intercambiables. Por lo tanto, el efecto de la administración de sodio se distribuirá en el ACT. El aumento consecuente de la concentración plasmática de sodio causará la salida osmótica de agua de las células, pues las membranas celulares son permeables al agua.

7 Virtualmente, una concentración plasmática de sodio > 150 mEq/L nunca se observa en un paciente alerta que tiene acceso al agua. Por ello, el paciente debe tener una lesión hipotalámica que afecta el centro de la sed y provoca una sensación disminuida de sed (hipodipsia).

8 La reabsorción de agua en el conducto colector está limitada por la cantidad de agua que llega a este segmento. La hipovolemia puede disminuir la tasa de filtración glomerular y aumentar la reabsorción proximal de sodio y agua (mediada en parte por angiotensina II y noradrenalina). El decremento consecuente de agua a los conductos colectores disminuye el gasto urinario, aunque la permeabilidad al agua en este segmento permanezca anormalmente baja.

9 En este paciente tres factores contribuyeron al desarrollo de hipernatremia: estado mental alterado, que limita la expresión de sed; aumento de las pérdidas insensibles cutáneas, a causa de la fiebre; y la pérdida de líquido por diarrea, que por lo general tiene una concentración de sodio más potasio menor que la del plasma.

A partir de la ecuación 8, el déficit estimado de agua es $0.5 \times 60 \times (168 \div 140) - 1$, que es igual a 6 L. Para corregir a una velocidad de 10 a 12 mEq/L/día o 0.5 mEq/L/h, los 6 L deben administrarse en ≈ 60 h o ≈ 100 mL/h. Esta es una subestimación de la cantidad de líquido requerido para corregir la concentración plasmática de sodio, debido a que habrá pérdidas continuas de líquido diluido por la piel y las vías respiratorias que promedian cerca de 50 mL/h. Así, la velocidad total de administración de agua libre debe ser 150 mL/h para corregir el déficit de agua. (Si este paciente tuviera diabetes insípida, entonces las pérdidas urinarias diluidas también deberían reemplazarse, las cuales pueden calcularse al medir la depuración urinaria de agua libre; ecuación 11.)

Agregar 40 mEq/L a cada litro de agua libre equivale aproximadamente a solución salina isotónica a 0.225%, debido a que el potasio tiene tanta actividad osmótica como el sodio. Por lo tanto, cada litro es solo ¾ agua libre y la velocidad de administración de líquido debe multiplicarse por 4/3, lo que da como resultado una velocidad de 200 mL/h.

10 La concentración plasmática de sodio tiende a estar en el intervalo normal alto en la diabetes insípida (de 142 a 145 mEq/L), por la tendencia a perder agua, y en el intervalo normal bajo (de 136 a 139 mEq/L), en la polidipsia primaria, debido a la ingesta excesiva continua de agua. Por eso, un hallazgo en cualquier extremo es útil para el diagnóstico, mientras que una concentración plasmática de sodio de 140 mEq/L es de poca utilidad.

11 Por lo general, los pacientes con polidipsia primaria mantienen una concentración plasmática de sodio relativamente normal, dado que son capaces de excretar el exceso de agua al suprimir la liberación de ADH. La administración de ADH a ese paciente provocaría la retención rápida de agua y posible hiponatremia sintomática. Así, establecer el diagnóstico correcto es vital en este caso.

12 Como se describió en la respuesta a la pregunta 3, los diuréticos de asa bloquean el primer paso en el mecanismo contracorriente (la reabsorción de cloruro de sodio sin agua en la porción ascendente gruesa), con lo que disminuye la respuesta a la ADH. De este modo, un diurético de asa será menos eficaz para disminuir el gasto urinario en la diabetes insípida, en particular cuando se administra como adyuvante de DDAVP en DIC.

LECTURAS RECOMENDADAS

Berl T. Vasopressin antagonists. *N Engl J Med.* 2015;372(23):2207–2216.

Hoorn EJ, Zietse R. Diagnosis and treatment of hyponatremia: compilation of the guidelines. *J Am Soc Nephrol.* 2017;28(5):1340–1349. doi:10.1681/ASN.2016101139.

McManus ML, Churchwell KB, Strange K. Regulation of cell volume in health and disease. *N Engl J Med.* 1995;333(19):1260–1266.

Rose BD, Post TW. *Clinical Physiology of Acid-Base and Electrolyte Disorders.* 5th ed. New York, NY: McGraw-Hill; 2001.

Schrier RW, Gross P, Gheorghiade M, et al; for the SALT Investigators. Tolvaptan, a selective oral vasopressin V_2-receptor antagonist, for hyponatremia. *N Engl J Med.* 2006;355(20):2099–2112.

Sterns RH. Disorders of plasma sodium—causes, consequences, and correction. *N Engl J Med.* 2015;372(1):55–65.

Strange K. Regulation of solute and water balance and cell volume in the central nervous system. *J Am Soc Nephrol.* 1992;3(1):12–27.

4

CONDICIONES EDEMATOSAS Y USO DE DIURÉTICOS

PRESENTACIÓN DE CASO

Una mujer de 34 años de edad notó ganancia ponderal de inicio relativamente súbito e hinchazón de la cara y piernas. Antes se encontraba bien y no cuenta con antecedentes de enfermedades sistémicas que pudieran predisponer a la formación de edema.

La exploración física revela una persona joven de apariencia saludable cuyo rostro parece ligeramente edematizado. Su peso es 59.9 kg, 6.8 kg más que su peso basal. Su presión arterial es 120/75 mm Hg; la presión venosa yugular estimada es 6 cm H_2O y presenta edema con fóvea 4+ en los dos tercios inferiores de las pantorrillas. La exploración cardiopulmonar y abdominal es normal; no se encuentra evidencia de ascitis ni congestión pulmonar.

Los datos de laboratorio pertinentes muestran nitrógeno de urea en sangre (NUS) y concentración plasmática de creatinina normales, proteína 4+ en tira reactiva urinaria, examen general de orina normal sin células ni cilindros celulares y excreción proteica de 24 h de 4.3 g/día (normal < 150 mg/día). La concentración plasmática de albúmina es 2.1 mg/dL (normal = 3.5-4.5 mg/dL).

OBJETIVOS

Al terminar este capítulo será capaz de comprender cada uno de los temas siguientes:

▶ El papel de las fuerzas de Starling en la regulación del movimiento de agua entre el agua plasmática y el espacio intersticial.

▶ La importancia central de la retención renal de sodio en el desarrollo de edema clínicamente detectable.

▶ Los distintos factores que promueven la formación de edema en los principales estados edematosos generalizados: insuficiencia cardiaca congestiva, síndrome nefrótico y cirrosis hepática con ascitis (que se refiere a la acumulación de líquido dentro del espacio peritoneal).

▶ El mecanismo por el que las tres clases principales de diuréticos (de asa, tipo tiazida y ahorradores de potasio) inhiben la reabsorción de sodio en los diversos segmentos de la nefrona.

▶ Las consecuencias hemodinámicas de la eliminación de líquido durante el tratamiento del edema.

Fisiopatología de la formación de edema

Edema se define como la tumefacción palpable producto de la expansión del volumen del líquido intersticial. Dos factores básicos están implicados en la formación de edema:

■ Una *alteración de la hemodinámica capilar* que favorece el movimiento de líquido desde el espacio vascular hacia el intersticio
■ La *retención renal de sodio y agua de la dieta*, con lo que se expande el volumen del líquido extracelular

El papel central de los riñones en el desarrollo de edema puede apreciarse por las observaciones siguientes. El edema no se vuelve clínicamente aparente hasta que el volumen intersticial ha aumentado por lo menos de 2.5 a 3.0 L. Dado que el volumen plasmático normal es cercano a 3 L (véase la figura 2.5), los pacientes desarrollan hemoconcentración que pone en riesgo la vida y choque, si el líquido del edema solo deriva del plasma.

Estas complicaciones no ocurren, pues la retención compensatoria de sodio y agua por los riñones mantiene el volumen plasmático. Asúmase, por ejemplo, que el movimiento de líquido del espacio vascular al intersticio aumenta debido a un incremento de la presión hidráulica capilar (la importancia de la cual se explicará más adelante). La depleción consecuente del volumen plasmático reduce la perfusión tisular, lo que provoca la activación del sistema renina–angiotensina–aldosterona y del sistema nervioso simpático. Estas y otras fuerzas de retención de sodio (como el decremento de la presión de perfusión renal; véase el capítulo 2) limitan la excreción adicional de sodio y agua. Cierta parte del líquido retenido permanece en el espacio vascular y regresa el volumen plasmático y la perfusión tisular hacia la normal. Sin embargo, el aumento primario de la presión intracapilar favorece que la mayor parte del líquido retenido entre al intersticio y con el tiempo se vuelva aparente como edema. El efecto neto es una expansión marcada del volumen extracelular total (como edema), mientras el volumen plasmático se mantiene en cifras casi normales.

Este ejemplo ilustra un punto importante aplicable a los pacientes con insuficiencia cardiaca congestiva y cirrosis hepática: la retención renal de sodio y agua es una compensación *apropiada*, ya que restaura la perfusión tisular, aunque también aumenta el grado del edema. Por otra parte, retirar el líquido de edema con un diurético mejora los síntomas pero puede disminuir la perfusión tisular, en ocasiones a cifras con relevancia clínica.

Los efectos hemodinámicos son un tanto diferentes cuando la anomalía primaria es la retención renal inapropiada de líquido. Este problema ocurre con mayor frecuencia en pacientes con nefropatía primaria y es común que se relacione con presión arterial elevada. En este caso, tanto el volumen plasmático como el volumen intersticial se expanden y no hay efectos hemodinámicos deletéreos al eliminar el líquido excesivo. Este es un ejemplo de **sobrellenado** del árbol vascular, en contraste con el **subllenado** que ocurre si hay salida primaria del espacio vascular.

Hemodinámica capilar

Ley de Starling

El intercambio de fluido entre el plasma y el intersticio está determinado por la presión hidráulica y la presión oncótica en cada compartimento. Véase la figura 2.2 para un resumen de los principales componentes de cada compartimento. La relación entre la presión hidráulica y la oncótica puede expresarse por la ley de Starling (ecuación 1),

$$\text{filtración neta} = LpS \, (\Delta \text{ presión hidráulica} - \Delta \text{ presión oncótica})$$
$$= LpS \, [(P_{cap} - P_{if}) - \sigma(II_{cap} - II_{li})] \qquad \text{(ecuación 1)}$$

donde Lp es la unidad de permeabilidad o porosidad de la pared capilar, S es el área de superficie disponible para filtración, P_{cap} y P_{li} son las presiones hidráulicas del líquido capilar e intersticial, II_{cap} y II_{li} son las presiones oncóticas del líquido capilar e intersticial (determinadas principalmente por albúmina) y σ representa el coeficiente reflejo de las proteínas a través de la pared capilar (con valores que varían de 0, si es permeable por completo, a 1 si es por completo impermeable). Además de estas fuerzas, el grado de acumulación del líquido en el intersticio también se determina por la velocidad de eliminación de líquido por los vasos linfáticos.

Las sales de sodio tienen una concentración mucho mayor que la albúmina en el capilar (280 mmol [que incluye los aniones que acompañan al sodio] vs. 1 mmol para albúmina). ¿Por qué las sales de sodio no se consideran en el cálculo de la presión oncótica plasmática?

Presión hidráulica capilar

Aunque generada por la contracción cardiaca, la presión hidráulica capilar es relativamente insensible a las alteraciones de la presión arterial. La estabilidad de la presión capilar se debe a variaciones de la resistencia del esfínter precapilar, que determina el grado al cual se transmite la presión arterial al capilar (figura 4.1). Si por ejemplo la presión arterial aumenta, el esfínter precapilar se contrae, con lo que evita cualquier cambio significativo de la hemodinámica capilar. Esta respuesta denominada **autorregulación**, se encuentra bajo control local y está mediada tanto por receptores de estiramiento en la pared vascular como por factores

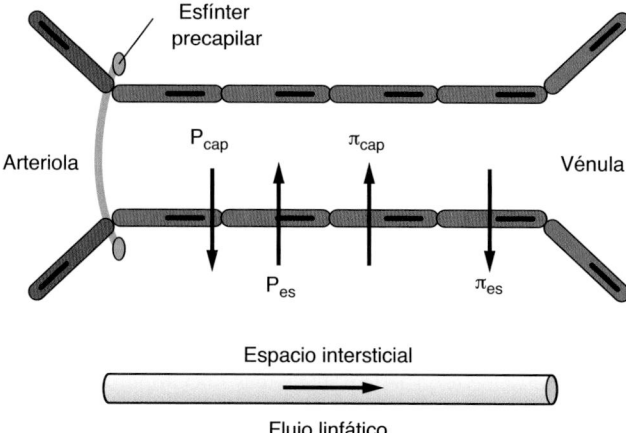

■ **FIGURA 4.1. Representación esquemática del efecto de la presión hidráulica (P) y la presión oncótica (π) en el capilar (cap) y el intersticio (es) en el movimiento de líquido entre el espacio vascular y el intersticio.** Las flechas indican la dirección en la cual el parámetro causa el movimiento de líquido. La resistencia en el esfínter pre-capilar es un regulador importante de la presión hidráulica capilar, la cual permite que permanezca relativamente constante a pesar de los cambios en la presión de perfusión arterial.

metabólicos locales. La eficiencia de la autorregulación explica por qué los pacientes con hipertensión sistémica no desarrollan edema de modo habitual.

En contraste, la resistencia en el extremo venoso del capilar no está bien regulada. En consecuencia, un incremento de la presión venosa produce un cambio similar en la presión hidráulica capilar, lo que predispone a la formación de edema. Esta observación explica el hallazgo universal de formación de edema que ocurre distal al sitio de obstrucción venosa con la formación de un coágulo sanguíneo venoso.

Presión oncótica intersticial

Los principales solutos intersticiales eficaces son los mucopolisacáridos y de mayor importancia, las proteínas filtradas, en particular albúmina. El grado de acumulación de las proteínas filtradas se determina por dos factores: la permeabilidad de la pared capilar y la velocidad de eliminación por los linfáticos. Si, por ejemplo, no hay eliminación linfática entonces con el tiempo la concentración intersticial de proteína será igual a la del plasma, aunque la pared capilar tuviera una permeabilidad muy baja a proteínas.

El efecto neto es que la presión oncótica intersticial depende de modo parcial de la concentración plasmática de proteína. Esta relación tiene implicaciones importantes para el posible papel de la hipoalbuminemia en el desarrollo de edema. Un decremento de la concentración plasmática de albúmina y por lo tanto de la presión oncótica plasmática favorece la salida de líquido del espacio vascular hacia el intersticio. Sin embargo, con el tiempo, se filtra menos albúmina y la presión oncótica intersticial (Π_{es}) disminuye. Como resultado, el gradiente de presión oncótica transcapilar ($\Pi_{cap}-\Pi_{es}$) puede permanecer sin cambios y no ocurre el gradiente de presión oncótica que favorece la formación de edema.

Valores normales en distintos órganos

Los valores normales para las fuerzas de Starling en animales experimentales y humanos son inciertos, en gran medida por la dificultad de medir estos parámetros (con la excepción de la presión oncótica plasmática, que puede determinarse a partir de una muestra de sangre). Pese a estas dificultades, se han identificado diferencias importantes en la magnitud de las fuerzas de Starling en distintos órganos, como el músculo esquelético y tejido subcutáneo (los sitios de edema periférico) y el hígado (el sitio de formación de ascitis en la enfermedad hepática). En los capilares del músculo esquelético, las fuerzas más importantes son la presión hidráulica capilar media (17 mm Hg), que empuja el líquido *fuera* del capilar y la presión oncótica plasmática (26 mm Hg), que tira del líquido hacia *dentro* del espacio vascular. El efecto de la presión oncótica plasmática se contrarresta en parte por la presión oncótica intersticial, la cual tiene en promedio de 10 a 15 mm Hg. Cuando se consideran los efectos de la presión hidráulica intersticial, el efecto neto global es un gradiente medio pequeño aproximado de 0.3 a 0.5 mm Hg que favorece la filtración fuera del espacio vascular, este líquido regresa a la circulación sistémica a través de los vasos linfáticos.

En comparación, los sinusoides hepáticos tienen características muy diferentes. Los sinusoides son muy permeables a las proteínas, como resultado, la presión oncótica intersticial y capilar son casi iguales y en esencia no hay un gradiente transcapilar de presión oncótica. Por ello, el gradiente de presión hidráulica que favorece la filtración no tiene oposición. En cierto grado, la filtración se minimiza por una menor presión hidráulica capilar que en el músculo esquelético, debido a que casi dos tercios del flujo sanguíneo hepático derivan de la vena porta, un sistema de baja presión. No obstante, aún hay un gradiente mayor que favorece la filtración; sin embargo, no es normal que ocurra edema, puesto que el líquido filtrado se retira de nuevo por los linfáticos.

Formación de edema

El desarrollo de edema requiere una alteración relativamente grande en una o más de las fuerzas de Starling en una dirección que favorece un incremento de la filtración neta. Esto se debe con mayor frecuencia a un incremento de la presión hidráulica capilar; y con menor frecuencia, el edema se produce por una permeabilidad capilar reforzada, una presión oncótica plasmática disminuida u obstrucción linfática (tabla 4.1).

Por las razones descritas, el aumento de la presión hidráulica capilar se induce de modo habitual por un aumento en la presión venosa. Un incremento persistente de la presión venosa provoca edema, que puede ocurrir por medio de uno o ambos mecanismos básicos: 1) cuando el volumen sanguíneo se expande, de modo que sube el volumen en el sistema venoso y 2) cuando hay una obstrucción venosa. Algunos ejemplos de edema debido a la expansión de volumen incluyen insuficiencia cardiaca congestiva y nefropatía. Algunos ejemplos de edema debido por lo menos en parte a obstrucción venosa incluyen la formación de

TABLA 4.1. Principales causas de estados edematosos

I. **Aumento de la presión hidráulica capilar**
   A. **Aumento del volumen plasmático debido a retención renal de sodio**
      1. Insuficiencia cardiaca congestiva
      2. Retención renal primaria de sodio
         a. Enfermedad renal que incluye síndrome nefrótico
         b. Medicamentos que incluyen antiinflamatorios no esteroideos, estrógenos
         c. Cirrosis hepática en etapa temprana
         d. Embarazo y edema premenstrual
         e. Edema idiopático, cuando se induce por diurético
   B. **Obstrucción venosa**
      1. Ascitis en cirrosis hepática u obstrucción venosa hepática
      2. Edema pulmonar agudo
      3. Obstrucción venosa local, como en trombosis venosa profunda

II. **Disminución de la presión oncótica plasmática (principalmente cuando la concentración plasmática de albúmina es menor de 1.5 y 2.0 g/dL)**
   A. **Pérdida de proteína por síndrome nefrótico o gastrointestinal**
   B. **Síntesis disminuida de albúmina por hepatopatía o desnutrición**

III. **Incremento de la permeabilidad capilar**
   A. **Reacciones alérgicas**
   B. **Sepsis o inflamación**
   C. **Quemaduras o traumatismos**
   D. **Terapia con interleucina-2**
   E. **Síndrome de dificultad respiratoria del adulto**

IV. **Obstrucción linfática o aumento de la presión oncótica intersticial**
   A. **Aumento de tamaño ganglionar por cáncer**
   B. **Posmastectomía**
   C. **Ascitis cancerosa**
   D. **Hipotiroidismo (quizás por la fijación de proteínas filtradas por la acumulación excesiva de mucopolisacárido intersticial)**

ascitis en cirrosis hepática y edema pulmonar agudo como consecuencia de una alteración súbita de la función cardiaca (como en caso de infarto de miocardio).

La siguiente explicación se limita a las tres formas más comunes de edema generalizado: insuficiencia cardiaca congestiva, cirrosis hepática y nefropatía —incluido el síndrome nefrótico—. Este último se refiere a una enfermedad glomerular relacionada con aumento de la permeabilidad glomerular que provoca proteinuria intensa, hipoalbuminemia (debida en parte a la pérdida de albúmina en la orina) y edema.

?
2
Estudios clínicos experimentales han demostrado que el edema ocurre solo cuando hay un incremento relativamente grande de más de 10 mm Hg en el gradiente que favorece la filtración. ¿Cuáles son los factores de seguridad que previenen la acumulación persistente de líquido intersticial como edema en caso de un cambio menor en las fuerzas de Starling?

Retención renal de sodio

El segundo paso en la formación de edema es la expansión del volumen del líquido extracelular por retención renal de sodio. Este proceso es resultado de uno de dos mecanismos básicos: 1) retención renal primaria de sodio o 2) respuesta inadecuada a un decremento del volumen circulante eficaz.

Retención renal primaria de sodio

Un defecto primario de la excreción renal de sodio puede presentarse en la insuficiencia renal avanzada, o en glomerulopatías, como glomerulonefritis aguda o síndrome nefrótico. En la figura 4.2 se muestra un ejemplo del papel de los riñones en un modelo animal de síndrome nefrótico unilateral inducido por la inyección de una toxina en las células epiteliales glomerulares en una arteria renal. Solo el riñón enfermo retuvo sodio, lo que indica que los factores neurohumorales intrarrenales, y no los factores sistémicos, tienen importancia primordial. Los estudios de micropunción en los cuales se analizó el líquido en distintos segmentos de la nefrona demostraron que la llegada de sodio filtrado al final del túbulo distal era el mismo en ambos riñones. Así, es probable que el decremento de la excreción de sodio se produjera por un aumento de la reabsorción de sodio en los conductos colectores. Aún se desconoce cómo ocurre esto.

Respuesta compensatoria a la depleción de volumen circulante eficaz

La retención de sodio y agua que causa edema con mayor frecuencia representa una *respuesta compensatoria apropiada* a la depleción de volumen circulante eficaz, en la cual la concentración urinaria de sodio es < 15 mEq/L. Como se revisó en el capítulo 2 (véase la figura 2.5), el volumen circulante eficaz es una entidad inmensurable que se refiere al volumen arterial (en condiciones normales, cercano a 700 mL en un hombre de 70 kg) que perfunde los tejidos de manera eficaz.

La insuficiencia cardiaca congestiva es un ejemplo clínico común de decremento de la depleción de volumen circulante eficaz que ocasiona edema. Al inicio, la disfunción miocárdica disminuye el gasto cardiaco, lo que origina una mayor liberación de las tres **hormonas hipovolémicas:** renina (que provoca la producción de angiotensina II y aldosterona), noradrenalina y hormona antidiurética (ADH). Estas hormonas tienen los siguientes efectos que limitan la excreción de agua y sodio, y promueven la formación de edema:

- Un decremento de la tasa de filtración glomerular (TFG) debido a vasoconstricción renal.
- Reforzamiento de la reabsorción proximal de sodio mediado por angiotensina II y noradrenalina.
- Incremento de la reabsorción tubular colectora de sodio y agua debido a aldosterona y ADH, respectivamente.

Estado compensado

Si la enfermedad cardiaca no es grave, entonces la retención de líquido puede restaurar la hemodinámica sistémica relativamente normal (por lo menos en reposo). El incremento del volumen plasmático refuerza el retorno venoso al corazón, lo que aumenta las presiones de llenado intracardiaco y (por medio de la relación

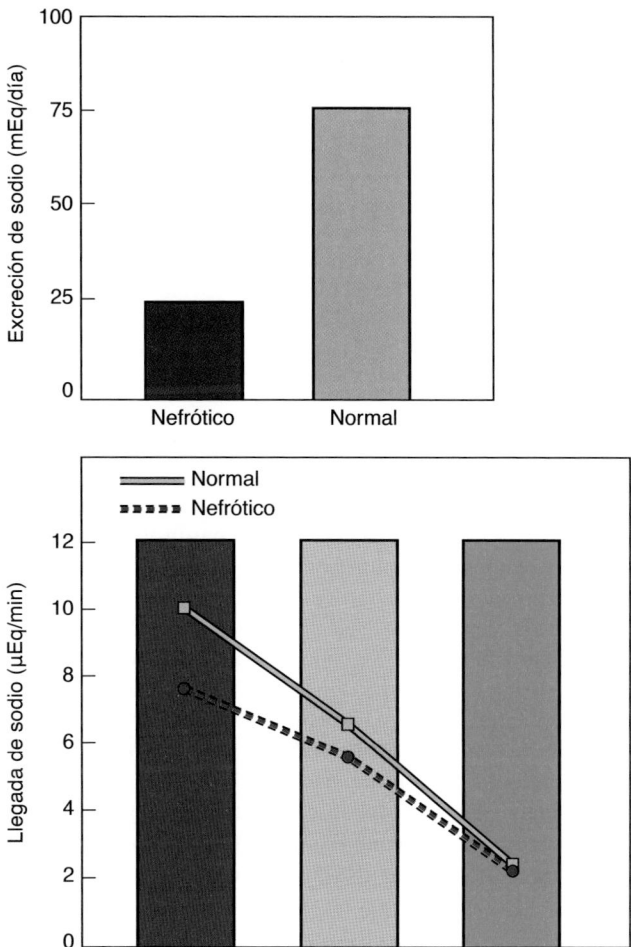

■ **FIGURA 4.2. La excreción de sodio disminuye alrededor de dos terceras partes en los riñones nefróticos (*arriba*).** Estudios de micropunción (en los cuales se obtienen muestras por medio de micropipetas de distintos segmentos de la nefrona) sobre manejo de sodio en el síndrome nefrótico unilateral de la rata. Aunque se filtra menos sodio en el riñón nefrótico (debido a una tasa de filtración glomerular reducida), se reabsorbe menos para que la cantidad de sodio que permanece en el lumen tubular al final del túbulo distal sea la misma en ambos riñones (*abajo*). De esta manera, la reabsorción de sodio debe aumentar en los conductos colectores (la micropunción no puede realizarse en este segmento) para justificar la reducción de 2/3 de la excreción total de sodio en el riñón nefrótico, cuando se compara con el riñón normal. (Datos de Ichikawa I, Rennke HG, Hoyer JR, et al. Role for intrarenal mechanisms in the impaired salt excretion of experimental nephrotic syndrome. *J Clin Invest*. 1983;71[1]:91–103.)

de Frank–Starling, descrita en el texto siguiente) sube el gasto cardiaco hacia la normal. En este nuevo estado compensado, la presión arterial sistémica, la actividad plasmática de renina y la concentración de aldosterona, así como la excreción urinaria de sodio pueden regresar a cifras basales a expensas de la expansión plasmática persistente de volumen, hipertensión y edema (figura 4.3).

Nefropatía y síndrome nefrótico

El edema en la mayoría de las formas de nefropatía se debe a la expansión de volumen inducida por la incapacidad para excretar el sodio de la dieta. Hay dos situaciones en las cuales esto tiene mayor probabilidad de ocurrir: 1) insuficiencia renal avanzada, en que la reducción marcada de la TFG es limitante y 2) glomerulopatías como glomerulonefritis aguda o síndrome nefrótico (véase el capítulo 9). Como se ilustra en la figura 4.2, la TFG puede disminuir en las glomerulopatías (sodio filtrado disminuido en el filtrado), pero la retención de sodio se debe sobre todo a un aumento de la reabsorción tubular, en su mayoría en los conductos colectores.

No es claro por qué el edema es relativamente inusual en las enfermedades tubulointersticiales y vasculares. La explicación más probable es que el proceso primario (en alteraciones tubulointersticiales) y lesión isquémica (en enfermedad vascular) alteran la reabsorción tubular de sodio.

Es importante apreciar que la excreción urinaria de sodio se determina por la diferencia entre la carga filtrada (TFG × concentración plasmática de sodio) y reabsorción tubular. De este modo, una reducción leve a moderada de la TFG por lo general no es suficiente para interferir con la homeostasis de sodio, debido a que puede compensarse por un decremento de la reabsorción tubular de sodio. En las glomerulopatías, no se ha identificado el factor responsable del incremento de la reabsorción de sodio en el conducto colector. Se ha observado tanto la respuesta disminuida al péptido natriurético auricular como el aumento de la actividad de la bomba Na^+-K^+-ATPasa que dirige el transporte activo de sodio.

Compare los cambios en la actividad plasmática de renina y las cifras de péptido natriurético auricular, observados en caso de edema a causa de un gasto cardiaco disminuido en insuficiencia cardiaca congestiva y retención primaria de sodio en glomerulonefritis aguda.

■ **FIGURA 4.3.** Cambios secuenciales en la presión aórtica media, actividad plasmática de renina, concentración plasmática de aldosterona, excreción urinaria de sodio y volumen plasmático en perros con constricción crónica de la vena cava inferior torácica (VCIT), un modelo de insuficiencia cardiaca congestiva. La reducción inicial del retorno venoso al corazón provoca un decremento del gasto cardiaco, hipotensión, activación del sistema renina–angiotensina–aldosterona y decremento de la excreción de sodio. La retención consecuente de líquido aumenta el retorno venoso al corazón, lo que permite la normalización de la hemodinámica sistémica y de la activación hormonal a expensas de un volumen plasmático expandido, hipertensión y edema. (Modificada de Koomans HA, Kortlandt W, Geers AB, et al. Lowered protein content of tissue fluid in patients with the nephrotic syndrome: observations during disease and recovery. *Nephron.* 1985;40[4]:391–395.)

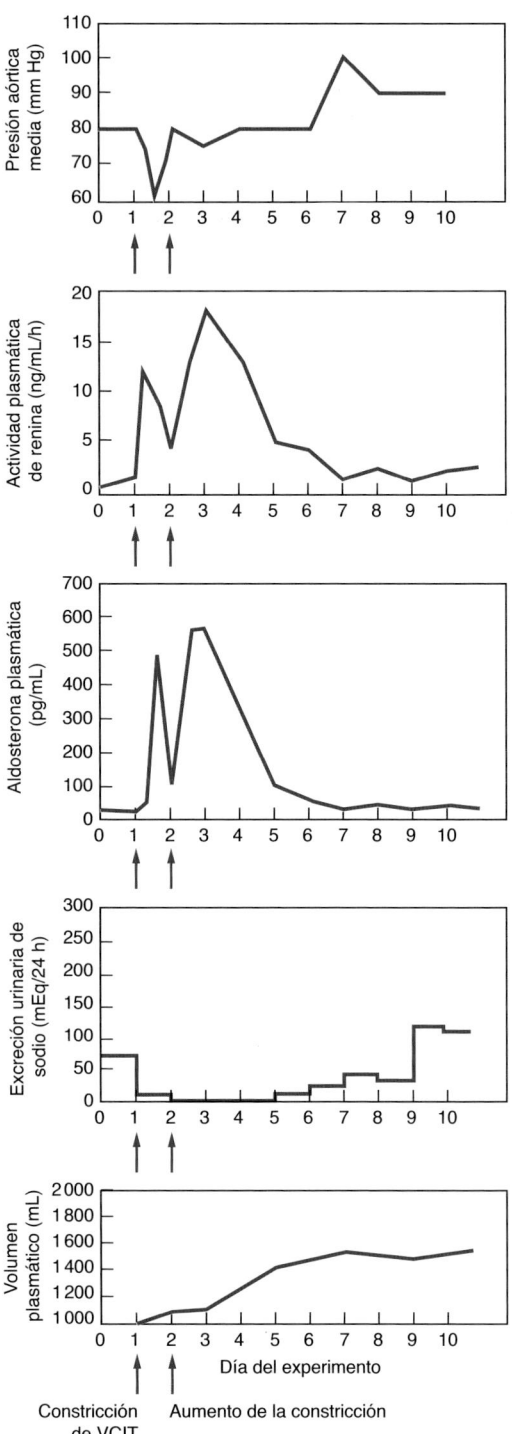

Síndrome nefrótico

El síndrome nefrótico se refiere a aquellos padecimientos en los cuales aumenta la permeabilidad glomerular a macromoléculas, lo que provoca una constelación de hallazgos, que incluyen proteinuria intensa (en general, la excreción proteica mayor de 3.5 g/día *vs.* una cifra normal < 150 mg), hipoalbuminemia y edema. Se ha pensado que el mecanismo para la formación de edema en este caso es distinto al de otras enfermedades renales, ya que se debe a subllenado del espacio vascular inducido por hipoalbuminemia, en lugar de al sobrellenado por retención renal primaria de sodio.

Sin embargo, es importante enfatizar que la distribución de líquido entre el espacio vascular y el intersticio depende del gradiente transcapilar de la presión oncótica ($\Pi_{cap} - \Pi_{es}$) y no solo de la presión oncótica plasmática. En la figura 4.4 se ilustra la relación entre la presión oncótica plasmática y la intersticial en pacientes con enfermedad de cambios mínimos, una causa común de síndrome nefrótico que por lo general se cura con terapia corticosteroide. Por ello, los pacientes pudieron estudiarse durante la enfermedad activa y después de inducir la remisión. Como puede observarse, el decremento de la concentración plasmática de albúmina por enfermedad activa se relacionó con un decremento paralelo de la concentración intersticial de albúmina, debido a una menor entrada de albúmina al intersticio. Como resultado, el gradiente oncótico transcapilar fue cercano a lo normal y por lo

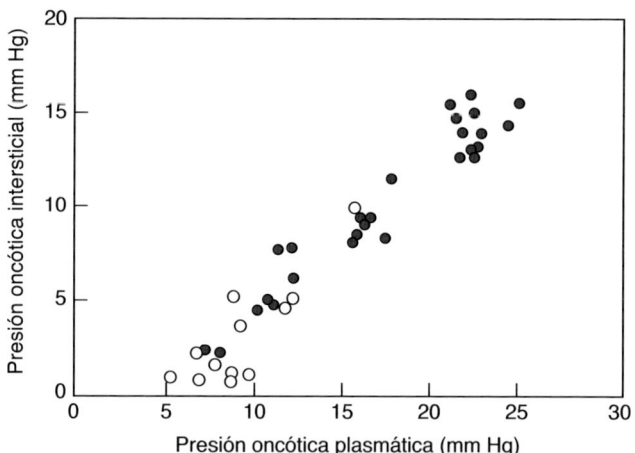

■ **FIGURA 4.4. Relación entre presión oncótica plasmática e intersticial en pacientes con síndrome nefrótico debido a enfermedad de cambios mínimos.** Se estudió a los pacientes durante la enfermedad activa (cuando presentaron una concentración plasmática baja de albúmina; *círculos blancos*) y cuando se encontraban en remisión (*círculos azules*). La presión oncótica en el intersticio cambió junto con la del plasma y provocó cambios mínimos o nulos en el gradiente transcapilar de presión oncótica. Como resultado, la hipoalbuminemia sola no fue responsable del edema en estos pacientes. (De Watkins L Jr, Burton JA, Haber E, et al. The renin–angiotensin–aldosterone system in congestive failure in conscious dogs. *J Clin Invest.* 1976;57[6]:1606–1617. Modificada con permiso de American Society for Clinical Investigation.)

tanto, no debe ser responsable del desarrollo de edema. Estudios en animales sugieren que la enfermedad renal por sí misma origina retención de sodio mediante una mayor reabsorción de sodio en el conducto colector (véase la figura 4.2).

De este modo, es más probable que el edema en el síndrome nefrótico se deba a sobrellenado del espacio vascular, a menos que la concentración plasmática de albúmina disminuya por debajo de 1.5 a 2.0 g/dL (normal, 4-5 g/dL). Hay varias observaciones clínicas que son compatibles con esta hipótesis. Quizás la más convincente es el hallazgo en la enfermedad de cambios mínimos de que la corrección del defecto de la permeabilidad glomerular con corticosteroides provoca un aumento sustancial de la excreción de sodio (con resolución parcial del edema) *antes de cualquier incremento significativo de la concentración plasmática de albúmina.* Por lo tanto, es probable que la nefropatía y no la hipoalbuminemia, sea responsable de la retención inicial de sodio.

Insuficiencia cardiaca congestiva

La insuficiencia cardiaca congestiva puede ser producto de diversos padecimientos, que incluyen cardiopatía coronaria, hipertensión, valvulopatía y miocardiopatías. El edema en este caso se debe a un incremento de la presión venosa que causa un incremento paralelo de la presión hidráulica capilar. Sin embargo, dos mecanismos diferentes pueden estar implicados:

- En el edema pulmonar agudo debido a infarto o isquemia miocárdicos, el decremento súbito de la función ventricular izquierda provoca el aumento de la presión telediastólica ventricular izquierda (PTVI). Esta presión se transmite *de regreso* a través de la aurícula izquierda y las venas pulmonares a los capilares pulmonares. De este modo, el edema pulmonar en este caso se debe a una forma de obstrucción venosa.
- Como ya se describió e ilustró en la figura 4.3, en la insuficiencia cardiaca crónica la retención de sodio se debe a la activación de los sistemas neurohumorales para retener sodio por la reducción del gasto cardiaco.

Los efectos hemodinámicos secuenciales en la insuficiencia cardiaca crónica pueden apreciarse por la relación de Frank–Starling en la figura 4.5. La curva superior representa la relación normal entre volumen sistólico (volumen latido, VS) y PTVI; nótese que la PTVI creciente aumenta el VS (y si la frecuencia cardiaca permanece sin cambios, el gasto cardiaco se incrementa). Se piensa que este efecto está mediado por un reforzamiento de la contractilidad cardiaca inducido por estiramiento.

El desarrollo de disfunción cardiaca leve (véase la figura 4.5, *curva media*) tiende a disminuir tanto el VS como el gasto cardiaco (véase la figura 4.5, *línea AB*). La retención renal consecuente de sodio y agua pueden revertir estas anomalías, puesto que el incremento del volumen plasmático y PTVI aumentan la contractilidad cardiaca (véase la figura 4.5, *línea BC*). En este punto, el paciente se encuentra en un nuevo estado estacionario de **insuficiencia cardiaca compensada,** en el cual la retención adicional de sodio no ocurre de manera similar

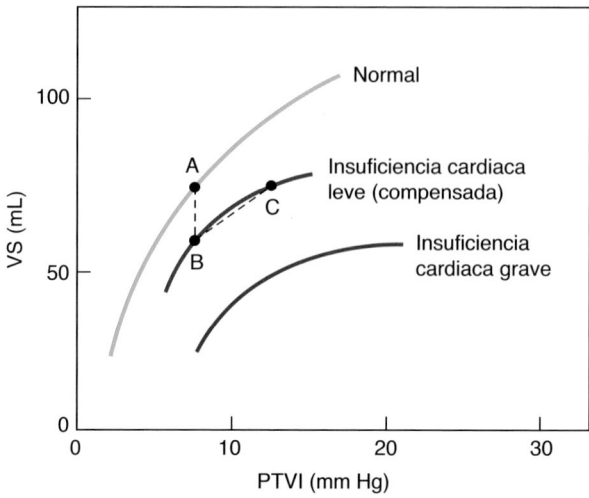

■ **FIGURA 4.5.** Curvas de Frank–Starling que relacionan el volumen sistólico (VS) con la presión telediastólica ventricular izquierda (PTVI) para función cardiaca normal e insuficiencia cardiaca leve y grave. La disminución del VS provoca una reducción del gasto cardiaco (a una frecuencia cardiaca constante) y la activación de las hormonas retenedoras de sodio que dan paso a un aumento del volumen plasmático. Estos cambios restauran el VS (y el gasto cardiaco) a expensas de la PTVI aumentada. (Modificada de Cohn JN. Blood pressure and cardiac performance. *Am J Med.* 1973;55[3]:351–361.)

a lo mostrado en la figura 4.3. Sin embargo, restaurar la perfusión tisular en este caso solo sucede después del aumento de PTVI, quizás a un grado suficiente para producir edema pulmonar.

Los hallazgos son diferentes en la insuficiencia cardiaca grave (véase la figura 4.5, *curva inferior*). En esta afección, la disfunción miocárdica es tan grave que aumentar PTVI no puede normalizar VS. Como resultado, el gasto cardiaco también disminuye y hay una tendencia continua a retener sodio.

? **4** Por lo general se administran diuréticos para eliminar cierta parte del líquido de edema en pacientes con insuficiencia cardiaca congestiva. El alivio de la congestión pulmonar se relaciona con menos síntomas de dificultad respiratoria además de una sensación de bienestar. ¿Qué cree que suceda con el gasto cardiaco en este caso? Si ocurriese, ¿cómo podría detectar una reducción de importancia clínica en el gasto cardiaco?

Cirrosis hepática y ascitis

Existen dos cambios principales inducidos por cirrosis hepática que promueven la retención de sodio y el depósito subsecuente de la mayor parte de este líquido excesivo en el peritoneo como ascitis: la vasodilatación, que disminuye la resistencia vascular sistémica y la obstrucción postsinusoidal inducida por fibrosis hepática. A medida que la retención renal de sodio y agua expande el volumen plasmático, la obstrucción post-sinusoidal causa un incremento preferencial de la presión sinusoidal hepática, lo que provoca la salida de líquido de los sinusoides a través de la cápsula hepática hacia el peritoneo. Al inicio, el flujo linfático aumentado regresa este líquido a la circulación sistémica; al progresar la enfermedad, esta compensación no es suficiente para prevenir la formación de edema.

Con frecuencia, la cirrosis hepática se relaciona con hipoalbuminemia, debido a la síntesis hepática disminuida. ¿Por qué la caída de la presión oncótica plasmática no contribuye a la formación de ascitis?

Vasodilatación esplácnica

En esencia, la respuesta neurohumoral y renal a la cirrosis hepática es idéntica a la producida para insuficiencia cardiaca congestiva: el volumen circulante eficaz disminuido provoca la activación de las hormonas hipovolémicas —renina, noradrenalina y ADH—, lo que da paso a la reabsorción aumentada de sodio y agua en los riñones.

Sin embargo, el mecanismo de hipoperfusión en la cirrosis hepática es diferente de aquella en la insuficiencia cardiaca congestiva. En esta última, la disfunción miocárdica primaria disminuye el gasto cardiaco; el decremento subsecuente de la presión arterial sistémica (que es igual al producto del gasto cardiaco por la resistencia vascular sistémica) activa los sistemas neurohumorales apropiados. En comparación, los cambios hemodinámicos primarios en la cirrosis hepática son la vasodilatación esplácnica y la formación de múltiples fístulas arteriovenosas en todo el organismo (como angiomas aracniformes en la piel). Se desconoce el mecanismo por medio del cual la cirrosis hepática produce estas alteraciones hemodinámicas. No obstante, la reducción consecuente de la resistencia vascular sistémica aminora la presión arterial sistémica y de nuevo provoca la activación de los sistemas para retener sodio.

En contraste con el gasto cardiaco bajo en la insuficiencia cardiaca congestiva, es común que el gasto cardiaco en la cirrosis hepática esté incrementado (como se explica en el capítulo 2; véase la tabla 2.2). No obstante, gran parte del gasto cardiaco circula de modo ineficaz, omitiendo la circulación capilar a través de las fístulas arteriovenosas. Por ello, el gasto que alcanza la circulación capilar (incluidos los capilares glomerulares) en realidad está disminuido a pesar de un gasto total elevado.

Estos cambios —vasodilatación de la circulación esplácnica y vasoconstricción mediada por la respuesta neurohumoral en la circulación renal y musculoesquelética— se agravan al progresar la enfermedad hepática. Las manifestaciones renales de estos cambios hemodinámicos incluyen la disminución del flujo sanguíneo renal y de la TFG, así como excreción de sodio que se reduce hasta menos de 10 mEq/día. Los pacientes con insuficiencia hepática avanzada también pueden desarrollar insuficiencia renal debida principalmente a la vasoconstricción renal intensa, en vez de a nefropatía estructural. Esta afección se denomina síndrome hepatorrenal y se explica con mayor detalle en el capítulo 11.

La importancia del subllenado inducido por vasodilatación esplácnica en la disfunción renal producto de la cirrosis hepática puede ilustrarse por la respuesta

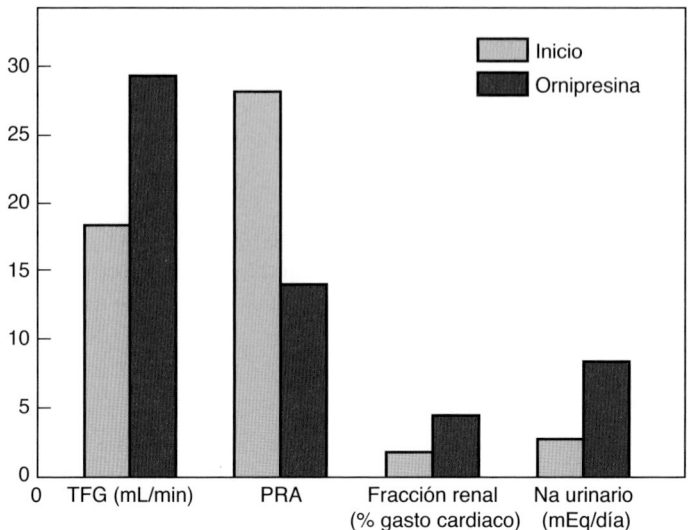

■ **FIGURA 4.6. Efecto de la infusión de ornipresina, un análogo de la hormona antidiurética que causa vasoconstricción esplácnica preferencial, en pacientes con cirrosis hepática avanzada e insuficiencia renal funcional (síndrome hepatorrenal).** La ornipresina aumentó la tasa de filtración glomerular (TFG) de 18 a 29 mL/min, redujo la actividad plasmática de renina (PRA) de 28 a 14 (normal = < 3 con una ingesta regular de sal), aumentó la fracción del gasto cardiaco de 2 a 5% (normal = 20%) y aumentó la excreción urinaria de sodio de 3 a 9 mEq/día. Así, la ornipresina solo indujo una corrección parcial de estas anomalías; se desconoce si se encontraría una respuesta mayor en caso de enfermedad más leve o con una dosis mayor. (Datos de Lenz K, Hörtnagl H, Druml W, et al. Ornipressin in the treatment of functional renal failure in decompensated liver cirrhosis. Effects on renal hemodynamics and atrial natriuretic factor. *Gastroenterology.* 1991;101[4]:1060–1067.)

a la infusión de ornipresina, un análogo de la ADH. La ornipresina es un vasoconstrictor preferencial de la circulación esplácnica que, en pacientes con cirrosis hepática, causa aumento secuencial de la resistencia vascular sistémica y de la presión arterial media; reducción de la actividad plasmática de renina y de la concentración de noradrenalina; además de un incremento del flujo sanguíneo renal y de la TFG, y excreción urinaria de sodio (figura 4.6).

Exploración física y sitio de formación de edema

Las condiciones descritas antes pueden producir edema en tres sitios: edema periférico en el tejido subcutáneo que, debido a la gravedad, es más prominente en las piernas después de que el paciente ha estado de pie; edema pulmonar; y ascitis. Los pacientes con edema periférico presentan hinchazón de las piernas y dificultad para caminar a causa del depósito aumentado de líquido en las extremidades inferiores. El edema periférico puede detectarse por la presencia de fóveas (una indentación persistente) al aplicar presión sobre el área edematosa. La fóvea se produce por el movimiento del agua intersticial excesiva lejos del área donde se aplica la presión.

El edema periférico puede producir síntomas y es cosméticamente indeseable. Sin embargo, no pone en riesgo la vida, como el edema pulmonar en casos graves. Los pacientes con edema pulmonar presentan dificultad respiratoria más prominente al ejercicio y en posición de decúbito (denominada ortopnea). La ortopnea se produce al moverse de la posición de pie al decúbito (recostado). Este cambio de postura reduce la presión hidrostática en los capilares periféricos de las extremidades inferiores y revierte de modo parcial el mecanismo de formación de edema. El movimiento del líquido del intersticio al plasma, en caso de disfunción cardiaca, aumenta aún más la PTVI y empeora el edema pulmonar. También incrementa el gasto urinario, lo que causa nicturia (micción nocturna). De manera característica, la exploración física de pacientes con edema pulmonar revela un enfermo que respira más rápido que lo usual. El líquido alveolar excesivo puede detectarse al hallar estertores roncantes a la auscultación torácica. Los pacientes con insuficiencia cardiaca también pueden tener ritmo de galope y soplos al examinar el corazón.

El tercer tipo principal de edema —ascitis— causa protrusión abdominal como síntoma principal. Los pacientes también pueden quejarse de dificultad respiratoria si la presión intraabdominal es lo suficientemente alta para causar presión sobre el diafragma. La distensión abdominal y una onda líquida visible a la percusión del abdomen son los hallazgos físicos principales en este caso.

Sitio de formación del edema

Cada uno de los estados edematosos principales se relaciona con un aumento de la presión hidráulica capilar. El sitio donde ocurre determina el sitio de formación de edema. En la insuficiencia cardiaca congestiva y la nefropatía, hay una expansión generalizada del volumen vascular con un incremento difuso de las presiones intracapilares. Como resultado, puede encontrarse edema periférico, ascitis y edema pulmonar.

Sin embargo, en otras afecciones, hay un incremento preferencial de la presión venosa en una circulación, que causa formación localizada de edema. Los principales ejemplos son la insuficiencia cardiaca congestiva con disfunción ventricular izquierda aislada, en que el edema pulmonar puede ser el hallazgo predominante, y la cirrosis hepática, en la cual la obstrucción postsinusoidal causa el depósito predominante del exceso de líquido como ascitis. Puede desarrollarse edema localizado de una extremidad en caso de trombosis venosa profunda, debido al aumento de la presión venosa en los capilares distales al coágulo sanguíneo.

?
6 Un paciente con abuso de alcohol crónico se presenta con ascitis masiva. El diagnóstico diferencial incluye miocardiopatía y cirrosis hepática inducidas por alcohol. ¿Cómo podría distinguirse entre estas afecciones en la exploración física mediante la estimación de la presión venosa yugular, la cual equivale a la presión de la aurícula derecha (valor normal = de 1 a 7 cm H_2O)?

Diuréticos y tratamiento del edema

Los diuréticos se utilizan en diversas afecciones para disminuir el volumen plasmático al incrementar la excreción de sodio y agua. Las tres clases principales de diuréticos —de asa, tipo tiazida y ahorradores de potasio— actúan al inhibir la reabsorción de sodio en diferentes sitios de la nefrona. Cada diurético reduce el movimiento de sodio del espacio urinario hacia la célula tubular a través de la membrana luminal. Los diuréticos actúan en diferentes segmentos de la nefrona, pues cada segmento tiene un mecanismo de entrada de sodio diferente que se inhibe de modo específico, como se ve en la tabla 4.2 (los transportadores y canales involucrados en la reabsorción tubular de sodio se revisan en el capítulo 1):

- Los diuréticos de asa (como furosemida y bumetanida) inhiben la reabsorción de cloruro de sodio en la porción ascendente gruesa del asa de Henle al competir por el sitio de cloro en el cotransportador $Na^+-K^+-2Cl^-$ en la membrana luminal.
- Los diuréticos tipo tiazida (como hidroclorotiazida y clortalidona) inhiben la reabsorción de cloruro de sodio en el túbulo distal al competir por el sitio de cloro en el cotransportador Na–Cl en la membrana luminal.
- Los diuréticos ahorradores de potasio (como amilorida, triamtereno y el antagonista de aldosterona espironolactona) inhiben la reabsorción de sodio en los conductos colectores, al afectar la probabilidad de abrirse o la cantidad de canales epiteliales apicales celulares de sodio. El movimiento normal de sodio catiónico a través de estos canales provoca la electronegatividad luminal, creando así un gradiente eléctrico que promueve la secreción de potasio de la célula hacia el lumen. De esta manera, cerrar los canales de sodio con estos diuréticos inhibe indirectamente la secreción de potasio (de ahí el nombre ahorradores de potasio). Esto es

TABLA 4.2. Características de las clases principales de diuréticos

	Tipo	Sitio de acción y transportador inhibido	% excretado del Na filtrado
Tiazida, Asa, Ahorrador de K+	De asa	Porción ascendente gruesa del asa de Henle; compiten por el sitio de cloro en el cotransportador luminal de $Na^+-K^+-2Cl^-$	35–40
	Tipo tiazida	Túbulo distal; compiten por el sitio de cloro en el cotransportador luminal de Na–Cl	5–8
	Ahorradores de potasio	Túbulos colectores; cierran los canales luminales de sodio	2–3

importante en clínica porque la secreción distal de potasio comprende la mayor parte de la excreción urinaria de potasio (véase el capítulo 7).

Potencia diurética

La capacidad de un diurético para aumentar la excreción urinaria de sodio depende de la interacción de tres factores: la dosis del diurético, la cantidad de sodio reabsorbido en condiciones normales en el sitio sensible al diurético y la capacidad de los segmentos más distales para reabsorber el exceso de sodio.

Dosis del diurético

Casi todos los diuréticos actúan *dentro del lumen tubular* para alterar el mecanismo de entrada de sodio. Por lo tanto, estos medicamentos *dependen* de la filtración glomerular para llegar al segmento apropiado de la nefrona. No es de sorprender que haya una curva dosis–respuesta en la cual el incremento de excreción de sodio se relaciona con la velocidad de excreción del diurético (es decir, la velocidad de presentación del diurético a su sitio de acción tubular); esta curva tiene tres componentes (figura 4.7). En dosis bajas hay una velocidad insuficiente de excreción del diurético para alterar la reabsorción de sodio de manera significativa.

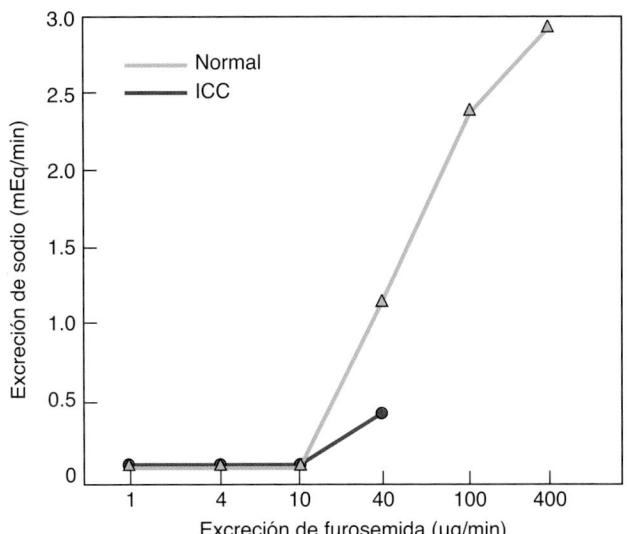

■ **FIGURA 4.7. Relación entre la velocidad de excreción de furosemida (diurético de asa) y el incremento relacionado de la velocidad de excreción urinaria de sodio en individuos normales y en pacientes con insuficiencia cardiaca congestiva (ICC).** No hay diuresis por debajo de una velocidad de excreción de furosemida de 10 μg/min. Esto va seguido de un incremento dependiente de la dosis de la excreción de sodio con un efecto máximo cuando la excreción de furosemida excede 400 μg/min. A la misma velocidad de excreción de furosemida, los pacientes con ICC tienden a presentar una diuresis menor, debido a una mayor reabsorción de sodio en otros segmentos de la nefrona. (Datos de Brater DC, Day B, Burdette A, et al. Bumetanide and furosemide in heart failure. *Kidney Int.* 1984;26[2]:183–189.)

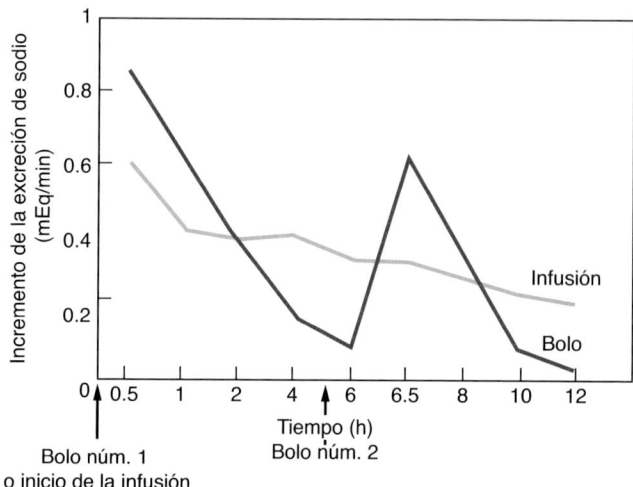

■ **FIGURA 4.8. Comparación entre la infusión continua de un diurético de asa y un bolo intermitente sobre las velocidades de excreción de sodio.** La dosis total fue la misma para ambos esquemas terapéuticos. La excreción total de sodio fue 30% mayor con la infusión continua, pero el efecto natriurético disminuyó con el tiempo en ambos esquemas.

Una vez alcanzada la velocidad umbral de la excreción de diurético, hay una relación directa entre la disponibilidad aumentada del diurético y el grado al cual se inhibe la reabsorción de sodio. Por último, también hay una velocidad máxima de excreción de diurético a la cual el transportador sensible a diurético se inhibe por completo. Exceder esta dosis no produce diuresis adicional, pero puede incrementar la incidencia de efectos colaterales inducidos por el fármaco. Los diuréticos también pueden administrarse como infusión continua para brindar una inhibición más sostenida del transportador sensible al diurético (figura 4.8).

Cantidad de sodio reabsorbido en el sitio sensible al diurético

Más de 99% del sodio filtrado se reabsorbe en los túbulos de individuos normales. Alrededor de 55 a 60% ocurre en el túbulo proximal, de 35 a 40% en el asa de Henle, de 5 a 8% en el túbulo distal y de 2 a 3% en los conductos colectores (véanse las tablas 1.1 y 4.2), es por eso que un diurético de asa es más potente que una tiazida o un diurético ahorrador de potasio, puesto que, en condiciones normales se reabsorbe más sodio en este sitio.

Reabsorción incrementada en otros segmentos de la nefrona

Una proporción variable del sodio aumentado entregado fuera del sitio sensible al diurético puede reabsorberse en los segmentos más distales. Considérese lo que ocurre después de la administración de un diurético de asa. El sodio adicional que deja el asa primero entra al túbulo distal. El transporte en este segmento depende del flujo; por lo tanto, incrementar la entrega de sodio al túbulo distal causa una reabsorción aumentada de sodio, lo que limita la diuresis. También hay cierta dependencia del flujo en los conductos colectores, lo que disminuye aún más el incremento neto de la excreción de sodio.

Estas respuestas aumentan con el tiempo por la adaptación de los segmentos distales de la nefrona. En el paciente con insuficiencia cardiaca congestiva, por ejemplo, la pérdida de líquido disminuye las presiones de llenado cardiaco (PTVI) y con el tiempo reduce el gasto cardiaco (VS) (como se muestra del punto *C* al punto *B* en la *curva media* de la figura 4.5). Este decremento de la perfusión tisular provoca la activación incrementada del sistema renina–angiotensina–aldosterona y del sistema nervioso simpático, lo que da paso a la reabsorción aumentada de sodio en el túbulo proximal (por la angiotensina II y noradrenalina) y los conductos colectores (debido a la aldosterona). Además, el incremento crónico de la entrega de sodio el túbulo distal y su transporte en este último, inducen una respuesta hipertónica que refuerza la capacidad de reabsorción distal.

El efecto neto de todas estas respuestas contrarreguladoras, asumiendo que la dosis del diurético es constante, es el restablecimiento de un estado estacionario en el cual la ingesta y el gasto de sodio son iguales. (Este proceso se explica a detalle en el capítulo 2.) Aunque la acción pronatriurética del diurético origina la pérdida inicial de sodio, se contrarresta de manera gradual por los factores antinatriuréticos mencionados. En general, toda la pérdida de sodio ocurre durante la primera semana de terapia diurética, a menos que se incremente la dosis (figura 4.9).

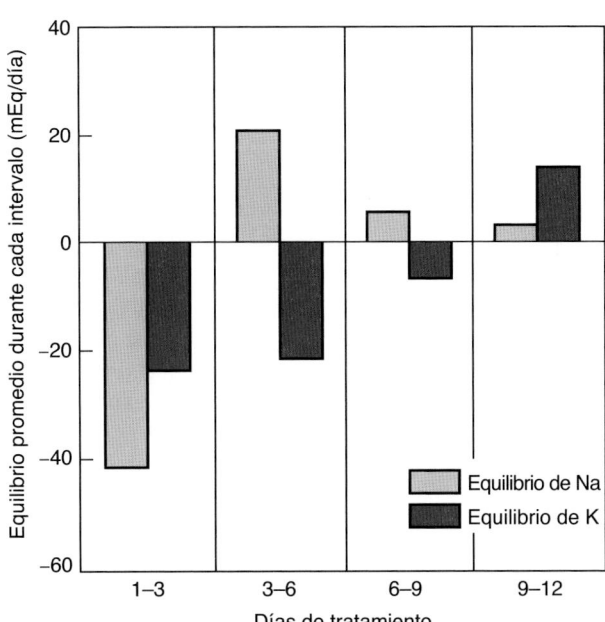

■ **FIGURA 4.9. Restablecimiento del estado estacionario después de la administración de una dosis alta de un diurético tiacídico a individuos normales.** Hay un equilibrio negativo (*barras* descendentes por debajo del punto cero) de sodio durante 3 días y de potasio durante 6 a 9 días antes de la ingesta y el gasto regresa al equilibrio, debido a la activación de las fuerzas contrarreguladoras. (Modificada de Maronde RF, Milgrom M, Vlachakis ND, et al. Response of thiazide-induced hypokalemia to amiloride. *JAMA*. 1983;249[2]:237–241.)

Estas observaciones son muy importantes porque significan que toda la mejoría clínica y el riesgo de complicaciones hidroelectrolíticas relacionadas con una dosis dada de diurético ocurrirán en las primeras 2 a 3 semanas. Una vez que el paciente se encuentra más allá de este punto, las pruebas de sangre en cada consulta para detectar la posible presencia de deterioro de la función renal (debido a la pérdida excesiva de líquido) o depleción de potasio son innecesarias, a menos que haya algún cambio en la condición del paciente (como empeoramiento de la cardiopatía o pérdidas gastrointestinales superpuestas debidas a vómito o diarrea).

Un paciente con insuficiencia cardiaca congestiva se torna refractario a un diurético de asa, incluso a dosis elevadas. ¿Cómo podría superarse el incremento de la reabsorción de sodio en otros segmentos de la nefrona que limiten la respuesta neta al diurético de asa?

Efectos colaterales de los diuréticos

Los diuréticos pueden inducir diversos efectos colaterales relacionados con la pérdida urinaria de solutos y agua. Para ser breves, solo se revisará la depleción de volumen por eliminación excesiva de líquido, alteraciones del equilibrio de potasio, alcalosis metabólica e incremento de la concentración plasmática de ácido úrico (hiperuricemia) que puede predisponer al desarrollo de gota.

Eliminación del exceso de líquido

Al inicio, la pérdida de sal y agua inducida por la terapia diurética proviene de la fracción del plasma filtrado en el glomérulo. Esto favorece una reducción del volumen plasmático y por lo tanto de las presiones hidráulicas venosa e intracapilar. El decremento de la presión capilar promueve la salida de líquido de edema al espacio vascular, con el efecto neto de una reducción del grado de edema y la conservación relativa del volumen plasmático. No obstante, si se retira demasiado fluido, disminuye el volumen plasmático y con el tiempo también el gasto cardiaco y la perfusión tisular. Aunque la perfusión cerebral, coronaria, esplácnica y musculoesquelética o el gasto cardiaco total no pueden medirse con facilidad en pacientes ambulatorios, la perfusión renal puede estimarse al dar seguimiento a la concentración plasmática de NUS y creatinina. Si estos valores son estables mientras, se provoca la diuresis del paciente edematizado, no ha ocurrido un decremento de la perfusión tisular de importancia clínica. Por otra parte, un incremento de estos parámetros sin explicación indica suspender la terapia diurética.

Puede ocurrir un decremento de la perfusión tisular incluso en pacientes que permanecen muy edematizados. La manera en que esto sucede puede apreciarse al observar la relación de Frank–Starling en la figura 4.5. La pérdida de líquido con la terapia diurética mueve al paciente del punto *C* al punto *B*. La reducción de VS y el gasto cardiaco producto de la reducción del estiramiento cardiaco puede disminuir la perfusión renal y aumentar la concentración de NUS y creatinina aunque las presiones de llenado permanezcan tan elevadas como para que persista el edema.

Un aspecto relacionado es la velocidad a la cual el líquido de edema puede retirarse de manera segura sin inducir depleción clínicamente significativa del volumen plasmático. La respuesta a esta pregunta varía según la afección subyacente. Con retención de sodio en insuficiencia cardiaca congestiva o insuficiencia renal, la expansión de volumen plasmático relacionada aumenta las presiones de llenado en *todos* los capilares periféricos, como se evidencia en la exploración física por un incremento de la presión venosa yugular (que refleja la presión en la aurícula derecha). Como resultado, el líquido de edema puede movilizarse de todos estos capilares a medida que disminuye la presión venosa e intracapilar después de la pérdida hídrica. El efecto neto es que no hay una limitación para la velocidad, o esta es muy leve para la eliminación de fluido en estos casos. Los pacientes con insuficiencia cardiaca congestiva avanzada y edema marcado pueden perder 5 kg durante la noche sin desarrollar signos de perfusión tisular disminuida.

La cirrosis hepática con ascitis representa una excepción importante a esta regla. En esta afección, el defecto primario es la obstrucción postsinusoidal que provoca un incremento aislado de la presión sinusoidal hepática. De este modo, la formación de ascitis ocurre a través de los sinusoides y la movilización de la ascitis por la terapia diurética solo puede ocurrir por los capilares peritoneales. (La cápsula hepática evita la movilización de regreso a los sinusoides hepáticos.) El movimiento de líquido en dirección a los capilares peritoneales es un proceso con velocidad limitada con un máximo de 500 a 900 mL/día. Así, la velocidad de pérdida hídrica no debe exceder 500 mL/día en pacientes con cirrosis hepática y ascitis, a menos que también haya edema periférico que pueda movilizarse. Como se muestra en la figura 4.10, una pérdida de líquido más rápida puede originar depleción de volumen plasmático y un incremento de NUS en pacientes sin edema periférico.

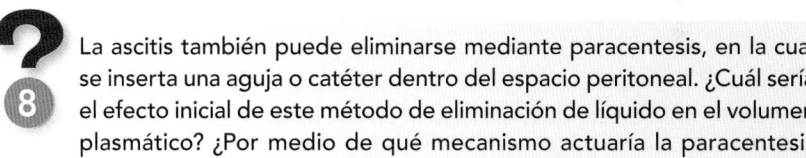

8 La ascitis también puede eliminarse mediante paracentesis, en la cual se inserta una aguja o catéter dentro del espacio peritoneal. ¿Cuál sería el efecto inicial de este método de eliminación de líquido en el volumen plasmático? ¿Por medio de qué mecanismo actuaría la paracentesis para disminuir el volumen plasmático?

Equilibrio de potasio

La excreción urinaria de potasio deriva principalmente de la secreción de potasio por las células del conducto colector cortical hacia el lumen; en comparación, la mayor parte del potasio filtrado se reabsorbe en el túbulo proximal y el asa de Henle (véase el capítulo 7). La secreción distal de potasio depende en gran medida de dos factores: la aldosterona, que acrecienta la cantidad de canales abiertos de sodio y potasio en la membrana luminal, y la entrega distal de sodio y agua. Los diuréticos de asa y las tiazidas afectan ambos procesos: la entrega distal aumenta, debido a que se reabsorbe menos sodio y agua en el asa de Henle y el túbulo distal, respectivamente, y la pérdida de líquido lleva a la activación del sistema

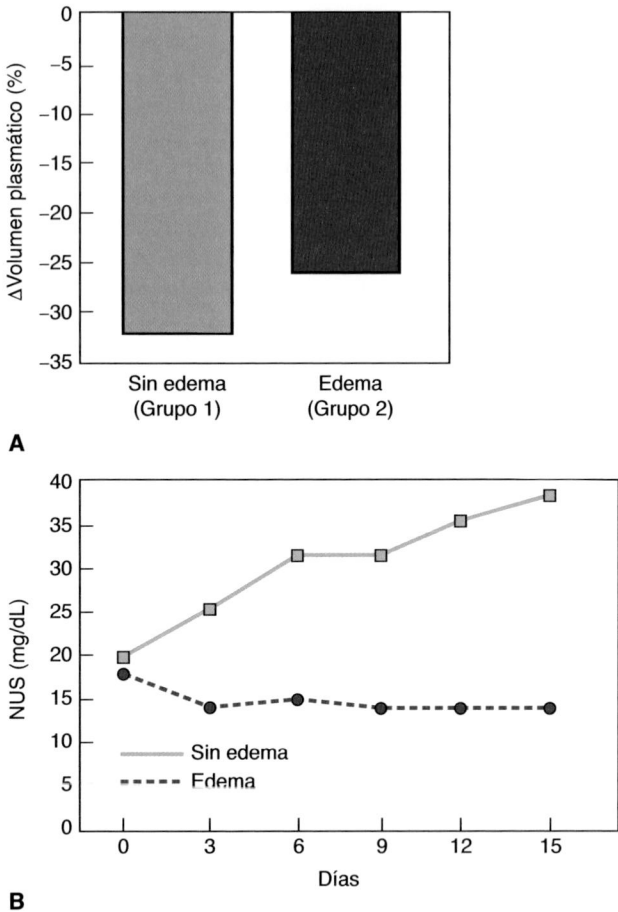

■ FIGURA 4.10. Efecto de la eliminación de líquido por diuresis a una velocidad de 1.0 a 1.5 L/día en pacientes con cirrosis hepática y ascitis (grupo 1 sin edema periférico o grupo 2 con edema periférico). Se obtuvieron reducciones sustanciales del volumen plasmático en ambos grupos (**A**), pero la depleción de volumen plasmático determinada por la concentración aumentada de nitrógeno de urea en sangre (NUS) solo ocurrió en los pacientes sin edema con diuresis relativamente rápida (**B**). (Datos de Pockros PJ, Reynolds TB. Rapid diuresis in patients with ascites from chronic liver disease: the importance of peripheral edema. *Gastroenterology*. 1986;90[6]:1827–1833.)

renina–angiotensina–aldosterona. De este modo, la excreción de potasio tiende a incrementar, y la hipopotasemia (un decremento de la concentración plasmática de potasio) no es una complicación rara.

Los hallazgos son distintos con los diuréticos ahorradores de potasio, que actúan *en el sitio secretor de potasio* en lugar de proximal al mismo. El decremento de la reabsorción de sodio inducida por estos medicamentos provoca que el lumen sea menos electronegativo (pues se retira menos sodio catiónico), con lo que disminuye el gradiente eléctrico y se favorece la entrada pasiva de potasio celular al lumen. El efecto neto es un decremento inicial de la excreción de potasio y un incremento de la concentración plasmática de potasio. En el ámbito clínico, los diuréticos ahorradores de potasio se utilizan con mayor frecuencia para minimizar la pérdida de potasio inducida por diuréticos de asa o tipo tiazida.

Alcalosis metabólica

Los diuréticos de asa o las tiazidas predisponen al desarrollo de alcalosis metabólica. Esta se explica con mayor detalle en el capítulo 5. Los mecanismos incluyen la pérdida predominante de líquido rico en cloruro de sodio en la orina que contribuye a la **alcalosis por contracción** en el espacio plasmático alrededor de una cantidad relativamente constante de bicarbonato. Además, el volumen intravascular reducido y la activación del sistema renina–angiotensina–aldosterona estimulan la H^+-ATPasa en las células intercaladas tipo A del conducto colector (véase el capítulo 5 y figura 5.2). El canal epitelial de sodio estimulado por aldosterona (ENaC) absorbe sodio en ausencia de cloro y crea un potencial negativo en el lumen que no solo favorece la excreción de potasio (véase el capítulo 7), sino que refuerza el gradiente para la excreción de H^+. El resultado neto es la retención de bicarbonato.

Hiperuricemia

El manejo del ácido úrico en los riñones implica cuatro pasos: 1) filtración a través del glomérulo, 2) reabsorción de casi todo el ácido úrico filtrado en las partes previas del túbulo proximal, 3) secreción de ácido úrico de regreso al lumen en la región distal del túbulo proximal y 4) un grado variable de reabsorción postsecretora en la región distal del túbulo proximal. El mecanismo mediante el cual ocurren estos procesos no se ha comprendido por completo, pero la reabsorción de ácido úrico parece tener un vínculo indirecto con la de sodio.

Los diuréticos afectan este proceso al reducir la perfusión tisular. El incremento consecuente de la producción de angiotensina II y noradrenalina aumenta la reabsorción proximal de sodio y agua, lo que incrementa la reabsorción neta de ácido úrico. Como resultado, hay una reducción inicial de la excreción de ácido úrico y un incremento de la concentración plasmática de ácido úrico. Este efecto colateral puede inducirse por cualesquiera de los diurético.

RESUMEN

La formación de edema ocurre cuando se alteran las fuerzas que mantienen el líquido dentro de la vasculatura. Estas fuerzas en competencia incluyen la presión hidrostática y oncótica en los capilares y el compartimento intersticial. En condiciones normales, la albúmina se filtra a través de la pared capilar hacia el espacio intersticial, pero regresa a la circulación a través de los linfáticos. El incremento de la presión hidrostática capilar o el decremento de la presión oncótica plasmática (cifras bajas de albúmina) provoca la salida de líquido de la vasculatura. El aumento de la presión hidrostática intersticial reduce la tendencia del líquido a salir del capilar, mientras que el aumento de la presión oncótica intersticial favorece la formación de edema. El mecanismo primario para la formación de edema en enfermedad renal y cardiaca es la retención de sodio y agua en los riñones, lo que provoca la expansión del volumen plasmático y aumenta la presión hidrostática capilar. La formación de ascitis en pacientes con cirrosis se desarrolla por obstrucción postsinusoidal hepática y es una forma de obstrucción venosa. La retención de agua y sal en la cirrosis se estimula por la formación de conexiones arteriovenosas que omiten el lecho capilar y crean una condición de depleción de volumen eficaz. El edema también puede formarse por obstrucción linfática, obstrucción venosa (extrínseca, como por un tumor, o intrínseca, por ejemplo, por trombosis), o bien, por condiciones que incrementan la permeabilidad capilar (alergia, sepsis). En pacientes con síndrome nefrótico y concentración sérica baja de albúmina (< 2 g/dL), es más probable que el mecanismo primario para la formación de edema sea la retención renal primaria de sodio, aunque las condiciones con concentraciones séricas de albúmina muy bajas pueden contribuir a la formación de edema. El tratamiento del edema implica el uso de diuréticos que promueven la excreción de sodio al interferir con su absorción en distintos segmentos de la nefrona (asa de Henle, túbulo distal y conducto colector), de modo tal que disminuyen el volumen plasmático. La reducción del volumen plasmático reduce la presión hidrostática capilar y facilita la reentrada de líquido del espacio intersticial hacia el plasma. La velocidad de eliminación de líquido está limitada por la entrada de líquido al plasma y es más difícil en el tratamiento de ascitis. Los efectos colaterales de los diuréticos incluyen depleción de volumen intravascular, hipo o hiperpotasemia –según el sitio de acción del diurético y el grado de depleción de volumen– y alcalosis metabólica e hiperuricemia.

ANÁLISIS DEL CASO

La paciente cuyo caso se presentó al inicio de este capítulo manifiesta edema generalizado que podría deberse a una de las tres causas principales de este padecimiento: insuficiencia cardiaca congestiva, cirrosis hepática o enfermedad renal. La insuficiencia cardiaca y la renal se excluyeron porque la presión venosa yugular y las concentraciones plasmáticas de NUS y creatinina fueron normales. El inicio agudo y la ausencia de ascitis como sitio principal de formación de edema u otros hallazgos de hepatopatía crónica descartan la cirrosis hepática. La presencia de síndrome nefrótico se evidenció por la proteinuria e hipoalbuminemia graves. Se indicaría una biopsia renal para determinar la causa del síndrome nefrótico; este se explica con mayor detalle en el capítulo 9. En ausencia de tratamiento definitivo para la causa de este síndrome nefrótico, el manejo sintomático incluiría la restricción dietética de sodio y el uso cuidadoso de diuréticos.

RESPUESTAS A LAS PREGUNTAS

1 Para generar una presión osmótica, los solutos deben ser incapaces de cruzar la membrana que los separa. Las sales de sodio permean con libertad a través de la pared capilar (pero no la membrana celular), por lo que se consideran osmoles ineficaces en este sitio (véase el capítulo 2 y la figura 2.2). Por otra parte, el movimiento proteico se restringe en gran medida por las propiedades selectivas de carga y tamaño de la pared capilar.

2 Tres factores de seguridad protegen contra el desarrollo de edema. El más importante es el flujo linfático aumentado que puede eliminar inicialmente el exceso de filtrado. La entrada de líquido al intersticio también incrementa la presión hidráulica intersticial y disminuye la oncótica intersticial, lo que retarda el movimiento adicional de líquido fuera del espacio vascular. El decremento de la presión oncótica intersticial ocurre por dilución y por eliminación de proteínas intersticiales mediada por los linfáticos.

3 La expansión de volumen en la glomerulonefritis aguda suprime la liberación de renina y el aumento de la secreción de péptido natriurético auricular. En comparación, el gasto cardiaco reducido en la insuficiencia cardiaca congestiva se relaciona con activación del sistema renina–angiotensina. Sin embargo, las cifras de péptido natriurético auricular también se incrementan porque las presiones de llenado cardiaco aumentan por la cardiopatía.

4 Disminuir el volumen plasmático con terapia diurética reduce la congestión pulmonar al aminorar las presiones de llenado cardiaco. Con frecuencia, esta reducción de PTVI disminuye el VS y por lo tanto el gasto cardiaco. En muchos casos, el decremento del gasto cardiaco no tiene importancia clínica, pero en ocasiones puede causar hipotensión sintomática por perfusión cerebral disminuida. Es difícil evaluar el flujo sanguíneo coronario, esplácnica o musculocutáneo, pero la perfusión renal puede evaluarse por medio de la concentración plasmática de NUS y creatinina. Un incremento de estos parámetros sin otra explicación sugiere una reducción significativa del flujo sanguíneo a los riñones y quizás a otros órganos. Por otra parte, una razón estable sugiere que la perfusión tisular se mantiene mientras se retira el líquido de edema.

5 El sinusoide hepático es permeable a la albúmina. Como resultado, las presiones oncóticas intersticiales hepáticas y plasmáticas son casi iguales y no tienen un papel importante en la regulación del movimiento de líquido a través del sinusoide.

6 El edema en la insuficiencia cardiaca congestiva se debe al aumento de la presión venosa resultado de la retención de sodio y la expansión de volumen plasmático. Debido a la cardiopatía, las presiones de llenado cardiaco están aumentadas (figura 4.5) y la presión venosa yugular debe incrementarse. En comparación, la obstrucción postsinusoidal en la cirrosis hepática provoca depósito de gran parte del fluido excesivo en el peritoneo. Como resultado, es usual que la presión venosa yugular sea normal o normal baja.

7 Una forma de tratar el edema resistente es bloquear el transporte de sodio en varios sitios dentro de la nefrona. De este modo, es común que la adición de un diurético tiacídico a un diurético de asa produzca una buena respuesta diurética. La adición de un diurético ahorrador de potasio también puede ser útil en este caso al reforzar modestamente la natriuresis mientras minimiza la cantidad de potasio perdida. Inhibir el transporte de sodio en múltiples sitios puede ser muy eficaz para promover la natriuresis adicional, pero los pacientes deben vigilarse de modo estrecho en busca de signos y síntomas de depleción de volumen y anomalías electrolíticas.

8 En contraste con la terapia diurética, que al inicio elimina líquido del plasma, la paracentesis no tiene un efecto directo en el volumen plasmático porque el líquido de ascitis está en un espacio extravascular. No obstante, la formación recurrente de ascitis, promovida por la reducción relacionada de la presión intraperitoneal, puede provocar una reducción tardía del volumen plasmático. Ahora, numerosos médicos utilizan paracentesis, en vez de diuréticos, como una terapia rápida y segura en pacientes con ascitis marcada.

LECTURAS RECOMENDADAS

Brater DC. Update in diuretic therapy: clinical pharmacology. *Semin Nephrol.* 2011;31(6):483–494. doi:10.1016/j.semnephrol.2011.09.003.

de Mattos ÁZ, de Mattos AA, Méndez-Sánchez N. Hepatorenal syndrome: current concepts related to diagnosis and management. *Ann Hepatol.* 2016;15(4):474–481.

Ellison DH. The physiologic basis of diuretic synergism: its role in treating diuretic resistance. *Ann Intern Med.* 1991;114(10):886–894.

Ellison DH, Felker GM. Diuretic treatment in heart failure. *N Engl J Med.* 2017; 377(20):1964–1975. doi:10.1056/NEJMra1703100.

Fernandez-Seara J, Prieto J, Quiroga J, et al. Systemic and regional hemodynamics in patients with liver cirrhosis and ascites with and without functional renal failure. *Gastroenterology.* 1989;97(5):1304–1312.

Ichikawa I, Rennke HG, Hoyer JR, et al. Role for intrarenal mechanisms in the impaired salt excretion of experimental nephrotic syndrome. *J Clin Invest.* 1983;71(1):91–103.

Martín-Llahí M, Pépin MN, Guevara M, et al. Terlipressin and albumin vs albumin in patients with cirrhosis and hepatorenal syndrome: a randomized study. *Gastroenterology.* 2008;134(5):1352–1359.

Pockros PJ, Reynolds TB. Rapid diuresis in patients with ascites from chronic liver disease: the importance of peripheral edema. *Gastroenterology.* 1986;90(6):1827–1833.

FISIOLOGÍA ÁCIDO-BASE Y ALCALOSIS METABÓLICA

5

PRESENTACIÓN DE CASO

Una mujer de 32 años de edad presenta vómito intenso a causa de gastroenteritis viral. Este problema persiste 2 días, en los cuales la paciente solo puede ingerir pequeñas cantidades de sopa caliente. La exploración física en el consultorio médico revela presión arterial de 110/70 mm Hg supina y 95/60 mm Hg erecta, la presión venosa yugular estimada es < 5 cm H_2O y la turgencia cutánea está moderadamente reducida. El peso de la paciente es 2.1 kg menor que el basal previo.

Las pruebas iniciales en sangre y orina revelan lo siguiente:

NUS	= 31 mg/dL (9–25)
Creatinina	= 1.2 mg/dL (0.8–1.4)
Na	= 141 mEq/L (136–142)
K	= 3.2 mEq/L (3.5–5)
Cl	= 90 mEq/L (98–108)
CO_2 total	= 36 mEq/L (21–30)
pH arterial	= 7.50 (7.37–7.43)
PCO_2	= 48 mm Hg (36–44)
Na urinario	= 10 mEq/L (variable)
pH urinario	= 5.0 (variable)

OBJETIVOS

Al terminar este capítulo será capaz de comprender cada uno de los siguientes temas:

▷ Los principios básicos de la fisiología ácido-base, incluido el papel del sistema amortiguador bicarbonato–dióxido de carbono.

▶ La manera en que los riñones mantienen la homeostasis ácido–base al ajustar la velocidad de la excreción neta de ácido para igualar la carga ácida diaria.

▶ Las características de las distintas alteraciones ácido-base y las respuestas compensadoras que inician.

▶ Los factores responsables de la generación y continuación de la alcalosis metabólica.

▶ El mecanismo a través del cual puede corregirse la alcalosis metabólica al promover la excreción urinaria del bicarbonato excesivo.

Introducción

Como con otros componentes del líquido extracelular (LEC), la concentración de hidrógeno se mantiene dentro de límites estrechos. Sin embargo, este proceso debe ser en extremo sensible, debido a que la concentración extracelular normal de hidrógeno es 40 nEq/L, casi una millonésima de miliequivalente de la concentración de sodio, potasio y cloro por litro.

Mantener esta concentración extremadamente baja de hidrógeno es esencial para la función celular normal. Los iones hidrógeno son muy reactivos, en particular con las porciones con carga negativa de las moléculas proteicas. De este modo, la ganancia de proteína o la pérdida de iones hidrógeno cuando hay un cambio en la concentración de hidrógeno provocan alteraciones de la función proteica.

Estos efectos de hidrógeno se determinan por la concentración intracelular de hidrógeno. Aunque este parámetro no puede medirse por clínica, varía junto con la concentración de hidrógeno en el líquido extracelular (aunque no es idéntica a ella). Así, es usual que el estado del equilibrio ácido–base pueda estimarse a partir de la concentración plasmática (habitualmente la arterial) de hidrógeno o el pH (que es igual a $-\log[H^+]$).

Ácidos y bases

La comprensión del equilibrio ácido–base comienza con las definiciones siguientes. Un ácido es una sustancia que puede donar iones hidrógeno y una base es una que los puede aceptar. Estas propiedades son independientes de la carga. De esta manera, el H_2CO_3 (ácido carbónico), HCl (ácido clorhídrico), NH_4^+ (amonio) y el $H_2PO_4^-$ (fosfato dibásico) pueden actuar como ácidos:

$$H_2CO_3 \leftrightarrow H^+ \quad \cdot \quad + \quad HCO_3^-$$
$$HCl \leftrightarrow H^+ + Cl^-$$
$$NH_4^+ \leftrightarrow H^+ + NH_3$$
$$H_2PO_4^- \leftrightarrow H^+ + HPO_4^{2-}$$
$$\textit{Ácido} \qquad\qquad\qquad \textit{Base}$$

Hay dos clases de ácidos con importancia fisiológica: el ácido carbónico y los ácidos no carbónicos. Cada día, el metabolismo de carbohidratos y grasas da como resultado la generación de casi 15 000 mmol de CO_2. Aunque el CO_2 no es un ácido, se combina con H_2O para formar H_2CO_3. De este modo, podría haber una acumulación progresiva de ácido si la producción endógena de CO_2 no se excretara. Esto se evita con la pérdida de CO_2 mediante la ventilación alveolar.

Por otra parte, los ácidos no carbónicos se generan principalmente a partir del metabolismo de las proteínas. En particular, la oxidación de aminoácidos que contienen azufre en la formación de H_2SO_4 (ácido sulfúrico). En comparación con la gran rapidez de la producción de CO_2, solo se producen aproximadamente de 50 a 100 mEq de ácido no carbónico por día. La eliminación de este ácido es un proceso que consta de dos pasos:

- La combinación inicial con bicarbonato extracelular y amortiguadores intracelulares para minimizar el cambio de concentración de hidrógeno libre.
- La excreción subsecuente de este ácido por los riñones.

Ley de acción de masas

Pese a que el lector debe estar familiarizado con el concepto de amortiguador, es útil revisar la ley de acción de masas y la derivación de la ecuación de Henderson–Hasselbalch. La ley de acción de masas estipula que la velocidad de una reacción es proporcional a la concentración de los reactantes. De esta manera, para la reacción

$$HPO_4^{2-} + H^+ \leftrightarrow H_2PO_4^-$$

la velocidad con la cual la reacción se desplaza a la derecha es igual a

$$\upsilon_1 = k_1[HPO_4^{2-}][H^+]$$

donde k_1 es la velocidad constante para la reacción. De modo similar, la velocidad con la cual la reacción se desplaza a la izquierda es igual a

$$\upsilon_2 = k_2[H_2PO_4^-]$$

En equilibrio, v_1 es igual a v_2. Como resultado,

$$k_1[HPO_4^{2-}][H^+] = k_2[H_2PO_4^-]$$

Al despejar k_2,

$$k_2 = k_1[HPO_4^{2-}][H^+] \div [H_2PO_4^-]$$

Si se combinan las dos velocidades constantes en una, K_a, que es la ionización aparente de la constante de disociación para este ácido,

$$K_a = k_2 \div k_1$$
$$= ([HPO_4^{2-}][H^+]) \div [H_2PO_4^-]$$

o

$$[H^+] = K_a[H_2PO_4^-] \div [H_2PO_4^{2-}] \qquad \text{(ecuación 1)}$$

Si se toma el logaritmo negativo de cada lado, entonces

$$-\log[H^+] = -\log K_a - \log([H_2PO_4^-] \div [HPO_4^{2-}])$$

Si $-\log[H^+]$ se conoce como pH, $-\log K_a$ se define como pK_a y $-\log[a/b]$ se convierte en $+\log[b/a]$, luego la ecuación 1 se convierte en la ecuación de Henderson–Hasselbalch:

$$pH = pK_a + \log([HPO_4^{2-}] \div [H_2PO_4^-]) \qquad \text{(ecuación 2)}$$

Esta ecuación puede generalizarse para cualquier ácido débil como:

$$pH = pK_a + \log([\text{base}]) \div [\text{ácido}]) \qquad \text{(ecuación 3)}$$

De esta manera, conocer la razón base:ácido para cualquier ácido débil en una solución como el líquido extracelular es suficiente para estimar el pH en dicha solución.

El HPO_4^{2-} es capaz de actuar como amortiguador en el intervalo de pH fisiológico, debido a que puede captar iones hidrógeno adicionales, con lo que se minimiza el incremento de la concentración de hidrógeno libre o el decremento del pH.

Sistema bicarbonato–dióxido de carbono

Como se describe en el texto siguiente, el HPO_4^{2-} es uno de los amortiguadores urinarios principales y tiene un papel importante en la excreción neta de ácido. En comparación, el estado de equilibrio ácido–base sistémico se estima por clínica mediante el uso del sistema amortiguador bicarbonato–dióxido de carbono. Este sistema amortiguador puede describirse por las reacciones siguientes:

$$\underset{\text{fase gaseosa}}{CO_2} \leftrightarrow \underset{\text{fase acuosa}}{CO_2 + H_2O} \longleftrightarrow H_2CO_3 \leftrightarrow H^+ + HCO_3^- \qquad \text{(ecuación 4)}$$

El pK_a para el ácido carbónico es 3.6 y a pH normal, la concentración de H_2CO_3 es casi 340 veces *menor* que la concentración de CO_2 disuelto en la fase acuosa. El grado al cual el H_2CO_3 se disocia en $H^+ + HCO_3^-$ puede determinarse a partir de la ley de acción de masas para esta reacción:

$$K_a = [H^+][HCO_3^-] \div [H_2CO_3] \qquad \text{(ecuación 5)}$$

La $K_a = 2.72 \times 10^{-4}$ (pKa = 3.6) y pH normal, $[H^+] = 40 \times 10^{-9}$ mol/L. Así, al resolver $HCO_3^- \div H_2CO_3$, hay 6 800 mol de HCO_3^- por cada H_2CO_3. Como resultado, el H_2CO_3 puede ignorarse y la ecuación 4 se simplifica como sigue:

$$CO_2 + H_2O \leftrightarrow H^+ + HCO_3^- \qquad \text{(ecuación 6)}$$

TABLA 5.1. Valores ácido-base normales			
	pH	**H⁺ (nEq/L)**	**PCO₂ (mm Hg)**	**HCO₃⁻ (mEq/L)**
Arterial	7.37–7.43	37–43	36–44	22–26
Venoso	7.32–7.38	42–48	42–50	23–27

La ecuación de Henderson–Hasselbalch para este sistema puede expresarse por la siguiente ecuación:

$$pH = 6.10 + \log([HCO_3^-] \div [0.03 \times PCO_2])$$ (ecuación 7)

donde 6.10 es el pK_a para esta ecuación y 0.03 veces la presión parcial de dióxido de carbono es igual a la concentración de dióxido de carbono disuelto. El intervalo normal de valores para estos parámetros se lista en la tabla 5.1.

El pH más bajo (y la mayor concentración de hidrógeno) en la sangre venosa se debe a la adición de dióxido de carbono producido por el metabolismo en la circulación capilar. El intervalo de pH compatible con la supervivencia es de 7.80 a 6.80 (equivalente al intervalo de la concentración de hidrógenos de 16 a 160 nEq/L).

La mayoría de los laboratorios mide la concentración total de CO_2 en el plasma en vez de la concentración de bicarbonato. Esta prueba se realiza al agregar un ácido fuerte a una muestra de sangre y medir la cantidad de CO_2 generado mediante una reacción colorimétrica. La mayor parte de CO_2 se genera por la combinación del ácido agregado a bicarbonato para formar ácido carbónico; sin embargo, también se mide el CO_2 disuelto ($0.03 \times PCO_2$). Como resultado, es normal que la concentración total de CO_2 exceda la concentración de bicarbonato en 1.0 a 1.5 mEq/L.

Acidosis y alcalosis

El pH extracelular es anormal en diversas condiciones clínicas. Una reducción del pH (o incremento de la concentración de hidrógeno) se denomina **acidemia;** un incremento del pH (o el decremento de la concentración de hidrógeno) se conoce como **alcalemia.** Los procesos que tienden a disminuir o aumentar el pH se llaman **acidosis** y **alcalosis,** respectivamente.

En general, la acidosis causa acidemia y la alcalosis, alcalemia. No obstante, pueden ocurrir excepciones cuando hay una alteración ácido-base mixta en la cual hay más de una anomalía. A partir de la ecuación 7, el pH del sistema bicarbonato–dióxido de carbono se determina por la razón entre la base (concentración de bicarbonato) y el ácido (PCO_2). Por lo tanto, puede inducirse acidosis, por medio de ya sea el decremento de la concentración plasmática de bicarbonato o el incremento de la PCO_2. La primera se denomina acidosis metabólica dado que la PCO_2 se regula por la ventilación, la segunda se designa como acidosis respiratoria. En contraste, la alcalosis puede inducirse por un aumento de la concentración plasmática de bicarbonato (alcalosis metabólica) o un decremento de la PCO_2 (alcalosis respiratoria).

Respuesta a la carga ácida diaria

Un ácido puede generarse a partir de diversas fuentes, la mayoría de las cuales provienen del metabolismo de aminoácidos que contienen azufre (como metionina y cistina) o aminoácidos catiónicos (como arginina o lisina).

$$\text{Metionina} \to \text{glucosa} + \text{urea} + SO_4^{2-} + 2H^+$$
$$\text{Arginina} \to \text{glucosa (o } CO_2) + \text{urea} + H^+$$

Por otra parte, los iones hidrógeno se consumen por el metabolismo de aminoácidos aniónicos (como glutamato y aspartato) y por la oxidación o utilización de aniones orgánicos (como citrato y lactato).

$$\text{Lactato}^- + H^+ \to \text{glucosa} + CO_2$$

Una dieta occidental normal produce de 50 a 100 mEq de hidrógeno por día en adultos. La respuesta homeostásica a esta carga ácida implica dos pasos: amortiguación y excreción renal.

Amortiguación

La supervivencia del organismo depende de los amortiguadores corporales. Es esencial recordar que la concentración normal de hidrógeno es 40 nEq/L. Si, por ejemplo, 80 mEq de ácido se distribuyeran libremente en el agua corporal total (ACT) —alrededor de 40 L en un hombre adulto promedio—, entonces la concentración de hidrógeno en el agua corporal (AC) aumentaría 2 mEq/L, casi 1 millón de veces lo normal. El pH en este caso sería cercano a 3.3, una cifra que no es compatible con la vida.

Por fortuna, esta acidemia marcada no ocurre, puesto que el incremento de la concentración de hidrógeno libre está limitado por la combinación de iones hidrógeno con bicarbonato en el líquido extracelular, aniones proteicos HPO_4^{2-} en las células y carbonato (CO_3^{2-}) en el hueso.

Si, por ejemplo, se añadieran 2 mEq/L de hidrógeno al líquido extracelular, la reacción de amortiguación para el sistema bicarbonato–dióxido de carbono se desplazaría a la izquierda:

$$CO_2 + H_2O \leftarrow H^+ + HCO_3^-$$

Casi todo el exceso de iones hidrógeno se amortiguarían por bicarbonato, lo que reduciría la concentración plasmática de bicarbonato de un valor normal de 24 mEq/L a 22 mEq/L. Cada miliequivalente de bicarbonato amortiguado también genera 1 mmol de dióxido de carbono. Por ello, la concentración de CO_2 disuelto aumentaría de 1.2 mmol/L (0.03×40) a 3.2 mmol/L, lo cual es equivalente a una PCO_2 de 107 mm Hg. A partir de la ecuación de Henderson–Hasselbalch, el nuevo pH sería 6.93, en lugar del valor normal de 7.40:

$$pH = 6.10 + \log(22 \div [0.03 \times 107]) = 6.93$$

Esto es mucho mejor que un pH de 3.3 si no hubiera amortiguación, pero aún es un cambio clínico marcado. La ineficiencia relativa de este sistema ocurre, debido a que el pK_a es 6.10, más de 1.0 unidades pH (intervalo en el cual un amortiguador es más eficaz) que el pH extracelular de 7.40.

Sin embargo, el bicarbonato sí actúa como un amortiguador muy eficaz en el organismo, puesto que la PCO_2 puede controlarse de manera independiente por medio de la respiración. Si por ejemplo, se estimulara la ventilación para que la PCO_2 permaneciera constante en 40 mm Hg, entonces

$$pH = 6.10 + \log(22 \div [0.03 \times 40]) = 7.36$$

No obstante, el sistema es aún más eficiente, puesto que incluso la acidemia leve estimula la ventilación para proteger mejor el pH al reducir la PCO_2 por debajo de la normal. Un decremento de 2 mEq/L de la concentración plasmática de bicarbonato podría originar una reducción de 2 mm Hg de la PCO_2 a 38 mm Hg. En este caso, el pH sería esencialmente normal:

$$pH = 6.10 + \log(22 \div [0.03 \times 38]) = 7.385$$

Este ejemplo destaca un tema central en la compensación para las alteraciones ácido–base: la presencia de una simple (única) alteración ácido-base provoca la compensación que corrige el pH hacia 7.40, pero no igual a 7.40. Por lo tanto, medir un pH de 7.40 en caso de una anomalía ácido-base implica que ocurren por lo menos dos procesos.

Excreción renal de ácido

Pese a la eficacia de la amortiguación extra e intracelular, los amortiguadores corporales (como bicarbonato extracelular) se depletarían con el tiempo si la carga ácida dietética no se excretara en la orina. Los siguientes pasos principales están implicados en este proceso, en el cual de 50 a 100 mEq de iones hidrógeno deben excretarse por día:

- La excreción de hidrógeno ocurre debido a la secreción de hidrógeno por las células tubulares en el túbulo proximal, el asa de Henle y los conductos colectores.
- El pH urinario mínimo que puede alcanzarse es 4.5. Aunque esto es 1 000 veces (3 unidades logarítmicas) más ácido que el plasma, la concentración de iones hidrógeno libres en la orina es de tan solo 40 μEq/L. Así, serían necesarios 2 500 L de orina para excretar 100 mEq de hidrógeno. Esto no es posible a nivel fisiológico, por lo cual los iones hidrógeno deben amortiguarse en el lumen tubular, un proceso que implica principalmente HPO_4^{2-} y amonio (NH_4^+).
- A una tasa de filtración glomerular de 180 L/día y una concentración plasmática de bicarbonato de 24 mEq/L, se filtran 4 320 mEq de bicarbonato cada día. Con base en la ecuación 6, cada miliequivalente de bicarbonato perdido deja detrás un ion hidrógeno libre. De esta manera, en esencia, *todo el bicarbonato filtrado debe reabsorberse antes de que pueda excretarse la carga ácida diaria mucho menor.*

Modelo celular para la reabsorción de bicarbonato y la secreción de hidrógeno en el túbulo proximal

En la figura 5.1 se muestra un modelo celular de la reabsorción de bicarbonato y la secreción de hidrógeno en el túbulo proximal. Los iones no pueden moverse con libertad a través de la bicapa lipídica de la membrana celular. Como resultado, el transporte transmembrana requiere la presencia de transportadores o canales que atraviesen la membrana.

El hidrógeno se secreta hacia el líquido tubular a través del intercambiador Na^+–H^+ en la membrana apical de las células tubulares. La energía para este proceso proviene de modo indirecto de la bomba Na^+–K^+-ATPasa en la membrana basolateral; esta bomba mantiene una concentración celular reducida de sodio y crea un potencial eléctrico negativo intracelular (véase el capítulo 1). Como resultado, hay un gradiente muy favorable para la entrada pasiva de sodio hacia la célula en la membrana apical; este gradiente es suficiente para dirigir la secreción de hidrógeno. La combinación de hidrógeno con bicarbonato filtrado genera ácido carbónico (H_2CO_3). Bajo la influencia de la anhidrasa carbónica localizada en el borde en cepillo de la membrana apical, el ácido carbónico se disocia rápido en CO_2 y agua. El agua se reabsorbe con rapidez a través de los canales apicales de agua (acuaporina-1) y el CO_2 difunde a través de la membrana plasmática. La anhidrasa carbónica intracelular cataliza la reformación de ácido carbónico que luego se disocia en hidrógeno y bicarbonato. Este bicarbonato deja la célula a través de un cotransportador Na^+–$3HCO_3^-$ en la membrana basolateral; la energía para este movimiento neto de la carga negativa proviene del potencial negativo intracelular. Este proceso retira bicarbonato del lumen; sin embargo, el ion bicarbonato que regresa a la circulación sistémica es el bicarbonato que se generó dentro de la célula cuando se secretó hidrógeno (véase la figura 5.1). *El resultado es la reabsorción del bicarbonato filtrado, pero no hay una secreción neta de ácido a través de este mecanismo.* El efecto neto es que cerca de 80 a 90% del bicarbonato filtrado se reabsorbe en el túbulo proximal y el pH del líquido tubular disminuye de 7.40 en el filtrado a casi 6.70 al final del túbulo proximal. Otro 15% de bicarbonato se reabsorbe en la porción ascendente gruesa del asa de Henle utilizando mecanismos similares al del túbulo proximal (mediante la anhidrasa carbónica). El sitio final para la reabsorción de bicarbonato y la secreción de hidrógeno es la región distal de la nefrona a través de las células intercaladas (figura 5.2). La excreción de iones hidrógeno genera un grado equivalente de reabsorción bicarbonato a través del intercambiador aniónico basolateral AE1. Estas células no tienen un papel en la reabsorción de sodio, que ocurre en las células principales adyacentes en el conducto colector cortical (modelo ilustrado en la figura 1.4) y en el conducto colector medular interno.

Acidez titulable

La reabsorción de bicarbonato recupera el bicarbonato filtrado pero no participa en la excreción de la carga ácida dietética. Este último proceso requiere la combinación de los iones hidrógeno secretados con amortiguadores o la formación de amonio (NH_4^+). Los ácidos débiles filtrados en el glomérulo pueden actuar como amortiguadores en la orina; su capacidad para hacerlo se relaciona tanto con la cantidad de amortiguador presente como con su pK_a. El fosfato monobásico (HPO_4^{2-}) es

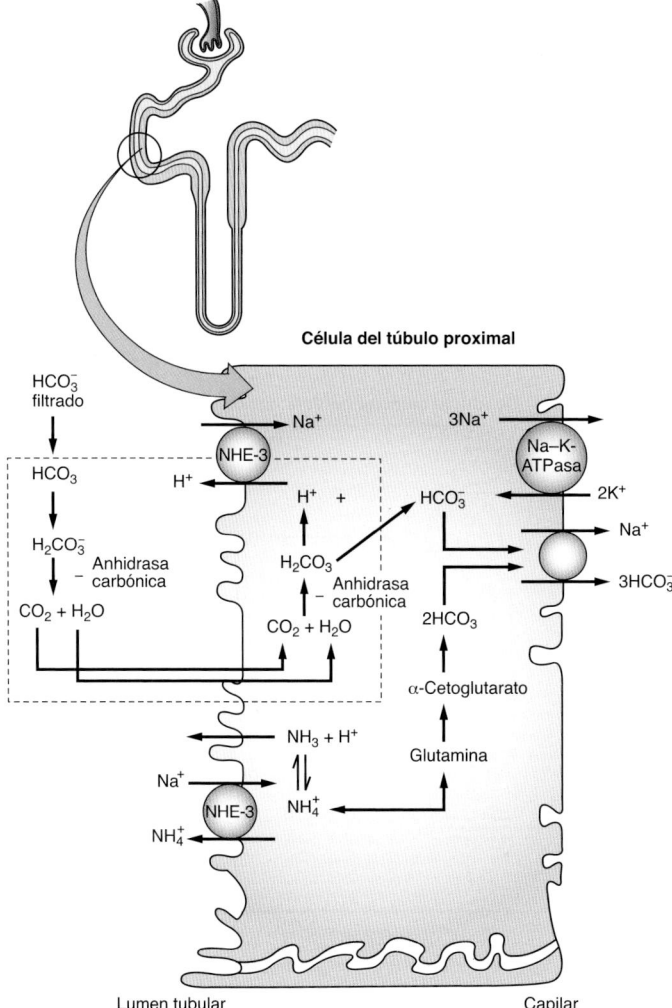

Célula del túbulo proximal

■ FIGURA 5.1. Pasos principales de la secreción de ácido en el túbulo proximal.
Dentro de la *línea punteada* se encuentra el ciclo de hidrógeno y bicarbonato entre la
célula y el lumen tubular. La secreción de hidrógeno de la célula al lumen tubular ocurre
principalmente a través de un intercambiador Na^+-H^+ (que también puede funcionar
como intercambiador $Na^+-NH_4^+$) en la membrana apical. Los iones hidrógeno se combinan con el HCO_3^- filtrado para formar ácido carbónico. La anhidrasa carbónica (CA)
luminal cataliza la conversión de H_2CO_3 en CO_2 y H_2O que se reabsorben a través de la
membrana apical. La CA intracelular genera ácido carbónico que se disocia en hidrógeno y bicarbonato. Cada hidrogenión secretado genera un ion bicarbonato dentro
de la célula que regresa al capilar peritubular por el cotransportador $Na^+-3HCO_3^-$ en
la membrana basolateral. El túbulo proximal recupera el bicarbonato filtrado, pero no hay
excreción neta de ácido. Este transportador también es el mecanismo a través del cual las
células perciben los cambios de concentración plasmática de bicarbonato. El metabolismo
de glutamina genera amonio, que puede secretarse como NH_4^+, o el NH_3 puede difundir
al lumen tubular, donde puede protonarse en la región distal de la nefrona (véase la
figura 5.2). (Modificada con permiso de O'Callaghan CA, Brenner BM. *The Kidney at a
Glance.* Malden, MA: Blackwell Publishers; 2000.)

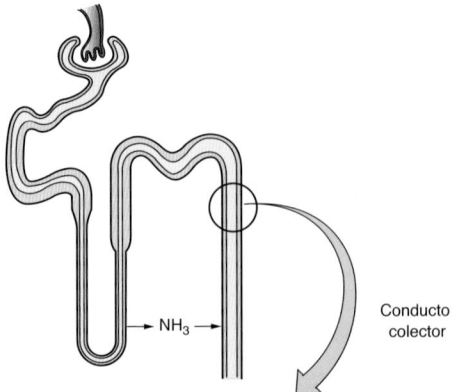

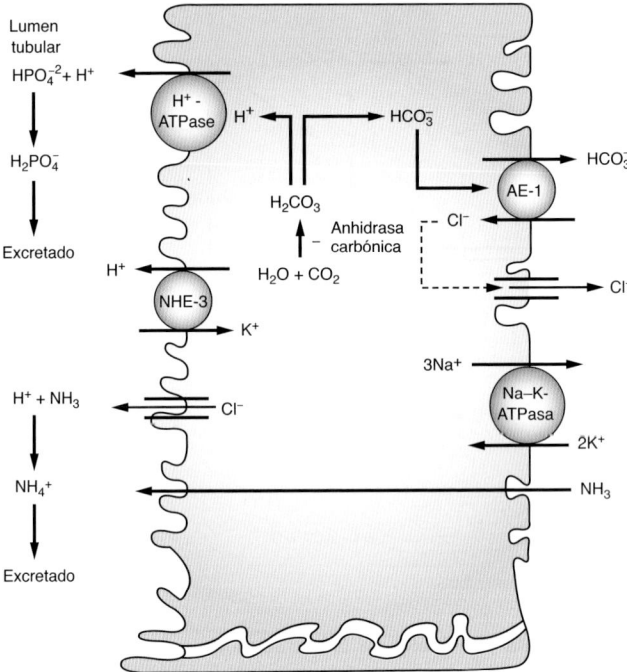

■ FIGURA 5.2. Modelo de la secreción de hidrógeno en la región distal de la nefrona, la mayor parte de la cual ocurre en las células intercaladas tipo A del conducto colector cortical y en las células del conducto colector medular externo. La secreción de hidrógeno ocurre principalmente a través de una bomba activa H^+-ATPasa en la membrana apical y cada miliequivalente de hidrógeno secretado genera una cantidad equivalente de bicarbonato que se reabsorbe a través del intercambiador aniónico basolateral, AE1. Un protón ATPasa (H^+–K^+-ATPasa, NHE-3) también está presente pero puede tener un papel más importante en la reabsorción de potasio durante la depleción de K^+ que en el equilibrio ácido–base (véase el capítulo 7). El hidrógeno secretado se combina con amoniaco (secretado por el intersticio peritubular hacia el lumen) para formar amonio que queda atrapado en el lumen tubular. El hidrógeno secretado también se amortigua por el HPO_4^{-2} filtrado para formar $H_2PO_4^-$. Nótese que las células intercaladas tipo A no están implicadas en la reabsorción de sodio. (Modificada con permiso de O'Callaghan CA, Brenner BM. *The Kidney at a Glance.* Malden, MA: Blackwell Publishers; 2000.)

el amortiguador más prevalente y eficaz en el líquido tubular. El pK_a es 6.80 para la reacción de amortiguación de fosfato:

$$HPO_4^{2-} + H^+ \leftrightarrow H_2PO_4^-$$

Como resultado, casi todo el HPO_4^{2-} filtrado se convierte en $H_2PO_4^-$ a medida que el pH del líquido tubular disminuye por debajo de 5.8 (1.0 unidad de pH con respecto al pK_a). Aunque hay cierta amortiguación a través de este mecanismo en el túbulo proximal, la mayor parte de la amortiguación de HPO_4^{2-} ocurre en una zona más distal a medida que disminuye el pH urinario (véase la figura 5.2).

Nótese que cada ion hidrógeno secretado que se combina con un ácido titulable deja un ion bicarbonato dentro de la célula (véase la figura 5.2). Este bicarbonato regresa a la circulación sistémica (a través del intercambiador de cloro–bicarbonato en la membrana basolateral) para reemplazar un ion bicarbonato consumido inicialmente por la amortiguación de la carga ácida dietética. La energía para este proceso deriva del gradiente internalizante favorable al cloro, que se encuentra en concentración elevada en el líquido extracelular y en poca concentración en las células.

La amortiguación por fosfato y en menor grado por otros amortiguadores como urato y creatinina, se denomina acidez titulable por la manera en que se mide. La amortiguación total por estos ácidos débiles es igual a la cantidad de una base, como hidróxido de sodio, que debe añadirse a la orina para aumentar el pH de nuevo a 7.40, el valor presente en el filtrado.

En condiciones normales, la acidez titulable explica la excreción de 10 a 40 mEq de hidrógeno por día. Sin embargo, la acidez titulable no puede aumentar con facilidad en presencia de una carga ácida, debido a que este proceso se limita por la cantidad de amortiguador potencial (en particular fosfato) excretado en la orina. Una excepción importante ocurre en la cetoacidosis diabética, en la cual se excretan grandes cantidades de β-hidroxibutirato en la orina. En este caso, la excreción de ácido titulable puede aumentar más de 50 mEq/día. Aunque el pK_a para β-hidroxibutirato es cercano a 4.80, puede actuar como un amortiguador efectivo en la región distal de la nefrona, donde el pH del líquido tubular puede disminuir a 5.0 en pacientes con cetoacidosis.

Excreción de amonio

La excreción de amonio constituye la respuesta adaptativa principal a una carga ácida, puesto que la velocidad de producción de amonio puede variar según las necesidades fisiológicas. La velocidad normal de excreción de amonio es de 30 a 40 mEq/día, pero puede aumentar a más de 300 mEq/día después de una carga ácida máxima. Esto es un contraste marcado para la capacidad limitada de reforzar la excreción de ácido titulable.

La mayor parte del amonio urinario se forma en el túbulo proximal a través de un proceso ilustrado en la figura 5.1. El amonio se genera dentro de la célula, principalmente por el metabolismo del aminoácido glutamina a glutamato y luego a α-cetoglutarato:

$$\text{glutamina} \rightarrow NH_4^+ + \text{glutamato} \rightarrow NH_4^+ + \alpha - \text{cetoglutarato}^{2-}$$

El metabolismo subsecuente de α-cetoglutarato genera dos iones bicarbonato que luego regresan a la circulación sistémica, con lo que se regenera el bicarbonato perdido durante la amortiguación inicial del ácido de la dieta.

El amonio puede acumularse en la orina por dos mecanismos. En el túbulo proximal, el amonio puede salir directamente de la célula al sustituirse por hidrógeno en el intercambiador Na^+–H^+ (véase la figura 5.1). En los conductos colectores, por otra parte, el amoniaco (NH_3) liposoluble puede difundir pasivamente hacia el lumen, donde se combina con un ion hidrógeno secretado para formar amonio (véase la figura 5.2). El amonio catiónico no es liposoluble, por lo que queda "atrapado" en el lumen, debido a que no puede ocurrir retrodifusión a través de la membrana luminal.

 El pK_a para la reacción —NH_3 + H^+ ↔ $NH4^+$— es cercano a 9.0 en la orina. Si el pH urinario es 5.0 en los conductos colectores, ¿cuál es la razón urinaria amoniaco:amonio? ¿De qué manera esto promueve la excreción adicional de amonio?

PH urinario

La secreción continua de hidrógeno a lo largo de la nefrona provoca una reducción gradual del pH urinario, que disminuye de 7.40 en el filtrado (en sujetos normales) a 6.70 al final del túbulo proximal hasta casi 4.5 a 5.0 al final de los conductos colectores después de una carga ácida. La capacidad para mantener este gradiente de hidrógeno de 500 a 1 000:1 entre el lumen del túbulo colector y el líquido extracelular requiere que la membrana apical y las uniones estrechas sean muy impermeables a los iones hidrógeno o amonio, con lo que se minimiza el grado de retrodifusión.

 ¿Por qué la secreción distal de hidrógeno está mediada por una bomba activa H^+-ATPasa en vez de un intercambio Na^+–H^+?

Regulación de la excreción renal de ácido

En la sección previa se describió el mecanismo a través del cual se secretan los iones hidrógeno. Sin embargo, desde un punto de vista clínico, es importante comprender los factores que determinan cuánto hidrógeno se secreta. En condiciones normales, el pH extracelular tiene un papel importante pero, cuando sucede, la depleción del volumen circulante eficaz y los cambios de concentración plasmática de potasio también pueden afectar la secreción de ácido, quizá provocando con ello alcalosis o acidosis.

PH extracelular

La excreción neta de ácido (determinada principalmente por la suma de la acidez titulable y amonio) varía de manera inversa con el pH extracelular. Con la acidemia (pH bajo, concentración elevada de hidrógeno), por ejemplo, el pH puede regresar hacia el nivel normal al aumentar la excreción neta de ácido. Cada uno de los factores principales que intervienen en la excreción ácida participa en esta respuesta:

- Se refuerza el intercambio de Na^+–H^+ en el túbulo proximal y el asa de Henle, con lo cual aumenta la secreción de hidrógeno en estos segmentos. Se observa tanto el aumento de la actividad del intercambiador como la síntesis subsecuente de nuevos intercambiadores.
- La producción y secreción de amonio en el túbulo proximal se refuerzan, debido al incremento de la captación de glutamina por las células tubulares y del metabolismo de glutamina dentro de las células.
- Actividad aumentada del intercambiador Na^+–$3HCO_3$ en la membrana basolateral de las células del túbulo proximal.
- La actividad de H^+-ATPasa en los conductos colectores aumenta, debido a la inserción de bombas citoplásmicas preformadas en la membrana apical.

El efecto neto es una amortiguación más completa por los ácidos titulables, un incremento de la secreción de amonio en el túbulo proximal y debido a la reducción del pH urinario, el atrapamiento más eficiente del amoniaco secretado como amonio en los conductos colectores. El incremento de la excreción neta de ácido favorece el retorno de una cantidad equivalente de nuevo bicarbonato a la circulación sistémica, lo cual aumenta el pH extracelular hacia la normal.

Suponga que el pH urinario mínimo fuera 6 en lugar de 4.5 a 5.0. ¿Cuál sería el efecto de esto en la excreción de ácido titulable y amonio, así como en el pH extracelular?

Una de las señales principales para estos cambios fisiológicos apropiados es la reducción paralela, aunque menor, del pH celular tubular renal. Es importante considerar cómo podría ocurrir esto, puesto que los iones hidrógeno y los iones bicarbonato no pueden difundir con libertad a través de la bicapa lipídica de la membrana celular. Se han hecho estudios en animales experimentales que sugieren que el paso de salida de bicarbonato a través de la membrana basolateral —cotransporte Na^+–$3HCO_3^-$ en el túbulo proximal e intercambio de Cl–HCO_3^- en los conductos colectores— también es un mecanismo por medio del cual las células perciben los cambios de concentración plasmática de bicarbonato. Si, por ejemplo, una carga ácida aumentada disminuye la concentración plasmática de bicarbonato, habrá un mayor gradiente de concentración para que el bicarbonato difunda fuera de las células tubulares. La pérdida de bicarbonato intracelular disminuye el pH intracelular y brinda la señal para aumentar la secreción de hidrógeno y amonio.

El mecanismo es diferente si el cambio de pH extracelular se debe a una alteración de la PCO_2 (acidosis o alcalosis respiratoria). En este caso, la alteración del pH intracelular está mediada por la difusión de CO_2 liposoluble hacia dentro y fuera de la célula.

Ahora se puede utilizar esta información para considerar la respuesta renal a las principales alteraciones ácido-base antes descritas. La alcalosis metabólica (un incremento de pH debido al incremento primario de la concentración plasmática de bicarbonato) no se incluyó aquí, pues se explica con mayor detalle más adelante en este capítulo.

Acidosis metabólica

La acidosis metabólica se caracteriza por una disminución del pH extracelular inducida por un decremento de la concentración plasmática de bicarbonato. Esto puede ser resultado de la excreción renal reducida de ácido (retención de H^+), pérdida de bicarbonato en el tracto gastrointestinal u orina, o bien aumento de la generación de ácido (véase el capítulo 6). La respuesta inicial a la retención neta de ácido es la amortiguación por bicarbonato extracelular y por los amortiguadores celulares y óseos. La captación de cierta parte del exceso de hidrógeno por las células se acompaña de la pérdida parcial de potasio y sodio celular hacia el líquido extracelular para mantener la electroneutralidad. De este modo, es común que la acidosis metabólica se relacione con un incremento de la concentración plasmática de potasio por arriba de la cifra esperada para este estado de equilibrio de potasio. En algunos pacientes, la concentración plasmática de potasio en realidad se encuentra por arriba de lo normal (hiperpotasemia) aunque las reservas corporales de potasio están disminuidas (véanse el capítulo 7 y la figura 7.4). Este desplazamiento catiónico se revierte al corregir la acidosis.

Aunque al inicio la amortiguación es protectora, restaurar el equilibrio ácido–base requiere aumentar la excreción neta de ácido, una respuesta que comienza el primer día y alcanza un máximo en 5 a 6 días a medida que los cambios de acidificación proximal y distal antes descritos aumentan su intensidad. La mayor parte del incremento de la excreción ácida se realiza como amonio, puesto que la acidez titulable se limita por la velocidad de excreción de fosfato. La cetoacidosis diabética es una excepción a esta regla general, puesto que el β-hidroxibutirato urinario puede actuar como ácido titulable.

Suponga que la acidosis metabólica se induce por un aumento de la carga ácida por la pérdida de bicarbonato a causa de diarrea. Cuando esta se resuelve y la carga ácida diaria regresa a cifras normales, ¿cuál sería la señal para disminuir la excreción neta de ácido a cifras basales?

Además de la respuesta renal, el pH extracelular en la acidosis metabólica también se protege por un incremento de la ventilación alveolar lo cual disminuye la PCO_2. A partir de la ecuación de Henderson–Hasselbalch, el pH es proporcional a la *razón* entre la concentración plasmática de bicarbonato y la PCO_2. De este modo, un decremento de la PCO_2 protege el pH en presencia de una concentración plasmática reducida de bicarbonato. Algunas observaciones empíricas sugieren que la PCO_2 disminuye a un promedio de 1.2 mm Hg por cada decremento de 1 mEq/L de la concentración plasmática de bicarbonato. Así, una concentración plasmática de bicarbonato de 14 mEq/L (10 mEq/L por debajo de lo normal) debe relacionarse con una PCO_2 cercana a 28 mm Hg (12 mm Hg por debajo de lo normal) (tabla 5.2).

TABLA 5.2. Cambios primarios y compensatorios en diferentes alteraciones ácido-base

Alteración	Cambio primario	Respuesta compensatoria
Acidosis metabólica	Decremento de la concentración plasmática de bicarbonato	Reducción de la PCO_2 que promedia 1.2 mm Hg por cada reducción de 1 mEq/L en la concentración plasmática de bicarbonato
Alcalosis metabólica	Aumento de la concentración plasmática de bicarbonato	Incremento de la PCO_2 que promedia 0.6–0.7 mm Hg por cada aumento de 1 mEq/L en la concentración plasmática de bicarbonato
Acidosis respiratoria	Aumento de la PCO_2	Agudo: aumento de la concentración plasmática de bicarbonato que promedia 1 mEq/L por cada aumento de 10 mm Hg de la PCO_2 Crónico: aumento de la concentración plasmática de bicarbonato que promedia 3.5 mEq/L por cada aumento de 10 mm Hg de la PCO_2
Alcalosis respiratoria	Reducción de la PCO_2	Aguda: decremento de la concentración plasmática de bicarbonato, que promedia 2 mEq/L por cada reducción de 10 mm Hg de la PCO_2 Crónica: decremento de la concentración plasmática de bicarbonato que promedia 4 mEq/L por cada decremento de 10 mm Hg de la PCO_2

Calcule el pH en presencia de una concentración plasmática de bicarbonato de 14 mEq/L con y sin la compensación respiratoria. La PCO_2 permanece en el intervalo normal con 40 mm Hg en el último caso.

Acidosis respiratoria

La acidosis respiratoria se induce por un aumento de la PCO_2 (hipercapnia) resultado del decremento de la ventilación alveolar, ocurre en diversas situaciones clínicas relacionadas con insuficiencia respiratoria (la explicación detallada de las causas de la acidosis respiratoria se encuentra fuera del objetivo de este libro). Aunque corregir esta alteración requiere restaurar la función pulmonar normal, los riñones pueden minimizar el cambio de pH extracelular al aumentar la excreción ácida (principalmente como amonio), con lo cual se generan nuevos iones bicarbonato en el plasma y aumenta la concentración plasmática de bicarbonato. Se cree que este efecto renal está mediado por un decremento del pH de la célula tubular a medida que el exceso de CO_2 difunde hacia dentro de las células.

En promedio, la concentración plasmática de bicarbonato aumenta al inicio en la acidosis respiratoria casi 1 mEq/L por cada aumento de 10 mm Hg de la PCO_2

por la amortiguación tisular y luego, durante un periodo de 5 a 6 días, 3.5 mEq/L por cada aumento de 10 mm Hg de la PCO_2, debido al efecto añadido de excreción renal reforzada de ácido. En general, el resultado neto es que el pH extracelular se defiende bien en la acidosis respiratoria crónica.

La amortiguación tisular es resultado de la difusión de CO_2 en el interior de las células, como los eritrocitos. La combinación de este CO_2 con H_2O dentro de las células genera H_2CO_3, que luego se disocia en un ion hidrógeno (que se amortigua por las proteínas celulares o la hemoglobina) y un ion bicarbonato. Este último difunde fuera de la célula hacia el líquido extracelular, lo cual aumenta la concentración plasmática de bicarbonato.

Nótese que las respuestas a la acidosis respiratoria aguda y crónica son diferentes por el incremento retardado de la excreción renal de ácido. Esto contrasta con la compensación respiratoria en acidosis metabólica que ocurre con rapidez en un lapso de horas.

Alcalosis respiratoria

Pueden aplicarse consideraciones similares, aunque en la dirección opuesta, a la alcalosis respiratoria. Esta alteración se caracteriza por un incremento primario de la ventilación alveolar que disminuye la PCO_2 (hipocapnia) y se observa en numerosas situaciones clínicas que incluyen afecciones respiratorias como neumonía, ansiedad, infección grave e insuficiencia hepática. Al inicio, la concentración plasmática de bicarbonato disminuye 2 mEq/L por cada decremento de 10 mm Hg de la PCO_2, debido a la amortiguación de los iones H^+ intracelulares liberados. Después de varios días ocurre un decremento de la excreción neta de ácido inducido por alcalosis intracelular, tanto por la pérdida de bicarbonato en la orina (ya que se reabsorbe una menor cantidad) como por la excreción reducida de amonio. El efecto neto es una disminución promedio de la concentración plasmática de bicarbonato de 4 mEq/L por cada decremento de 10 mm Hg de la PCO_2, que provoca la normalización del pH extracelular en la alcalosis respiratoria crónica.

Depleción de volumen circulante eficaz

La reabsorción de bicarbonato también puede influirse por el volumen circulante eficaz, donde el efecto más importante es el incremento de la capacidad de reabsorción de bicarbonato con depleción de volumen. Esta relación se ilustra en la figura 5.3. Aumentar la concentración plasmática de bicarbonato mediante la infusión de bicarbonato de sodio origina una meseta de la reabsorción de bicarbonato a cifras plasmáticas cercanas a 26 mEq/L. Esta es una respuesta adecuada, puesto que la excreción de bicarbonato por arriba de esta cifra ayuda a mantener una concentración plasmática de bicarbonato normal.

En comparación, la capacidad de reabsorción de bicarbonato puede incrementarse 4 mEq/L (a casi 30 mEq/L) simplemente con la ingesta de una dieta con poco contenido de sal y puede aumentar más allá de 35 mEq/L con una depleción más marcada de volumen. En este caso, la reabsorción de bicarbonato de sodio es protectora desde el punto de vista de la regulación volumétrica, pues tiende a minimizar el déficit de volumen.

La circunstancia principal en que esta relación asume importancia clínica es la alcalosis metabólica, puesto que el incremento de la capacidad de reabsorción de bicarbonato evita la corrección de la alcalosis por la excreción de bicarbonato excesivo en la orina. La liberación aumentada de aldosterona (a consecuencia de

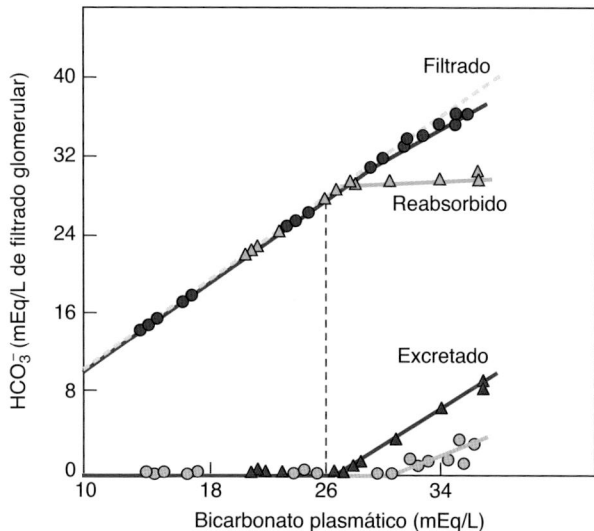

■ FIGURA 5.3. Filtración, reabsorción y excreción de bicarbonato como una función entre la concentración plasmática de bicarbonato y el estado volumétrico en un paciente que recibe una infusión de bicarbonato de sodio para aumentar la concentración plasmática de bicarbonato de manera gradual. Cuando se permitió que ocurriera la expansión de volumen (*triángulos*), la capacidad de reabsorción de bicarbonato alcanzó una meseta (*verde*) de la concentración plasmática de bicarbonato de 26 mEq/L, mientras el exceso de bicarbonato se excretaba en la orina (*rojo*). De este modo, la concentración plasmática de bicarbonato no aumentó más allá de 26 mEq/L, debido a que el exceso filtrado no se reabsorbió. En comparación, al inducir una depleción leve de volumen con un diurético antes de la infusión de bicarbonato (*círculos*), la capacidad de reabsorción de bicarbonato excedió 34 mEq/L y ocurrió bicarbonaturia a una mayor concentración plasmática de bicarbonato. (De Slatopolsky E, Hoffsten P, Purkerson M, et al. On the influence of extracellular fluid volume expansion and of uremia on bicarbonate reabsorption in man. *J Clin Invest.* 1970;49[5]:988–998. Modificada con permiso de American Society for Clinical Investigation.)

la depleción de volumen) y una reducción del plasma —y por lo tanto de la concentración de cloro en el líquido tubular— contribuyen a esta respuesta (véase la sección "Alcalosis metabólica").

Concentración plasmática de potasio

Tanto la reabsorción de bicarbonato como la excreción de amonio varían de manera inversa con la concentración plasmática de potasio (figura 5.4). Esta relación está mediada, por lo menos en parte, por el desplazamiento transcelular de cationes que provoca cambios en el pH intracelular. Con la pérdida de potasio, por ejemplo, el decremento de la concentración plasmática de potasio se minimiza por la difusión de potasio fuera de las células (que contienen alrededor de 98% del potasio corporal). Los principales aniones celulares —proteínas y fosfatos orgánicos como adenosín trifosfato (ATP) —son demasiado grandes para salir de las células. De este modo, se mantiene la electroneutralidad por el movimiento del hidrógeno extracelular y el sodio hacia dentro de la célula (figura 5.5). El efecto

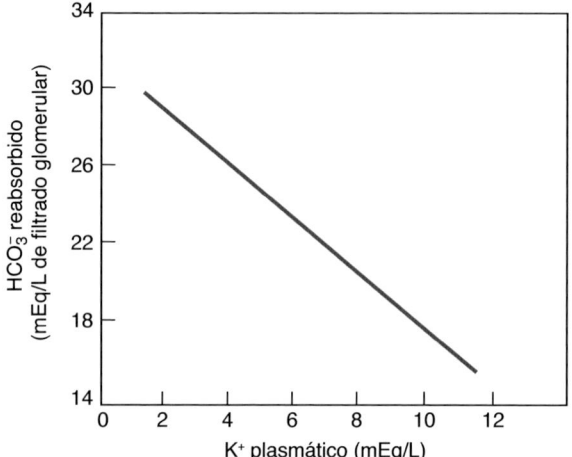

■ **FIGURA 5.4. Relación inversa entre la capacidad de reabsorción de bicarbonato y la concentración plasmática de potasio.** (Modificada de Fuller GR, MacLeod MB, Pitts RF. Influence of administration of potassium salts on the renal tubular reabsorption of bicarbonate. *Am J Physiol.* 1955;182[1]:111–118.)

neto es una acidosis intracelular que estimula tanto la reabsorción de bicarbonato como la excreción de amonio. La pérdida aumentada de ácido promueve el desarrollo de alcalosis metabólica.

Estos cambios se revierten con la hiperpotasemia, que se relaciona con una alcalosis intracelular y excreción ácida disminuida. La retención consecuente de ácido puede provocar acidosis metabólica leve.

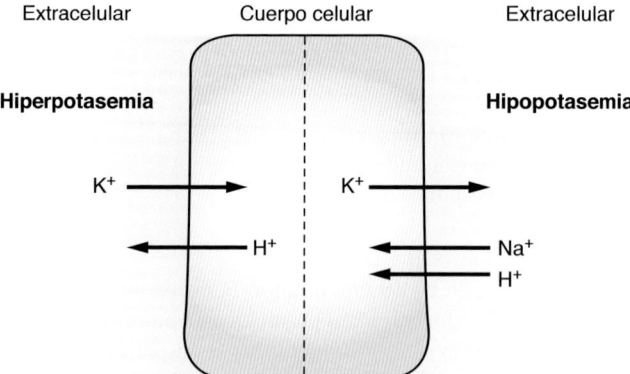

■ **FIGURA 5.5. Desplazamientos recíprocos de H+ y Na+ en caso de hiper e hipo-potasemia.** La hipopotasemia se minimiza por la difusión de potasio hacia fuera de las células. La electroneutralidad se mantiene por el desplazamiento intracelular de hidrógeno y sodio, lo cual provoca acidosis intracelular, que estimula la reabsorción de bicarbonato y la excreción de amonio en el conducto colector. La hiperpotasemia tiene el efecto opuesto y causa alcalosis intracelular y excreción ácida disminuida.

Alcalosis metabólica

La alcalosis metabólica ilustra la importancia clínica de muchos de los principios descritos antes. Esta alteración se caracteriza por un incremento primario de la concentración plasmática de bicarbonato y un aumento del pH extracelular. Aunque la compensación renal para la acidosis respiratoria crónica también incrementa la concentración plasmática de bicarbonato, el pH extracelular se reduce en este caso.

Patogenia

Al abordar al paciente con alcalosis metabólica, deben formularse dos preguntas:

- ¿Qué factores dan paso a la generación de alcalosis al aumentar la concentración plasmática de bicarbonato?
- ¿Qué factores previenen la excreción del exceso de bicarbonato, la cual permite que la alcalosis persista?

Generación de alcalosis metabólica

El mecanismo más común responsable del aumento de la concentración plasmática de bicarbonato en la alcalosis metabólica es la pérdida de hidrógeno a través del tracto gastrointestinal (como por vómito) o por la orina (como por terapia diurética) (tabla 5.3). A partir de la reacción de amortiguación por el sistema bicarbonato–dióxido de carbono, la pérdida de iones hidrógeno provoca la generación equimolar de bicarbonato.

$$CO_2 + H_2O \leftrightarrow H^+ + HCO_3^-$$

TABLA 5.3. Causas principales de alcalosis metabólica

I. **Pérdida de hidrógeno**
    A. **Pérdida gastrointestinal**
        1. Eliminación de las secreciones gástricas, ya sea por vómito o succión nasogástrica
        2. Antiácidos en insuficiencia renal avanzada
    B. **Pérdida urinaria**
        1. Diuréticos de asa o tiazidas
        2. Exceso mineralocorticoide primario (hiperaldosteronismo)
        3. Alcalosis poshipercápnica
        4. Hipercalcemia y síndrome por leche-álcali
    C. **Entrada de H⁺ a las células**
        1. Hipopotasemia

II. **Administración de bicarbonato o un ion orgánico que puede metabolizarse en bicarbonato, como el citrato en transfusiones sanguíneas**

III. **Alcalosis por contracción**
    A. **Diuréticos de asa o tiazidas en pacientes edematizados**
    B. **Vómito o succión nasogástrica en aclorhidria**
    C. **Pérdida por sudor en fibrosis quística**

Las secreciones gástricas, por ejemplo, son muy ácidas, ya que contienen elevadas concentraciones de ácido clorhídrico. En condiciones normales, el efecto del ácido gástrico se equilibra por la secreción de una cantidad igual de bicarbonato pancreático inducida por la entrada de ácido al duodeno. Sin embargo, no hay un estímulo para la secreción de bicarbonato si el ácido gástrico no llega al duodeno a causa del vómito o la succión nasogástrica. Esto causa la pérdida de iones hidrógeno *sin* la secreción apropiada de bicarbonato, con una retención equimolar de bicarbonato en la circulación para cada mol de iones hidrógeno perdidos.

Por otra parte, los diuréticos de asa o las tiazidas inhiben la reabsorción de sodio en el asa de Henle y el túbulo distal, respectivamente (véase el capítulo 4). Cierta parte del sodio excesivo se reclama por las células principales en el conducto colector cortical bajo la influencia de la aldosterona (véase la figura 1.4), cuya secreción aumenta por la pérdida de líquido inducida por diurético. La reabsorción de sodio catiónico crea un potencial eléctrico negativo en el lumen, que favorece la retención urinaria de hidrógeno secretado por las células intercaladas adyacentes (el mecanismo ilustrado en la figura 5.2). La aldosterona también promueve la pérdida de hidrógeno directamente al estimular la bomba H^+-ATPasa. De este modo, además del hiperaldosteronismo secundario resultado de la depleción de volumen, también se observa alcalosis metabólica en condiciones de exceso primario de aldosterona (como un adenoma suprarrenal productor de aldosterona).

Otros modos en los cuales puede haber un aumento de la concentración plasmática de bicarbonato son la administración de bicarbonato (o un anión orgánico, como citrato, que genera bicarbonato cuando se metaboliza), hipopotasemia simultánea (debida a que el desplazamiento transcelular de potasio–hidrógeno descrito antes causa alcalosis extracelular y acidosis intracelular; véase la figura 5.5) y la contracción de volumen.

La alcalosis por contracción puede observarse cuando se pierde una gran cantidad de líquido relativamente libre de bicarbonato. Es más común que esto ocurra con la terapia diurética en estados edematosos y puede agregarse el efecto de la pérdida reforzada de hidrógeno inducida por el diurético. En este caso, el volumen del líquido extracelular se contrae alrededor de una cantidad constante de bicarbonato extracelular (dado que se pierde poco o ningún bicarbonato); el efecto neto es un incremento de la concentración plasmática de bicarbonato. Supóngase, por ejemplo, que un paciente edematizado tiene un volumen de líquido extracelular de 20 L y una concentración de bicarbonato de 24 mEq/L. La cantidad total de bicarbonato extracelular es 480 mEq. Si se pierden 5 L por diuresis, entonces el volumen del líquido extracelular disminuye a 15 L y si no se pierde bicarbonato, la concentración plasmática de bicarbonato aumentará a 32 mEq/L. El valor en estado estacionario será un poco menor por la amortiguación por la liberación de iones hidrógeno a causa de los amortiguadores celulares:

$$HCO_3^- + Hamort \rightarrow amort^- + H_2CO_3 \rightarrow CO_2 + H_2O$$

Un incremento de la concentración plasmática de bicarbonato también constituye la respuesta renal compensadora para el incremento crónico de la PCO_2

(hipercapnia). A pesar de que el pH extracelular disminuye en la acidosis respiratoria crónica, restaurar la ventilación normal (como con un ventilador mecánico) puede normalizar la PCO_2 mientras la concentración plasmática de bicarbonato permanece elevada. Este fenómeno se denomina alcalosis poshipercápnica y puede persistir si el exceso de bicarbonato no puede excretarse debido a la depleción simultánea de volumen.

Conservación de la alcalosis metabólica

La alcalosis metabólica no puede inducirse por la administración de bicarbonato de sodio a individuos normales como se muestra en la figura 5.3, el exceso de bicarbonato se excreta cuantitativamente en la orina. Un estudio demostró que la administración de una cantidad masiva (1 000 mEq) de bicarbonato de sodio por día durante 2 semanas produjo solo un incremento leve de la concentración plasmática de bicarbonato. De esta manera, la persistencia de la alcalosis metabólica requiere cierta anomalía que limite la excreción renal de bicarbonato.

El factor perpetuante más común es la depleción del volumen circulante eficaz. Como ya se describió, la capacidad de reabsorción de bicarbonato puede exceder 35 mEq/L en individuos hipovolémicos (véase la figura 5.3) en un intento por prevenir la pérdida adicional de sodio. Además del efecto del hiperaldosteronismo inducido por hipovolemia, hay evidencia que sugiere un papel importante de la depleción de cloro (con hidrógeno en las secreciones gástricas o después de terapia diurética) y entrega reducida de cloro a los conductos colectores.

La depleción de cloro puede incrementar la reabsorción distal neta de bicarbonato a través de dos mecanismos: la secreción aumentada de hidrógeno y la secreción disminuida de bicarbonato.

Secreción aumentada de hidrógeno

La H^+-ATPasa en el conducto colector se relaciona con la cosecreción pasiva de cloro para mantener la electroneutralidad (véase la figura 5.2). Un decremento de la concentración de cloro en el líquido tubular refuerza el gradiente para la secreción de cloro fuera de la célula y promueve indirectamente la secreción de hidrógeno.

Secreción disminuida de bicarbonato

En condiciones normales, una concentración plasmática aumentada de bicarbonato provoca un decremento de la reabsorción de bicarbonato. Además, cierta parte del bicarbonato urinario deriva de una subpoblación de células intercaladas (tipo B) en el conducto colector cortical que en presencia de alcalemia, son capaces de secretar bicarbonato de la célula al lumen (figura 5.6). En estas células, el sitio de los transportadores para hidrógeno y bicarbonato es el opuesto al encontrado en las células secretoras de hidrógeno; la bomba H^+-ATPasa se localiza en la membrana basolateral, mientras el intercambiador $Cl–HCO_3^-$ se encuentra en la membrana apical. La energía para la secreción de bicarbonato proviene del gradiente internalizante favorable para cloro. De esta manera, un decremento de la concentración de cloro en el líquido tubular disminuirá la secreción neta de bicarbonato, por lo que se perpetúa la alcalosis.

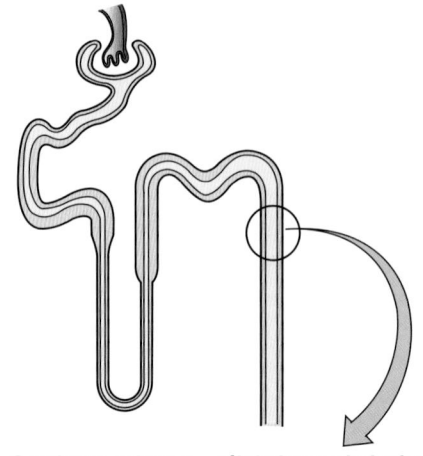

Conducto colector—célula intercalada tipo B

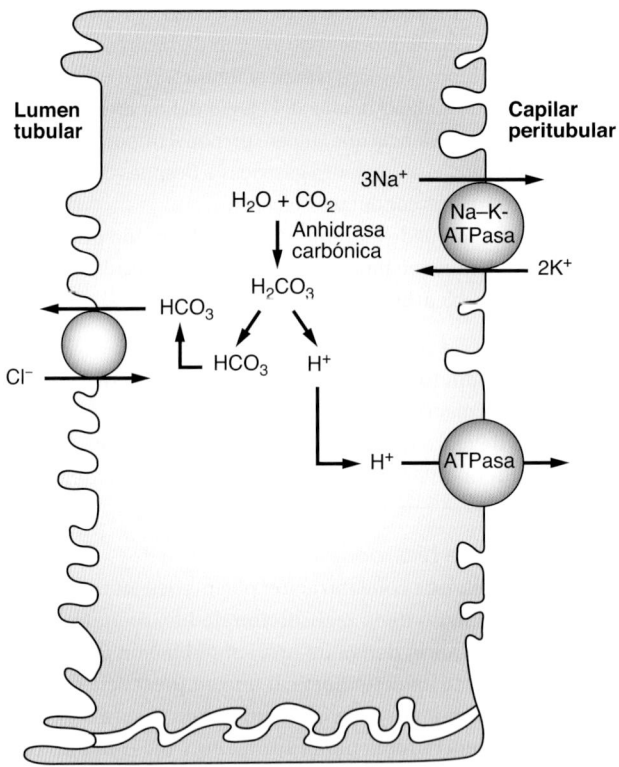

■ **FIGURA 5.6. Modelo de la secreción de bicarbonato en las células intercaladas tipo B en el conducto colector cortical.** El paso final, la secreción de bicarbonato hacia el lumen tubular, está mediado por un intercambiador cloro–bicarbonato localizado en la membrana apical; la bomba H^+-ATPasa en estas células se localiza en la membrana basolateral. (Modificada con permiso de O'Callaghan CA, Brenner BM. *The Kidney at a Glance.* Malden, MA: Blackwell Publishers; 2000.)

Sin importar el mecanismo, el papel de cloro asume importancia clínica tanto en el diagnóstico como en el tratamiento de la alcalosis metabólica.

Un hombre de 22 años de edad desarrolla sangrado gastrointestinal moderado por una úlcera péptica. ¿La depleción de volumen relacionada provocará el desarrollo de alcalosis metabólica?

Hiperaldosteronismo primario e hipopotasemia

Los pacientes con hipersecreción primaria de aldosterona desarrollan hipopotasemia y alcalosis metabólica por el aumento de la excreción urinaria de potasio (véase el capítulo 7) e hidrógeno. Estas personas tienden a presentar una leve expansión de volumen e hipertensión por retención de sodio inducida por aldosterona; por lo tanto, la hipovolemia no puede ser responsable de la persistencia de la alcalosis. Estudios en animales y humanos sugieren que la hipopotasemia tiene un papel principal, debido a que la concentración plasmática de bicarbonato disminuye hacia la normal con la administración de cloruro de potasio.

Se presume que la acidosis intracelular inducida por la depleción de potasio provoca secreción aumentada de hidrógeno y capacidad de reabsorción reforzada de bicarbonato (véanse la figuras 5.4 y 5.5). La repleción de potasio revierte estos desplazamientos catiónicos, lo que desencadena la entrada de potasio y la salida de hidrógeno de las células. El efecto neto es un incremento del pH intracelular (con lo cual disminuye la reabsorción de bicarbonato) y un decremento directo de la concentración plasmática de bicarbonato por la amortiguación por los iones hidrógeno que dejan la célula.

Es probable que la hipopotasemia también contribuya a la persistencia de la alcalosis en otras circunstancias. Como ejemplo, el potasio e hidrógeno se pierden tanto en caso de vómito como de terapia diurética. De este modo, los pacientes con estas alteraciones tienden a presentar hipopotasemia, así como alcalosis metabólica. En este caso, la corrección del déficit de potasio produce una mejora parcial de la alcalosis, aunque persista la depleción de volumen.

Concentración urinaria de cloro en el diagnóstico de alcalosis metabólica

La causa de la alcalosis metabólica casi siempre es evidente gracias a la historia. Si el diagnóstico está en duda, entonces es probable que el diagnóstico sea vómito autoinducido o ingesta de diuréticos, o una de las causas de sobreproducción primaria de aldosterona (o algún otro mineralocorticoide).

La valoración del estado volumétrico es útil para distinguir entre estas posibilidades. El vómito o la terapia diurética deben provocar depleción de volumen en lugar de expansión de volumen con exceso mineralocorticoide. Como se describió en el capítulo 2, la concentración urinaria de sodio puede utilizarse generalmente en este caso: un valor por debajo de 25 mEq/L sugiere hipovolemia (a menos que el diurético aún tenga actividad), mientras que un valor mayor de 40 mEq/L hace pensar que el paciente se encuentra normovolémico. La concentración urinaria de cloro sigue un patrón similar.

No obstante, la alcalosis metabólica representa una de las situaciones en las cuales las *concentraciones urinarias de sodio y cloro pueden disociarse*. A pesar de que la depleción de volumen causa conservación de sodio, la obligación de excretar el exceso de bicarbonato puede causar pérdida de sodio. Como se muestra en la figura 5.3, por ejemplo, la capacidad de reabsorción de bicarbonato puede aumentar a 35 mEq/L con la depleción de volumen. Sin embargo, si la concentración plasmática de bicarbonato es 42 mEq/L, entonces se excretará bicarbonato en parte con sodio.

Relación entre bicarbonato, sodio, potasio y cloro urinarios

Comprender la relación entre bicarbonato y otros electrolitos urinarios en la alcalosis metabólica requiere una breve revisión del transporte en los distintos segmentos de la nefrona. Si se excreta bicarbonato, debido a que la carga filtrada excede la capacidad de reabsorción, entonces, para mantener la electroneutralidad, el sodio o potasio deben acompañar al bicarbonato. En el túbulo proximal y el asa de Henle, la reabsorción de bicarbonato ocurre a través del intercambio Na^+–H^+ (véase la figura 5.1); por lo cual, inhibir este transportador en la alcalosis metabólica entregará sodio y bicarbonato a las porciones distales de la nefrona.

Como ya se describió, la reabsorción o secreción de bicarbonato en el conducto colector cortical ocurre en las células intercaladas (véanse las figuras 5.2 y 5.6); en comparación, las células principales adyacentes reabsorben sodio y cloro, y secretan potasio en parte bajo la influencia de aldosterona (véase la figura 1.5). El proceso de reabsorción de sodio a través de los canales de sodio en la membrana apical crea un potencial negativo luminal que puede atenuarse por la reabsorción de cloro o por la secreción de potasio.

En un paciente hipovolémico con alcalosis metabólica, el hiperaldosteronismo secundario relacionado estimula la reabsorción de sodio en el conducto colector. Este proceso continúa hasta que se ha reabsorbido casi todo el cloro. En este punto, el bicarbonato no reabsorbible es el anión principal que queda en el lumen tubular. Como resultado, la electroneutralidad puede mantenerse con reabsorción adicional de sodio solo si se acompaña de la secreción de potasio.

De este modo, la alcalosis metabólica con bicarbonaturia es una condición perdedora de sodio y potasio. En comparación, la concentración urinaria de cloro se reduce en concordancia (menos de 25 mEq/L), debido tanto a hipovolemia como a hipocloremia. La orina puede considerarse virtualmente libre de cloro en este caso, puesto que *no hay una alteración de la reabsorción de cloruro de sodio*.

Un paciente con alcalosis metabólica sin explicación presenta una concentración urinaria de sodio de 43 mEq/L. Esto podría reflejar la ausencia de depleción de volumen, como en el hiperaldosteronismo primario o la depleción de volumen complicada por pérdida de sodio debida a disfunción tubular (con mayor frecuencia inducida por terapia diurética) o debida a bicarbonaturia, como se muestra en la tabla 5.4. Además de la medición de laboratorio de la concentración urinaria de cloro (que puede no estar disponible), ¿cuál es la simple medición que puede realizar para confirmar o excluir la presencia de bicarbonaturia significativa?

TABLA 5.4. Cambios secuenciales de la excreción urinaria de electrolitos en la alcalosis metabólica inducida por vómito

Tiempo	Sodio	Potasio	Cloro	Bicarbonato
1–3 días	⇑	⇑	⇓	⇑
Después	⇓	⇓	⇓	⇓

Electrolitos urinarios en la alcalosis metabólica

La gama de hallazgos urinarios que puede observarse en la alcalosis metabólica puede ilustrarse por la respuesta secuencial al vómito (véase la tabla 5.4). La pérdida inicial de secreciones gástricas (hidrógeno y cloruro de potasio) produce un incremento de la concentración plasmática de bicarbonato (debido a que no hay un estímulo para la *secreción* de bicarbonato en el duodeno) y por lo tanto un incremento de la cantidad de bicarbonato filtrado. La depleción de volumen relacionada activa el sistema renina–angiotensina–aldosterona. Sin embargo, la capacidad para conservar bicarbonato al máximo tarda varios días en desarrollarse. Como resultado cierta parte del bicarbonato excesivo se excreta con sodio y potasio, mientras que solo se conserva cloro de manera apropiada. La hipopotasemia observada con el vómito se debe principalmente al aumento de la excreción urinaria durante este periodo. La concentración de potasio en las secreciones gástricas es de tan solo 5 a 10 mEq/L, lo cual provoca solo un aumento modesto de la pérdida de potasio.

Los hallazgos urinarios cambian de manera drástica después de varios días si el grado de depleción de volumen y cloro es suficiente para aumentar la capacidad de reabsorción neta de bicarbonato a un nivel que permite la reabsorción de todo el bicarbonato filtrado. Además del reforzamiento de la reabsorción, el decremento de la concentración de cloro en el líquido tubular disminuye el grado de secreción de bicarbonato, ya que hay un gradiente menos favorable para que el cloro luminal entre a la célula y pueda intercambiarse por bicarbonato (véase la figura 5.6).

La eliminación virtual de bicarbonato de la orina en este momento tiene como resultado un pH urinario ácido que puede ser de hasta 4.5 a 5.0 (como en la paciente descrita al inicio de este capítulo). Este fenómeno se denomina **aciduria paradójica**, pues el pH urinario debe ser elevado en la alcalosis metabólica si el bicarbonato excesivo pudiera excretarse. Sodio y potasio también pueden conservarse de modo adecuado en este caso, en el cual no hay una excreción obligada con el bicarbonato urinario (véase la tabla 5.4).

Tratamiento

En la mayoría de los casos, la alcalosis metabólica puede corregirse mediante la administración de cloruro de sodio, cloruro de potasio (si el paciente tiene hipopotasemia) o cloruro de hidrógeno (usado solo en pacientes con insuficiencia renal o cardiaca). La terapia también debe dirigirse contra la enfermedad subyacente para disminuir la pérdida adicional de hidrógeno. Como ejemplo, la administración de un bloqueador de H_2 para reducir la velocidad de secreción de ácido gástrico puede ser beneficiosa en un paciente con vómito continuo o succión nasogástrica.

El cloruro de sodio y si es necesario el cloruro de potasio constituyen la base de la terapia en pacientes con alcalosis metabólica debida a vómito, succión nasogástrica o uso de diuréticos. Este esquema disminuye la concentración plasmática de bicarbonato de tres maneras: al revertir el componente de contracción; al eliminar los estímulos hipovolémico e hipopotasémico para el aumento de la reabsorción de bicarbonato; y al aumentar la concentración de cloro en el líquido tubular, lo cual promueve la secreción de bicarbonato en el conducto colector cortical (véase la figura 5.6).

La eficacia terapéutica de la repleción de volumen puede evaluarse de modo portátil al vigilar el pH urinario. El pH urinario excederá 7.0 y en ocasiones 8.0 cuando el reemplazo de volumen y cloro es suficiente para permitir la excreción del exceso de bicarbonato. La persistencia de orina ácida, por otra parte, indica un incremento continuo de la reabsorción de bicarbonato y la necesidad de reemplazo hídrico adicional.

La administración de sodio, potasio o hidrógeno debe realizarse con cloro, el *único anión reabsorbible*. Considérese la secuencia de cambios que ocurre con ácido clorhídrico comparada con la de ácido nítrico (HNO_3). Al inicio, ambos amortiguan el exceso de bicarbonato en el líquido extracelular y comienzan a corregir la alcalosis:

$$HCL + NaHCO_3 \rightarrow NaCl + H_2CO_3 \rightarrow CO_2 + H_2O$$
$$HNO_3 + NaHCO_3 \rightarrow NaNO_3 + H_2CO_3 \rightarrow CO_2 + H_2O$$

Sin embargo, los eventos dentro de los riñones son bastante diferentes. A medida que se filtra el cloruro de sodio, el sodio puede reabsorberse con cloro, debido a que la expansión de volumen y el incremento de la entrega distal de cloro promueven la secreción de bicarbonato. En comparación, el nitrato es un anión no reabsorbible. Por ello, la reabsorción de sodio en los conductos colectores debe acompañarse de un incremento de la secreción de hidrógeno y potasio para mantener la electroneutralidad. El efecto neto es la persistencia de la alcalosis por la excreción de gran parte del ácido administrado (como NH_4NO_3) y la exacerbación del déficit de potasio.

Estados edematosos

La administración de cloruro de sodio es indeseable en pacientes edematizados puesto que provoca la formación de más edema. Inclusive la insuficiencia cardiaca congestiva y la cirrosis hepática son estados tan ávidos de sodio (véase el capítulo 4), que administrar cloruro de sodio no aumentará de manera apreciable la excreción de bicarbonato.

Se dispone de dos opciones para este caso. Primera, puede administrarse ácido clorhídrico por infusión intravenosa. No obstante, esto debe realizarse con gran cuidado, pues la solución tan ácida es tóxica para las venas más pequeñas. La opción más simple y preferible es la administración del inhibidor de anhidrasa carbónica acetazolamida, la cual disminuye la actividad del intercambiador Na^+–H^+ en el túbulo proximal. (El papel de anhidrasa carbónica en este segmento se explicó antes.) El efecto neto es un decremento de la reabsorción de bicarbonato de sodio en el túbulo proximal, lo cual promueve la excreción tanto de sodio como de bicarbonato. La eficacia de este esquema de nuevo puede vigilarse a través de la medición del pH urinario, que debe exceder 7.0, si la excreción de bicarbonato ha aumentado de manera significativa.

RESUMEN

Los ácidos se definen como donadores de iones hidrógeno y las bases como acepto-res de iones hidrógeno. Los ácidos y bases fuertes tienen un pK_a muy bajo y muy alto, respectivamente, por lo que son ineficaces al pH fisiológico. El sistema amortiguador de bicarbonato es el sistema principal de amortiguación en la fisiología mamífera y el pH está regulado por la razón entre bicarbonato (proceso metabólico) y PCO_2 (proceso respiratorio) en el suero. Además del sistema amortiguador de bicarbonato, la excre-ción de los ácidos diarios producto del metabolismo de aminoácidos que contienen sulfhidrilo implica la excreción urinaria de ácido titulable y la excreción de iones hidró-geno mediante la producción de amoniaco y el aumento de la excreción de amonio en la orina. Los mecanismos compensatorios que protegen el pH emplean el proceso opuesto en la dirección contraria, pero no compensan para producir un pH normal. La acidosis metabólica se caracteriza por un decremento de la concentración plasmá-tica de bicarbonato y se relaciona con una disminución compensatoria de la PCO_2. La acidosis respiratoria se identifica por un incremento de la PCO_2 y se vincula con un aumento compensatorio de bicarbonato sérico. La alcalosis respiratoria es una reduc-ción primaria de la PCO_2 y se asocia con una disminución compensatoria de bicarbonato sérico. La alcalosis metabólica se observa con un pH alcalino (alcalemia) y es resultado de la pérdida renal (diuréticos) o gastrointestinal (vómito) de iones hidrógeno. El desa-rrollo y conservación de la alcalosis metabólica requiere la depleción concomitante de volumen. A diferencia de otros mecanismos de depleción de volumen, el sodio urinario puede no estar disminuido a causa del bicarbonato filtrado en la orina. La bicarbonaturia también perpetúa la hipopotasemia. En este caso, el cloro urinario se encuentra disminuido, por lo cual medir su concentración es la mejor prueba diag-nóstica para la depleción de volumen por vómito.

ANÁLISIS DEL CASO

La paciente cuyo caso se presentó al inicio de este capítulo, muestra alcalemia con alcalosis metabólica y acidosis respiratoria compensatoria (alcalosis metabó-lica inducida por vómito con pH arterial alto, concentración plasmática de bicarbo-nato elevada, aumento compensatorio de la PCO_2 e hipopotasemia). La etiología diferencial se lista en la tabla 5.3, pero la historia clínica sugiere con claridad una alcalosis metabólica inducida por vómito. La pérdida gastrointestinal de hidrógeno es el proceso desencadenante y el volumen eficaz disminuido es necesario para mantener la alcalosis. Al momento de la presentación, la paciente manifestaba una depleción de volumen suficiente para que todo el exceso de bicarbonato se reab-sorbiera en un intento por prevenir la pérdida urinaria adicional de sodio. Como resultado, la concentración urinaria de sodio es baja (10 mEq/L) y el pH urinario es paradójicamente ácido (5.0). Estos hallazgos corresponden a la fase de meseta en la tabla 5.4. Además, la hipopotasemia provoca acidosis intracelular por el des-plazamiento de hidrógeno que pone en marcha los mecanismos que aumentan la reabsorción de bicarbonato y la secreción de hidrógeno. La repleción hídrica con cloruro de sodio y cloruro de potasio corrige la alcalosis al permitir la pérdida de bicarbonato en la orina como bicarbonato de sodio. A medida que esto ocurre, el pH urinario aumentará de modo transitorio más allá de 7.0.

RESPUESTAS A LAS PREGUNTAS

La diferencia de 4 unidades logarítmicas entre el pH urinario y el pK_a significa que la razón amoniaco:amonio es 1:10 000.

$$50 = 90 + \log([NH_3]/[NH_4^+])$$

Por lo tanto, virtualmente todo el amoniaco secretado hacia el lumen se convierte en amonio. Mantener una concentración muy baja de amoniaco liposoluble promueve la difusión adicional de amoniaco hacia el lumen, donde puede atraparse como amonio. El suministro continuo de amoniaco permite que este sistema actúe como "amortiguador" eficaz, aunque su pK_a está muy lejos del pH extracelular o urinario.

El gran pK_a urinario también significa que el amonio urinario no se mide como ácido titulable. Agregar hidróxido de sodio para aumentar el pH urinario de 5.0 al nivel del plasma de 7.4 no convertirá tanto amonio de nuevo en amoniaco. A un pH de 7.4, la razón amoniaco:amonio es 1:40 (1.6 unidades logarítmicas). Por ello, solo hay 1 mEq de amoniaco si hay 40 mEq de amonio en la orina y solamente 1 de 40 mEq se medirá como un ácido titulable. A un pH de 5.0, casi no hay amoniaco.

La actividad del intercambiador Na^+-H^+ está limitada por el gradiente de concentración internalizante favorable para sodio, que es cercano a 7:1 en el túbulo proximal (140 mEq/L en el filtrado vs. casi 20 mEq/L en las células), pero mucho menor en los conductos colectores, debido a que la concentración de sodio en el líquido tubular es mucho menor. Un pH urinario de 5.0 (2.4 unidades logarítmicas) representa un gradiente > 200:1, mucho mayor que el gradiente internalizante para sodio. De este modo, es necesaria una bomba H^+-ATPasa que requiere energía, no un intercambio Na^+-H^+ pasivo.

La amortiguación de ácidos titulables y el atrapamiento de amonio dependen del pH y ambos procesos se vuelven más eficientes a medida que la orina se torna más ácida. La incapacidad para reducir el pH urinario en condiciones normales de 6 a 4.5 o 5, que es el defecto primario en la acidosis tubular renal distal (véase el capítulo 6), indica una excreción neta menor de ~10 a 30 veces lo normal. Esto podría evitar la excreción completa de la carga ácida diaria, lo cual provoca retención de hidrógeno y acidosis metabólica.

El estímulo para aumentar la excreción ácida es el decremento del pH intracelular inducido por acidemia sistémica. Una vez que la diarrea se detiene y la carga diaria de hidrógeno disminuye a cifras normales, la tasa inicialmente elevada de excreción ácida será mayor que la tasa de producción, lo cual aumenta la concentración plasmática de bicarbonato hacia el nivel normal. Esto favorecerá un incremento de la concentración intracelular de bicarbonato (por ejemplo, a través del intercambiador $Na^+-3HCO_3^-$ en la membrana basolateral del túbulo proximal). Este incremento consecuente del pH intracelular constituye la señal para disminuir la velocidad de excreción ácida.

El pH extracelular será 7.32 con la hiperventilación compensatoria, pero mucho menor a 7.17, si no hay dicha hiperventilación y la PCO_2 permaneciera constante:

$$7.32 = 6.10 + \log([14 \div (0.03 \times 28)])$$
$$7.17 = 6.10 + \log([14 \div (0.03 \times 40)])$$

6   La depleción de volumen promueve la *persistencia* de la alcalosis metabólica al minimizar la excreción del exceso de bicarbonato en la orina. Sin embargo, la depleción de volumen causa alcalosis metabólica (ya que provoca el aumento de la concentración plasmática de bicarbonato) solo si el líquido perdido está relativamente libre de bicarbonato, como en caso de vómito o terapia diurética. Por otra parte, el sangrado ocasiona la pérdida de plasma, que contiene bicarbonato, lo cual conlleva a un aumento de la concentración plasmática de bicarbonato.

7   El pH urinario indica si la velocidad elevada de excreción de sodio se debe a bicarbonaturia. Nótese que incluso a un pH urinario de 6, similar al pK_a de 6.1 para el sistema bicarbonato–dióxido de carbono, la concentración de bicarbonato en la orina será equivalente a la del dióxido de carbono disuelto: $0.03 \times 40 = 1.2$ mEq/L. Esto representa una pérdida insignificante de bicarbonato. El pH urinario debe ser mucho mayor, en general > 7.0, antes de que haya un grado significativo de pérdida de bicarbonato en la orina.

LECTURAS RECOMENDADAS

Berend K, de Vries AP, Gans RO. Physiological approach to assessment of acid–base disturbances. *N Engl J Med.* 2014;371(15):1434–1445.

Galla JH. Metabolic alkalosis. *J Am Soc Nephrol.* 2000;11(2):369–375.

Galla JH, Bonduris DN, Luke RG. Effects of chloride and extracellular fluid volume on bicarbonate reabsorption along the nephron in metabolic alkalosis in the rat. Reassessment of the classical hypothesis of the pathogenesis of metabolic alkalosis. *J Clin Invest.* 1987;80(1):41–50.

Garg LC. Respective roles of H-ATPase and H-K-ATPase in ion transport in the kidney. *J Am Soc Nephrol.* 1991;2(5):949–960.

Laski ME, Sabatini S. Metabolic alkalosis, bedside and bench. *Semin Nephrol.* 2006;26(6):404–421.

Rose BD, Post TW. *Clinical Physiology of Acid-Base and Electrolyte Disorders.* 5th ed. New York, NY: McGraw-Hill Education; 2001.

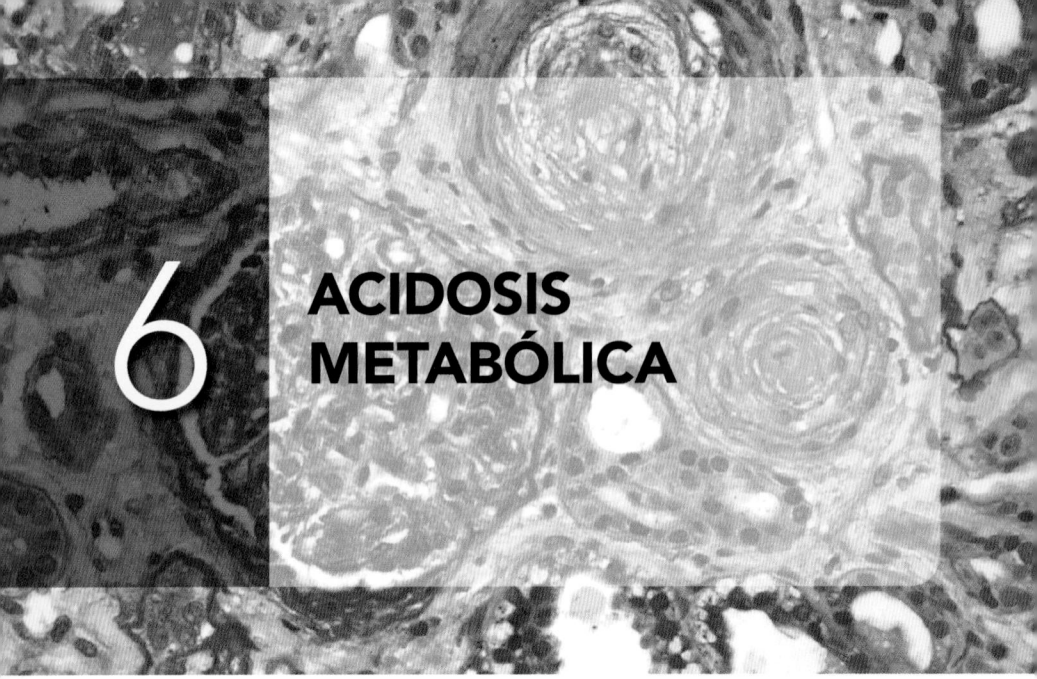

6 ACIDOSIS METABÓLICA

PRESENTACIÓN DE CASO

Un hombre de 58 años de edad tiene un infarto de miocardio agudo masivo y se presenta al hospital en choque. La exploración física revela un paciente confundido con extremidades frías y pegajosas sin gasto urinario. La presión arterial es 80/50 mm Hg, mucho menor que su cifra basal de 140/95 mm Hg. Mientras se le examina, el paciente presenta paro cardiopulmonar. Se inicia ventilación mecánica y se administra una pequeña cantidad de bicarbonato de sodio para tratar la acidemia notada después de haber obtenido los siguientes valores en sangre:

pH arterial = 7.30 (7.37–7.43)
PCO_2 = 32 mm Hg (36–44)
Na = 141 mEq/L (136–142)
K = 4.5 mEq/L (3.5–5)
Cl = 99 mEq/L (98–108)
CO_2 total = 15 mEq/L (21–30)

Se supone que el pH tisular se mantiene relativamente bien.

OBJETIVOS

Al terminar este capítulo será capaz de comprender cada uno de los siguientes temas:

▶ La respuesta renal normal a una carga ácida y cómo se altera en la insuficiencia renal.

▶ El uso de la brecha aniónica en el diagnóstico diferencial de la acidosis metabólica.

▷ La diferencia entre la medición del pH arterial y el venoso mixto cuando la perfusión tisular presenta un decremento marcado en la acidosis láctica.

▷ Los principios generales implicados en la terapia de los distintos tipos de acidosis metabólica, que incluyen el mecanismo mediante el cual la administración de bicarbonato puede ser deletérea en la acidosis láctica.

Introducción

La acidosis metabólica es una alteración clínica relativamente frecuente caracterizada por una reducción primaria de la concentración plasmática de bicarbonato, un pH extracelular disminuido (o una concentración aumentada de hidrógeno) e hiperventilación compensatoria, que favorecen una disminución de PCO_2. Sin embargo, un decremento de la concentración plasmática de bicarbonato no es diagnóstico de acidosis metabólica, debido a que también se produce por la compensación renal de la alcalosis respiratoria crónica. No obstante, en esta última afección el pH extracelular está aumentado, no reducido como en la acidosis metabólica.

Cuatro mecanismos básicos pueden provocar acidosis metabólica: 1) la ingesta de toxinas que se metabolizan en ácidos; 2) la generación endógena de ácido; 3) la pérdida de bicarbonato; o 4) alteraciones de la excreción renal de ácido (tabla 6.1). En este capítulo se revisan las características fisiopatológicas de varias de las causas más comunes de acidosis metabólica, así como los principios básicos de la terapia en cada una de estas afecciones. Esto va seguido de una revisión sobre la estrategia para obtener el diagnóstico diferencial con énfasis en la brecha aniónica.

TABLA 6.1. Causas principales de acidosis metabólica

I. **Ingesta**
   A. Ácido acetilsalicílico
   B. Etilenglicol, un componente del anticongelante y solventes
   C. Metanol (alcohol de madera), un componente de la goma laca y las soluciones descongelantes

II. **Producción endógena de ácido**
   A. Acidosis láctica, la mayoría de las veces por hipoperfusión
   B. Cetoacidosis, con mayor frecuencia debida a diabetes mellitus descontrolada

III. **Pérdida de bicarbonato (iones H⁺ retenidos)**
   A. Gastrointestinales: diarrea; fístulas pancreática, biliar o intestinal; ureterosigmoidostomía
   B. Renales: acidosis tubular renal tipo 2 (proximal)

IV. **Excreción ácida disminuida**
   A. Insuficiencia renal: excreción disminuida
   B. Acidosis tubular renal tipo 1 (distal)
   C. Acidosis tubular renal tipo 4 (hipoaldosteronismo) (explicada en el capítulo 7)

Como ya se explicó, la concentración plasmática de bicarbonato puede aumentar de tres maneras a cifras normales en la acidosis metabólica:

- Excreción del ácido excesivo en la orina
- Administración de álcali exógeno, con mayor frecuencia bicarbonato de sodio
- En acidosis orgánica (acidosis láctica y cetoacidosis), el metabolismo de aniones orgánicos durante la corrección de la afección subyacente origina la regeneración de bicarbonato. Con lactato, por ejemplo,

$$\text{Lactato}^- + 3O_2 \rightarrow 2CO_2 + 2H_2O + HCO_3^- \qquad \text{(ecuación 1)}$$

Excreción ácida disminuida

Como se describió en el capítulo 5, el metabolismo de los componentes dietéticos (en particular aminoácidos que contienen azufre) provoca la generación de 50 a 100 mEq de ácido por día bajo una dieta regular. Este ácido se excreta en la orina como amonio y acidez titulable. Si la carga ácida aumenta, la respuesta renal es incrementar la excreción ácida, principalmente como amonio (figura 6.1).

La acidosis metabólica debida a la incapacidad para excretar la carga ácida diaria ocurre con mayor frecuencia en pacientes con insuficiencia renal aguda (de inicio reciente) o crónica. Aunque relativamente raras, es habitual que las acidosis

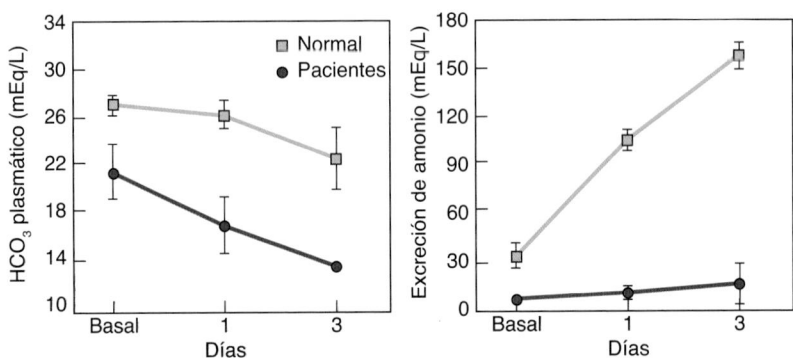

■ **FIGURA 6.1. Efecto de una carga ácida en la concentración plasmática de bicarbonato (*panel izquierdo*) y la excreción urinaria de amonio (*panel derecho*) en individuos normales (*cuadrados*) y pacientes con insuficiencia renal (*círculos*).** Los individuos normales presentan un incremento cuádruple de la excreción de amonio con un decremento de la concentración plasmática de bicarbonato de 27 a 22 mEq/L. Los pacientes con insuficiencia renal comenzaron con una concentración plasmática de bicarbonato baja de 21 mEq/L, pero excretaron menos amonio que los individuos normales antes de la carga ácida. La administración de ácido produjo un incremento mucho menor de la excreción de amonio en la insuficiencia renal. (De Welbourne T, Weber M, Bank N. The effect of glutamine administration on urinary ammonium excretion in normal subjects and patients with renal disease. *J Clin Invest.* 1972;51[7]:1852–1860. Modificada con permiso de American Society for Clinical Investigation.)

TABLA 6.2. Resumen de la acidosis tubular renal

	Tipo 1: distal	Tipo 2: proximal	Tipo 4 (véase el capítulo 7)
Anomalía básica	Acidificación distal alterada	Reabsorción proximal disminuida de bicarbonato	Resistencia a o deficiencia de aldosterona
pH urinario	> 5.3	Variable; > 5.3 si el umbral de reabsorción es mayor	< 5.3
Bicarbonato plasmático	Variable; puede ser < 10 mEq/L	Usual 14–20 mEq/L	Usual > 15 mEq/L
Potasio plasmático	Usual reducido o normal, pero puede estar aumentado	Normal o reducido	Incrementado
Complicaciones	Nefrocalcinosis, cálculos renales	Raquitismo u osteomalacia	Ninguna

tubulares renales (ATR) tipo 1 (distal) y tipo 2 (proximal) se presenten con función renal normal. Una revisión breve sobre la fisiopatología de las ATR tipo 1 y tipo 2 ayuda a ilustrar las distintas maneras en que el proceso secretor ácido puede alterarse y las implicaciones que estos defectos tienen para el tratamiento de acidemia. Véase la tabla 6.2 para un resumen de las características clínicas de ATR. La ATR tipo 4 (hipoaldosteronismo) se explica en el capítulo 7, debido a que la hiperpotasemia y no la acidosis metabólica, es el hallazgo más prominente.

Insuficiencia renal

La pérdida de nefronas funcionales en la nefropatía progresiva requiere una adaptación de la función tubular para mantener el equilibrio ácido–base. Al inicio, la excreción ácida neta se mantiene al aumentar la excreción de amonio por la nefrona funcional. La supuesta señal para esta respuesta es un leve decremento de la concentración plasmática de bicarbonato que produce una reducción del pH primero en el líquido extracelular y luego en el medio intracelular en las células tubulares renales funcionales restantes.

Sin embargo, la excreción total de amonio comienza a disminuir por debajo del nivel requerido para mantener el equilibrio ácido–base, una vez que la tasa de filtración glomerular (TFG) es < 40 mL/min (la normal es 85 a 120 mL/min). Como resultado, una parte de la carga ácida se retiene por día, algunos de estos iones hidrógeno se amortiguan por bicarbonato, lo que disminuye la concentración plasmática de bicarbonato. No obstante, la mayor parte de este ácido retenido se amortigua en las células y el hueso.

En la figura 6.1 se ilustra la diferencia de excreción urinaria de amonio entre individuos normales y aquellos con insuficiencia renal. Desde el inicio, los pacientes con insuficiencia renal comenzaron con acidosis metabólica leve (concentración plasmática de bicarbonato de 21 mEq/L), que se relaciona con una menor velocidad de la excreción de amonio que la encontrada en individuos normales (véase la figura 6.1, valores basales). Después de la administración de una carga ácida oral, las diferencias en la excreción de amonio son mucho más pronunciadas (25 vs. 160 mEq/día). Sin embargo, si la excreción total de amonio se divide entre la TFG (un índice aproximado de la cantidad de nefronas funcionales), la excreción de amonio *por nefrona funcional* aumenta en grado similar en ambos grupos. Por ejemplo, los individuos normales con TFG de 100 mL/min excretan 160 mEq/100 mL/min o 1.6 mEq de ácido por mL de la TFG. De modo similar, 25 mEq de amonio excretado con una TFG de 15 mL/min (25 mEq/15 mL/min) tendrán una excreción ácida similar por nefrona. De este modo, la excreción ácida alterada en insuficiencia renal se debe a *muy pocas nefronas funcionales* y no a un defecto de la función tubular.

En general, otros aspectos de la excreción renal de ácido están intactos en la insuficiencia renal. Es usual que el pH urinario sea menor de 5.3, lo cual sugiere que las porciones distales de la nefrona pueden secretar iones hidrógeno y mantener un gradiente elevado de pH; la limitación de la excreción ácida neta provoca la ausencia de disponibilidad de amoniaco como amortiguador.

En caso de una excreción neta disminuida de amonio, ¿por qué el riñón no se adapta a sí mismo al incrementar la excreción ácida como acidez titulable?

Tratamiento

En general, la acidosis metabólica en la insuficiencia renal crónica produce pocos síntomas manifiestos, debido a que la eficacia de la amortiguación celular y ósea mantiene la concentración plasmática de bicarbonato ente 12 y 20 mEq/L. Sin embargo, estos procesos de amortiguación pueden tener efectos adversos a largo plazo, lo cual lleva a la pérdida de minerales óseos (por la liberación de calcio del hueso, mientras los iones hidrógeno se amortiguan mediante el carbonato [CO_3^{2-}]) y la degradación de las proteínas musculares. Inclusive el incremento de la producción de amonio por nefrona puede reforzar la velocidad de lesión renal progresiva (véase el capítulo 13). Como resultado, es común que se utilice bicarbonato de sodio para corregir la acidosis metabólica de la insuficiencia renal crónica.

¿Cuál es la cantidad máxima de bicarbonato que debe administrarse por día para prevenir la retención de hidrógeno en la insuficiencia renal?

Acidosis tubular renal tipo 1

En la ATR tipo 1 (distal), el decremento de la excreción neta de ácido es resultado de la incapacidad para disminuir el pH urinario por debajo de 5.5 a 6.0, en vez de generarse por una producción disminuida de amonio (véase la tabla 6.2). El pH urinario más elevado (que significa que hay menos iones hidrógeno libres) reduce la eficiencia tanto de la amortiguación de hidrógeno por ácidos titulables como del atrapamiento de amoniaco en el lumen tubular como amonio.

La secreción disminuida de hidrógeno en los conductos colectores en esta afección se explica por cuatro mecanismos (véase la figura 5.2 para un modelo de acidificación distal):

- Alteración directa de la bomba H^+-ATPasa en la membrana apical por diversos defectos adquiridos o genéticos.
- Mutaciones del intercambiador cloro–bicarbonato basolateral que reduce el retorno de bicarbonato a la circulación (véase la figura 5.2).
- Aumento de la permeabilidad de la membrana apical o de la unión estrecha (por medicamentos o lesión local), lo cual permite la retrodifusión de iones hidrógeno fuera del lumen tubular siguiendo un gradiente de concentración muy favorable. Por ejemplo, la concentración de hidrógeno en el lumen tubular es 200 veces mayor que la del líquido extracelular cuando el pH urinario es 5.1 (2.3 unidades pH menos que el líquido extracelular).
- Decremento de la reabsorción de sodio en las células principales adyacentes en el conducto colector cortical. La reabsorción normal de sodio catiónico crea un potencial eléctrico negativo en el lumen que promueve la retención de iones hidrógeno secretados en el lumen y la secreción de potasio. Por ello, la reabsorción alterada de sodio promueve la retención de H^+ y causa acidosis metabólica, así como secreción alterada de potasio.

De manera habitual, la concentración sérica de potasio es baja (hipopotasemia), debido a la pérdida urinaria de potasio en pacientes con defectos de H^+-ATPasa o aumento de permeabilidad a iones hidrógeno por fuga retrógrada. Sin embargo, la reabsorción alterada de sodio en el túbulo colector evita la generación del potencial negativo luminal (véase la figura 1.5), el cual es la fuerza motriz para la secreción de potasio; por lo tanto, puede observarse un incremento de la concentración plasmática de potasio (hiperpotasemia) en la ATR distal.

La presencia de ATR tipo 1 debe sospecharse en cualquier paciente con acidosis metabólica con brecha aniónica normal sin motivo (véase la explicación siguiente) y un pH urinario persistente > 5.5. La concentración sérica de potasio puede ser normal, baja o elevada, según el mecanismo de la alteración. Los principios para la terapia son similares a aquellos para la insuficiencia renal crónica, que la fracción de la carga ácida diaria que no se excreta debe amortiguarse por bicarbonato exógeno.

Acidosis tubular renal tipo 2

En la ATR tipo 2 (proximal) hay un defecto por completo distinto (véase la tabla 6.2). Esta afección se caracteriza por una alteración de la reabsorción proximal de bicarbonato, la cual provoca pérdida inicial de bicarbonato en la orina. Sin embargo, este hallazgo es transitorio. Supóngase que la capacidad de reabsorción de bicarbonato se reduce de lo normal, alrededor de 26 mEq/L (véase la figura 5.3), a 17 mEq/L. El bicarbonato filtrado se pierde en la orina hasta que la concentración plasmática de bicarbonato disminuye a 17 mEq/L. En este punto, todo el bicarbonato filtrado ahora puede reabsorberse y el paciente es capaz de excretar la carga ácida diaria. En otras palabras, hay un nuevo estado estacionario en el cual el paciente es semejante al normal (el ingreso y el egreso de ácido son iguales), excepto que la concentración plasmática de bicarbonato disminuye 9 mEq/L. De este modo, la ATR tipo 2 es un padecimiento *autolimitante*. No obstante, la acidemia resultante puede contribuir a la pérdida mineral ósea y el desarrollo de raquitismo en niños y osteomalacia en adultos.

El defecto en la ATR tipo 2 sí crea un problema para la terapia. Tan pronto como el álcali exógeno aumenta la concentración plasmática de bicarbonato, la carga filtrada de bicarbonato excede la capacidad de reabsorción y la mayor parte del bicarbonato se pierde en la orina. Así, pueden administrarse dosis muy elevadas (10 a 15 mEq/kg/día) para superar la pérdida de bicarbonato y corregir la acidemia.

Generación aumentada de ácido

El desarrollo de acidemia es gradual en la insuficiencia renal o ATR tipo 1, debido a que se induce por la retención de cierta fracción de 50 a 100 mEq de la carga ácida diaria que no se excreta. En contraste, las acidosis metabólicas aguda y grave pueden presentarse cuando hay un incremento marcado de la producción ácida (véase la tabla 6.1). Por ejemplo, ejercitarse hasta quedar exhausto puede en unos cuantos minutos, reforzar la producción de ácido láctico, reduciendo con ello la concentración plasmática de bicarbonato hasta 5 mEq/L en algunos casos, ya que el pH arterial disminuye hasta 6.80. Hay dos mecanismos principales de generación aumentada de ácido que provocan acidosis metabólica. Se dividen en procesos que reducen la concentración de bicarbonato y cloro (acidosis con brecha aniónica) y procesos en que la concentración de bicarbonato disminuye, pero la de cloro aumenta (acidosis metabólica hiperclorémica) (figura 6.2).

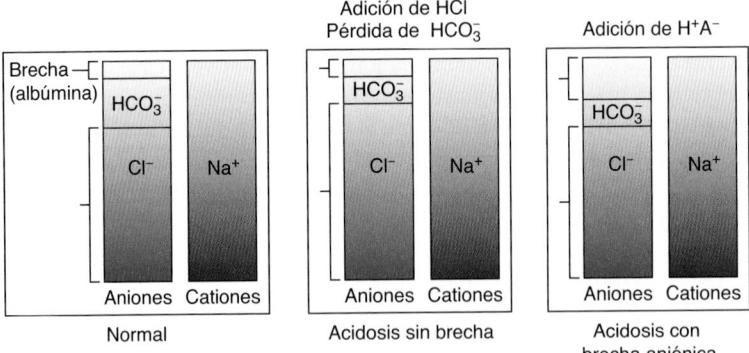

■ **FIGURA 6.2. Equilibrio de aniones y cationes en el desarrollo de acidosis metabólica.** El *panel izquierdo* exhibe el estado normal con la suma de cloro + bicarbonato + aniones no medidos (albúmina predomina) que forman la brecha. El *panel central* muestra que la adición de H⁺ con Cl⁻ o la pérdida de bicarbonato provocan acidosis, pero el incremento de Cl⁻ no produce cambios en la brecha aniónica. El *panel derecho* presenta el desarrollo de acidosis mediante la generación o retención de H⁺ con un anión diferente (p. ej., lactato), lo cual origina un incremento de la brecha aniónica.

Brecha aniónica en el diagnóstico de acidosis metabólica

Con frecuencia, la etiología de la acidosis metabólica es evidente a partir de la historia clínica y los datos laboratoriales de rutina (como un incremento crónico de la concentración plasmática de creatinina en insuficiencia renal o hiperglucemia, cetonuria y cetonemia en cetoacidosis diabética [CAD]). Además, calcular la brecha aniónica es una parte habitual de la evaluación de dicho paciente, porque divide las distintas causas en la tabla 6.1 en dos categorías: acidosis metabólica con brecha aniónica elevada o normal (tabla 6.3 y figura 6.2).

La brecha aniónica es igual a la diferencia entre las concentraciones plasmáticas del catión principal (sodio) y los aniones principales medidos (cloro y bicarbonato) (véase la figura 6.2):

$$\text{Brecha aniónica} = [Na^+] - ([Cl^-] + [HCO_3^-]) \qquad \textbf{(ecuación 2)}$$

TABLA 6.3. Causas principales de acidosis metabólica según la brecha aniónica

I. **Brecha aniónica aumentada**[a]
   A. **Retención o generación de ácido endógeno**
     1. Insuficiencia renal avanzada: fosfato, sulfato, urato, hipurato
     2. Rabdomiólisis masiva (lesión muscular grave)
     3. Acidosis láctica: lactato: L- y D-lactato
     4. Cetoacidosis: β-hidroxibutirato
   B. **Ingesta**
     1. Ácido acetilsalicílico: cetonas, lactato, salicilato
     2. Etilenglicol y propilenglicol: ácido glicólico, oxalato (encontrados en anticongelantes y solventes para algunos medicamentos intravenosos, respectivamente)
     3. Metanol: ácido fórmico
     4. Paraldehído: aniones orgánicos
     5. Ácido piroglutámico (5′-oxoprolina) acidemia relacionada con consumo de paracetamol

II. **Acidosis metabólica hiperclorémica o con brecha aniónica normal**
   A. **Pérdida de bicarbonato**
     1. ATR tipo 2 (proximal): hereditaria, relacionada con fármacos (ifosfamida, tenofovir) o con cáncer (mieloma múltiple)
     2. Pérdida gastrointestinal de bicarbonato: diarrea
   B. **Acumulación de iones H⁺**
     1. Algunos casos de insuficiencia renal crónica
     2. ATR tipo 1 (distal), fármacos, anfotericina, litio, síndrome de Sjögren, hipercalciuria
     3. ATR tipo 4 (hipoaldosteronismo; véase el capítulo 7)
   C. **Ingesta**
     1. Cloruro de amonio
     2. Tolueno; hipurato (filtrados y excretados en la orina)
     3. Algunos líquidos en hiperalimentación

[a]Las sustancias después de los dos puntos representan los aniones principales retenidos en la acidosis con brecha aniónica aumentada.

Los valores normales aproximados para estos iones son 140, 108 y 24 mEq/L, respectivamente, los cuales provocan una brecha aniónica normal de 6 a 10 mEq/L. Las cargas negativas de las proteínas plasmáticas (en particular albúmina) comprenden gran parte de esta brecha aniónica, debido a que las cargas en los demás cationes (potasio, calcio y magnesio) y aniones (fosfato, sulfato y aniones orgánicos como lactato y urato) tienden a equilibrarse (véase la figura 6.2).

El valor normal de la brecha aniónica debe ajustarse de modo descendente en presencia de hipoalbuminemia. El factor de corrección aproximado es una reducción de la brecha aniónica de 2.5 mEq/L por cada decremento de 1.0 g/dL de la concentración plasmática de albúmina (normal de 4 a 4.5 g/dL). Los factores que pueden afectar la brecha aniónica pueden apreciarse con mayor facilidad al reescribir la ecuación 2. Además de ser igual a la diferencia entre los cationes y aniones medidos, la brecha aniónica también es igual a la diferencia entre los aniones y los cationes *no medidos*:

Brecha aniónica = aniones no medidos − cationes no medidos

Un incremento de importancia clínica en la brecha aniónica casi siempre se debe a un aumento de la concentración de aniones no medidos. Este puede inducirse por una gran concentración plasmática de albúmina (resultado de hemoconcentración en individuos hipovolémicos) o con mayor frecuencia en acidosis metabólica, por la acumulación de diversos aniones (como lactato). En teoría, el incremento de la brecha aniónica también puede ser producto del decremento de los cationes no medidos (como en hipocalcemia, hipopotasemia o hipomagnesemia); sin embargo, en condiciones normales estos cationes se encuentran en concentraciones relativamente bajas y un decremento de la concentración solo aumenta la brecha aniónica de 1 a 3 mEq/L.

Además de que la hipoalbuminemia provoca una brecha aniónica disminuida, la acumulación de cationes no medidos tiene un efecto similar. En caso de hipercalcemia, hiperpotasemia e hipermagnesemia, la brecha se reduce, como puede observarse en la intoxicación por litio y en algunos casos de mieloma múltiple que produce paraproteínas catiónicas.

Estas relaciones pueden ser aplicables a las distintas causas de acidosis metabólica, en las cuales el exceso de ácido se amortigua con rapidez por bicarbonato extracelular. Si el ácido es HCl, entonces

$$HCl + NaHCO_3 \rightarrow NaCl + H_2CO_3 \rightarrow CO_2 + H_2O \qquad \text{(ecuación 3)}$$

(Refiérase al capítulo 5, ecuación 4, para la descripción de $H_2CO_3 \rightarrow CO_2 + H_2O$.)

Con la adición de HCl, hay un reemplazo de mEq por mEq de bicarbonato extracelular por cloro. Como resultado, no hay un cambio en la brecha aniónica debido a que la suma de la concentración de bicarbonato y la de cloro no cambia, así como no hay un cambio en la concentración de los aniones no medidos (véase la figura 6.2). Este padecimiento se conoce como acidosis con brecha aniónica normal o, por el incremento de la concentración plasmática de cloro, *acidosis hiperclorémica*.

La pérdida gastrointestinal o renal de bicarbonato de sodio (como por diarrea o ATR tipo 2) produce indirectamente el mismo resultado (véase la tabla 6.3). La depleción de volumen inducida por la pérdida de sodio activa los mecanismos de retención de sodio, como el sistema renina–angiotensina–aldosterona. La retención consecuente de cloruro de sodio favorece el intercambio neto de cloro por bicarbonato y ningún incremento de la brecha aniónica.

Por otra parte, si se acumulan iones hidrógeno con cualquier anión distinto de cloro, el bicarbonato extracelular se reemplaza por un anión no medido (A⁻) (véase la tabla 6.3):

$$HA + NaHCO_3 \rightarrow NaA + H_2CO_3 \rightarrow CO_2 + H_2O \qquad \text{(ecuación 4)}$$

En este caso, la acumulación de A⁻ provoca un incremento de la brecha aniónica. En ausencia de la ingesta de alguna sustancia o insuficiencia renal crónica, una brecha aniónica > 25 mEq/L (15 mEq/L más de lo normal) en un paciente con acidosis metabólica casi siempre se debe a acidosis láctica o cetoacidosis. Los incrementos menores también indican estos padecimientos, pero la precisión diagnóstica no es tan elevada, pues pueden acumularse otros aniones no medidos.

Inclusive, la distinción entre acidosis con brecha aniónica normal y elevada no siempre es absoluta. Por ejemplo, es típico que los pacientes con diarrea desarrollen acidosis con brecha aniónica normal. Sin embargo, la brecha aniónica puede comenzar a aumentar si la diarrea es grave, debido a hemoconcentración (que aumenta la concentración plasmática de albúmina) y acidosis láctica consecuente (debida a hipoperfusión).

Acidosis láctica

El ácido láctico deriva del metabolismo del ácido pirúvico en una reacción catalizada por la enzima lactato deshidrogenasa e implica la conversión de forma reducida de nicotinamida adenina dinucleótido (NADH) en la forma oxidada (NAD +). Los individuos normales producen de 15 a 20 mmol/kg de ácido láctico por día. Sin embargo, la concentración plasmática normal de lactato es de tan solo 0.5 a 1.5 mEq/L porque la mayor parte del lactato producido se convierte en glucosa en el hígado y en menor grado en los riñones (a través de las vías gluconeogénicas) o de nuevo en piruvato y luego en dióxido de carbono y agua. El exceso de lactato puede acumularse cuando hay un aumento de la producción o utilización disminuida de lactato. La acidosis láctica (definida como una concentración plasmática de lactato > 4 a 5 mEq/L) ocurre cuando la entrega tisular de oxígeno disminuye muy por debajo de las necesidades de los tejidos. Esto puede suceder en caso de ejercicio máximo o durante una crisis convulsiva generalizada, pero se debe con mayor frecuencia a choque hipovolémico, séptico o cardiogénico. En estas circunstancias, el piruvato se convierte de modo preferencial en lactato y el decremento de la perfusión hepática y renal minimiza la velocidad de utilización de lactato, debido a que, como se muestra en la ecuación 1, el metabolismo de lactato requiere la presencia de oxígeno.

pH arterial *versus* pH venoso mixto

En la mayoría de las condiciones clínicas, el pH extracelular se mide a partir de una muestra de sangre arterial, aunque también puede utilizarse sangre venosa obtenida con cuidado. (Los valores normales se listan en la tabla 5.1.) Se asume que los valores

TABLA 6.4. Valores simultáneos obtenidos de sangre arterial venosa mixta durante la reanimación cardiopulmonar

	pH	PCO_2 (mm Hg)	HCO_3 (mEq/L)
Arterial	7.41	32	20
Venosa mixta	7.15	74	24

obtenidos reflejan aquellos presentes en los tejidos. El colapso cardiovascular representa la única situación clínica en la cual esta suposición no es correcta, ya que es común que la reducción marcada del flujo sanguíneo pulmonar provoque hipercapnia (PCO_2 aumentada) en la sangre venosa central. Este problema puede ilustrarse en la tabla 6.4, que muestra los valores simultáneos obtenidos de sangre arterial y venosa mixta en pacientes bajo reanimación cardiopulmonar. Como se observa, los resultados de la sangre arterial sugieren que el pH se mantiene bien; en comparación, hay una acidemia venosa mixta drástica debida en gran parte a una PCO_2 mucho mayor en la sangre venosa.

La diferencia puede explicarse de la siguiente manera. La PCO_2 por debajo de lo normal (32 mm Hg) en sangre arterial indica que ya se ha depurado mucho del dióxido de carbono que contiene la sangre que entra a la circulación pulmonar. No obstante, la eliminación de CO_2 total disminuye, en este caso por la reducción marcada del flujo sanguíneo total. De este modo, cierta parte del CO_2 producido por el metabolismo se acumula en los tejidos, de tal modo que aumenta la PCO_2 venosa mixta. El efecto neto es que la sangre arterial puede brindar una estimación equívoca del estado del equilibrio ácido-base y este defecto se torna más prominente con el tiempo. Incluso este problema puede exacerbarse por la administración de bicarbonato de sodio (siguiente sección).

Papel de bicarbonato en el tratamiento de la acidosis láctica

El objetivo principal de la terapia en la acidosis láctica es la restauración de la perfusión tisular normal mediante, por ejemplo, la administración de líquido en el choque hipovolémico. Lograr una oxigenación adecuada permite el metabolismo de lactato, lo cual regenera bicarbonato y corrige la acidemia (véase la ecuación 1).

Sin embargo, algunos pacientes presentan acidemia grave con un pH arterial menor de 7.15. En este caso, se ha propuesto que la acidemia por sí misma podría causar tanto depresión miocárdica como vasodilatación sistémica, lo que reduce aún más la entrega de oxígeno. Como resultado, aumentar el pH extracelular mediante la administración de bicarbonato podría mejorar de manera directa la función cardiovascular y la perfusión tisular.

Sin embargo, tanto estudios experimentales como en humanos han sugerido que la terapia con bicarbonato es relativamente ineficaz en la acidosis láctica, produce solo *un incremento transitorio de la concentración plasmática de bicarbonato y quizá empeora la acidosis intracelular.* La incapacidad de aumentar el pH en este caso parece deberse en parte a un incremento relacionado de la producción neta de ácido láctico que contrarresta el efecto del bicarbonato añadido.

La manera en que esto puede ocurrir se relaciona con la explicación previa sobre la importancia de la acumulación tisular de CO_2 inducida por la reducción del flujo sanguíneo pulmonar. La amortiguación del ácido excesivo por bicarbonato exógeno genera más CO_2, quizá empeorando la acidemia venosa mixta:

$$HCO_3^- + H^+ \rightarrow CO_2 + H_2O$$

Este aumento de PCO_2 también intensifica la acidosis intracelular, debido a que el CO_2 es liposoluble y difunde con rapidez hacia dentro de las células. La disminución del pH intracelular en las células cardiacas puede reducir la contractilidad cardiaca y aminorar aún más la perfusión tisular e incrementar la producción de ácido láctico. Además, la utilización de lactato puede estar disminuida, ya que la acidosis intracelular reduce la utilización hepática de lactato.

Estos hallazgos provocan incertidumbre sobre la terapia óptima para acidosis láctica. Numerosos médicos consideran que el bicarbonato de sodio no está indicado como terapia, en particular durante el paro cardiopulmonar. Sin embargo, otros administran pequeñas cantidades de bicarbonato de sodio para mantener un pH arterial > 7.15; el pH venoso mixto debe vigilarse en este caso, si es posible.

? **3** La administración de una solución que contiene carbonato de sodio (Na_2CO_3) puede ser más eficaz que el bicarbonato de sodio para acidosis láctica. Considere la reacción de amortiguación para el carbonato y explique por qué puede ocurrir esto.

Cetoacidosis diabética

Desde un punto de vista ácido–base, la cetoacidosis diabética (CAD) comparte numerosas semejanzas con la acidosis láctica. Ambos padecimientos se deben a la producción endógena aumentada de ácido. En la CAD, la combinación de deficiencia de insulina y el exceso de glucagón origina un aumento de la síntesis hepática de cetoácidos, en particular ácido β-hidroxibutírico y en menor grado ácido acetoacético. Se requieren dos factores para aumentar la producción de cetoácidos:

- La entrega de los ácidos grasos libres precursores al hígado debe estar aumentada. Este efecto se debe a la lipólisis reforzada, mediada principalmente por cifras bajas de insulina, por lo que se elimina la acción antilipolítica normal de insulina.
- El metabolismo hepático debe estar alterado para que la acil coenzima A (CoA) grasa se metabolice en cetoácidos (un proceso mitocondrial), en vez de en triglicéridos (un proceso citosólico). El paso limitante de la velocidad en la síntesis de cetoácidos es la entrada de acil CoA grasa a la mitocondria, la cual está regulada por la enzima citosólica carnitina palmitoiltransferasa. La actividad de esta enzima se refuerza indirectamente por las cifras elevadas de glucagón en la CAD, lo cual permite que proceda la cetogénesis.

La acidemia puede ser grave, pero al igual que en la acidosis láctica, es reversible en gran medida por el tratamiento de la afección subyacente. La administración de insulina detiene la síntesis ulterior de cetoácidos y permite que el exceso de cetoácidos se metabolice. El metabolismo de los aniones cetoácidos, como en el caso de lactato y otros aniones orgánicos, provoca la regeneración de bicarbonato y la corrección espontánea de la acidemia.

?

4

Cierta parte del exceso de aniones cetoácido en la CAD se excreta en la orina. La documentación de cetonuria (con tira reactiva) es parte del método para confirmar el diagnóstico. ¿Qué efecto tendrá esta pérdida urinaria en la facilidad para corregir la acidemia después de la administración de insulina?

Ingesta de sustancias

Intoxicación por salicilatos

El ácido acetilsalicílico se convierte con rapidez en ácido salicílico en el organismo. La mayoría de los pacientes comienza a mostrar signos de intoxicación (como tinitus [zumbido en los oídos], vértigo y náusea) cuando las cifras plasmáticas de salicilatos exceden de 40 a 50 mg/dL, muy por arriba del intervalo terapéutico de 20 a 35 mg/dL. Aumentar la dosis de ácido acetilsalicílico produce un riesgo progresivamente mayor de toxicidad, por la saturación de los sitios de unión proteica en albúmina. Como resultado, más medicamento permanece en la forma libre con actividad fisiológica.

Pueden ocurrir dos alteraciones ácido–base principales en este caso: alcalosis respiratoria a causa de la estimulación directa del centro respiratorio y acidosis metabólica debida a interferencia con el metabolismo oxidativo, que provoca la acumulación de ácidos orgánicos como lactato y cetoácidos.

La toxicidad neurológica más seria de los salicilatos, incluidas las crisis convulsivas y la muerte, se relaciona con la concentración de salicilato en el tejido cerebral. Por lo tanto, una reducción de las cifras cerebrales es el primer objetivo de la terapia.

?

5

La distribución tanto de ácido salicílico liposoluble (HS) como de anión salicilato no liposoluble (S⁻) entre el cerebro y el líquido extracelular se ilustra en la figura 6.3. ¿Cómo podría manipular la reacción —$H^+ + S^- \leftrightarrow HS$— para que la acumulación cerebral total de salicilato disminuya? El pKa para esta reacción es 3.0:

$$pH = 3.0 + \log [(S^-) \div (HS)]$$

¿Cómo podría utilizar el mismo principio para maximizar la velocidad de excreción de salicilato en la orina?

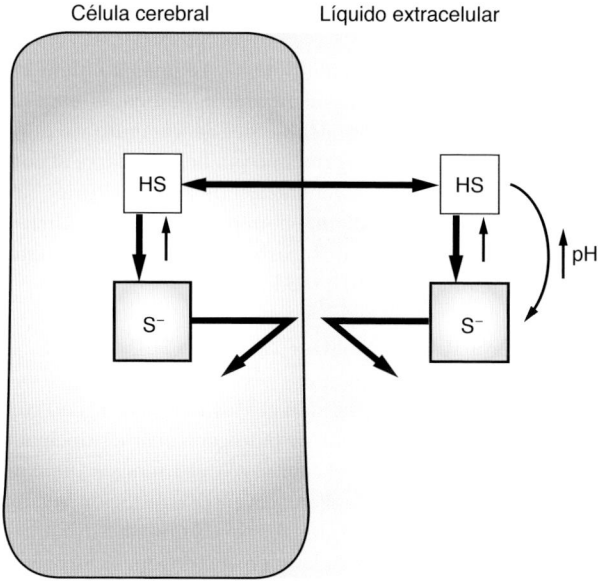

■ **FIGURA 6.3. Representación esquemática de la distribución equilibrada de ácido salicílico (HS) y salicilato (S⁻) entre el líquido extracelular y la célula cerebral.** El HS es liposoluble y tiene la misma concentración en ambos compartimentos. En comparación, el S^- está cargado y no logra concentraciones iguales a través de la membrana celular. Debido a que el pKa es 3.0, casi todo el S^- total en ambos compartimentos existe como anión S^-. Al aumentar el pH del líquido extracelular, el equilibrio se desplaza hacia el salicilato. Las cifras menores resultantes de HS en el líquido extracelular favorecen la difusión fuera de la célula cerebral. Con la alcalinización urinaria ocurren efectos similares, los cuales permiten el aumento de la excreción. (Modificada de Batlle DC, Hizon M, Cohen E, et al. The use of the urinary anion gap in the diagnosis of hyperchloremic metabolic acidosis. *N Engl J Med.* 1988;318[10]:594–599.)

Otras intoxicaciones

La ingesta de etilenglicol, un componente del anticongelante o metanol utilizados con frecuencia en la industria de muebles y pintura, se metaboliza por la alcohol deshidrogenasa en ácido glicólico y fórmico, respectivamente. Estos son ácidos muy tóxicos que provocan síntomas neurológicos graves y pueden ser fatales.

?
6
Con frecuencia, los pacientes que se presentan con intoxicación tienen acidosis con brecha aniónica, pero la medición de alcoholes en la sangre puede tardar varias horas. ¿Qué prueba en sangre y qué cálculos podrían brindar una clave inmediata de que ha ocurrido la ingesta? La eliminación inmediata de etilenglicol o metanol de la sangre puede lograrse con la hemodiálisis. Sin embargo, puede tardar varias horas implementar este procedimiento. ¿Qué intervenciones están disponibles para reducir la acumulación de ácidos tóxicos mientras tanto?

Brecha aniónica en insuficiencia renal

Es importante enfatizar que el incremento de los aniones no medidos con una brecha aniónica elevada solo es una herramienta clínica; el exceso de iones hidrógeno, no de aniones, es el responsable del decremento de la concentración plasmática de bicarbonato. Este principio puede apreciarse al considerar la secuencia de eventos iniciada por la generación de ácido sulfúrico (a partir del metabolismo de las proteínas de la dieta) en un paciente con insuficiencia renal. El ácido se amortigua con rapidez por bicarbonato y otros amortiguadores, lo cual da paso a la formación de sulfato de sodio:

$$H_2SO_4 + 2NaHCO_3 \rightarrow Na_2SO_4 + 2H_2CO_3 \rightarrow 2CO_2 + 2H_2O$$

Para mantener el estado estacionario, tanto los iones hidrógeno como sulfato deben excretarse en la orina. La excreción de hidrógeno ocurre principalmente gracias a la producción de amonio (véase el capítulo 5), una función tubular. La excreción de sulfato está determinada por la diferencia entre la filtración y cierto grado de reabsorción tubulares. En la insuficiencia renal, es usual que haya disfunción paralela de glomérulos y túbulos, la cual provoca la retención de iones hidrógeno y sulfato. Esto causa el aumento de la brecha aniónica. Sin embargo, en algunas causas de insuficiencia renal, la disfunción tubular excede los cambios de la filtración glomerular. En este caso, tanto la *secreción* de hidrógeno como la *reabsorción* de sulfato están disminuidas, lo cual ocasiona la excreción normal de sulfato de sodio en la orina. El cloruro de sodio se reabsorbe para prevenir la depleción de sodio y el efecto neto es la retención de hidrógeno y cloro, así como una acidosis con brecha aniónica normal.

Aunque la medición de la brecha aniónica es uno de los primeros pasos habituales en el proceso diagnóstico, determinar la causa de una acidosis metabólica con brecha aniónica elevada requiere información adicional. Con frecuencia, la historia y la exploración física son útiles, y quizá revelan que el paciente está en choque, tiene diabetes mellitus descontrolada o antecedentes de insuficiencia renal crónica. Medir la concentración de cetonas en plasma y orina, la concentración plasmática de lactato y creatinina o realizar un tamizaje para la ingesta de ácido acetilsalicílico, metanol o etilenglicol puede estar indicado en pacientes cuyo diagnóstico no es aparente.

Pérdida de bicarbonato

La pérdida renal de bicarbonato a causa de ATR proximal se explicó antes. Es típico que la pérdida gastrointestinal ocurra en caso de *diarrea*.

El líquido intestinal más allá del estómago, que incluye las secreciones pancreáticas y biliares, es relativamente alcalino, con una concentración neta de bases de 50 a 70 mEq/L. Como resultado, la diarrea o la pérdida de secreciones pancreáticas o biliares puede provocar acidosis metabólica. Por cada mol de bicarbonato perdido, hay una retención de una cantidad equivalente de iones hidrógeno. Esto es similar a la retención de HCl (véase la ecuación 3) y demuestra que la amortiguación de los iones hidrógeno retenidos con bicarbonato favorece el aumento de la concentración de cloro. Esto también puede ocurrir con el abuso subrepticio de laxantes, el cual debe considerarse en cualquier paciente con acidosis metabólica con brecha aniónica normal sin explicación. Es común encontrar hipopotasemia en estas condiciones.

Tratamiento

La terapia con álcalis está indicada solo en pacientes con acidosis metabólica moderada o grave y pérdida hídrica continua. En teoría, la cantidad de bicarbonato requerida para normalizar la concentración plasmática de bicarbonato puede estimarse a partir de la ecuación siguiente:

$$\text{déficit de bicarbonato} = \text{déficit por litro} \times \text{volumen de distribución}$$

En condiciones normales, el volumen de distribución (o espacio de bicarbonato) es cercano a 50% del peso corporal magro, pero no es un valor constante. El espacio de bicarbonato aumenta de 60 a 70% a medida que empeora la acidosis debido a la amortiguación por los amortiguadores distintos de bicarbonato. La administración de 50 a 100 mEq de bicarbonato de sodio es habitual como bolos intravenosos, mientras se vigila el efecto en la concentración plasmática de bicarbonato. En general, la terapia con álcali puede suspenderse una vez que la concentración plasmática de bicarbonato excede de 12 a 15 mEq/L, a menos que continúe la pérdida hídrica intestinal o el paciente tenga alguna enfermedad renal subyacente. En esta última situación, es menos probable que ocurra la corrección renal espontánea de la acidemia mediante la excreción aumentada de amonio.

Brecha aniónica urinaria

La brecha aniónica urinaria sigue los mismos principios de la brecha aniónica sérica descrita con anterioridad y puede ser útil en el diagnóstico de algunos casos de acidosis con brecha aniónica normal. Los principales cationes y aniones medidos en la orina son sodio, potasio y cloro. La concentración urinaria de bicarbonato y amonio no se miden con tanta facilidad. Análoga a la ecuación 2,

$$\text{brecha aniónica urinaria} = [(Na^+) + (K^+)] - (Cl^-) \qquad \textbf{(ecuación 5)}$$

$$\text{brecha aniónica urinaria} = \text{aniones no medidos} - \text{cationes no medidos}$$

En individuos normales que excretan entre 20 y 40 mEq de amonio por litro, el amonio (NH_4^+) es el principal catión urinario no medido y es típico que la brecha aniónica urinaria tenga un valor positivo o sea cercana a cero. Sin embargo, en la acidosis metabólica, la excreción de NH_4^+ (y de cloro para mantener la electroneutralidad) debe presentar un incremento marcado, con un valor muy negativo de −20 a −50 mEq/L. El valor negativo ocurre por las grandes cantidades de cloro que ahora exceden la suma de sodio y potasio. En comparación, la acidemia de la insuficiencia renal o ATR distal se debe principalmente a la excreción alterada de NH_4^+ y de manera típica la brecha aniónica urinaria retiene su valor positivo (figura 6.4).

Aunque es útil para distinguir las causas gastrointestinales de las renales de la acidosis con brecha aniónica normal, hay tres circunstancias en las cuales la brecha aniónica

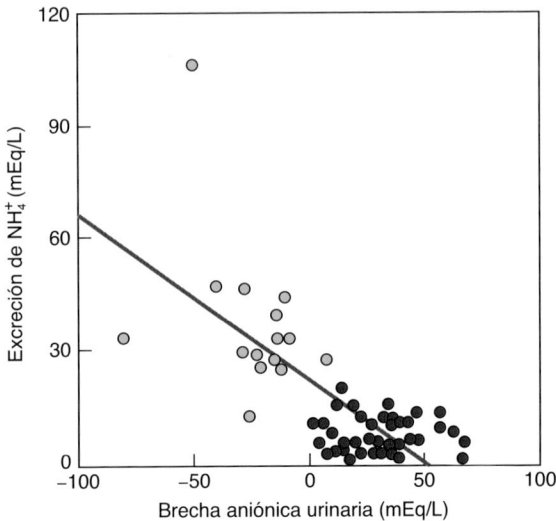

■ FIGURA 6.4. Relación entre la brecha aniónica urinaria y la velocidad de excreción en pacientes con acidosis metabólica por diarrea (*círculos verdes*) y pacientes con acidificación urinaria alterada debida a acidosis tubular renal tipo 1 o 4 (*círculos rojos*).

urinaria no puede utilizarse. La primera es en presencia de acidosis con brecha aniónica elevada, donde el anión no medido excretado (como cetoacidosis) contrarresta el efecto de NH_4^+. La segunda es la depleción de volumen con retención ávida de sodio, que altera la acidificación distal (como ya se explicó) y la tercera es en caso de ATR proximal (tipo 2), por la excreción urinaria aumentada de bicarbonato.

 Un paciente enfermo crónico desarrolla fiebre elevada, escalofríos intensos, hipotensión y acidemia grave con los siguientes valores arteriales:

Na^+ = 140 mEq/L
K^+ = 4.6 mEq/L
Cl^- = 115 mEq/L
HCO_3^- = 12 mEq/L
pH = 7.10
PCO_2 = 40 mm Hg
Albúmina = 1.5 g/dL

¿Cuál es la alteración ácido-base? El cuadro clínico sugiere acidosis láctica, pero los médicos están confundidos por la brecha aniónica de 13 mEq/L, que solo es unos cuantos miliequivalentes por litro mayor que lo normal, pese a una reducción de 12 mEq/L de la concentración plasmática de bicarbonato. ¿Cómo puede explicar esta discrepancia?

RESUMEN

La acidosis metabólica es resultado de la acumulación neta de iones hidrógeno y puede originarse por una excreción renal disminuida de iones hidrógeno (ATR e insuficiencia renal) o por una producción aumentada de iones hidrógeno (véanse las tablas 6.1 y 6.2). La producción aumentada de ácido ocurre a través de dos mecanismos básicos: la pérdida de bicarbonato por pérdida gastrointestinal o renal (diarrea y ATR tipo 2), que provoca acidosis metabólica hiperclorémica y generación de ácido relacionada con un anión no medido por la producción endógena, como cetoácidos o ácido lácticos, o como producto de metabolitos ácidos tóxicos por ingesta de sustancias, como etilenglicol o metanol. Las condiciones favorecen una acidosis con brecha aniónica aumentada (véase la tabla 6.3).

ANÁLISIS DE CASO

El paciente cuyo caso se presentó al inicio de este capítulo, manifiesta acidosis metabólica con brecha aniónica elevada de 27 mEq/L. En caso de paro cardiopulmonar, es muy probable que la acidosis láctica sea la causa subyacente. Sin embargo, hay dos problemas con el manejo del paciente. Primero, se supone que el pH tisular se mantiene bien porque el pH arterial es 7.30. Es muy probable que el pH venoso mixto sea mucho menor, debido a la reducción del flujo sanguíneo pulmonar en este caso (véase la tabla 6.4). Segundo, la terapia con bicarbonato no está indicada en casi ninguna forma de acidosis metabólica cuando el pH arterial disminuye en grado mínimo. En realidad, puede ser deletérea durante un paro cardiopulmonar, puesto que el dióxido de carbono generado como iones hidrógeno excesivos amortiguados por el bicarbonato administrado puede exacerbar la acidosis tisular y quizá la intracelular.

RESPUESTAS A LAS PREGUNTAS

1 La acidez titulable está limitada por la velocidad de excreción de los amortiguadores disponibles, en particular fosfato monobásico (HPO_4^{-2}). La excreción de fosfato está regulada principalmente por el estado del equilibrio de fosfato, y aunque hay un incremento leve de la acidosis metabólica, la capacidad amortiguadora está determinada por la cantidad filtrada. De este modo, la acidez titulable reforzada puede contribuir en grado limitado a la excreción de ácido si la formación de amonio está disminuida.

2 Los pacientes con insuficiencia renal son incapaces de excretar cierta fracción de la carga ácida diaria. El requerimiento máximo de álcali ocurriría si no pudiese excretarse ácido alguno; esto es igual a la carga ácida promedio de 50 a 100 mEq/día. Cada 1 g de bicarbonato de sodio oral brinda 12 mEq de sodio y bicarbonato, por lo cual se requieren de 4 a 8 g de bicarbonato de sodio oral para mantener una cifra sérica normal de bicarbonato.

3 El Na_2CO_3 se disocia en $2Na + CO_3^{2-}$. La reacción inicial de amortiguación para carbonato (CO_3^{2-}) genera bicarbonato en lugar de CO_2 (compárese con la ecuación de bicarbonato en el capítulo 5, ecuación 4):

$$H^+ + CO_3^{2-} \xrightarrow{1} HCO_3^- + H^+ \xrightarrow{2} CO_2 + H_2O$$

Por lo tanto, habrá una menor generación de CO_2 que con la administración de bicarbonato, minimizando la acumulación tisular de CO_2 y quizá empeorando la acidosis intracelular. No obstante, los estudios sobre desfibrilación miocárdica en animales no han demostrado mejora en el pH celular miocárdico con su administración, probablemente debido a la producción continua de CO_2 en las células desfibrilantes.

4 Los aniones cetoácidos, como β-hidroxibutirato, se excretan principalmente con uno de cuatro cationes: hidrógeno, amonio, sodio y potasio. La excreción de la sal de hidrógeno o amonio ocasiona la pérdida del ácido, así como del anión, lo cual corrige la acidosis. En contraste, la excreción de β-hidroxibutirato como sal de sodio o potasio provoca la pérdida de "bicarbonato potencial", pues el metabolismo del anión después de la administración de insulina regeneraría el bicarbonato perdido durante la amortiguación inicial del ácido β-hidroxibutírico. Como resultado, el grado de normalización de la concentración plasmática de bicarbonato por insulina está limitado por la cantidad de anión cetoácido excretado.

5 En pacientes con pH arterial menor de 7.40, la administración de bicarbonato para aumentar el pH a más de 7.45 (con lo que se disminuye la concentración de hidrógeno) desplazará la reacción

$$H^+ + S^- \leftrightarrow HS$$

hacia la izquierda. El decremento de la concentración de HS liposoluble en el líquido extracelular promueve la difusión pasiva de HS fuera del cerebro. Pueden aplicarse consideraciones similares a la orina. La reabsorción de agua aumenta la concentración de HS en el lumen tubular, promoviendo el retorno pasivo hacia el líquido extracelular. La alcalinización de la orina minimiza la retrodifusión al convertir HS en el anión salicilato no liposoluble.

6 La ingesta de alcoholes lleva a un incremento de la osmolalidad sérica y es la clave inicial para una ingesta tóxica. La osmolalidad sérica debe medirse en la sangre inicial y la mayoría de los laboratorios hospitalarios entregan el resultado con rapidez. Debe calcularse la brecha osmolar, cuyo valor normal es < 10 mOsm/kg:

osmolalidad sérica medida − osmolalidad sérica calculada = brecha osmolar

osmolalidad sérica calculada = 2 × Na + glucosa (mM) + NUS (mM)

Para convertir mg/dL en mM, la glucosa debe dividirse entre 18 y el nitrógeno de urea en sangre (NUS) entre 2.8.

La conversión del alcohol ingerido en el ácido tóxico se mide por la actividad de la alcohol deshidrogenasa. La inhibición de la enzima puede lograrse mediante la administración de fomepizol, el cual evita/desacelera el metabolismo para formar el ácido tóxico y reduce el riesgo de toxicidad mientras se implementa la eliminación por diálisis. Administrar etanol es una estrategia alternativa, ya que compite por la actividad enzimática y genera CO_2 y agua en vez del ácido.

7 La alteración ácido-base es una acidosis respiratoria y metabólica mixta. Aunque la PCO_2 se encuentra en cifras "normales" de 40 mm Hg, este valor es normal solo a una concentración plasmática de bicarbonato de 24 mEq/L. Debe recordarse que la compensación para los procesos primarios no corregirá a lo normal, por lo que identificar una PCO_2 normal indica una acidosis respiratoria primaria. A una concentración plasmática de bicarbonato de 12 mEq/L en este paciente, debe haber hiperventilación compensatoria que provoca una PCO_2 cercana a 26 mm Hg (véase la tabla 5.2, en la cual se listan las compensaciones esperadas en las distintas alteraciones ácido-base). El pH estaría mejor protegido en 7.27, si esto hubiera ocurrido.

La brecha aniónica de 13 mEq/L parece estar ligeramente aumentada, debido a que se asume que la brecha aniónica basal en este es 9 mEq/L, como en los individuos normales. No obstante, este paciente tiene hipoalbuminemia marcada, lo que disminuye la concentración de aniones no medidos. Con un factor de corrección de 1.5 mEq/L por cada decremento de 1 g/dL en la concentración plasmática de albúmina, esta reducción de casi 3 g/dL debe disminuir la brecha aniónica alrededor de 5 mEq/L. De este modo, la brecha aniónica pudo haber sido cercana a 6 mEq/L. Así, una brecha aniónica de 15 mEq/L representa un incremento de 9 mEq/L, lo que indica la presencia de acidosis metabólica con brecha aniónica elevada.

LECTURAS RECOMENDADAS

Adrogué HJ, Rashad MN, Gorin AB, et al. Assessing acid-base status in circulatory failure. Differences between arterial and central venous blood. *N Engl J Med.* 1989;320(20):1312–1316.

Batlle DC, Hizon M, Cohen E, et al. The use of the urinary anion gap in the diagnosis of hyperchloremic metabolic acidosis. *N Engl J Med.* 1988;318(10):594–599.

Berend K, de Vries APJ, Gans ROB. Physiological approach to assessment of acid–base disturbances. *N Engl J Med.* 2014;371(15):1434–1445.

Emmett M. Anion-gap interpretation: the old and the new. *Nat Clin Pract Nephrol.* 2006;2(1):4–5.

Kamel KS, Halperin ML. Acid–base problems in diabetic ketoacidosis. *N Engl J Med.* 2015;372(6):546–554.

Kraut JA, Madias NE. Lactic acidosis. *N Engl J Med.* 2014;371(24):2309–2319.

Kraut JA, Mullins ME. Toxic alcohols. *N Engl J Med.* 2018;378(3):270–280.

Rose BD, Post TW. *Clinical Physiology of Acid-Base and Electrolyte Disorders.* 5th ed. New York, NY: McGraw-Hill; 2001.

Sabatini S, Kurtzman NA. Bicarbonate therapy in severe metabolic acidosis. *J Am Soc Nephrol.* 2009;20(4):692–695.

Weisfeldt ML, Guerci AD. Sodium bicarbonate in CPR. *JAMA.* 1991;266(15):2129–2130.

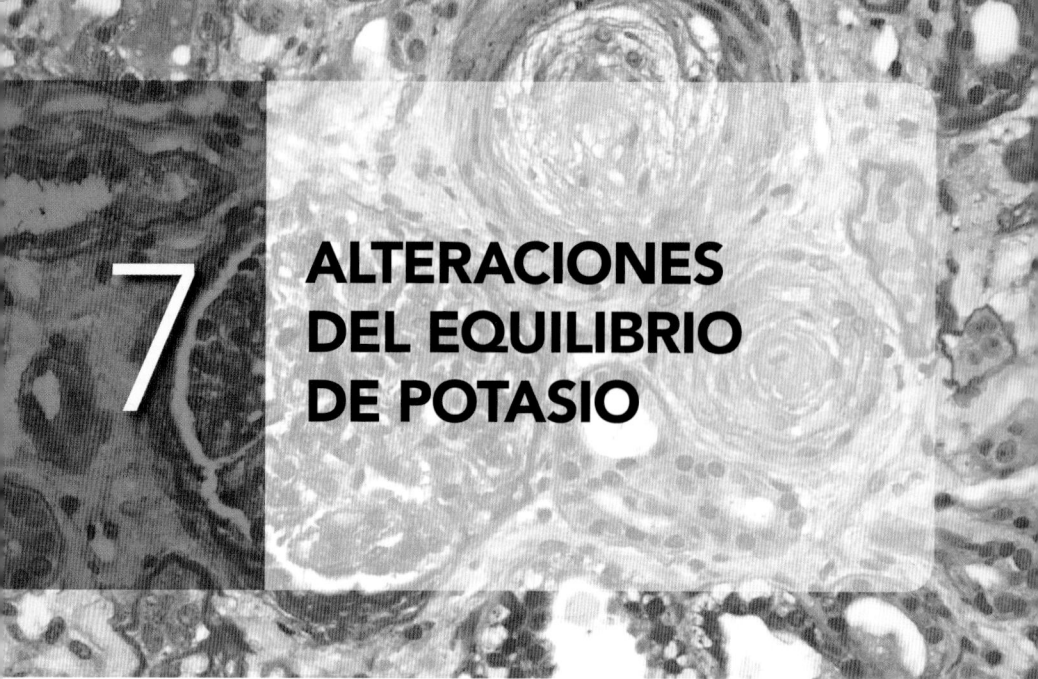

7 ALTERACIONES DEL EQUILIBRIO DE POTASIO

PRESENTACIÓN DE CASO

Una mujer de 49 años de edad presenta hipertensión moderada de inicio reciente. No toma medicamentos y solo se queja de debilidad muscular leve. La exploración física revela una presión arterial de 150/110 mm Hg y se observa debilidad muscular proximal.

Los estudios iniciales en plasma y orina revelan lo siguiente:

Na	= 140 mEq/L (136–142)
K	= 3.1 mEq/L (3.5–5)
Cl	= 98 mEq/L (98–108)
CO_2 total	= 32 mEq/L (21–30)
Na urinario	= 80 mEq/L (variable)
K urinario	= 60 mEq/L (variable)
Cl urinario	= 100 mEq/L (variable)

OBJETIVOS

Al terminar este capítulo será capaz de comprender cada uno de los siguientes temas:

▶ Los factores implicados en la regulación del equilibrio de potasio, tanto en la distribución transcelular de potasio como en la excreción de potasio en la orina.

▶ Las causas principales de hiperpotasemia, con énfasis particular en la importancia de la excreción urinaria alterada de potasio en pacientes con un incremento persistente de la concentración plasmática de potasio.

▶ Los principios fisiológicos que rigen la elección de las terapias para revertir la hiperpotasemia.

▶ Los factores que pueden disminuir la concentración plasmática de potasio y los mecanismos a través de los cuales puede ocurrir pérdida urinaria de potasio.

Efectos fisiológicos de potasio

Las reservas corporales totales de potasio son de alrededor de 3 000 a 4 000 mEq. Aproximadamente 98% del potasio se encuentra en las células, esta suman distribución contrasta con la del sodio, ya que se limita sobre todo al líquido extracelular. La bomba Na^+-K^+-ATPasa en la membrana celular es responsable de la localización de potasio y sodio para separar compartimentos al transportar sodio hacia fuera y potasio hacia dentro de las células con una razón 3:2 (véase la figura 1.2). El efecto neto es que la concentración de potasio en el líquido extracelular es tan solo de 4 a 5 mEq/L, pero es hasta de 140 mEq/L dentro de las células.

El potasio tiene dos funciones fisiológicas principales. Primera, tiene un papel importante en la regulación de diversas funciones celulares, como la síntesis de proteínas y glucógeno. Segunda, la *razón* (y no los valores absolutos) entre la concentración de potasio en las células ($[K^+]_{cel}$) y el líquido extracelular ($[K^+]_{lex}$) es el mayor determinante del potencial de membrana en reposo (E_m) a través de la membrana celular según la fórmula siguiente:

$$E_m = -61 \log \frac{r[K^+]_{cel} + 0.01[Na^+]_{cel}}{r[K^+]_{lex} + 0.01[Na^+]_{lex}} \qquad \text{(ecuación 1)}$$

donde r es la razón 3:2 del transporte activo para la bomba Na^+-K^+-ATPasa y 0.01 es la permeabilidad relativa de membrana comparada con potasio. Con una concentración normal de sodio y potasio en las células y el líquido extracelular,

$$E_m = -61 \log \frac{1.5(140) + 0.01(12)}{1.5(4.4) + 0.01(145)}$$

$$= -86 \text{ mV (cel} - \text{interior negativo)}$$

El potencial de membrana resultante es importante porque establece el marco para la generación del *potencial de acción* esencial para la función neural y muscular normal. La excitabilidad de membrana (o irritabilidad) es igual a la diferencia entre el potencial en reposo y el potencial umbral; este último es el potencial durante la despolarización al cual se genera un potencial de acción. La generación del potencial de acción se relaciona con un incremento marcado de la permeabilidad a sodio, lo cual provoca la entrada de sodio a las células y la despolarización completa de la membrana celular.

Los cambios de concentración plasmática de potasio pueden tener efectos importantes en la excitabilidad de membrana. A partir de la ecuación 1, un decremento de la concentración extracelular de potasio (*hipopotasemia*) incrementa la magnitud del potencial de reposo (la hace más electronegativa), un cambio que reduce la excitabilidad de membrana al hiperpolarizar la membrana (de modo que aumenta la diferencia entre el potencial de reposo y el potencial umbral). Sin embargo, los cambios de potasio extracelular tienen efectos significativos en el estado de activación de los canales de sodio. La hipopotasemia elimina el estado de inactivación y activa los canales de sodio. El efecto neto aumenta la entrada de sodio a las células, lo que causa que E_m sea menos negativo (más cercano a cero) y refuerza la excitabilidad, lo cual puede dar paso a arritmias cardiacas (véase la explicación siguiente).

El incremento de la concentración extracelular de potasio induce cambios opuestos (*hiperpotasemia*). El efecto inicial es para despolarizar la membrana (hace que el potencial sea menos electronegativo) y aumentar la excitabilidad de membrana. No obstante, este cambio es transitorio porque la despolarización también tiende a inactivar los canales de sodio en la membrana celular. De este modo, la hiperpotasemia persistente se relaciona con excitabilidad disminuida de la membrana.

Estos efectos en la transmisión neuromuscular tienen importancia clínica, puesto que son responsables de la mayoría de los síntomas serios relacionados con las alteraciones del equilibrio de potasio: *debilidad muscular* y *arritmias cardiacas y alteraciones de la conducción cardiaca* potencialmente fatales.

Como en las alteraciones de la concentración plasmática de sodio (véase el capítulo 3), la probabilidad de inducir síntomas con las alteraciones del equilibrio de potasio se relaciona tanto con el grado como con la rapidez del cambio. Por ejemplo, la pérdida de potasio (como en la diarrea profusa) disminuye inicialmente la concentración plasmática de potasio, no tiene efecto en la concentración celular de potasio, por lo que incrementa la razón celular:extracelular de potasio y hace más electronegativo al potencial en reposo. Sin embargo, el decremento de la concentración plasmática de potasio crea un gradiente que promueve la salida de potasio de las células; a medida que esto ocurre, la reducción simultánea de la concentración celular de potasio favorece un cambio menor de la razón celular:extracelular de potasio y por lo tanto una menor probabilidad de interferir con la función neuromuscular e inducir síntomas.

Regulación del equilibrio de potasio

En un adulto normal con volumen de líquido extracelular de 12 a 14 L (véase la figura 2.5) y concentración sérica de potasio de 4 a 5 mEq/L, la cantidad total de potasio extracelular es cercana a 50 a 70 mEq. En el estado estacionario, la ingesta promedio de potasio varía de 40 a 100 mEq/día (~1.4 a 4 g) y 90% se excreta en la orina con una pequeña cantidad en las heces. Estas observaciones tienen implicaciones importantes para la regulación del equilibrio de potasio. La ingesta de 40 mEq de potasio (como en unos cuantos vasos de jugo de naranja) podría, si el potasio ingerido permaneciera inicialmente en el espacio extracelular, casi duplicar la concentración de potasio en el líquido extracelular (medida por clínica como la concentración plasmática de potasio) y provocar síntomas graves. Esto no sucede porque la regulación de potasio ocurre en dos pasos (tabla 7.1):

- La captación inicial de cierta parte del potasio ingerido por las células, que limita el aumento de la concentración plasmática de potasio.
- La excreción subsecuente del exceso de potasio en la orina. En promedio, la mayor parte de la carga de potasio se excretará en las siguientes 6 a 8 h.

> **TABLA 7.1.** Factores principales implicados en la regulación del equilibrio de potasio
>
> I. Captación de potasio por las células
>   A. Insulina
>   B. Adrenalina (a través de los receptores β_2-adrenérgicos)
>   C. Concentración plasmática de potasio
>
> II. Excreción urinaria de potasio, determinada principalmente por la secreción en las células principales en el túbulo colector cortical
>   A. Aldosterona
>   B. Flujo distal de sodio y agua
>   C. Concentración plasmática de potasio

Comprender los factores que regulan estos dos pasos tiene importancia clínica porque una anomalía en alguno de ellos o en ambos se encuentra en numerosos pacientes con una concentración plasmática elevada de potasio (*hiperpotasemia*) y en algunos otros con concentración plasmática disminuida de potasio (*hipopotasemia*).

Captación de potasio por las células

En individuos normales, tres factores principales promueven el movimiento transitorio del potasio ingerido hacia dentro de las células: un pequeño incremento de la concentración plasmática de potasio, insulina y adrenalina (que actúa a través de los receptores β_2-adrenérgicos). Las cifras basales de insulina y adrenalina parecen mantener la actividad de la bomba Na^+–K^+-ATPasa y el aumento de las cifras de cualquier hormona estimula la actividad de la bomba, lo cual provoca un incremento de la captación celular. La importancia fisiológica de estas hormonas se ha demostrado por las respuestas a bloqueadores β-adrenérgicos. En dicho caso, el incremento de la concentración plasmática de potasio después de una carga dietética de potasio es mayor y más prolongada que en individuos normales (figura 7.1). Por otra parte, la adrenalina liberada durante una respuesta al estrés dirige potasio hacia dentro de las células y puede disminuir de modo transitorio la concentración plasmática de potasio hasta 1 mEq/L. Otros factores también pueden influir en la entrada de potasio a las células, ya que se ha demostrado que la combinación de bloqueo β y la deficiencia de insulina no evita este proceso.

Excreción urinaria de potasio

A una tasa de filtración glomerular (TFG) de 180 L/día (125 mL/min) y una concentración hídrica plasmática de potasio de 4.5 mEq/L, la carga filtrada normal de potasio es 810 mEq. Aunque esto es mucho mayor que la ingesta dietética, el potasio urinario *no* deriva de la filtración glomerular. Casi todo el potasio filtrado se reabsorbe de modo pasivo en el túbulo proximal y la porción gruesa ascendente del asa de Henle y la velocidad de excreción de potasio se determina principalmente por la secreción de potasio de la célula hacia el lumen en las células principales en el conducto colector cortical y el conducto colector medular externo.

En la figura 7.2 se muestra un modelo celular para la secreción distal de potasio en estos sitios. La secreción de potasio ocurre a través de canales selectivos para

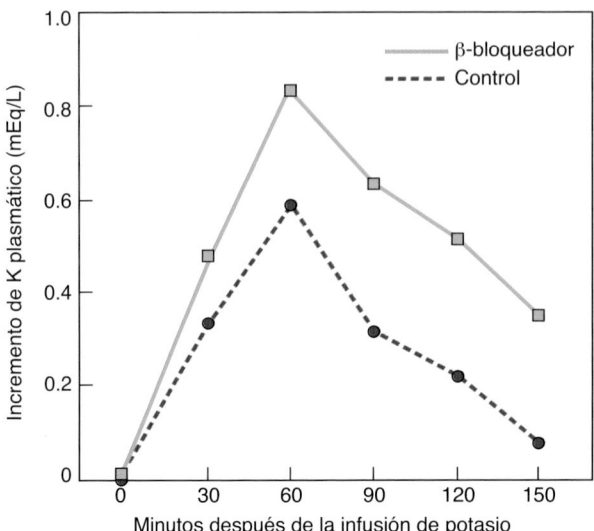

■ FIGURA 7.1. Cambios secuenciales en la concentración plasmática de potasio después de la infusión de cloruro de potasio en controles (*círculos azules*) y sujetos pretratados con propranolol, un bloqueador β-adrenérgico (*rectángulos verdes*). El incremento transitorio de la concentración plasmática de potasio es mucho mayor y más prolongado con el tratamiento de propranolol. (Modificada de Rosa RM, Silva P, Young JB, et al. Adrenergic modulation of extrarenal potassium disposal. *N Engl J Med.* 1980;302[8]:431–434.)

potasio en la membrana apical. A pesar de que una concentración celular elevada de potasio favorece la difusión hacia el lumen, este proceso secretor se refuerza en gran medida por la reabsorción de sodio a través de los canales selectivos para sodio en la membrana apical. La remoción de sodio catiónico del lumen crea un potencial eléctrico negativo en el lumen que promueve tanto la secreción de potasio a través de los canales apicales de potasio como la reabsorción de cloro entre las células por la unión estrecha.

La aldosterona tiene un papel central en la regulación de la excreción de potasio. Un aumento pequeño de la concentración plasmática de potasio después de una carga de potasio (de 0.1 a 0.2 mEq/L) es suficiente para incrementar la liberación suprarrenal de aldosterona. Esta luego entra a las células secretoras de potasio en la porción distal de la nefrona y se combina con su receptor citosólico; este complejo hormona–receptor migra al núcleo, donde inicia la síntesis de proteínas inducidas por aldosterona.

La aldosterona refuerza la secreción de potasio al afectar cada uno de los pasos implicados en este proceso. Inclusive, el aumento de la concentración plasmática de potasio por sí solo contribuye a la activación de estas vías de transporte:

■ El primer efecto es una cantidad aumentada de canales de sodio abiertos en la membrana apical, lo cual promueve la reabsorción de sodio y refuerza el grado de negatividad luminal.

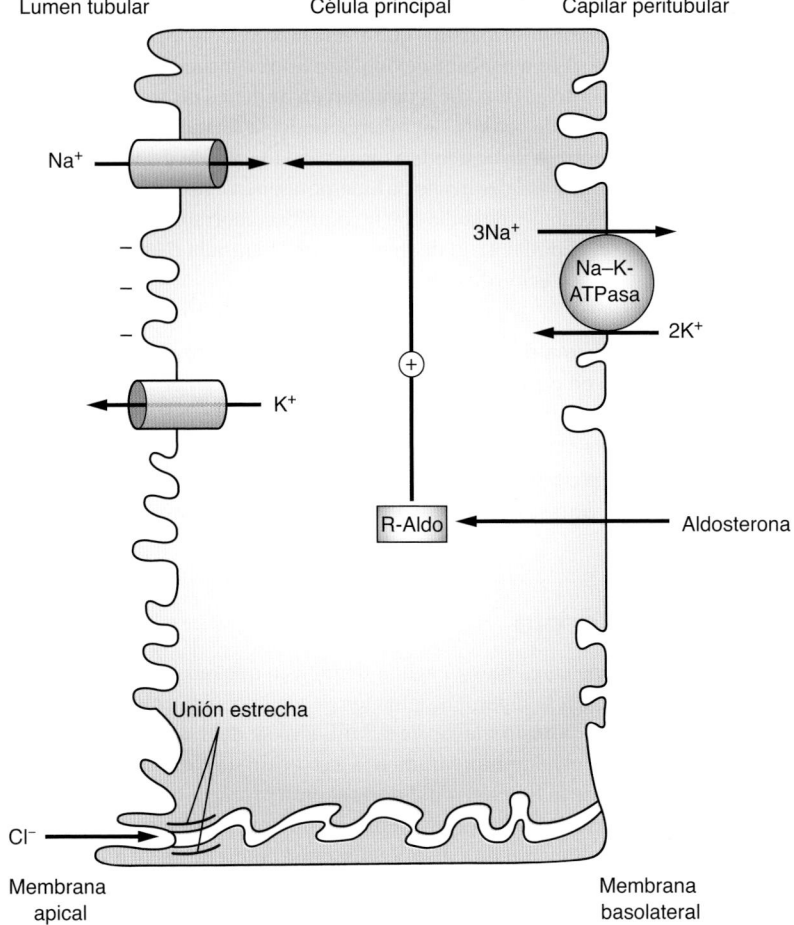

■ FIGURA 7.2. Modelo esquemático de las vías de transporte implicadas en la secreción de potasio en las células principales en el conducto colector cortical y conducto colector medular externo. La aldosterona entra a la célula a través de la membrana basolateral y se combina con su receptor citosólico (R-Aldo), iniciando así una secuencia de eventos que refuerza la reabsorción de sodio y la secreción de potasio por los canales de la membrana apical y la reabsorción de cloro entre las células a través de la unión estrecha.

■ El transporte subsecuente de este sodio hacia fuera de la célula por la bomba Na$^+$–K$^+$-ATPasa provoca la entrada de potasio a la célula a través de la membrana basolateral, un cambio que aumenta el tamaño de la reserva secretora de potasio.
■ También aumenta la cantidad de canales de potasio abiertos, lo que promueve aún más la secreción de potasio hacia el lumen.

La importancia de la reabsorción de sodio en el proceso secretor de potasio ayuda a entender el factor principal final que afecta la secreción de potasio: la entrega distal de sodio y agua. A una concentración plasmática constante de aldosterona y potasio, aumentar la entrega de sodio (como con un diurético de asa) tiende a reforzar la reabsorción distal de sodio y, del mismo modo, la secreción de potasio. A la inversa, disminuir la entrega distal tiende a disminuir la secreción de potasio y predispone a la retención de este y al desarrollo de hiperpotasemia. Puede lograrse un efecto similar al bloquear los canales de sodio con un diurético ahorrador de potasio, como la amilorida (véase el capítulo 4). El decremento de la entrada de sodio a la célula también disminuye la secreción de potasio.

? **1** La ingesta de una dieta rica en sal refuerza la entrega distal de sodio y agua debido en parte a la reabsorción disminuida en el túbulo proximal. Sin embargo, en este caso no hay un aumento significativo de la secreción de potasio. Esta es una respuesta adecuada, pues no hay una razón fisiológica para perder potasio cuando la ingesta de sodio aumenta. ¿Por qué la secreción de potasio permanece relativamente constante?

Hiperpotasemia

A menos que haya una carga masiva aguda de potasio que rebase los mecanismos homeostásicos normales, la hiperpotasemia (en general definida como una concentración plasmática de potasio mayor de 5.3 mEq/L) se debe a la entrada celular alterada, la liberación celular aumentada o la excreción urinaria disminuida.

La importancia de la función renal normal para proteger contra la retención de potasio y el desarrollo de hiperpotasemia se ilustra en la figura 7.3. Los individuos normales que ingieren una dieta regular que contiene de 80 a 100 mEq de potasio por día aumentaron su ingesta a 400 mEq/día. Al segundo día, la excreción urinaria de potasio había aumentado hasta igualar la ingesta, una respuesta dirigida por un aumento tanto de la secreción de aldosterona como de la concentración plasmática de potasio (de 3.8 a 4.8 mEq/L). Al día 20, la excreción de potasio se había tornado mucho más eficiente (un fenómeno denominado *adaptación de potasio*) ya que aún se excretaban 400 mEq, pero la cifra plasmática de aldosterona había disminuido casi a la normal y la concentración plasmática de potasio se había reducido a 4.3 mEq/L, solo 0.5 mEq/L por arriba de la basal. Esta adaptación está mediada por el aumento de la actividad de Na^+–K^+-ATPasa de las células principales en los conductos colectores corticales y medulares externos. El bombeo reforzado de potasio hacia dentro de estas células aumenta el tamaño de la reserva secretora intracelular de potasio.

Este estudio ilustra un principio fisiológico importante: *la hiperpotasemia siempre se relaciona con una alteración de la excreción urinaria de potasio*. Por lo tanto, se puede derivar la mayoría de los diagnósticos diferenciales de hiperpotasemia persistente simplemente al conocer los factores principales (además de la concentración plasmática de potasio) que regulan la secreción de potasio: una de las causas de hipoaldosteronismo, flujo urinario distal disminuido debido

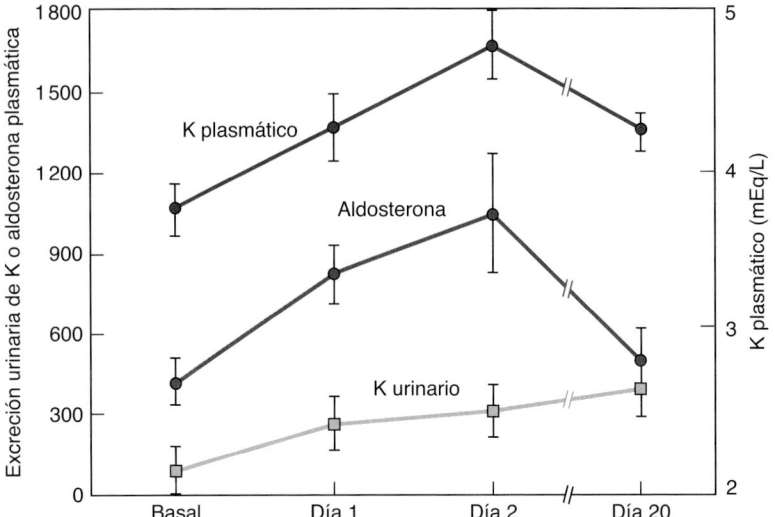

■ **FIGURA 7.3. Efecto de aumentar la ingesta de potasio de 100 a 400 mEq/día en la excreción urinaria de potasio y la concentración plasmática de aldosterona y potasio en individuos normales.** La excreción urinaria aumenta hasta igualar la ingesta el segundo día y persiste a lo largo del estudio hasta el día 20. Una ligera elevación de la concentración plasmática de potasio y un incremento inicial de la liberación de aldosterona contribuyen a la conservación del estado estacionario. (Modificada con permiso de Rabelink TJ, Koomans HA, Hené RJ, et al. Early and late adjustment to potassium loading in humans. *Kidney Int.* 1990;38[5]:942–947.)

a depleción marcada de volumen (como en insuficiencia cardiaca avanzada) o insuficiencia renal avanzada (muy pocas nefronas funcionales para excretar la carga de potasio). Por lo general, la entrada celular alterada induce hiperpotasemia aguda, pero no crónica, pues el potasio adicional se excretará en la orina si la función renal está intacta.

Etiología

Las causas más comunes de hiperpotasemia se listan en la tabla 7.2, según el mecanismo responsable. Varios de estos trastornos se revisan de manera breve, debido a los principios fisiopatológicos implicados.

Acidosis metabólica

Gran parte del exceso de iones hidrógeno que se acumula en la acidosis metabólica se amortigua en las células (véanse el capítulo 5 y la figura 7.4). El principal anión extracelular cloro entra a las células solo en grado limitado; como resultado, en este caso se conserva la electroneutralidad por la salida de potasio y sodio celulares hacia el líquido extracelular. El efecto neto es un incremento variable de la concentración plasmática de potasio que promedia 0.6 mEq/L (con

TABLA 7.2. Principales causas de hiperpotasemia

I. **Ingesta aumentada de potasio: puede contribuir, pero no es una causa independiente de hiperpotasemia a menos que se ingieran o se administre una infusión de una gran cantidad de manera aguda**

II. **Entrada disminuida de potasio a las células o liberación aumentada de potasio de las células**
   A. **Acidosis metabólica**
   B. **Deficiencia de insulina e hiperglucemia en diabetes mellitus descontrolada**
   C. **Bloqueo β-adrenérgico: puede causar un aumento reforzado de la concentración plasmática de potasio después de una carga de potasio, pero no causa hiperpotasemia persistente, debido a que el potasio adicional se excreta en la orina**
   D. **Degradación tisular aumentada que libera potasio de las células, como en la degradación muscular (rabdomiólisis) por traumatismo o lesión por aplastamiento**
   E. **Ejercicio**

III. **Excreción reducida de potasio en la orina**
   A. **Entrega distal disminuida de sodio y agua, típicamente relacionada con un decremento significativo de la tasa de filtración glomerular**
      1. Insuficiencia renal avanzada, en especial cuando el gasto urinario está disminuido
      2. Depleción marcada de volumen circulante eficaz, como en insuficiencia cardiaca congestiva grave
   B. **Hipoaldosteronismo**
      1. Hipoaldosteronismo hiporreninémico
      2. Inhibidores de la enzima convertidora de angiotensina (ECA), los cuales disminuyen la liberación de aldosterona al inhibir la formación de angiotensina II
      3. Antiinflamatorios no esteroideos, que actúan parcialmente al eliminar el efecto estimulador de las prostaglandinas renales en la liberación de renina
      4. Diuréticos ahorradores de potasio, que bloquean de manera directa la reabsorción de sodio y la secreción de potasio en los túbulos colectores (véase el capítulo 4)
      5. Insuficiencia suprarrenal primaria

un intervalo muy amplio de 0.2 a 1.7 mEq/L) por cada decremento de 0.1 unidades de pH en el pH extracelular.

La concentración plasmática real de potasio observada varía según la alteración subyacente, aunque es usual que esté aumentada respecto a las reservas corporales de potasio. De este modo, el grado de hiperpotasemia puede exacerbarse en la insuficiencia renal crónica avanzada por la acidosis metabólica concurrente. Por otra parte, es común que una alteración como la diarrea se relacione con depleción de potasio, debido a las pérdidas gastrointestinales. Como resultado, es común encontrar hipopotasemia, pero la acidosis metabólica causará una mayor concentración plasmática de potasio comparada con el caso de un pH extracelular normal. En este caso, la corrección de la acidemia desenmascara este fenómeno,

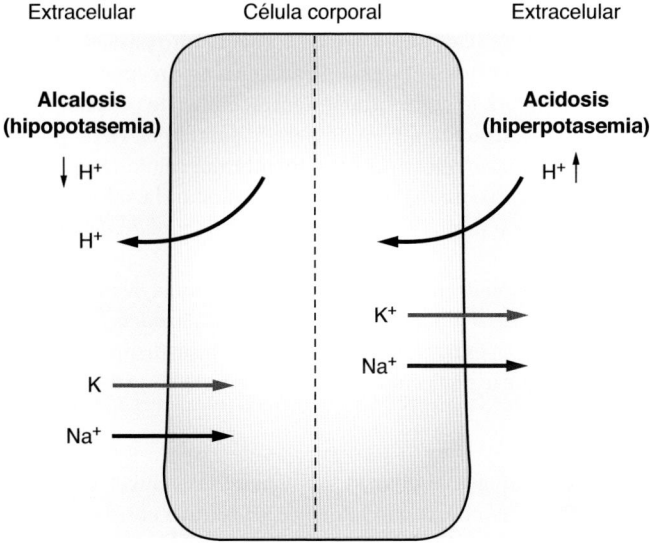

■ **FIGURA 7.4. Desplazamiento catiónico recíproco de H⁺, K⁺ y Na⁺ entre las células y el líquido extracelular en presencia de alcalosis con alcalemia (concentración reducida de H⁺) o acidosis con acidemia (concentración aumentada de H⁺).** En presencia de una carga ácida mineral, la mayor cantidad de iones H⁺ se dirige hacia las células, donde se amortiguan. Para mantener la electroneutralidad, K⁺ y Na⁺ salen de la célula y provocan una concentración sérica aumentada de K⁺ (*flecha azul*) (la concentración sérica aumentada de potasio puede producirse en caso de depleción corporal total de potasio). En caso de alcalosis metabólica ocurre lo contrario. La concentración extracelular reducida de H⁺ favorece la salida de iones H⁺ de la célula. Para mantener la electroneutralidad, K⁺ y Na⁺ entran a la célula y contribuyen a la hipopotasemia.

provocando con ello una reducción adicional de la concentración plasmática de potasio, a menos que también se administren suplementos de potasio.

Por razones que aún no se comprenden del todo, la salida de potasio de las células se minimiza en las acidosis orgánicas, como acidosis láctica o cetoacidosis. Un posible factor contribuyente es que el anión orgánico puede ser capaz de seguir al hidrógeno hacia dentro de la célula (quizá como ácido intacto no disociado liposoluble), con lo que se elimina la necesidad de redistribuir el potasio. Sí ocurre un desplazamiento transcelular de potasio en la cetoacidosis diabética, con frecuencia con hiperpotasemia a la presentación, aunque es común que las reservas corporales de potasio estén muy disminuidas, debido a la diuresis osmótica inducida por glucosuria. No obstante, otros factores distintos de la acidosis metabólica parecen ser los primeros responsables en este caso.

Deficiencia de insulina e hiperglucemia

La redistribución de potasio fuera de las células en diabetes mellitus descontrolada se debe en parte a la deficiencia de insulina. No obstante, es probable que la hiperglucemia e hiperosmolalidad relacionadas tengan un papel más importante.

El incremento de la osmolalidad plasmática promueve el movimiento osmótico de agua fuera de las células, provocando el movimiento paralelo de potasio hacia el líquido extracelular. Dos factores contribuyen a esta respuesta. Primero, la pérdida de agua aumenta la concentración intracelular de potasio, lo cual crea un gradiente de concentración favorable para la salida pasiva de potasio a través de los *canales de potasio* selectivos en la membrana celular. Segundo, las fuerzas friccionales entre solvente (agua) y soluto ocasionan la salida de potasio de la célula junto con agua a través de las acuaporinas (*canales de agua*) en la membrana celular.

La administración de insulina revierte la deficiencia de insulina y la hiperglucemia, lo cual favorece el rápido movimiento de potasio hacia dentro de las células. Con frecuencia, la concentración plasmática de potasio disminuye por debajo de la normal a medida que la depleción subyacente de potasio se desenmascara.

Ejercicio

En condiciones normales, el potasio se libera de las células durante el ejercicio. Esta respuesta puede reflejar parcialmente un retraso entre la salida de potasio de las células durante la despolarización y la recaptura subsecuente a través de la bomba Na^+–K^+-ATPasa durante la repolarización. Además, un segundo factor puede contribuir durante el ejercicio intenso. Las células musculares tienen canales de potasio que se inhiben por adenosín trifosfato (ATP). Por ello, una disminución de las cifras celulares de ATP con el ejercicio intenso puede abrir más canales, facilitando la salida de potasio de las células.

El efecto del ejercicio depende de la dosis, la concentración plasmática de potasio aumenta de 0.3 a 0.4 mEq/L con la caminata lenta, de 0.7 a 1.2 mEq/L con el ejercicio moderado (incluido el ejercicio aeróbico prolongado, como al correr un maratón) y hasta 2 mEq/L con posibles cambios en el electrocardiograma (ECG) después del ejercicio exhaustivo. El potasio regresa al interior de las células y la normopotasemia se restaura después de varios minutos de reposo. El incremento local de la concentración plasmática de potasio tiene un efecto vasodilatador y contribuye a reforzar el flujo sanguíneo. Incluso el aumento de potasio extracelular provoca que el potencial de membrana sea *menos* negativo (ecuación 1) contribuyendo al aumento de la contractilidad muscular.

Insuficiencia renal

En general, el equilibrio de potasio se mantiene bien incluso con la insuficiencia renal moderada o avanzada, debido a la excreción aumentada de potasio porque la nefrona funcional puede equilibrar el decremento de la cantidad de nefronas funcionales. Esto representa otro ejemplo de adaptación de potasio mediada en parte por la actividad reforzada de Na^+–K^+-ATPasa en las células secretoras de potasio.

La capacidad para mantener una concentración plasmática normal de potasio se altera por dos factores: ahora hay menos nefronas que excretan la carga dietética de potasio y el gasto urinario puede disminuir, con lo que se reduce la entrega distal de sodio y agua. Cuando se desarrolla hiperpotasemia en un paciente no oligúrico (gasto urinario > 400 mL/día) con insuficiencia renal leve o moderada, es usual que haya otro factor superpuesto, como una carga aumentada de potasio (debido a una mayor ingesta o degradación tisular) o una de las formas de hipoaldosteronismo.

?
② Un paciente con insuficiencia renal avanzada tiene alteración de la excreción de potasio, lo cual provoca su retención. La concentración plasmática de potasio aumenta a 5.6 mEq/L y luego se estabiliza. ¿Qué mecanismos protectores permitieron conservar el estado estacionario? ¿Por qué estas adaptaciones no regresan la concentración plasmática de potasio a cifras normales?

Hipoaldosteronismo

Los estímulos fisiológicos principales para la liberación de aldosterona son angiotensina II (generada en parte por la liberación de renina por los riñones) y el incremento de la concentración plasmática de potasio (véase el capítulo 2). Así, es usual que la hiperpotasemia debida al decremento del efecto de aldosterona se deba a una enfermedad renal (que altera la secreción de renina), disfunción suprarrenal (que altera la liberación de aldosterona), o resistencia tubular a aldosterona (véase la tabla 7.2).

El efecto del hipoaldosteronismo en la concentración plasmática de potasio puede apreciarse a partir de los experimentos en la figura 7.5. Se administró reemplazo de aldosterona en distintas dosis a perros adrenalectomizados y se observó la concentración plasmática de potasio en estado estacionario con distintas cantidades ingeridas de potasio. La línea punteada horizontal muestra la concentración plasmática de potasio observada con 50 mEq/día de potasio ingerido en animales tratados con suplementación elevada (250 µg/día), normal (50 µg/día) o baja (20 µg/día) de aldosterona. Como era de esperarse, los animales con suplementación de aldosterona menor a la normal presentaron cifras séricas de potasio más elevadas (y menor excreción urinaria de potasio). Otra manera de considerar los datos es que para cualquier concentración plasmática de potasio dada, la excreción de potasio aumenta con dosis mayores de aldosterona.

La eficacia disminuida de la excreción de potasio en hipoaldosteronismo no previene la reobtención del estado estacionario en el que la ingesta y la excreción sean casi iguales; sin embargo, se requiere una concentración plasmática de potasio mayor que la normal para contrarrestar la disponibilidad reducida de aldosterona. Esto es similar a los estudios en humanos normales presentados en la figura 7.3, un pequeño incremento en la concentración plasmática de potasio brinda una señal suficiente para mantener la excreción de potasio en cifras altas sin requerir un incremento persistente de la secreción de aldosterona (véase la figura 7.3, día 20).

Etiología

Las causas más comunes de hipoaldosteronismo en adultos son la administración de medicamentos, como diuréticos ahorradores de potasio o inhibidores de la enzima convertidora de angiotensina, e hipoaldosteronismo hiporreninémico (véase la tabla 7.2). Este último padecimiento, en ausencia de una etiología obvia como insuficiencia renal avanzada o diuréticos ahorradores de potasio, es responsable casi de 50 a 75% de los casos de hiperpotasemia persistente en adultos. La

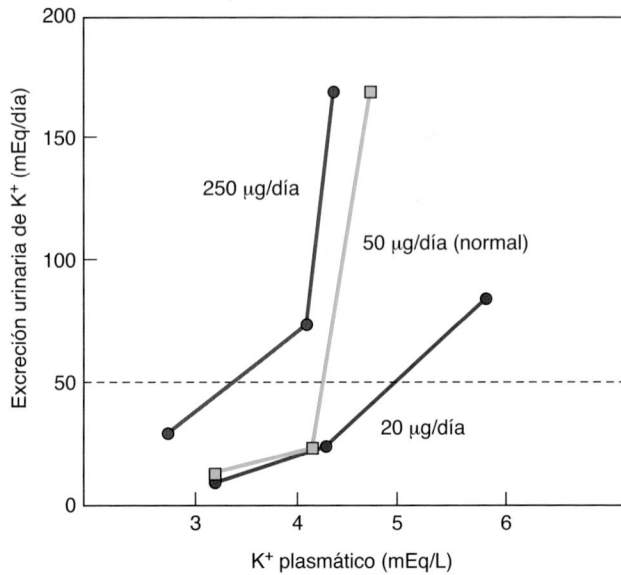

■ FIGURA 7.5. Valores promedio para la concentración plasmática de potasio y la excreción urinaria de potasio en estado estacionario (que es casi igual a la ingesta) en perros adrenalectomizados a los cuales se administró reemplazo elevado (250 µg/día, *línea azul*), normal (50 µg/día, *línea verde*) o bajo (20 µg/día, *línea roja*) de aldosterona. A cualquier cifra de potasio ingerido (como la *línea punteada* en 50 mEq/día), la concentración plasmática de potasio fue menor con hiperaldosteronismo y mayor con hipoaldosteronismo. (Modificada de Young DB, Paulsen AW. Interrelated effects of aldosterone and plasma potassium on potassium excretion. *Am J Physiol.* 1983;244[1]:F28–F34.)

mayoría de los pacientes afectados tiene nefropatía diabética y una reducción leve a moderada de la TFG (depuración de creatinina entre 20 y 75 mL/min).

La patogenia del hipoaldosteronismo hiporreninémico no se ha comprendido del todo. Además de un decremento primario de la liberación de renina, también hay evidencia de un defecto *intrasuprarrenal* caracterizado por secreción disminuida de aldosterona después de la infusión de angiotensina II. Se desconoce cómo pueden ocurrir estos cambios.

La insuficiencia renal subyacente es un determinante importante del grado de hiperpotasemia en cualquier forma de hipoaldosteronismo. Pese a que la ausencia relativa de aldosterona disminuye la eficiencia de la secreción de potasio, los pacientes con función renal normal pueden compensar, debido a que un incremento leve de la concentración plasmática de potasio estimula directamente la secreción de potasio. No se observa hiperpotasemia sino hasta que también se produce una alteración adicional de la función renal. Aunque se desconocen los mecanismos exactos que provocan hipoaldosteronismo hiporreninémico, varias observaciones sugieren un defecto de la síntesis renal de prostaglandinas (las prostaglandinas estimulan la liberación de renina y los antiinflamatorios no esteroideos [AINE —inhibidores de prostaglandinas—] pueden causar esta alteración). Otra hipótesis sugiere que la hipervolemia relacionada con enfermedad renal puede ser el primer evento. La expansión de volumen aumenta las cifras de péptido natriurético auricular (PNA), lo cual puede suprimir la liberación de renina.

Acidosis metabólica

El hipoaldosteronismo también se denomina acidosis tubular renal (ATR) tipo 4, debido a que la mayoría de los pacientes presenta acidosis metabólica leve en la cual la concentración plasmática de bicarbonato es de 17 a 21 mEq/L. La aldosterona puede estimular directamente la secreción distal de hidrógeno y reducirla puede promover el desarrollo de acidosis metabólica. No obstante, la hiperpotasemia parece tener mayor importancia porque disminuir la concentración plasmática de potasio induce normalización parcial o incluso completa de la concentración plasmática de bicarbonato.

Indique un mecanismo a través del cual la hiperpotasemia podría reducir la excreción de amonio y ácido. Considere el sitio donde se distribuirá el exceso de potasio y cómo se mantendrá la electroneutralidad.

Síntomas

Los síntomas relacionados con hiperpotasemia se limitan a la debilidad muscular (debido a la interferencia con la transmisión neuromuscular) y las anomalías de la conducción cardiaca. Las alteraciones de la conducción cardiaca inducidas por hiperpotasemia pueden llevar a paro cardiaco y la muerte. Como resultado, el monitoreo del ECG es una parte esencial del manejo de estas alteraciones. La relación aproximada entre la concentración plasmática de potasio y ECG se ilustra en la figura 7.6, aunque hay una variabilidad marcada entre pacientes en el grado al cual pueden observarse cambios particulares. La alteración más temprana es una onda T estrecha y picuda, debida a la repolarización más rápida; este cambio en la configuración de la onda T se vuelve aparente cuando

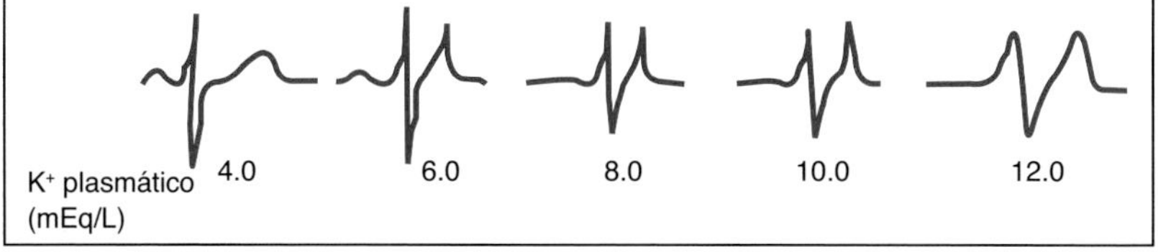

K⁺ plasmático   4.0   6.0   8.0   10.0   12.0
(mEq/L)

■ **FIGURA 7.6. Electrocardiograma relacionado con la concentración plasmática de potasio en hiperpotasemia.** El cambio inicial es una onda T picuda y estrecha, seguida por el ensanchamiento del complejo QRS, la pérdida de la onda P y un patrón de onda sinusoidal a medida que el complejo QRS se funde con la onda T. (Modificada con permiso de Surawicz B. Relationship between electrocardiogram and electrolytes. *Am Heart J.* 1967;73[6]:814–834.)

la concentración plasmática de potasio excede de 6 a 7 mEq/L. Por arriba de 7 a 8 mEq/L, la despolarización puede retrasarse (por la excitabilidad disminuida, como se describió al inicio de este capítulo), lo que provoca el ensanchamiento del complejo QRS y la pérdida eventual de la onda P. Los cambios finales son un patrón de onda sinusoidal a medida que el complejo QRS se funde con la onda T, seguida por fibrilación ventricular o paro.

Tratamiento

El tratamiento de la hiperpotasemia implica eliminar el exceso de potasio del organismo (tabla 7.3). La principal excepción ocurre en una patología como la diabetes mellitus descontrolada, ya que el paciente en realidad presenta depleción de potasio y el incremento de la concentración plasmática de potasio se debe al desplazamiento transcelular que puede revertirse mediante la terapia de la enfermedad subyacente. Dado que la eliminación de potasio del organismo tarda cierto tiempo (a través de la excreción urinaria, pérdidas gastrointestinales o, en casos graves, mediante diálisis; véase el texto siguiente), las estrategias terapéuticas a corto plazo implican el desplazamiento temporal de potasio del compartimento extracelular al intracelular.

El tratamiento óptimo varía según el grado de hiperpotasemia. Los principios generales incluyen evitar suplementos de potasio y suspender los medicamentos que pueden disminuir la liberación de aldosterona (véase la tabla 7.2). Los pacientes con una concentración plasmática de potasio menor de 6.0 mEq/L por lo general responden a la combinación de un diurético de asa y una dieta con bajo contenido de potasio. Los pacientes asintomáticos con una concentración plasmática de potasio de 6.0 a 6.5 mEq/L pueden tratarse con una resina para intercambio catiónico, administrada por vía oral. No debe administrarse por enema colónico por el riesgo de necrosis de colon. La resina utilizada con

---

TABLA 7.3. Tratamiento de la hiperpotasemia

Mecanismo	Inicio de acción
I. Antagonismo de la actividad de la membrana A. Calcio	Varios minutos y luego se desvanece con rapidez

II. Entrada incrementada de potasio a las células
  A. Insulina y glucosa
  B. Agonistas adrenérgicos β_2
  C. Bicarbonato de sodio
	Cada una de estas modalidades funciona en 30–60 minutos, reduce la concentración plasmática de potasio 0.5–1.5 mEq/L y dura varias horas

III. Eliminación de potasio del organismo
  A. Diuréticos
  B. Resina para intercambio catiónico
  C. Diálisis
	Los diuréticos tardan varias horas, pero los pacientes con insuficiencia renal avanzada pueden mostrar poca respuesta
	Las resinas para intercambio tardan 2–3 horas y requieren dosis repetidas
	Varias horas

mayor frecuencia, sulfonato sódico de poliestireno (kayexalato), capta potasio en el intestino y libera sodio.

Las indicaciones para otras modalidades terapéuticas de hiperpotasemia que se listan en la tabla 7.3 son para hiperpotasemia sintomática o más intensa, situación en la que no se puede esperar con seguridad varias horas para que la resina funcione. En este caso, puede administrarse insulina y glucosa (10 unidades de insulina con por lo menos 40 g de glucosa para prevenir la hipoglucemia), un agonista adrenérgico β_2 (como salbutamol) o bicarbonato de sodio para dirigir transitoriamente el potasio hacia dentro de las células hasta que el exceso de este último pueda eliminarse del organismo.

La terapia para hiperpotasemia *que pone en riesgo la vida* debe iniciarse con la administración de gluconato de calcio, que antagoniza de modo transitorio y casi inmediato el efecto de potasio, pero no afecta su concentración extracelular. Como ya se mencionó al inicio de este capítulo, la despolarización inicial del potencial de membrana en reposo inducida por hiperpotasemia inactiva los canales de sodio en la membrana celular y causa la reducción de la excitabilidad de membrana. El calcio revierte este efecto y restaura la excitabilidad de membrana hacia la normal por un mecanismo que aún no se ha comprendido bien. En pacientes con insuficiencia renal grave o que reciben diálisis, la diálisis aguda puede estar indicada para eliminar potasio.

Hipopotasemia

La hipopotasemia se induce con mayor frecuencia por un aumento de la pérdida gastrointestinal o urinaria, aunque la entrada aumentada a la célula también puede ocurrir (tabla 7.4). Por lo general, una dieta con poco contenido de potasio

TABLA 7.4. Principales causas de hipopotasemia
I. **Ingesta dietética disminuida: puede tener un papel contribuyente pero es raro que sea la única responsable de la hipopotasemia**

II. **Entrada aumentada a las células: en general produce solo una reducción transitoria de la concentración plasmática de potasio**
   A. Alcalosis metabólica
   B. Actividad β-adrenérgica aumentada, como en la liberación de adrenalina durante una respuesta al estrés

III. **Pérdidas gastrointestinales reforzadas**
   A. Vómito
   B. Diarrea
   C. Succión por sonda nasogástrica

IV. **Pérdida renal aumentada: de manera típica requiere hiperaldosteronismo y flujo distal normal o reforzado**
   A. Diuréticos de asa y tiazidas
   B. Vómito
   C. Exceso mineralocorticoide primario, con mayor frecuencia por adenoma suprarrenal productor de aldosterona
   D. Hiperaldosteronismo secundario a estenosis de arteria renal
   E. Acidosis tubular renal

tiene un efecto relativamente menor en la concentración plasmática de este elemento porque su excreción urinaria puede reducirse a < 15 a 25 mEq/día en caso de depleción de potasio. Esta respuesta está mediada parcialmente por un efecto inhibidor directo de la hipopotasemia tanto en la secreción de potasio en las células principales en los conductos colectores (véase la figura 7.2) como en la liberación de aldosterona.

Además, el potasio puede reabsorberse por las células intercaladas secretoras de ácido en el conducto colector cortical. Como se muestra en la figura 5.2, cierta parte de los iones hidrógeno se secretan por una H^+–K^+-ATPasa, que reabsorbe potasio mientras secreta hidrógeno. La actividad de este transportador aumenta con la depleción de potasio (la señal para la cual podría ser una reducción de la concentración celular de potasio); el efecto neto aumenta la reabsorción de potasio y disminuye adecuadamente la velocidad de excreción de potasio.

Etiología

Las causas principales de hipopotasemia se listan en la tabla 7.4. Por lo general, el desplazamiento transcelular y el aumento de la excreción urinaria de potasio implican mecanismos similares pero en la dirección opuesta a los descritos para hiperpotasemia. Por ejemplo, un β-bloqueador puede aumentar de modo transitorio la concentración plasmática de potasio después de una carga de potasio (véase la figura 7.1), mientras que la adrenalina liberada durante una respuesta al estrés puede inducir hipopotasemia transitoria, debido a la entrada de potasio a las células.

Pérdida urinaria de potasio

Es usual que se requieran dos factores para causar hipopotasemia al aumentar de modo inadecuado la secreción distal de potasio: secreción reforzada de aldosterona (como en la curva izquierda de la figura 7.5) y entrega normal o aumentada de sodio y agua al sitio secretor de potasio. Los diuréticos de asa y las tiazidas, por ejemplo, aumentan la entrega distal al alterar la reabsorción de sodio en el asa de Henle o el túbulo distal, respectivamente y refuerzan la secreción de aldosterona al inducir depleción de volumen.

 La administración de un diurético provoca depleción de potasio porque la excreción urinaria excede la ingesta. ¿Cuáles son los factores contrarreguladores que tienden a disminuir la excreción de potasio y permiten el estado estacionario para restablecer el equilibrio de potasio?

Vómito

La hipopotasemia con vómito se debe principalmente a la pérdida urinaria en lugar de la gastrointestinal. En particular, la pérdida de potasio ocurre en los primeros días, cuando el incremento relacionado de la concentración plasmática de bicarbonato causa que la carga de bicarbonato filtrado exceda la capacidad de reabsorción; como resultado, se entrega más bicarbonato al túbulo proximal, el cual se excreta con sodio y potasio. Esto, combinado con el hiperaldosteronismo inducido por depleción de volumen, refuerza aún más la secreción de potasio y la alcalosis metabólica (véase la tabla 5.4).

Hipopotasemia y alcalosis metabólica con y sin hipertensión
Hiperaldosteronismo primario
Algunos pacientes tienen sobreproducción primaria de aldosterona, con mayor frecuencia debida a un adenoma suprarrenal. Al inicio, los pacientes con esta afección retienen sodio y presentan expansión leve de volumen y es usual que estén hipertensos. De nuevo, las cifras aumentadas de aldosterona y la entrega distal adecuada causan pérdida de potasio. La estimulación de aldosterona sobre H^+-ATPasa provoca con frecuencia alcalosis metabólica además de hipopotasemia.

Una causa rara de esta afección, la ingesta excesiva de regaliz real, ha ayudado a brindar información sobre el mecanismo mediante el cual se regula la actividad mineralocorticoide en las células blanco, como aquellas en los conductos colectores. El regaliz contiene un esteroide, ácido glicirretínico, que tiene una leve actividad parecida a aldosterona. De mayor importancia, el ácido glicirretínico inhibe la enzima 11β-hidroxiesteroide deshidrogenasa. Esta enzima, restringida en gran medida en los riñones a los sitios sensibles a aldosterona en los conductos colectores, promueve la conversión de cortisol a cortisona. Este efecto tiene importancia fisiológica porque el cortisol, pero no la cortisona, se une con tanta avidez como la aldosterona al receptor mineralocorticoide. Aunque el cortisol tiene una concentración plasmática mayor que la aldosterona en condiciones normales no tiene gran actividad mineralocorticoide, debido a que se convierte localmente en cortisona inactiva. Inhibir esta conversión con ácido glicirretínico permite el aumento de las cifras locales de cortisol y con frecuencia induce un incremento marcado de la actividad mineralocorticoide neta e hipopotasemia.

El síndrome de Liddle es otra afección caracterizada por hipopotasemia, alcalosis metabólica similar a la del hiperaldosteronismo, pero es independiente de mineralocorticoides. Es una enfermedad autosómica dominante caracterizada por una mutación con *ganancia de función* en el canal de sodio del conducto colector (véase la figura 7.2). Puede distinguirse del hiperaldosteronismo por la combinación de cifras *disminuidas* de renina y aldosterona y puede tratarse con antagonistas en los canales de sodio, como amilorida o triamtereno (véase el capítulo 4).

Los síndromes de Bartter y Gitelman son enfermedades hereditarias raras que se presentan con hipopotasemia y alcalosis metabólica, pero sin hipertensión. La patogenia es similar a la encontrada con diuréticos tiacídicos y de asa. El síndrome de Bartter se ha descrito con mutaciones en cualquiera de los transportadores de la porción ascendente gruesa del asa de Henle (véase el capítulo 1). Los defectos genéticos en el síndrome de Gitelman se producen en el cotransportador de Na−Cl sensible a tiazidas en el túbulo distal. La depleción de sodio en ambos padecimientos provoca hiperreninemia e hiperaldosteronismo. De manera congruente con las funciones de estos segmentos de la nefrona (véase el capítulo 1), se encuentra hipomagnesemia en grado variable y los efectos opuestos en la excreción de calcio. El síndrome de Gitelman se relaciona con *hipocalciuria*, mientras que el de Bartter se vincula con *hipercalciuria*.

Acidosis tubular renal

Las características de las dos formas principales de ATR —tipo 1 o ATR distal y tipo 2 o ATR proximal— se describen en el capítulo 6. Cada una puede inducir pérdida urinaria de potasio e hipopotasemia, aunque el mecanismo es diferente. Los pacientes con ATR tipo 2 (proximal) tienen una capacidad reducida para la reabsorción proximal de bicarbonato. Por lo general permanecen en un equilibrio de potasio normal o casi normal si no reciben tratamiento, debido a que la concentración plasmática de bicarbonato disminuye a cifras bajas a las cuales todo el bicarbonato filtrado puede reabsorberse. Sin embargo, si se administra terapia alcalina para aumentar la concentración plasmática de bicarbonato, la carga filtrada excederá la capacidad de reabsorción y el incremento consecuente de la entrega de bicarbonato de sodio al sitio secretor de potasio estimulará la secreción de potasio.

En la ATR tipo 1 hay un mecanismo distinto en el cual se altera la acidificación distal y el pH urinario > 5.5 persiste debido, en algunos casos, a la actividad disminuida de la bomba H^+-ATPasa. El potencial luminal negativo generado por la reabsorción de sodio a través de los canales de sodio en la membrana apical de la célula principal (véase la figura 7.2) puede disiparse solo por la reabsorción de cloro o por la secreción de potasio o hidrógeno por las células intercaladas tipo A (véase la figura 5.2). La disponibilidad de cloro es limitada y la alteración de la secreción de hidrógeno significa que la secreción de potasio debe aumentar para mantener la electroneutralidad mientras se reabsorbe el sodio.

Síntomas

La mayoría de los pacientes con hipopotasemia crónica son asintomáticos y la concentración plasmática baja de potasio se descubre de modo incidental en una prueba en sangre. Sin embargo, si la concentración plasmática de potasio es menor de 3 mEq/L, los pacientes pueden presentar debilidad muscular (inducida en parte por el cambio en el potencial de membrana en reposo), poliuria y polidipsia (aumento de la sed), debido a la resistencia a la hormona antidiurética (ADH) (diabetes insípida nefrogénica [DIN]; véase el capítulo 3). El mecanismo a través del cual la hipopotasemia interfiere con la acción de la ADH no se ha comprendido del todo, pero hay cifras disminuidas de acuaporina-2, el canal de agua sensible a la ADH. La hipopotasemia también puede predisponer a cambios en el ECG (como depresión del segmento ST, aplanamiento de las ondas T y prominencia aumentada de las ondas U) y una variedad de arritmias cardiacas, en particular en pacientes que reciben digitálicos o tienen isquemia coronaria aguda. En este último caso, la liberación de adrenalina inducida por estrés puede contribuir al reducir aún más la concentración plasmática de potasio. La hipopotasemia aumenta la automaticidad y retrasa la repolarización. Como resultado, pueden encontrarse diversas arritmias, que incluyen latidos auriculares o ventriculares prematuros, bloqueo auriculoventricular e incluso taquicardia o fibrilación ventriculares.

Diagnóstico

Es usual que la causa de la hipopotasemia sea evidente a partir de la historia clínica, en la cual la pérdida gastrointestinal y la terapia diurética son las más comunes. Cuando la causa no es aparente, con frecuencia es útil medir otras pruebas de laboratorio. Por ejemplo, las causas más probables de hipopotasemia sin explicación en un paciente normotenso son vómito autoinducido diarrea, o terapia diurética con un diurético de asa o tipo tiazida.

 ¿Cómo pueden ayudar la concentración plasmática de bicarbonato, el pH extracelular y la excreción urinaria de potasio a distinguir entre estas afecciones? ¿La actividad plasmática de renina tendrá algún valor?

En comparación, el diagnóstico diferencial principal en el paciente hipertenso (como en el caso del inicio de este capítulo) es el uso de diurético autoinducido, hiperaldosteronismo primario o estenosis de arteria renal (véase el "Análisis de caso").

Tratamiento

Excepto por la entrada transitoria a las células, el tratamiento de hipopotasemia consiste en la administración de potasio, usualmente como cloruro de potasio. Una alternativa en pacientes con pérdida urinaria crónica de potasio debida a terapia diurética continua o hiperaldosteronismo primario no operable es la administración de un diurético ahorrador de potasio que cierra los canales de sodio de la membrana apical en la figura 7.2.

El déficit total de potasio solo puede aproximarse a partir de la concentración extracelular, puesto que casi todo el potasio corporal se localiza en las células. En general, deben perderse de 200 a 400 mEq de potasio para disminuir la concentración plasmática de potasio de 4.0 a 3.0 mEq/L y debe perderse una cantidad similar para reducir la concentración plasmática de potasio a 2.0 mEq/L. La hipopotasemia más atípica es relativamente rara, debido a que es usual que la liberación de potasio de las células evite un decremento mayor de la concentración plasmática de potasio.

Como en la alcalosis metabólica (véase el capítulo 5), el potasio debe administrarse con cloro o, si el paciente también presenta acidosis metabólica, con bicarbonato. Considere, por otra parte, lo que sucedería si se administrara sulfato de potasio. El sulfato se filtrará y luego una parte se reabsorberá en el túbulo proximal. En el sitio secretor distal de potasio ilustrado en la figura 7.2, la reabsorción de sodio hace al lumen más electronegativo; la electroneutralidad se mantiene por la secreción de potasio, por la reabsorción de cloro —un proceso que ocurre en gran medida entre las células a través de la unión estrecha— o por la secreción de hidrógeno en las células intercaladas adyacentes. Si el sulfato no reabsorbible está en el lumen, en vez de cloruro, entonces la reabsorción de sodio se emparejará parcialmente por la secreción aumentada de potasio e hidrógeno, lo cual minimiza la corrección de la hipopotasemia y la alcalosis metabólica concomitante. Sin embargo, si se administra cloruro de potasio, entonces la reabsorción distal de sodio puede emparejarse por la reabsorción de cloro, lo cual permite retener el potasio administrado.

RESUMEN

Casi todo el potasio corporal se encuentra dentro de las células y la concentración extracelular se mantiene dentro de un intervalo estrecho a causa de la actividad de Na^+–K^+-ATPasa. Las alteraciones de la concentración extracelular de potasio afectan la polarización de la membrana y las cifras tanto altas como bajas de potasio se relacionan con arritmias cardiacas. La ingesta diaria promedio de potasio es similar a la cantidad extracelular total y en condiciones normales la carga de potasio en la ingesta dietética se desplaza hacia dentro de la célula (por insulina y estimulación β-adrenérgica) seguida de su excreción renal. La excreción urinaria de potasio ocurre en el conducto colector cortical, donde la captación de sodio en las células principales crea una carga negativa en el lumen que promueve la secreción de potasio. La concentración plasmática de potasio, la entrega de sodio al conducto colector y la producción de aldosterona son los moduladores principales de la secreción urinaria de potasio. La aldosterona incrementa la cantidad y probabilidad de abrir los canales apicales de sodio, estimula la bomba Na^+–K^+-ATPasa y aumenta la cantidad de canales abiertos de potasio. Es usual que la hiperpotasemia sea resultado de la excreción renal alterada, como puede observarse en insuficiencia renal, entrega disminuida de sodio al conducto colector o en hipoaldosteronismo. De manera habitual, la hipopotasemia se produce por pérdidas gastrointestinales (diarrea) o renales. Es común que estas condiciones se distingan por la historia clínica y al determinar la excreción urinaria de potasio. Suelen encontrarse cifras urinarias elevadas de potasio en caso de actividad mineralocorticoide aumentada y uso de diuréticos.

ANÁLISIS DEL CASO

La paciente cuyo caso se presentó al inicio de este capítulo manifiesta hipertensión de inicio reciente acompañada de hipopotasemia, pérdida urinaria de potasio (la excreción urinaria de potasio debe ser menor de 25 mEq/día en presencia de hipopotasemia) y alcalosis metabólica. Es probable que la debilidad muscular se deba a la hipopotasemia.

Esta constelación de hallazgos sugiere hiperaldosteronismo, que, en este caso, se debe con mayor frecuencia a tres afecciones:

- Hiperaldosteronismo primario
- Hiperaldosteronismo secundario a estenosis de arteria renal, una situación en la cual la isquemia renal provoca una secreción reforzada de renina
- Ingesta de diuréticos (que puede ser autoinducida) en un paciente con hipertensión esencial subyacente

El diagnóstico de ingesta autoinducida de diuréticos, que no es una condición rara, puede establecerse solo al analizar la orina en busca de la presencia de un diurético. No obstante, en este caso, el inicio reciente de la hipertensión sugiere uno de los otros dos padecimientos, debido a que el inicio de la hipertensión esencial no es abrupto.

La medición de la actividad plasmática de renina puede ser muy útil. La secreción de renina aumenta en la estenosis de arteria renal pero se suprime de modo marcado y apropiado por la expansión de volumen (inducida por la retención inicial de sodio) en el hiperaldosteronismo primario. La presencia de estenosis de arteria renal, que es mucho más común, puede confirmarse al realizar un arteriograma renal en el cual se inyecta un medio de radiocontraste directamente en las arterias renales.

RESPUESTAS A LAS PREGUNTAS

1 La expansión de volumen inducida por la dieta rica en sal disminuye la actividad del sistema renina–angiotensina–aldosterona. El decremento de la secreción de aldosterona tiende a disminuir la secreción de potasio, lo cual contrarresta el efecto del flujo distal aumentado. El decremento de las cifras de aldosterona también disminuye la reabsorción de sodio en el túbulo colector, una respuesta apropiada que facilita la excreción del exceso de sodio. El efecto neto es que la aldosterona puede contribuir a mantener el equilibrio de sodio sin interferir con la homeostasis de potasio.

2 El potasio se retiene porque la enfermedad renal presenta una alteración de la eficiencia de la excreción de potasio. El incremento de la concentración plasmática de potasio tiende a aumentar la excreción de potasio por efectos directos en el conducto colector cortical y al estimular la liberación de aldosterona. La concentración plasmática de potasio se estabiliza a una concentración mayor que la normal, la cual es suficiente para incrementar la velocidad de excreción para igualar la ingesta diaria. Estas respuestas compensadoras no pueden normalizar la concentración plasmática de potasio, debido a que se requiere un grado variable de hiperpotasemia crónica para proporcionar la señal para que estas adaptaciones persistan.

3 Puesto que 98% del potasio corporal está dentro de las células, la mayor parte del potasio retenido entrará a estas. La electroneutralidad se mantiene en parte por el movimiento de hidrógeno y sodio celulares fuera de las células; la alcalosis intracelular consecuente en las células tubulares renales disminuye tanto la secreción de ácido como la generación de amonio (véase el capítulo 5).

4 El decremento de la concentración plasmática de potasio por sí misma tiende a disminuir la secreción de potasio y a aumentar la reabsorción de potasio al activar las bombas H^+-K^+-ATPasa en la membrana luminal del conducto colector cortical. En un lapso de 1 a 2 semanas, estas fuerzas conservadoras de potasio equilibran exactamente el efecto perdedor de potasio del diurético y se alcanza un nuevo estado estacionario. En este periodo, la ingesta y egreso serán iguales, pero la concentración plasmática de potasio estará disminuida por el potasio perdido antes del restablecerse el equilibrio. Además de la respuesta natriurética al diurético, el flujo urinario y la entrega distal de sodio aumentados también regresarán para igualar la ingesta una vez obtenido el estado estacionario (véase el capítulo 4).

5 La diarrea tiende a inducir acidosis metabólica (debido a la pérdida de bicarbonato en el líquido de diarrea), provocando con ello una concentración reducida de bicarbonato y un menor pH extracelular. En comparación, tanto los diuréticos como el vómito se relacionan con una concentración plasmática elevada de bicarbonato y alcalosis metabólica. La excreción urinaria de potasio debe reducirse de modo persistente (< 25 mEq/día) con pérdidas extrarrenales debidas a diarrea, pero puede aumentar con diuréticos, si la muestra de orina se obtiene mientras el diurético aún actúa, o con vómito, si el paciente tiene bicarbonaturia (que debe relacionarse con un pH urinario mayor de 7.0).

La actividad plasmática de renina no tiene valor diagnóstico en este caso. Las tres afecciones provocan depleción de volumen y un incremento apropiado de la liberación de renina.

LECTURAS RECOMENDADAS

Esposito C, Bellotti N, Fasoli G, et al. Hyperkalemia-induced ECG abnormalities in patients with reduced renal function. *Clin Nephrol.* 2004;62(6):465–468.

Gumz ML, Rabinowitz L, Wingo CS. An integrated view of potassium homeostasis. *N Engl J Med.* 2015;373(1):60–72.

Kaplan NM. The current epidemic of primary aldosteronism: causes and consequences. *J Hypertens.* 2004;22(5):863–869.

Koulouridis E, Koulouridis I. Molecular pathophysiology of Bartter's and Gitelman's syndromes. *World J Pediatr.* 2015;11(2):113–125.

Palmer BF, Clegg DJ. Physiology and pathophysiology of potassium homeostasis. *Adv Physiol Educ.* 2016;40(4):480–490.

Rabelink TJ, Koomans HA, Hené RJ, et al. Early and late adjustment to potassium loading in humans. *Kidney Int.* 1990;38(5):942–947.

Rose BD, Post TW. *Clinical Physiology of Acid-Base and Electrolyte Disorders.* 5th ed. New York, NY: McGraw-Hill; 2001.

Young DB. Quantitative analysis of aldosterone's role in potassium regulation. *Am J Physiol.* 1988;255(5, pt 2):F811–F822.

Young DB, Paulsen AW. Interrelated effects of aldosterone and plasma potassium on potassium excretion. *Am J Physiol.* 1983;244(1):F28–F34.

EXAMEN GENERAL DE ORINA Y ABORDAJE DEL PACIENTE CON ENFERMEDAD RENAL

8

PRESENTACIÓN DE CASO

Un hombre de 67 años de edad que se conocía sano y sin antecedentes de enfermedad renal. Una concentración plasmática de creatinina obtenida hace 3 meses fue relativamente normal a 1.1 mg/dL y el examen general de orina no mostró datos patológicos. Durante el último mes, notó fatiga fácil y dolor de espalda, leve pero persistente. Durante la última semana, su apetito comenzó a disminuir y presenta una pérdida ponderal de 1.36 kg. La exploración física muestra un hombre de apariencia enferma, pero no se encuentran anomalías específicas. Los datos de laboratorio revelan lo siguiente:

NUS	= 110 mg/dL (9–25)
Creatinina	= 8.4 mg/dL (0.8–1.4)
Hematocrito	= 25% (valor normal previo de 41%)
Examen general de orina	= trazas de proteína por tira reactiva, sin células ni cilindros en el sedimento

OBJETIVOS

Al terminar este capítulo será capaz de comprender cada uno de los siguientes temas:

▶ Los diferentes tipos de proteinuria y cómo se detectan.

▶ La distinción entre sangrado glomerular y extraglomerular.

▶ La diferencia entre enfermedad renal aguda y crónica.

▶ La correlación general entre los distintos patrones de hallazgos urinarios y ciertos estados patológicos.

▶ El significado de la concentración urinaria de sodio y la excreción fraccional de sodio (FENa) y cómo se utilizan para distinguir entre enfermedad prerrenal y necrosis tubular aguda como la causa de la insuficiencia renal aguda.

Introducción

Los pacientes con enfermedad renal pueden presentarse al médico de diversas maneras. Algunos tienen síntomas que tienen relación directa con las vías respiratorias (como dolor en el flanco o sangrado macroscópico que torna la orina de un color rojo) o con hallazgos extrarrenales relacionados inducidos por la enfermedad renal (como edema o hipertensión). Sin embargo, numerosos pacientes se encuentran asintomáticos y la presencia de enfermedad renal subyacente se descubre de modo incidental cuando los estudios rutinarios de laboratorio revelan un incremento de la concentración plasmática de creatinina o un examen general de orina anormal.

Los tipos principales de enfermedad renal se agrupan según la siguiente clasificación funcional utilizada con frecuencia:

- Enfermedad prerrenal, en la cual la perfusión renal disminuida es la anomalía principal.
- Enfermedad posrenal, en la cual la obstrucción de cualquier sitio de las vías urinarias bloquea de modo parcial o completo el flujo urinario.
- Enfermedad renal intrínseca, que puede producirse por alteraciones glomerulares, vasculares o tubulointersticiales.

Las causas principales de enfermedad renal, que en su mayoría se explican en los capítulos siguientes, se listan en la tabla 8.1.

Una vez documentada la presencia de enfermedad renal, los objetivos primarios son establecer el diagnóstico correcto y evaluar la intensidad de la disfunción renal. La estrategia principal para el diagnóstico comienza con la historia clínica, la exploración física y la evaluación cuidadosa de la orina. Como se describirá, algunos hallazgos urinarios en la práctica son patognomónicos de un tipo particular de enfermedad. Incluso un examen general de orina relativamente normal es un hallazgo positivo, debido a que puede ayudar a estrechar el diagnóstico diferencial. El grado de disfunción renal se evalúa sobre todo al estimar la tasa de filtración glomerular (TFG) a través de la medición y vigilancia seriada de la concentración plasmática de creatinina y el cálculo de la TFG estimada (TFGe), o bien, al medir la depuración de creatinina (véase el capítulo 1). El examen general de orina tiene importancia variable al evaluar la intensidad y actividad de la lesión renal. En las glomerulopatías, por ejemplo, la presencia de proteinuria intensa y un sedimento urinario activo con numerosos eritrocitos y cilindros por lo general indica una enfermedad más grave que la proteinuria leve y unas cuantas células y cilindros.

No obstante, esta relación entre hallazgos urinarios y gravedad de la enfermedad no siempre es aplicable. Cuando se resuelve la inflamación aguda de los glomérulos (llamada glomerulonefritis), puede haber una transición a enfermedad crónica con cicatrización marcada. En dicho punto, es típico que el examen general de orina se torne menos anormal (debido a que ha disminuido la inflamación), pese a la pérdida progresiva de nefronas y con el tiempo, un deterioro de la TFG.

TABLA 8.1. Causas más comunes de enfermedad renal

I. **Posrenal: obstrucción de vías urinarias; debe excluirse pronto en la evaluación**
   A. **Patología prostática**
   B. **Adenopatía o neoplasia maligna pélvica o retroperitoneal**
   C. **Cálculos renales o ureterales (bilaterales)**
   D. **Anomalías congénitas**

II. **Prerrenal**
   A. **Depleción de volumen causada por pérdidas gastrointestinales, renales, cutáneas o por tercer espacio**
   B. **Insuficiencia cardiaca congestiva o anomalías valvulares en las cuales hay una reducción primaria del gasto cardiaco**
   C. **Cirrosis hepática en la cual la vasodilatación esplácnica provoca estancamiento en el sistema esplácnico y subperfusión de otros órganos**
   D. **Antiinflamatorios no esteroideos, los cuales pueden inducir vasoconstricción en individuos susceptibles al bloquear la síntesis de prostaglandinas vasodilatoras renales**
   E. **Estenosis arterial renal bilateral, con frecuencia empeorada por el uso de un inhibidor de la enzima convertidora de angiotensina que interfiere con la autorregulación de la tasa de filtración glomerular**
   F. **Shock debido a sepsis, pérdida hídrica o enfermedad cardiaca**

III. **Enfermedad intrínseca**
   A. **Glomerulopatía**
      1. Glomerulonefritis
      2. Síndrome nefrótico
   B. **Enfermedad vascular**
      1. Nefroesclerosis hipertensiva benigna o maligna
      2. Vasculitis sistémica
      3. Microangiopatía trombótica en el síndrome urémico hemolítico, púrpura trombocitopénica trombótica y escleroderma
   C. **Enfermedad tubular**
      1. Necrosis tubular aguda
      2. Mieloma renal
      3. Hipercalcemia (también causa vasoconstricción aferente)
      4. Enfermedad poliquística renal
      5. Nefritis intersticial
         a. Nefritis intersticial aguda, por lo general inducida por fármacos
         b. Pielonefritis aguda (infección del parénquima renal)
         c. Pielonefritis crónica, por lo general debida a reflujo vesicoureteral
         d. Nefropatía analgésica, nefropatía por litio

Examen general de orina

El análisis de la orina debe realizarse en una muestra fresca en los siguientes 30 a 60 min después de la micción. Una muestra de chorro medio es adecuada después de limpiar los genitales externos para evitar la contaminación con secreciones locales. La etapa del ciclo menstrual también debe ser considerada como un factor que altera el estudio del sedimento urinario o que puede contaminar la muestra de orina.

La orina fresca debe centrifugarse a $3\,000$ rpm/min durante 3 a 5 min. La mayor parte del sobrenadante debe vaciarse en un tubo distinto y el sedimento del fondo del tubo resuspenderse al sacudir con gentileza el lado del tubo. El sedimento tiene que vaciarse o transferirse con una pipeta a un portaobjetos y cubrirse con cubreobjetos. Tanto el sobrenadante como el sedimento ahora están listos para un análisis detallado.

Por lo general, la evaluación del sobrenadante comienza con una tira reactiva que puede evaluarse para lo siguiente, así como para excreción de proteína:

- **pH** — En condiciones normales, el pH de la orina es de 5.0 a 6.5, y depende en gran medida de la ingesta dietética. Por lo general, la medición del pH urinario tiene poca importancia clínica, excepto en dos casos. En el primero, un pH urinario mayor de 7.5 a 8.0 sugiere una infección de vías urinarias con un organismo segmentador de urea, y la prueba de nitritos también debe ser positiva. El metabolismo de urea puede aumentar el pH urinario al dirigir la reacción $-NH_3+ H^+ \leftrightarrow NH_4^+-$ hacia la derecha, lo cual disminuye la concentración de hidrógeno libre y aumenta el pH urinario. En el segundo caso, el pH urinario debe ser menor de 5.3 (acidez máxima) en un paciente con acidosis metabólica, debido a que la excreción de más ácido tiende a normalizar el pH extracelular. Un pH urinario mayor de 5.5 en este caso sugiere una alteración del proceso de acidificación, debida con más frecuencia a una de las formas de acidosis tubular renal (véase el capítulo 6).

- **Glucosa:** la glucosa es detectable en la orina principalmente en pacientes con hiperglucemia debida a diabetes mellitus controlada de modo inadecuado. En esta situación, la carga de glucosa filtrada aumenta a tal grado que excede la capacidad de reabsorción proximal de glucosa, de tal modo que provoca glucosuria. En raras ocasiones, la glucosuria se observa con una concentración plasmática normal de glucosa; este hallazgo, denominado glucosuria renal, es indicativo de un defecto tubular proximal en la reabsorción de glucosa y puede encontrarse combinado con otros defectos tubulares proximales (bicarbonaturia; véase el capítulo 6).

- **Cetonas:** los pacientes con diabetes mellitus descontrolada también pueden presentar cetoacidosis. El ácido β-hidroxibutírico es la principal cetona formada, pero también se encuentra ácido acetoacético y acetona. Solo estos dos últimos compuestos se detectan por tira reactiva, por lo cual tienden a subestimar la excreción total de cetonas.

- **Nitritos:** en condiciones normales, los nitratos de la dieta se excretan en la orina. Sin embargo, si hay bacterias y hay un tiempo de contacto adecuado (como en una muestra obtenida cuando el paciente orina por primera vez en la mañana), entonces los nitratos urinarios pueden convertirse de manera parcial en nitritos. Por ello, un resultado positivo en tira reactiva para nitritos es una prueba de detección razonablemente buena para una infección de vías urinarias.

- **Hem:** de manera habitual, una prueba positiva de hem es indicativa de eritrocitos presentes en la orina, un hallazgo que debe confirmarse al examinar el sedimento urinario. Además de hemoglobina en los eritrocitos, la tira reactiva también puede detectar proteínas hem libres, como en la hemoglobinuria debida a hemólisis intravascular y mioglobinuria debida a degradación del músculo esquelético (rabdomiólisis). Sin embargo, en estas dos situaciones clínicas, el sobrenadante es positivo para hem, pero hay pocos eritrocitos o ninguno en el sedimento urinario.

Proteinuria

La pared del capilar glomerular permite la filtración relativamente libre de proteínas pequeñas de bajo peso molecular (como cadenas ligeras de inmunoglobulina y aminoácidos), pero restringe la filtración de macromoléculas más grandes (como albúmina e inmunoglobulina G [IgG]). Los factores responsables de estas propiedades selectivas de la permeabilidad de la pared del capilar glomerular se revisan en el capítulo 9. Para propósitos de esta explicación, es importante familiarizarse con los tres tipos de proteinuria que pueden encontrarse:

- **Proteinuria glomerular:** la proteinuria glomerular se refiere a un incremento de la permeabilidad de la pared del capilar glomerular que provoca filtración anormal y excreción subsecuente de proteínas más grandes que no se filtran en condiciones normales, como la albúmina. Este problema puede observarse en cualquier forma de enfermedad glomerular.
- **Proteinuria tubular:** en condiciones normales, las proteínas de bajo peso molecular se filtran y luego se reabsorben en gran medida en el túbulo proximal. (Las pequeñas cantidades de albúmina que se filtran también se reabsorben en gran medida en este sitio.) Las enfermedades tubulointersticiales que alteran la función tubular pueden interferir con este proceso de reabsorción y generar una una mayor excreción de estas proteínas más pequeñas. La proteinuria tubular es un marcador de nefropatía crónica, pero es usual que no haya secuelas clínicas a menos que se acompañe de otros defectos en la función proximal, lo que obliga a descartar otros problemas, como acidosis metabólica (por pérdida de bicarbonato), hipofosfatemia y raquitismo (por pérdida de fosfato).
- **Proteinuria por sobreflujo:** en algunas afecciones, la producción aumentada de proteínas más pequeñas provoca una velocidad de filtración que excede la capacidad de reabsorción proximal normal. Esto ocurre con mayor frecuencia con la sobreproducción de cadenas ligeras de inmunoglobulinas monoclonales en mieloma múltiple y otras discrasias de células plasmáticas.

Limitaciones de la tira reactiva

La tira reactiva utilizada con frecuencia en la evaluación inicial de la orina está impregnada con un tinte que cambia de color según la cantidad de proteínas presentes, en particular albúmina. Aunque la tira reactiva tiene precisión razonable para detectar proteinuria glomerular (véase el texto siguiente), omite las proteínas distintas de albúmina, como las cadenas ligeras de inmunoglobulinas. De modo similar, la medición periódica de microalbúmina urinaria en una muestra aleatoria de orina es el estándar para vigilar pacientes en busca del desarrollo de nefropatía diabética. Sin embargo, este estudio también omite las proteínas distintas de albúmina en la orina que podrían detectarse con una determinación de proteína total o una inmunoelectroforesis urinaria. Una prueba portátil más antigua que utiliza ácido sulfosalicílico agregado al sobrenadante urinario detecta todas las proteínas, y verifica el grado de turbidez proporcional a la concentración proteica.

 Además de la velocidad de la excreción de albúmina, ¿qué factor afecta la concentración urinaria de albúmina y, por lo tanto, la intensidad de la reacción en la tira reactiva urinaria? ¿Qué más puede medirse en la orina para hacer correcciones en estas variables?

Valores normales y cuantificación

Por lo general, los individuos normales excretan entre 40 y 80 mg de proteína por día; el límite superior normal es 150 mg/día. Se excretan numerosas proteínas diferentes. La albúmina, por ejemplo, constituye < 20 mg/día, mientras que la mucoproteína Tamm-Horsfall (THMP, uromodulina) comprende de 30 a 50 mg/día. Esta última es una proteína con funciones inciertas que pueden tener un papel inmunomodulador para prevenir el desarrollo de infecciones de vías urinarias y cálculos renales. La proteína se secreta por las células en la porción ascendente gruesa del asa de Henle y constituye la matriz para la mayoría de los cilindros urinarios. Las mutaciones en la THMP provocan dos padecimientos autosómicos dominantes: nefropatía hiperuricémica juvenil familiar típica y nefropatía quística medular tipo 2. Ambas afecciones se caracterizan por hiperuricemia, quistes medulares, nefritis intersticial e insuficiencia renal progresiva.

Por tradición, la excreción diaria de proteína se mide en la recolección urinaria de 24 h (el estándar de oro). Sin embargo, hay una alternativa mucho más conveniente para estimar el grado de proteinuria: el cálculo de la razón proteína total:creatinina (en mg/mg) en una muestra aleatoria de orina. Al normalizar la concentración de proteína según la cantidad de creatinina en una muestra aleatoria, se evitan las variaciones en la concentración urinaria de proteína (debido a la ingesta oral variable). La observación fortuita de que la excreción diaria promedio de creatinina es cercana a 1 000 mg/día permite que la razón se aproxime a la velocidad de excreción proteica en 24 h. Si, por ejemplo, una muestra aleatoria de orina contiene 210 mg/dL de proteína y la concentración de creatinina es 42 mg/dL, entonces el paciente excreta cerca de 5 g/día por 1.73 m^2 (210 ÷ 42 = 5). En la figura 8.1 se muestra que hay una buena correlación entre las razones proteína:creatinina urinarias y las determinaciones de 24 h.

La tira reactiva es relativamente insensible al incremento inicial de la permeabilidad glomerular porque no comienza a ser positiva sino hasta que la excreción proteica excede de 300 a 500 mg/día. Esto es un problema particular en diabéticos, debido a que para ese momento ya habrá lesión glomerular avanzada. Una alternativa que permite una detección mucho más temprana de lesión glomerular es la medición directa de pequeñas cantidades de la excreción de albúmina (µg; microalbuminuria). Del mismo modo que la razón proteína:creatinina en orina, la razón microalbúmina:creatinina es una estimación válida de la velocidad de excreción de microalbúmina. La velocidad normal de excreción de

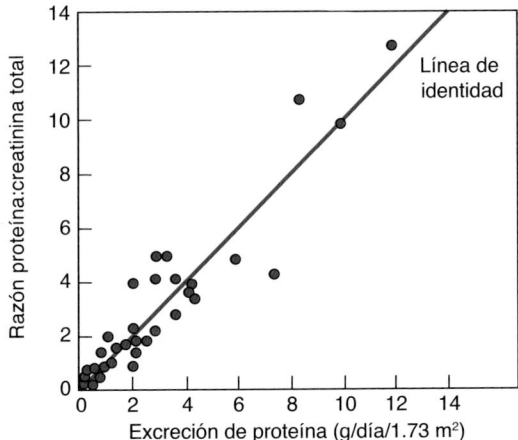

■ FIGURA 8.1. Razón proteína:creatinina para estimar la excreción de proteína. La relación entre estimaciones de la excreción de proteína en determinaciones en muestras aleatorias de orina y mediciones de creatinina en 24 h de excreción total de proteína. (Modificada de www.uptodate.com.)

albúmina es < 20 mg/día (15 μg/min); la excreción persistente de albúmina entre 30 y 300 mg/día (20 a 200 μg/min) se denomina microalbuminuria y, en pacientes con diabetes, es usual que sea indicativa de nefropatía diabética.

Gravedad específica y osmolalidad

La concentración del sobrenadante urinario puede estimarse con un urómetro, que mide la gravedad específica de la orina. La gravedad específica se define como el peso de la solución comparado con el peso de un volumen equivalente de agua destilada. El plasma, por ejemplo, es 0.8 a 1.0% más pesado que el agua, por lo que tiene una gravedad específica de 1.008 a 1.010.

La gravedad específica es proporcional a la *cantidad* de partículas de soluto presentes y el *peso* de las partículas de soluto presentes. Por lo tanto, es diferente de la medición más precisa de *osmolalidad urinaria* porque la osmolalidad se determina solo por la cantidad de partículas de soluto presentes. La relación entre estos parámetros es relativamente predecible en sujetos normales, cuya orina contiene principalmente urea y sales de sodio, potasio y amonio; por ejemplo, una osmolalidad urinaria de 300 mOsm/kg —similar a la del plasma— es equivalente a una gravedad específica de 1.008 a 1.010 (figura 8.2). Sin embargo, hay un incremento desproporcionado de la gravedad específica cuando se encuentran solutos más grandes, como la glucosa (peso molecular 180 Da) y el medio de contraste (peso molecular aproximado de 550 Da). En estas circunstancias, la gravedad específica urinaria puede exceder 1.030 a 1.040 aunque la osmolalidad urinaria puede ser de tan solo 300 mOsm/kg.

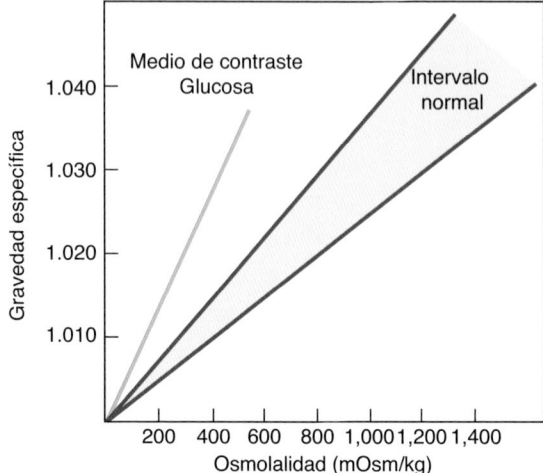

■ **FIGURA 8.2. Relación entre la gravedad específica y la osmolalidad en la orina de individuos normales.** La orina normal contiene poca glucosa o proteína (*área sombreada*). Para comparar, se incluye la relación entre gravedad específica y osmolalidad para una solución pura de glucosa. (Modificada de Miles B, Paton A, de Wardener H. Maximum urine concentration. *Br Med J.* 1954;2[4893]:901–905.)

Como se describió en el capítulo 2, la osmolalidad urinaria puede variar desde cifras bajas de 50 a 100 mOsm/kg (gravedad específica 1.002 a 1.003) después de una carga marcada de agua y la supresión subsecuente de la liberación de hormona antidiurética (ADH) hasta cifras altas de 1 000 a 1 400 mOsm/kg (gravedad específica de 1.030 a 1.040) con la deshidratación y el efecto máximo de ADH. Por lo tanto, un valor aleatorio tiene poco significado a menos que correlacione con la osmolalidad plasmática o el estado volumétrico. En el ámbito clínico, la medición de la osmolalidad urinaria se utiliza principalmente en el diagnóstico diferencial de hiponatremia, hipernatremia o poliuria (véase el capítulo 3). También puede ser útil para distinguir entre enfermedad prerrenal (perfusión renal disminuida) y necrosis tubular aguda como causa de la lesión renal aguda (véase el capítulo 11).

Evaluación del sedimento urinario

El sedimento debe inspeccionarse primero bajo un objetivo de poco poder (10×) con luz reducida. Entonces puede utilizarse el objetivo seco alto (40×) para identificar los cilindros y células que puedan encontrarse.

Cilindros

Los cilindros representan proteínas precipitadas y células que se forman dentro del lumen tubular. Como resultado, tienen forma cilíndrica y bordes regulares para ajustarse a la forma del lumen tubular. Estos hallazgos característicos distinguen los cilindros de los aglomerados irregulares de células o detritos.

Todos los cilindros tienen una matriz orgánica compuesta principalmente por THMP (o uromodulina). Las características químicas de esta proteína determinan las condiciones en las cuales es probable que se formen cilindros, un proceso que se ha vinculado con la gelatinización. Por lo general, los cilindros se forman en los túbulos colectores, el sitio donde la orina es más concentrada y ácida. La estasis urinaria, como en las nefronas disfuncionales con flujo bajo, también promueve la formación de cilindros.

Cuando el lumen está libre de células, el cilindro se compone casi por completo de matriz. Estos cilindros se conocen como cilindros *hialinos* y no tienen importancia diagnóstica. No obstante, los cilindros celulares pueden ocurrir si hay células (leucocitos, eritrocitos, células epiteliales) en el lumen, como precipitados de THMP. Este hallazgo tiene importancia clínica, pues *identifica a los riñones como el origen de las células* (tabla 8.2). Por ejemplo, los leucocitos pueden entrar a la orina en cualquier sitio en las vías urinarias, desde los riñones a la vejiga hasta la uretra. Sin embargo, la presencia de cilindros que contienen leucocitos (cilindros leucocitarios) indica inflamación en los riñones.

Se piensa que los cilindros granulosos y céreos representan etapas sucesivas de la degeneración de los cilindros celulares a medida que fluyen a través de la nefrona. Además de representar detritos celulares, los gránulos en los cilindros granulosos también pueden representar proteínas plasmáticas agregadas. De este modo, los cilindros granulosos pueden formarse en cualquier afección proteinúrica.

Eritrocitos

Como los leucocitos, los eritrocitos pueden entrar a la orina (hematuria) en cualquier sitio de las vías urinarias. El sangrado puede ser microscópico (observarse solo al microscopio) o visible (macroscópico). Una pequeña cantidad de hasta 1 mL de sangre en 1 L de orina puede inducir un cambio de color visible.

Las causas más comunes de hematuria en el adulto son *extrarrenales*, e incluyen cálculos renales, traumatismo, patología prostática y, en particular en hombres mayores de 50 años de edad, cáncer de próstata, vejiga o riñón. Como resultado, es usual que los pacientes de edad avanzada se sometan a una evaluación urológica y radiológica (que incluye la inserción de un cistoscopio en la vejiga) para excluir cáncer. Pese a que es menos común, es importante identificar el sangrado glomerular porque puede relacionarse con lesión renal aguda y obvia la necesidad de estos procedimientos diagnósticos. Los siguientes hallazgos pueden utilizarse para distinguir el sangrado glomerular del extraglomerular.

- **Cilindros eritrocitarios:** los cilindros eritrocitarios (en los cuales los cilindros contienen eritrocitos) son virtualmente diagnósticos de alguna forma de glomerulonefritis o vasculitis (lámina 8.1). Sin embargo, la ausencia de cilindros eritrocitarios no excluye glomerulopatía.
- **Morfología eritrocitaria:** de manera típica, el sangrado glomerular se relaciona con fragmentación de los eritrocitos, la cual provoca la apariencia dismórfica manifestada por ampollas, capullos y pérdida segmentaria de la membrana. Se piensa que el traumatismo mecánico, como el paso de los eritrocitos a través de la pared capilar glomerular y el traumatismo osmótico, como el paso de los

TABLA 8.2. Correlación entre los hallazgos urinarios característicos y algunas causas principales de nefropatía aguda y crónica

Hallazgos urinarios	Etiología
Proteinuria (> 3.5 g/día) y lipiduria	Síndrome nefrótico; diagnóstico de glomerulopatía (véase el capítulo 9)
Proteinuria (< 3.5 g/día) con eritrocitos dismórficos y cilindros eritrocitarios (con frecuencia también leucocitarios)	Síndrome nefrítico; con frecuencia observado en glomerulonefritis y vasculitis. Puede haber superposición significativa de estos dos síndromes (véase el capítulo 9)
Proteinuria (< 1 g/día)	Puede observarse en enfermedad tubulointersticial, enfermedad vascular, hipertensión y numerosas etiologías de enfermedad renal crónica avanzada
Células epiteliales tubulares renales con cilindros granulosos y de células epiteliales	Observadas en insuficiencia renal aguda y sugestivas de necrosis tubular aguda. Sin embargo, algunos pacientes con esta afección carecen de estos hallazgos y tienen un examen general de orina relativamente normal.
Piuria con cilindros granulosos y leucocitarios con proteinuria leve o ausente (< 1.5 g/día) y hematuria variable	Sugestiva de alguna forma de enfermedad tubulointersticial u obstrucción. Es posible encontrar, en nefritis intersticial aguda, una alteración en la cual puede observarse eosinofiluria. También puede ocurrir en infecciones de vías urinarias debidas a bacterias comunes o tuberculosis
Normal o casi normal: pocas células con pocos o ningún cilindro y proteinuria leve o ausente; los cilindros hialinos no son un hallazgo anormal	Aguda: puede encontrarse en enfermedad prerrenal, obstrucción de vías urinarias y enfermedades tubulares como hipercalcemia, mieloma múltiple[a] o en algunos casos de necrosis tubular aguda Crónica: puede encontrarse en enfermedad prerrenal, obstrucción de vías urinarias, nefroesclerosis hipertensiva benigna y enfermedades tubulares o intersticiales

[a]Es típico que el examen general de orina sea negativo en mieloma renal, debido a que la tira reactiva detecta albúmina, pero no las cadenas ligeras de inmunoglobulinas responsables de la enfermedad tanto al precipitarse como al obstruir las nefronas y al dañar directamente las células tubulares (véase el capítulo 11).

eritrocitos a través de los distintos segmentos de la nefrona, contribuyen al daño eritrocitario. En comparación, los eritrocitos que son redondos y tienen una forma y tamaño uniformes (como en el frotis normal de sangre periférica) tienen mayor probabilidad de tener un origen extrarrenal en la pelvis, el uréter, la vejiga, próstata o uretra (lámina 8.1).

- **Proteinuria:** la excreción de proteína mayor de 500 mg/día es altamente sugestiva de anomalías intrarrenales y puede observarse tanto en lesiones glomerulares como tubulares. La proteinuria en exceso de 3 000 mg/día en la práctica es diagnóstica de una lesión glomerular.

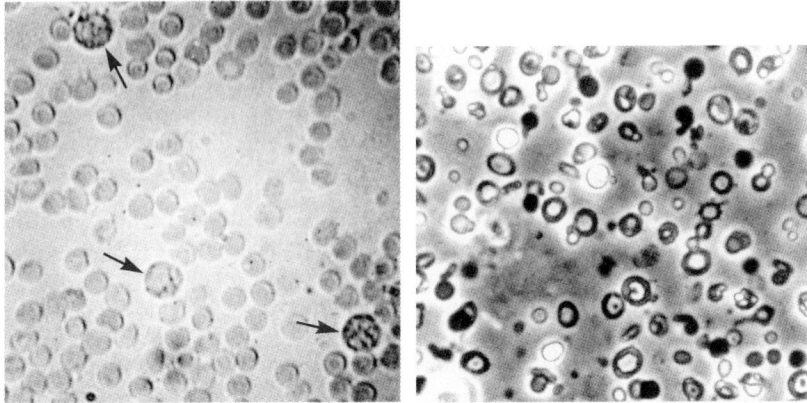

■ **LÁMINA 8.1. Eritrocitos y leucocitos en el sedimento urinario.** Sangrado extrarrenal proveniente del tracto urogenital (*panel izquierdo*). Los leucocitos son de 2 a 3 veces más grandes y tienen citoplasma granular y núcleo multilobulado (*flechas rojas*). Los eritrocitos son más pequeños y carecen de núcleo. Para fines de comparación, (*panel derecho*), se muestran eritrocitos dismórficos observados en un paciente con glomerulonefritis aguda. Nótese la formación anormal de ampollas, la forma irregular y los distintos tamaños que se producen mientras los eritrocitos atraviesan la membrana basal glomerular y el intersticio medular hipertónico.

- **Coágulos sanguíneos:** los coágulos sanguíneos, si se encuentran en un paciente con hematuria macroscópica, casi siempre tienen un origen extrarrenal. Es raro encontrar coágulos en caso de sangrado glomerular, quizás debido a la presencia de factores trombolíticos, como urocinasa y activadores de plasminógeno tisular en los glomérulos y los túbulos.

Leucocitos

Los leucocitos son más grandes que los eritrocitos (casi el doble) y pueden identificarse por su citoplasma granular y núcleo multilobulado. Es usual que los leucocitos urinarios (piuria) indiquen una infección o inflamación en algún sitio del tracto urinario. Los cilindros leucocitarios localizan la lesión a los riñones, como en pielonefritis aguda (una infección del parénquima renal) o una enfermedad tubulointersticial, como nefritis intersticial aguda (véase el capítulo 11). También puede encontrarse piuria en la inflamación glomerular, pero es habitual que la hematuria y la proteinuria sean más prominentes en este caso.

Usualmente, los neutrófilos son los leucocitos predominantes en la orina. Sin embargo, pueden observarse otros leucocitos, de los cuales los eosinófilos tienen el mayor potencial diagnóstico. La eosinofiluria es un hallazgo frecuente en la nefritis intersticial aguda alérgica, por lo general inducida por fármacos, aunque no es patognomónica de esta afección. A la inversa, la ausencia de eosinofiluria no excluye una nefritis intersticial alérgica aguda, ya que pueden predominar otros tipos de leucocitos (neutrófilos, linfocitos). La eosinofiluria puede detectarse mediante el uso de tinciones especiales (como la tinción de Hansel) en el sedimento urinario.

Células epiteliales y lipiduria

Las células epiteliales tubulares renales tienen de 1.5 a 3.0 veces el tamaño de un leucocito con un núcleo redondo grande. Aunque las células epiteliales de las vías urinarias inferiores tienden a ser mucho más grandes con un núcleo pequeño, la única manera de estar seguros de su origen renal es si las células están contenidas dentro de un cilindro.

Las células epiteliales renales ocasionales se excretan en la orina, un reflejo probable de un recambio celular normal. Una mayor cantidad de células epiteliales puede descamarse hacia la orina en otras tantas enfermedades renales, que incluyen alteraciones tubulointersticiales y enfermedades glomerulares relacionadas con proteinuria. En este último caso, las células tubulares pueden presentar degeneración grasa con pequeñas gotas de grasa en el citosol; estas células llenas de grasa se denominan cuerpos grasos ovales. Las gotitas grasas también pueden encontrarse libres en la orina, donde son del mismo tamaño que los eritrocitos o más pequeñas. Pueden identificarse al observar la orina bajo luz polarizada. La grasa es doblemente refráctil y muestra una apariencia característica de "cruz maltesa" (véase la lámina 8.2).

Es probable que la grasa dentro de las células epiteliales derive de la filtración y captación celular subsecuente de colesterol unido a lipoproteína. Esta secuencia solo ocurre cuando la glomerulopatía provoca la filtración de macromoléculas que no se filtran en condiciones normales. De este modo, la lipiduria es esencialmente diagnóstica de glomerulopatía y síndrome nefrótico. Además de las gotas intracelulares, pueden observarse gotas libres de grasa y cilindros grasos.

Cristales

Es posible observar una gama de cristales en el sedimento urinario, dependiendo de la composición de la orina, su concentración y pH (lámina 8.3). Por ejemplo, el ácido úrico tiende a precipitar en una orina ácida (pH < 5.5), mientras que las sales de fosfato lo hacen en una orina alcalina (pH > 7.0). En comparación, la solubilidad de oxalato de calcio es independiente del pH.

Pueden encontrarse cristales urinarios en individuos normales y es usual que no tengan importancia diagnóstica. Una excepción importante es la presencia de cristales de cistina con su forma hexagonal característica. Estos cristales se observan casi siempre solo en pacientes con cistinuria, una afección hereditaria caracterizada por mutaciones en dos genes que codifican para una proteína responsable del transporte de cistina y ácido dibásico o un transportador de aminoácidos. Las mutaciones ocasionan reabsorción proximal alterada de cistina, aumento de la excreción de cistina y la formación de cálculos de cistina.

Sedimento urinario normal

Además de una pequeña cantidad de proteína, la orina normal contiene hasta 1 millón de eritrocitos, 3 millones de células epiteliales y leucocitos, y 10 000 cilindros (casi todos hialinos) por día. Cuando se examina una muestra aleatoria de orina, estas observaciones se traducen como: de 0 a 4 leucocitos y de 0 a 2 eritrocitos por campo de alto poder. También pueden observarse cristales ocasionales de oxalato de calcio, ácido úrico o fosfato, dependiendo del pH urinario.

Pese a que la excreción de más proteína, células o cilindros puede indicar enfermedad renal subyacente, es importante apreciar que diversas condiciones

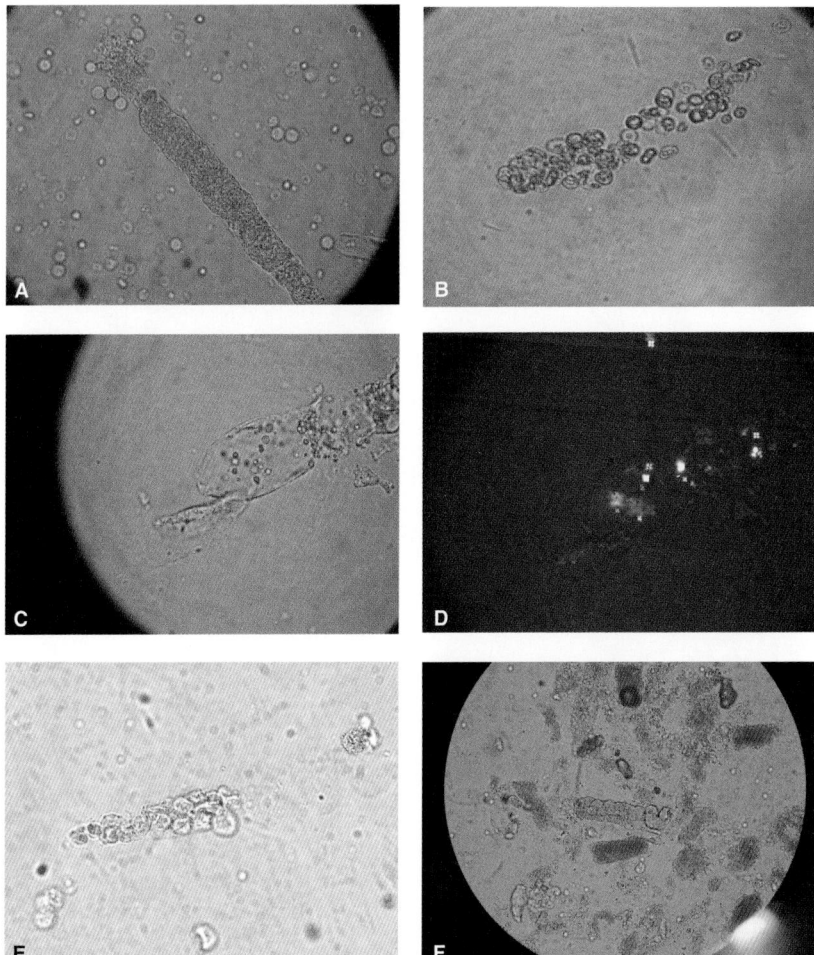

■ **LÁMINA 8.2. Cilindros en el sedimento urinario. A.** Cilindro granuloso. En condiciones normales, estos cilindros se observan en la orina. También hay células epiteliales tubulares renales; leucocitos y eritrocitos. **B.** Cilindro eritrocitario. A pesar de que este cilindro contiene eritrocitos estrechamente empaquetados, es más común observar menos eritrocitos atrapados dentro de un cilindro granuloso o hialino. **C.** Cilindro graso. Las pequeñas gotas grasas dentro de este cilindro pueden diferenciarse de los eritrocitos por sus bordes oscuros y tamaño variable. **D.** Bajo luz polarizada, las gotitas grasas en el interior de este cilindro muestran una apariencia característica de "cruz de Malta", encontrada en enfermedades relacionadas con síndrome nefrótico. **E.** Cilindro leucocitario, que puede observarse en infecciones o reacciones alérgicas. **F.** Cilindros marrones lodosos. Estos cilindros se conocen así por el pigmento que da origen al color típico de estos cilindros encontrados en el sedimento urinario. Es característico encontrarlos en pacientes con necrosis tubular aguda; contienen detritos necróticos y células epiteliales degeneradas.

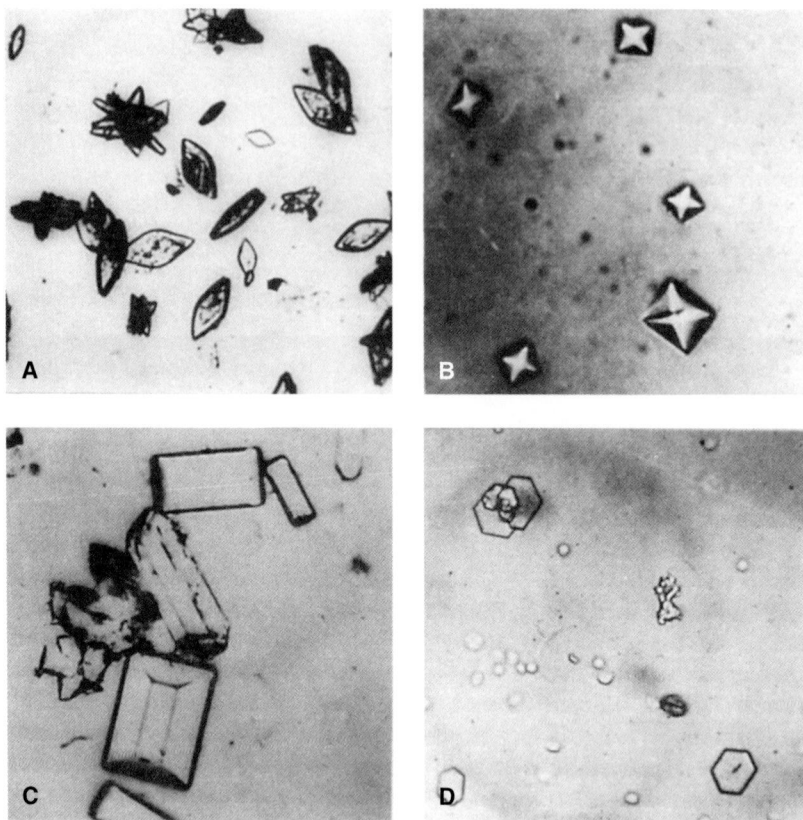

■ **LÁMINA 8.3.** Cristales en el sedimento urinario. **A.** Los cristales de ácido úrico son amarillos o marrones rojizos y se observan solo en la orina con pH ácido. Estos cristales son pleomorfos, y con mayor frecuencia aparecen como placas romboidales o rosetas. **B.** Cristales de oxalato de calcio con la apariencia característica de "sobre", estos cristales también pueden asumir una forma de badajo. **C.** Cristales de fosfato de amonio y magnesio en forma de "tapa de ataúd", que solo se encuentran en la orina con pH alcalino. **D.** Los cristales de cistina tienen una forma hexagonal característica.

(que incluyen ejercicio extremo y fiebre) pueden inducir cambios transitorios en la orina de individuos normales. No está claro cómo ocurre esto, pero las alteraciones en la hemodinámica renal pueden tener un papel contribuyente.

La frecuencia de anomalías urinarias transitorias se ilustró en un estudio de 1 000 hombres jóvenes, de entre 18 y 33 años de edad, con exámenes generales de orina anuales. Se encontró hematuria en 39% por lo menos en una ocasión y en 16% en dos o más ocasiones en ausencia de cualquier enfermedad conocida en la mayoría de los sujetos.

Enfermedad renal aguda *versus* crónica

Además de los hallazgos urinarios, conocer la duración de la enfermedad renal (aguda *vs.* crónica) también puede tener importancia diagnóstica. Esto puede realizarse con mayor precisión si se dispone de información previa. Como ejemplo, la hematuria macroscópica después de una infección de vías respiratorias superiores en un paciente con un examen general de orina normal previo es indicativo de enfermedad aguda. En comparación, un incremento progresivo de la concentración plasmática de creatinina durante varios años indica con claridad insuficiencia renal crónica.

El momento puede tener importancia particular cuando un paciente hospitalizado desarrolla lesión renal aguda (definida como un incremento reciente de la concentración plasmática de creatinina; véase el capítulo 11). En este caso, con frecuencia es posible identificar el día exacto en el cual se produjo la lesión porque las mediciones seriadas de la concentración plasmática de creatinina se obtienen de manera típica. Un incremento de la concentración plasmática de creatinina que inicia en un día específico puede deberse a una lesión renal que ocurrió en ese día (como el inicio de hipotensión o la administración de medio de contraste), o bien, deberse al efecto acumulativo de una toxina renal (como un antibiótico aminoglucósido) o la remoción de líquido excesivo con un diurético.

Correlación entre examen general de orina y diagnóstico diferencial

Los distintos tipos de enfermedad renal se revisan en los capítulos siguientes. Sin embargo, es útil revisar de manera breve cómo estos hallazgos pueden señalar una enfermedad particular. Como se observa a partir de la tabla 8.2, diferentes patrones de hallazgos urinarios se relacionan con diversas patologías; en algunos casos, los cambios observados son casi diagnósticos de un solo padecimiento. Algunos ejemplos incluyen los cilindros eritrocitarios para glomerulopatía o vasculitis y, en la lesión renal aguda, células epiteliales tubulares renales, así como cilindros múltiples granulosos y de células epiteliales para necrosis tubular aguda. Incluso un examen general de orina relativamente normal es útil para excluir numerosas enfermedades, en particular glomerulopatías.

Excreción urinaria de sodio

La estimación de la tasa de excreción de sodio se utiliza en diversas situaciones clínicas, incluido el diagnóstico diferencial de hiponatremia (véase el capítulo 3) y la distinción entre enfermedad prerrenal y necrosis tubular aguda como la causa de lesión renal aguda (véase el capítulo 11). El principio básico es que en la función tubular intacta, la retención de sodio es la respuesta renal apropiada para disminuir la perfusión renal y sistémica. Como resultado, la velocidad de excreción de sodio debe estar disminuida (en general < 25 mEq/día) con una depleción de volumen eficaz que causa hiponatremia o lesión renal aguda. En comparación, la excreción de sodio es normal (igual a la ingesta) o incluso elevada cuando el paciente se encuentra normovolémico (como en hiponatremia debida al síndrome de secreción inadecuada de ADH), o bien, cuando la función tubular renal está alterada (como en la lesión renal aguda debida a necrosis tubular aguda o por terapia diurética).

Se utilizan dos métodos distintos para estimar la excreción de sodio en una muestra de orina aleatoria: medir la concentración urinaria de sodio y calcular la excreción fraccional de sodio (FENa).

Concentración urinaria de sodio

Por lo general, la concentración urinaria de sodio es menor de 25 mEq/L con la depleción de volumen y mayor de 40 mEq/L con normovolemia o necrosis tubular aguda. Sin embargo, hay una superposición sustancial, en particular con valores entre 25 y 40 mEq/L.

A cierta velocidad de excreción de sodio, ¿cuál es el factor adicional que influye en la concentración urinaria de sodio?

Excreción fraccional de sodio

El cálculo de la excreción fraccional de sodio (FENa) permite observar el manejo de sodio directamente sin el efecto confusor de la velocidad de reabsorción de agua. La FENa refleja el porcentaje de la carga filtrada de sodio que se excreta (el concepto de excreción fraccional puede ser aplicable a cualquier sustancia medida de manera simultánea en orina y sangre, pero se utiliza con mayor frecuencia con el sodio):

$$FENa\,(\%) = \frac{\text{cantidad de sodio excretado}}{\text{Cantidad de sodio filtrado}} \times 100$$

La excreción de sodio es igual al producto de la concentración urinaria de sodio y la velocidad del flujo urinario (V), mientras que la cantidad de sodio filtrado es igual al producto de la TFG (estimada a partir de la depuración de creatinina) y la concentración plasmática de sodio:

$$FENa\,(\%) = \frac{UNa \times V}{PNa \times (UCr \times V/PCr)} \times 100$$

$$= \frac{UNa \times PCr}{PNa \times UCr} \times 100 \qquad \text{(Ec. 1)}$$

Por lo general, las personas con enfermedad prerrenal y deterioro de TFG tienen una FENa < 1%, lo cual indica que el paciente presenta avidez por sodio con reabsorción de más de 99% del sodio filtrado. En comparación, es usual que la FENa sea mayor de 2% cuando la reabsorción tubular está alterada en la necrosis tubular aguda. La superposición es mucho menor que la observada con la concentración urinaria de sodio sola, debido a que esta última también recibe la influencia de la velocidad de reabsorción de agua (véase el capítulo 11).

Un paciente con lesión renal aguda tiene una concentración plasmática de creatinina que aumenta de modo continuo, debido al decremento de TFG y ahora es de 3.2 mg/dL. Se obtuvieron los siguientes valores adicionales: concentración urinaria de sodio de 35 mEq/L, concentración plasmática de sodio de 140 mEq/L y concentración urinaria de creatinina de 160 mEq/L. Calcule la FENa.

No obstante, hay un problema importante potencial al utilizar la FENa en pacientes con TFG normal. De manera habitual, tanto la FENa como la concentración urinaria de sodio se obtienen en un esfuerzo por determinar si, efectivamente, un paciente presenta depleción de volumen. Una concentración urinaria de sodio menor de 25 mEq/L es indicativa de hipovolemia en cualquier nivel de la función renal. Sin embargo, como se mencionó antes, los valores un tanto mayores no excluyen este diagnóstico porque también puede haber una velocidad aumentada de reabsorción de agua. En comparación, *no hay un valor absoluto* para la FENa en la depleción de volumen, dado que el parámetro se influye en gran medida por la carga de sodio filtrado, que a su vez depende de la TFG. Este principio se ilustra en el ejemplo siguiente.

?
4
Se evalúa a un paciente con hiponatremia y función renal normal, que no toma medicamento alguno. La concentración urinaria de sodio es 67 mEq/L y el volumen urinario es cercano a 1 500 mL el primer día. La concentración plasmática de sodio es 120 mEq/L, la concentración plasmática de creatinina es 1.0 mg/dL y la concentración urinaria de creatinina es 67 mg/dL. Calcule la FENa. A partir de los hallazgos urinarios, ¿el paciente presenta depleción de volumen o normovolemia?

Volumen urinario

El volumen urinario es variable en pacientes con enfermedad renal y, en general, tiene poca importancia diagnóstica. Aunque la TFG puede estar disminuida, el volumen urinario se determina no solo por la TFG sola, sino también por la diferencia entre la TFG y la cantidad de agua reabsorbida. De este modo, es común que el gasto urinario permanezca normal (igual a la ingesta de agua) en pacientes con enfermedad renal crónica avanzada, puesto que la reabsorción tubular puede estar disminuida para equilibrar la reducción de la carga filtrada. En términos numéricos, un individuo normal con una TFG de 180 L/día debe reabsorber 179 L (más de 99% de lo filtrado) para excretar 1 L. Un paciente con enfermedad renal grave y una TFG tan reducida como 10 L/día (7 mL/min) también puede excretar 1 L si solo se reabsorben 9 L (90% de lo filtrado). La capacidad para lograr esta compensación se altera con frecuencia en la insuficiencia renal aguda, donde es común que el gasto urinario sea menor que la ingesta, lo cual provoca retención hídrica progresiva.

Una situación en la cual el volumen urinario es importante para el diagnóstico es cuando virtualmente no hay gasto (< 50 mL/día), un hallazgo denominado anuria. La anuria se observa sobre todo en ciertas formas de lesión renal aguda, en particular obstrucción bilateral completa e hipoperfusión renal marcada en shock. Con menor frecuencia, la glomerulonefritis grave o la oclusión vascular bilateral (como en el síndrome urémico hemolítico o un aneurisma disecante) pueden ser responsables. En comparación, es común que los pacientes con necrosis tubular aguda tengan gasto urinario reducido (oliguria < 400 mL/día), pero es raro que presenten anuria.

RESUMEN

Con frecuencia, los pacientes con enfermedad renal manifiestan síntomas inespecíficos. La exploración física puede indicar presión arterial elevada, edema, congestión pulmonar, exantema u otras anomalías específicas de otros órganos. Una TFG disminuida podría ser resultado de enfermedad renal aguda o crónica, las cuales se explican en los siguientes capítulos. El diagnóstico diferencial de las enfermedades renales incluye alteraciones del sistema colector y la vejiga (posrenal); condiciones que producen hipoperfusión renal (prerrenal); y enfermedades intrínsecas que afectan los glomérulos, túbulos o vasos sanguíneos.

El examen general de orina y la valoración de proteínas en orina son elementos clave para ayudar a establecer la etiología. La proteinuria puede medirse en una recolección de orina de 24 h o estimarse a partir de muestras aleatorias de orina. La cantidad y tipo de proteína encontrada en la orina puede brindar claves diagnósticas sobre si la afección implica principalmente a los glomérulos o a los túbulos. La albuminuria es característica de la diabetes, además de otras glomerulopatías. La proteinuria tubular tiende a ser de menor grado y una mezcla de proteínas tubulares, mientras que las paraproteínas (moléculas de inmunoglobulina) pueden filtrarse y excretarse en efectos variables en la función renal. El análisis del sedimento urinario proporciona información adicional sobre las etiologías potenciales. La presencia de eritrocitos dismórficos o cilindros eritrocitarios sugiere glomerulonefritis, mientras que las grandes cantidades de albúmina y función renal normal refieren síndrome nefrótico. Pueden encontrarse leucocitos y cilindros leucocitarios en nefritis intersticial; los cilindros granulosos con células epiteliales tubulares renales hacen pensar en lesión tubular. Los cristales de oxalato de calcio y urato son comunes y pueden correlacionarse con la formación de cálculos renales.

ANÁLISIS DEL CASO

El paciente cuyo caso se presentó al inicio de este capítulo manifiesta una lesión renal grave relacionada con insuficiencia renal evidenciada por un incremento marcado de la concentración plasmática de nitrógeno de urea en sangre (NUS) y creatinina. La concentración plasmática normal de creatinina 3 meses antes sugiere que este proceso es relativamente agudo. La fatiga fácil, la anorexia, la pérdida ponderal y la anemia pueden ser inducidas por la insuficiencia renal. Sin embargo, la presencia concurrente de dolor persistente de espalda hace sospechar la presencia de una neoplasia subyacente. Como se describió en este capítulo, debe obtenerse una razón proteína:creatinina o una prueba de ácido sulfosalicílico en caso de insuficiencia renal sin explicación y prueba de tira reactiva negativa, en busca de la presencia de cadenas ligeras de inmunoglobulinas. El paciente presentó 4+ en la prueba de ácido sulfosalicílico y se encontró que tenía mieloma múltiple.

Otras posibles causas de insuficiencia renal aguda con sedimento urinario sin datos patológicos incluyen enfermedad prerrenal, obstrucción de vías urinarias (relacionada con dilatación de los sistemas colectores, que puede detectarse por ultrasonografía) e hipercalcemia (véase la tabla 8.2). Tanto la obstrucción de vías urinarias como la hipercalcemia pueden inducirse por cáncer subyacente, y la hipercalcemia puede contribuir al deterioro de la función renal en mieloma múltiple (véase el capítulo 11).

RESPUESTAS A LAS PREGUNTAS

1 La concentración urinaria de albúmina es proporcional al volumen urinario, así como a la cantidad de albúmina presente. Por ejemplo, beber un gran volumen de líquido diluye la concentración urinaria de proteína y reduce la intensidad del hallazgo en la tira reactiva urinaria. Del mismo modo, la excreción urinaria de creatinina disminuye a un grado similar, lo cual permite ignorar la variabilidad del volumen urinario al estimar la excreción diaria de proteína cuando se miden proteínas y creatinina en la misma muestra y se expresan como la razón proteína:creatinina urinarias.

2 La concentración urinaria de sodio se afecta por la velocidad de excreción de agua, así como por la velocidad de excreción de sodio. Por ejemplo, la concentración urinaria de sodio será 60 mEq/L en un paciente que ingiere 60 mEq de sodio y 1 L de agua. Sin embargo, si la ingesta y excreción de agua aumentaran a 2.5 L, la concentración urinaria de sodio disminuiría a 24 mEq/L, aunque no hubiera cambios en la excreción de sodio.

3 La FENa es 0.5% [(35 × 3.2 × 100) ÷ (140 × 160)], lo cual sugiere que el paciente tiene enfermedad prerrenal con función tubular intacta.

4 La FENa es 0.83% [(67 × 1.0 × 100) ÷ (120 × 67)]. Aunque esto podría sugerir depleción de volumen, debe notarse que el paciente excreta un total de 100 mEq de sodio por día (67 mEq/L × 1.5 L/día), por lo cual es probable que se encuentre normovolémico. La discrepancia aparente se relaciona con el efecto de la carga filtrada de sodio (determinada sobre todo por la TFG) en el grado de FENa, que es indicativo de depleción de volumen. Un valor menor de 1% es aplicable a insuficiencia renal cuando la carga filtrada de sodio es relativamente baja. Si, por ejemplo, la TFG presenta una reducción marcada en 20 L/día (14 mL/min) y la concentración de sodio en agua plasmática es 150 mEq/L, entonces la carga filtrada de sodio es 3 000 mEq/día. Para reducir la excreción de sodio a < 20 mEq/día con depleción de volumen se requiere una FENa menor de 1%.

Los resultados son bastante diferentes cuando la TFG es relativamente normal. A una TFG de 180 L/día (125 mL/min) y una concentración de sodio en agua plasmática de 150 mEq/L, la carga filtrada de sodio es mucho mayor, de 27 000 mEq/día. La FENa de 1% en este caso representa la excreción de 270 mEq/día, que es mayor que la ingesta promedio de sodio de 80 a 250 mEq/día.

De esta manera, casi todos los individuos normales tienen una FENa menor de 1%, como el paciente descrito. Para reducir la excreción de sodio a < 20 mEq/día, es necesaria una FENa menor de 0.1%. A medida que la TFG disminuye en pacientes con enfermedad renal, *la FENa indicativa de depleción de volumen* (es decir, la FENa relacionada con la excreción de sodio < 20 mEq/día) aumenta gradualmente de 0.1% a, como ya se indicó, casi 1.0% en enfermedad renal casi en etapa terminal.

Estos ejemplos ilustran las dificultades de utilizar la FENa en casos distintos a la insuficiencia renal avanzada. A menos que la FENa sea muy baja (< 0.1 a 0.2%), debe conocerse la TFG aproximada para determinar si el sodio se conserva de manera adecuada.

LECTURAS RECOMENDADAS

Ginsberg JM, Chang BS, Matarese RA, et al. Use of single voided urine samples to estimate quantitative proteinuria. *N Engl J Med*. 1983;309(25):1543–1546.

Perazella MA. The urine sediment as a biomarker of kidney disease. *Am J Kidney Dis*. 2015;66(5):748–755.

Rose BD, Post TW. *Clinical Physiology of Acid-Base and Electrolyte Disorders*. New York, NY: McGraw-Hill; 2001:405–414.

Steiner RW. Interpreting the fractional excretion of sodium. *Am J Med*. 1984;77(4):699–702.

PATOGENIA DE LAS PRINCIPALES ENFERMEDADES GLOMERULARES Y VASCULARES

9

PRESENTACIÓN DE CASO

Caso 1

Un hombre de 27 años de edad acude a consulta a su médico familiar por edema de inicio reciente. No cuenta con antecedentes relevantes y la exploración física revela solo edema significativo con fóvea en las extremidades inferiores. Su presión arterial es 135/80 mm Hg.

Los estudios en sangre y orina revelan lo siguiente:

NUS	= 15 mg/dL
Creatinina	= 0.9 mg/dL
Albúmina	= 1.7 g/dL (normal = 3.5–5 g/dL)
Examen general de orina	= proteínas 4+ (por tira reactiva)
Sedimento	= cuerpos grasos ovales, cilindros hialinos ocasionales, eritrocitos raros

La razón proteína total:albúmina es 10.8, que sugiere que la excreción diaria de proteína es cercana a 10.8 g/día por 1.73 m^2 de área de superficie corporal (normal < 30 mg/día: normal, 30 a 299 mg/día: microalbuminuria, véase el capítulo 8). Los hallazgos de la biopsia renal se ilustran en la figura 9.1.

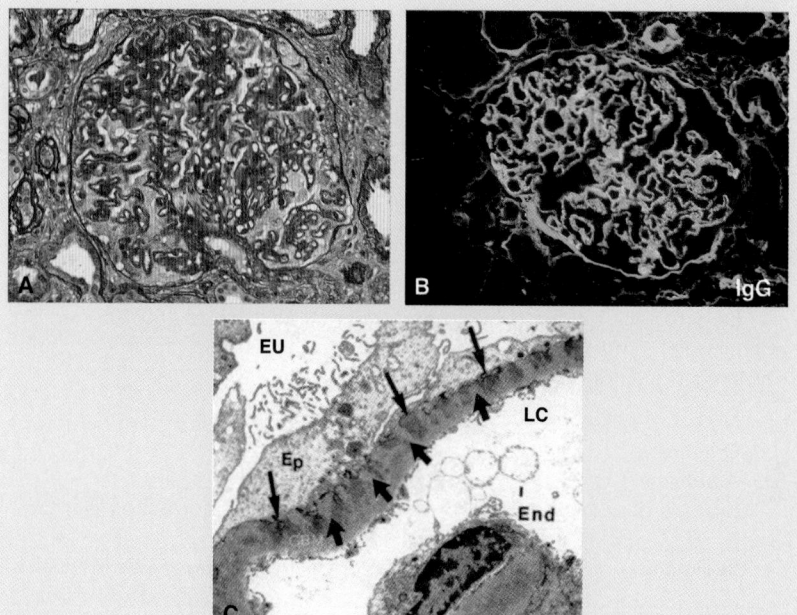

■ **FIGURA 9.1. Glomerulopatía membranosa, una enfermedad no inflama-toria mediada por inmunocomplejos. A.** La evaluación al microscopio luminoso de la sección teñida con ácido peryódico de Schiff (PAS, por sus siglas en inglés) muestra capilares abiertos sin inflamación. Las membranas basales glomerulares (MBG) se observan distintivamente engrosadas, en especial al compararlas con las membranas basales tubulares (PAS). **B.** La presencia de inmunoglobulinas dentro del capilar engrosado se demuestra por micrografía de inmunofluores-cencia; se incubó una sección congelada de la corteza renal con anticuerpo de conejo marcado con fluoresceína contra cadenas pesadas gamma humanas (antiinmunoglobulina G [IgG] marcada con isotiocianato de fluoresceína [ITCF]). La distribución de los inmunocomplejos que contienen IgG es difusa y granular y sigue la MBG. También se detectan pequeñas cantidades de complemento en una distribución similar (no ilustradas). **C.** Esta micrografía electrónica muestra los depósitos subepiteliales electrodensos característicos (*flechas largas*), que aparecen en la región externa de la MBG. Depósitos inmunes adyacentes están separados por extensiones de la membrana basal, o "picos"; este material adi-cional en la membrana basal rodea los depósitos como un cáliz e imparte a la MBG su apariencia engrosada. Nótese una capa endotelial fenestrada delicada intacta (End) que separa la membrana basal del lumen capilar (LC) y la ausencia completa de inflamación. La célula epitelial visceral (Ep) ha perdido sus procesos podocitarios interdigitantes, que ahora se han reemplazado por un epitelio con-tinuo. Numerosas extensiones en la superficie celular de las microvellosidades alcanzan el espacio urinario (EU). Este patrón de lesión es característico de la nefropatía membranosa, una de las condiciones en humanos relacionadas con síndrome nefrótico.

Caso 2

Una joven de 16 años de edad nota la aparición súbita de edema periorbitario y orina oscura de color marrón. Es una experiencia bastante atemorizante para la paciente y sus padres, que lleva con prontitud a una visita inmediata a la sala de urgencias.

La paciente presentaba buena salud hasta 2 semanas antes de su consulta, cuando desarrolló faringitis relacionada con una infección de vías respiratorias superiores. Esta se acompañó de fiebre persistente, que la forzó a ausentarse de la escuela por 3 días. La fiebre y los síntomas respiratorios se resolvieron de manera espontánea.

La exploración física revela presión arterial elevada de 150/105 mm Hg, edema facial e inflamación mínima de la faringe. Los estudios en sangre y orina revelan lo siguiente:

NUS	= 32 mg/dL
Creatinina	= 2.1 mg/dL
Albúmina	= 3.7 g/dL
Examen general de orina	= proteína 1+, numerosos eritrocitos (por tira reactiva)
Sedimento	= múltiples eritrocitos (la mayoría de los cuales tiene una apariencia dismórfica) y cilindros eritrocitarios y granulosos ocasionales

La razón proteína total:albúmina es 1.1.

Se realiza una biopsia renal el tercer día, cuando desarrollan infiltrados pulmonares. Los hallazgos de la biopsia se ilustran en la figura 9.2.

OBJETIVOS

Al terminar este capítulo será capaz de comprender cada uno de los siguientes temas:

▶ Los síndromes glomerulares principales —nefrótico (caso 1) y nefrítico (caso 2)—, su presentación clínica y las estructuras implicadas en el proceso patológico.

▶ Los mecanismos responsables de las distintas formas de lesión glomerular mediada por inmunidad.

▶ Los factores responsables de la expresión de las enfermedades mediadas por inmunocomplejos.

▶ Los patrones estructurales básicos de lesión glomerular y sus mecanismos subyacentes.

▶ El mecanismo a través del cual puede dañarse la vasculatura en los riñones.

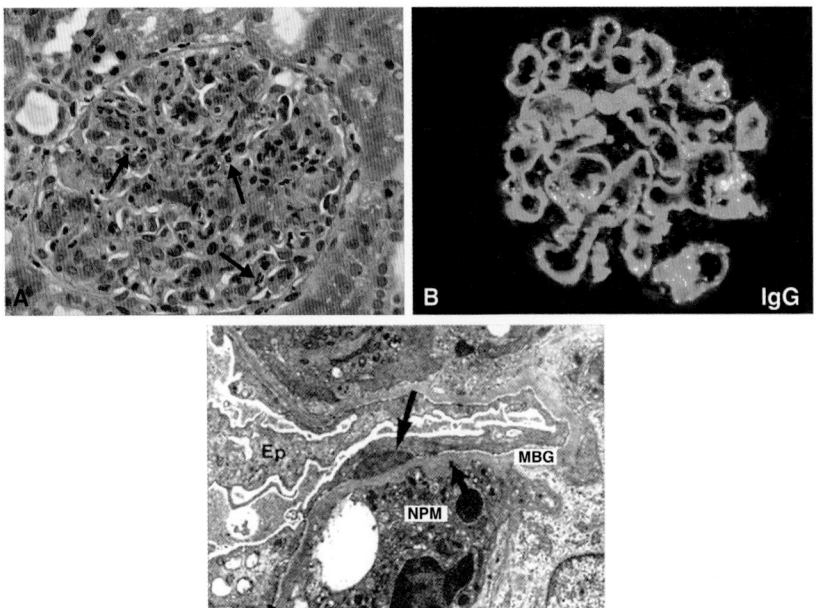

■ **FIGURA 9.2. Glomerulonefritis proliferativa difusa, una enfermedad infla-matoria mediada por inmunocomplejos. A.** Esta micrografía luminosa muestra hipercelularidad prominente del ovillo glomerular debida a la infiltración y oclusión de los capilares por leucocitos polimorfonucleares (*flechas*) y mononucleares. Es usual que este patrón de lesión afecte todos los glomérulos, lo que ocasiona una reducción marcada de la tasa de filtración glomerular y oliguria. Algunos de los capilares se destruyen, lo que causa la extravasación de eritrocitos hacia la orina (hematuria y cilindros eritrocitarios) (tinción con hematoxilina y eosina [h&e]). **B.** La microscopia por inmunofluorescencia ilustrada en esta figura muestra unos cuantos depósitos discretos que contienen inmunoglobulina G (IgG) a lo largo de la pared capilar; también pueden encontrarse componentes del complemento en una dis-tribución similar (antiIgG marcada con isotiocianato de fluoresceína [ITCF]). **C.** Esta micrografía electrónica muestra los detalles de la lesión inflamatoria de la pared capilar. Un neutrófilo polimorfonuclear (NPM) ocupa el lumen del capilar, que ha perdido su cubierta endotelial. La célula inflamatoria tiene contacto directo con la membrana basal glomerular (MBG). Se encuentran depósitos electrodensos a ambos lados de la lámina densa de la MBG: es poco probable que el depósito subepitelial con apariencia prominente de joroba (*flecha larga*) contribuya de manera significativa a la patogenia de la inflamación aguda, mientras que los inmu-nodepósitos subendoteliales más pequeños (*flechas cortas*) tienen mayor probabi-lidad de desencadenar el reclutamiento de células inflamatorias. Es probable que estos últimos depósitos tengan una vida breve, debido a que se eliminan con efi-ciencia por los leucocitos "profesionales". Este patrón de lesión es característico de las glomerulonefritis posinfecciosas agudas que se presentan con síndrome nefrí-tico y un sedimento urinario activo. La célula epitelial (Ep) visceral muestra esfacela-ción focal de los procesos podocitarios.

Introducción

Los riñones son similares a otros órganos, ya que solo tienen una cantidad limitada de maneras para responder a la lesión. Por lo tanto, es útil revisar las definiciones básicas que describen los hallazgos histológicos que pueden encontrarse:

- **Focal:** afecta < 50% de los glomérulos a la microscopia luminosa. Esta limitación a la microscopia luminosa es importante, ya que la mayoría de las glomerulopatías afecta casi todos los glomérulos al examinarlos por microscopia electrónica o por inmunofluorescencia.
- **Difusa:** afecta más de 50% de los glomérulos en la microscopia luminosa.
- **Segmentaria:** afecta parte del ovillo glomerular, por lo general de modo focal.
- **Global:** afecta el ovillo glomerular completo; puede observarse en enfermedad focal o difusa.
- **Cambios membranosos:** engrosamiento de la pared capilar glomerular (PCG), usualmente con "picos" distintivos en la membrana basal.
- **Lesiones proliferativas:** una cantidad aumentada de células en el glomérulo; estas células pueden ser células glomerulares en proliferación o células inflamatorias circulantes infiltrantes. El término *exudativa* también se utiliza cuando hay infiltración prominente por neutrófilos.
- **Lesión con patrón membranoproliferativo:** la presencia de engrosamiento de la PCG con contornos dobles distintivos o "rieles de tranvía" y cambios proliferativos en los glomérulos, que afectan mayormente el mesangio.
- **Medialuna:** acumulación de células (en su mayoría células mononucleares derivadas de la circulación y células epiteliales parietales proliferadas) dentro del espacio de Bowman; con frecuencia, las semilunas comprimen el ovillo capilar y se relacionan con una enfermedad más grave de rápida progresión.
- **Glomeruloesclerosis:** colapso capilar global o segmentario, u obsolescencia con cierre del lumen capilar; se supone que hay poca o ninguna infiltración a través de las áreas escleróticas.
- **Glomerulonefritis:** cualquier afección relacionada con inflamación del ovillo glomerular.

Síndromes nefróticos *versus* nefríticos

Los dos casos presentados al inicio de este capítulo ilustran las manifestaciones clínicas características de los dos síndromes glomerulares principales: *nefrótico* y *nefrítico*. El caso 1 representa un estado nefrótico en el cual el hallazgo clínico principal es la proteinuria con un sedimento urinario relativamente inactivo, que contiene pocas células o cilindros; el objetivo de la lesión es la célula epitelial visceral glomerular o podocito. Algunos pacientes se presentan con proteinuria asintomática que se descubre en la evaluación rutinaria, mientras que otros, como el de este caso, tienen **síndrome nefrótico** desarrollado por completo. Este último consiste en proteinuria intensa (de manera típica mayor de 3.5 g/día, pero es común que exceda de 8 a 10 g/día), hipoalbuminemia (debida en parte a la pérdida urinaria que no concuerda con la síntesis hepática aumentada de albúmina), edema (causado sobre todo por la retención de sodio por los riñones en vez de hipoalbuminemia [véase el capítulo 4]), lipiduria (véase el capítulo 8) e hiperlipidemia. Esta última anomalía refleja principalmente la síntesis hepática aumentada de lipoproteínas y el catabolismo disminuido inducido de modo desconocido por el decremento de la presión oncótica plasmática (determinada primordialmente por la concentración plasmática de albúmina).

Uno de los primeros conceptos que deben apreciarse es la diferencia entre las *manifestaciones clínicas* y la *expresión estructural* de la enfermedad observada en la evaluación histológica de los tejidos que se obtienen casi siempre por biopsia renal percutánea (tabla 9.1). Por ejemplo, es habitual que la presentación nefrótica refleje una lesión *no inflamatoria* de los elementos más distales dentro de la PCG que puede inducirse por uno de los siguientes cuatro mecanismos.

- Se ha postulado que la lesión de las células epiteliales glomerulares en la enfermedad de cambios mínimos y en la glomeruloesclerosis focal y segmentaria (GEFS) primaria se induce por citocinas liberadas a nivel sistémico por células mononucleares o por unión directa de anticuerpos con elementos de los diafragmas de la hendidura de filtración.
- La disfunción podocítica y las anomalías estructurales también pueden producirse por defectos en los genes que codifican para proteínas de los componentes estructurales clave del podocito (el diafragma de la hendidura de filtración, el citoesqueleto, el aparato de adhesión celular, etc.) o que participan en funciones metabólicas críticas (mitocondrias, lisosomas, factores reguladores de actina) y vías de señalización (moléculas de adhesión entre célula y matriz, factores nucleares).
- La formación de inmunocomplejos y la activación subsecuente del complemento en el espacio subepitelial causan lesión extensa de los podocitos, como en la nefropatía membranosa; con el tiempo, las células epiteliales producen más matriz de membrana basal alrededor de los depósitos, lo cual origina el engrosamiento de la membrana basal glomerular (MBG) y el patrón membranoso de lesión (por lo que la localización subepitelial de los depósitos es importante para la manifestación de la enfermedad, como se explica en la sección "Mecanismos de glomerulopatía").
- El daño de las células epiteliales también ocurre en enfermedades de sedimentación que afectan la PCG, como la amiloidosis AL y enfermedad por depósito de cadenas ligeras (en la que las proteínas anormales circulantes, como las cadenas ligeras de inmunoglobulina monoclonal, se depositan) y nefropatía diabética, en la cual hay disfunción de todas las células dentro del ovillo glomerular que también provoca un aumento de la síntesis de material parecido a la membrana basal.

La ausencia de inflamación glomerular y, por lo tanto, de lesión tisular aguda grave, explica otros dos aspectos de la presentación clínica del síndrome nefrótico: el sedimento urinario está relativamente inactivo, contiene pocas células o cilindros celulares y la concentración plasmática de creatinina es normal o apenas aumentada a la presentación. *El hallazgo estructural común en todas las afecciones nefróticas es el daño prominente y extenso de las células epiteliales glomerulares viscerales manifestado por simplificación difusa y esfacelación de los procesos podocitarios, también conocida como "fusión" de los procesos podocitarios. Debido a que el objetivo primario de la lesión es la célula epitelial visceral glomerular, el podocito, estas condiciones pueden considerarse podocitopatías primarias.*

TABLA 9.1. Manifestaciones clínicas, patrones estructurales de lesión y mecanismo de glomerulopatías

Manifestación clínica	Patrón estructural de lesión	Mecanismo patológico
Síndrome nefrótico	1. Lesión difusa de las células epiteliales glomerulares 2. Glomeruloesclerosis focal y segmentaria 3. Nefropatía membranosa	1. y 2. Efecto directo de citocinas; experimentalmente, efecto directo de toxinas o la unión de anticuerpos a los componentes de la célula epitelial visceral 3. Formación *in situ* de IC en el espacio subepitelial de la MBG y lesión dirigida por anticuerpos y mediada por complemento de las células epiteliales viscerales
Síndrome nefrítico agudo	4. Glomerulonefritis proliferativa difusa 5. Glomerulonefritis membranoproliferativa	4. y 5. Atrapamiento de IC circulantes y formación *in situ* de IC en el espacio subendotelial de MBG y en el mesangio
Glomerulonefritis de rápida progresión	6. Glomerulonefritis focal proliferativa y necrosante 7. Glomerulonefritis crescéntica	6. y 7. Citotoxicidad celular dependiente de anticuerpos (CCDA); o lesión dependiente de células T
Hematuria/proteinuria	8. Glomerulonefritis mesangioproliferativa 9. Anomalías de la membrana basal glomerular	8. Atrapamiento de IC circulantes en el mesangio; glicosilación anormal de IgA 9. Defectos genéticos de la colágena de la membrana basal
Insuficiencia renal crónica	10. Glomeruloesclerosis difusa y global	10. Obsolescencia de los glomérulos; atrofia tubular; fibrosis intersticial debida a enfermedad glomerular, tubulointersticial o vascular primaria

MBG, membrana basal glomerular; IC, inmunocomplejos; IgA, inmunoglobulina A.

Síndrome nefrítico

Aunque la proteinuria intensa puede ocurrir en estados nefríticos, el hallazgo clínico característico es un sedimento urinario activo que contiene eritrocitos (en ocasiones con hematuria macroscópica), leucocitos y cilindros celulares y granulosos, como en el caso 2. Las anomalías urinarias prominentes en este caso reflejan el influjo de células inflamatorias circulantes hacia el ovillo glomerular, que incluyen neutrófilos, macrófagos, monocitos y a veces linfocitos. El primer sitio y objetivo de lesión en estas afecciones son los elementos dentro de la capa más proximal de la pared capilar, principalmente el endotelio y la lámina rara interna.

El tipo y gravedad de la inflamación glomerular determina el grado de disfunción de los riñones y las manifestaciones clínicas relacionadas (véase la tabla 9.1). Los pacientes con lesión glomerular grave que implica la mayor parte o todos los glomérulos con inflamación activa se presentan con incremento variable y por lo común súbito de la concentración plasmática de creatinina. La disminución de la tasa de filtración glomerular (TFG) en este caso refleja un decremento del área de superficie disponible para filtración, debido a cierre parcial o completo de los lúmenes capilares por las células inflamatorias o por células glomerulares que proliferan dentro del ovillo. La reducción súbita de la tasa de filtración glomerular en enfermedades con afección difusa de los glomérulos también puede inducir retención de sodio en el túbulo distal y, con ello, llevar a la expansión de volumen del líquido extracelular, edema e hipertensión. Es usual que estos pacientes se presenten con una constelación de signos y síntomas que componen el **síndrome nefrítico agudo**. Otras enfermedades inflamatorias producen mayormente una lesión glomerular con patrón necrosante focal o crescéntico. Estos pacientes se presentan incluso con sedimento urinario activo. Sin embargo, puesto que el proceso inflamatorio tarda más en establecerse, el incremento de la creatinina sérica se nota en el transcurso de varios días o unas cuantas semanas, por lo general sin las consecuencias hemodinámicas de la retención de volumen; en general, estos pacientes no desarrollan edema ni hipertensión sistémica. Este síndrome se denomina **glomerulonefritis de progresión rápida** para diferenciarlo del síndrome nefrítico agudo más súbito; es usual que los síntomas en este último se observen durante la noche.

Otro grupo de enfermedades se presenta solo con inflamación focal y usualmente segmentaria de los glomérulos; es típico que dicho proceso se presente con hematuria asintomática, proteinuria leve o nula, y una concentración plasmática de creatinina y presión arterial sistémica normales. Otro mecanismo no inflamatorio de hematuria aislada en algunos pacientes es la fragilidad de las MBG determinada por genética. De manera habitual, este síndrome se denomina **hematuria y proteinuria asintomáticas**.

Un quinto síndrome glomerular, la **insuficiencia renal crónica**, se caracteriza por pérdida lenta y progresiva de la función en un lapso de meses o años, con frecuencia relacionada con proteinuria creciente y hematuria variable; las enfermedades glomerulares, tubulointersticiales, vasculares y sistémicas avanzadas con daño renal pueden provocar esta constelación de signos y síntomas, que suele denominarse también enfermedad renal en etapa terminal.

El proceso inflamatorio glomerular y el estado nefrítico pueden inducirse por cuatro mecanismos principales; los cuales son *diferentes* de aquellos responsables de la presentación nefrótica:

- La formación de inmunocomplejos y la activación del complemento en el espacio subendotelial o en el mesangio también pueden inducir este tipo de lesión tisular, como en la glomerulonefritis posestreptocócica, otras glomerulonefritis relacionadas con infecciones, nefropatía por inmunoglobulina A (IgA) y en algunos pacientes con nefritis lúpica; inmunoglobulinas monoclonales circulantes relacionadas con afecciones linfoproliferativas de células B, discrasias de células plasmáticas o mieloma múltiple.
- Anticuerpos circulantes dirigidos contra la MBG, como en la enfermedad por anticuerpos anti-MBG; es usual que esta afección sea muy grave y se presente con insuficiencia renal de progresión rápida y en ocasiones con el síndrome pulmonar-renal (síndrome de Goodpasture).
- Anticuerpos circulantes dirigidos contra antígenos citoplásmicos de neutrófilos (ANCA, por sus siglas en inglés), como se observa en la mayoría de las poliangeítis sistémicas; la activación leucocitaria inducida por anticuerpos origina la lesión necrosante y la inflamación de las paredes vasculares y la PCG.
- Activación del complemento por la vía alternativa; la desregulación de la activación del complemento se debe a defectos genéticos de los componentes de esta vía o interferencia funcional adquirida en varios pasos de este proceso por autoanticuerpos o paraproteínas.

El hallazgo estructural común en todas las condiciones nefríticas es la lesión del endotelio producto de la inflamación activa debida a la acumulación de anticuerpos o la unión o activación del complemento cerca de esta célula, o la formación de inmunocomplejos y su depósito en el área subendotelial y mesangial. El posible papel de la inmunidad mediada por células aún es incierto en la mayoría de las enfermedades glomerulares y vasculares; sin embargo, resulta claro que este mecanismo es responsable de algunas nefritis intersticiales y algunas formas de rechazo de aloinjerto.

En la parte restante de este capítulo se explican estos mecanismos para las enfermedades glomerulares y vasculares. No obstante, es útil comenzar con una revisión breve de la estructura y función glomerulares, la cual ayuda a explicar cómo puede ocurrir proteinuria y los sitios en los cuales es probable que se formen inmunodepósitos. Estos sitios son un determinante importante del tipo de enfermedad que se presentará; como ya se explicó, los depósitos inmunitarios subepiteliales provocan lesión de las células epiteliales y una presentación nefrótica, mientras que es típico que los depósitos mesangiales o subendoteliales originen inflamación del glomérulo y una presentación nefrítica.

Estructura y función de la microcirculación glomerular

La microvasculatura glomerular tiene una estructura distinta a otros capilares periféricos (figura 9.3, izquierda y derecha). La región más interna de la PCG, que tiene contacto con el espacio vascular, está cubierta por un *endotelio*

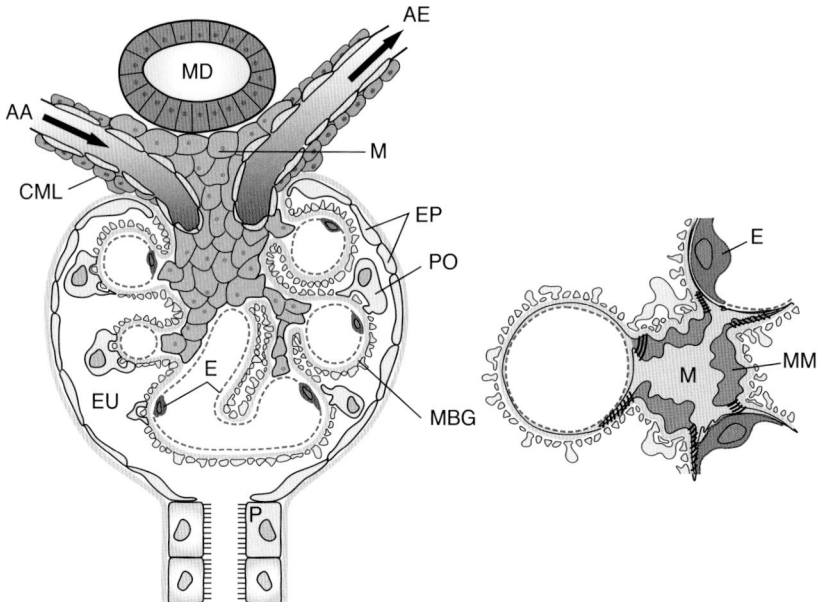

■ **FIGURA 9.3. Representación esquemática de un glomérulo. Izquierda:** en el polo vascular, la arteriola aferente (AA) entra a la red capilar y la arteriola eferente (AE) deja el ovillo. La pared de las arteriolas contiene células de músculo liso (CML). Los capilares están cubiertos en su porción interna por el endotelio fenestrado (E). La membrana basal glomerular (MBG) continua ancla el endotelio y el epitelio. El segmento periférico de la pared capilar está cubierto por las células epiteliales viscerales o podocitos (PO) con sus numerosas extensiones, los procesos podocitarios. El ultrafiltrado primario llega al espacio urinario (EU), o espacio de Bowman, que continúa con el lumen del túbulo proximal (P). A nivel del polo vascular, la MBG continúa para formar la membrana basal de la cápsula de Bowman, que está cubierta por las células epiteliales parietales (EP). **Derecha:** Diagrama esquemático de un capilar glomerular. Nótese las relaciones entre la célula mesangial (M) y su matriz mesangial (MM) con el endotelio (E) y la membrana basal glomerular (MBG). La célula mesangial conecta con la MBG gracias a elementos fibrilares. Nótese que el lumen capilar está separado del mesangio solo por el endotelio fenestrado sin una MBG interpuesta apropiada. MD, mácula densa.

fenestrado; las fenestraciones individuales miden entre 70 y 100 nm o entre uno y otro orden de magnitud más grande que la mayoría de las proteínas plasmáticas. Sin embargo, las células endoteliales pueden actuar como parte de la barrera para la filtración de macromoléculas aniónicas (como albúmina) porque están cubiertas por compuestos con carga negativa, que incluyen sialoproteínas y glucosaminoglucanos, como el heparán sulfato.

Las células endoteliales están unidas a la MBG, que es una red porosa continua de varias *proteínas de matriz* extracelular, que incluyen colágena tipo IV, laminina, fibronectina, entactina y otras glicoproteínas y glucosaminoglucanos sulfatados con carga negativa. La porción central de la MBG se conoce como lámina densa, mientras que las capas más periféricas son la lámina rara interna (del lado endotelial) y externa (del lado epitelial). Estos aspectos menos electro-densos de la MBG funcionan como sitio de unión para las células endoteliales y las células epiteliales viscerales es común que sean un sitio frecuente de formación o atrapamiento de inmunocomplejos en las glomerulopatías. Además de la colágena IV α-1 y α-2 presente en todas las membranas basales, la lámina densa de MBG durante el periodo posnatal incluye péptidos únicos codificados por genes autosómicos y ligados a X duplicados: colágena IV α-3, α-4 y α-5. Se piensa que estas colágenas contribuyen a la fuerza tensil aumentada de la MBG; los defectos en estos genes causan defectos moleculares y membranas basales con estructura anormal. Estas condiciones genéticas incluyen la enfermedad por membrana basal delgada y nefritis hereditaria. Estas provocan una mayor fragilidad de MBG, así como hematuria persistente, con frecuencia familiar y nefropatía progresiva que se relaciona comúnmente con sordera y anomalías oculares (síndrome de Alport).

La capa más externa de la pared capilar está compuesta por las *células epiteliales viscerales* o *podocitos*. Estas son células terminales complejas con numerosas extensiones primarias, secundarias y terciarias, denominadas procesos podocitarios o pedículos (véase la figura 9.3). Los procesos podocitarios adyacentes derivan de diferentes células epiteliales y están conectados entre sí por desmosomas modificados conocidos como diafragmas de la hendidura de filtración. Varias proteínas clave son parte de estas estructuras, e incluyen nefrina, podocina, NEPH1, p-cadherina y FAT1, que conectan la membrana celular con el citoesqueleto, que incluye miosina, actina y α-actinina 4. Los defectos en los genes que codifican para algunas de estas proteínas originan disfunción de la célula epitelial y simplificación de los procesos podocitarios, así como también síndrome nefrótico al nacimiento (síndrome nefrótico congénito), síndrome nefrótico resistente a esteroides en la infancia temprana o GEFS familiar en adultos jóvenes.

La red capilar glomerular está unida y organizada alrededor de una zona central, el *mesangio*. Este compartimento glomerular incluye una matriz extracelular y las células mesangiales. La matriz mesangial tiene una composición similar a la MBG, pero tiene una menor organización y es menos electrodensa. En el mesangio hay dos tipos de células. El primero es una *célula glomerular intrínseca*, la célula mesangial verdadera, con un fenotipo parecido al de la célula de músculo liso. Esta célula conecta con la MBG a través de estructuras fibrilares especializadas en el sitio de transición de la pared capilar periférica a la membrana basal paramesangial (véase la figura 9.3). La falla de estos complejos para conectar estructuras por una presión intracapilar aumentada o la lesión de la célula mesangial causa la formación de microaneurismas y la pérdida de la integridad capilar. El segundo tipo celular tiene características fenotípicas de los monocitos y es probable que puedan considerarse el equivalente de los *macrófagos tisulares* o *histiocitos*. Estudios experimentales sugieren que ambos tipos de células mesangiales pueden contribuir al desarrollo de glomerulopatía mediada por inmunidad al secretar y responder a una variedad de citocinas (como factor de crecimiento transformante β), que puede provocar una acumulación incrementada de material de matriz y proliferación o reclutamiento de células inflamatorias en el espacio mesangial.

El mesangio intraglomerular continúa con el listón extraglomerular, que es un área hiliar que ocupa el espacio entre la arteriola aferente glomerular, la mácula densa del túbulo distal y la arteriola eferente glomerular. Las células del listón en el polo vascular del ovillo glomerular (también llamadas células yuxtaglomerulares) producen y secretan renina, que se almacena en gránulos electrodensos.

Una característica importante del capilar glomerular con relevancia para la lesión mediada por inmunocomplejos es que la MBG *no rodea por completo* la circunferencia del capilar. El endotelio frente al área mesangial se une de manera directa a la matriz mesangial, sin una membrana basal que intervenga (véase la figura 9.3). Por lo tanto, la MBG se extiende de una PCG periférica hacia un capilar adyacente, pasando sobre el mesangio que sostiene a ambos. De este modo, los inmunocomplejos circulantes tienen acceso directo al mesangio y al espacio subendotelial sin tener que cruzar la barrera selectiva de tamaño representada por la MBG.

Los factores que regulan la TFG, principalmente a través de alteraciones en la resistencia arteriolar, se revisan en el capítulo 1. Las características estructurales particulares de la PCG con su endotelio fenestrado, una membrana basal continua con espacios hidratados delimitados por la colágena única entrecruzada de la membrana basal y los procesos podocitarios interdigitantes de los podocitos enlazados por los diafragmas de la hendidura de filtración compleja contribuyen a la conductividad hidráulica tan específica (es decir, la permeabilidad al agua y solutos pequeños) de estos capilares, que es de 100 a 100 000 veces mayor en el glomérulo que en cualquier otro microvaso (el sinusoide hepático relativamente abierto es una excepción notable).

El glomérulo como barrera selectiva de tamaño y carga

Pese a ser extraordinariamente permeable al agua, el capilar glomerular es capaz de evitar la entrada de casi todas las proteínas plasmáticas, excepto por las más pequeñas, al espacio urinario.

? **1** Un individuo normal tiene una TFG de 180 L/día (125 mL/min), una concentración plasmática de albúmina de 4 g/dL y una tasa de excreción de albúmina de 20 mg. Si se asume que la albúmina no se reabsorbe, por lo cual la albúmina urinaria deriva de la filtración glomerular, calcule la cantidad de albúmina entregada a los glomérulos por día y la fracción que se filtra. El paciente del caso 1 tiene síndrome nefrótico con la misma TFG, una concentración plasmática de albúmina de 1.7 g/dL y una tasa de excreción de albúmina muy elevada de 7.6 g/día (las globulinas comprenden la mayor parte de las proteínas restantes excretadas). Calcule la filtración fraccional de albúmina en este caso.

La vía de ultrafiltración es extracelular por completo e incluye las fenestraciones endoteliales, los espacios entre los componentes entrecruzados de MBG y los espacios entre los procesos podocitarios adyacentes —las hendiduras filtrantes, que están unidas por los diafragmas de la hendidura de filtración—. Esta vía completa puede visualizarse como fieltro entrelazado con espacios hidratados. Por lo tanto, la PCG puede compararse, en sus características de difusión, con un gel cromatográfico con carga negativa que interactúa con las macromoléculas circulantes en virtud de su *tamaño, carga* y características *reológicas*:

- Las moléculas más grandes quedan más restringidas que las moléculas más pequeñas.
- Las moléculas aniónicas se restringen más que las moléculas neutras o catiónicas.
- Las moléculas entrecruzadas con una forma esferoidea se restringen más que las moléculas elongadas rígidas o flexibles, en especial bajo condiciones de transporte convectivo con obstáculos fijos.

Estas características selectivas de tamaño y carga se ilustran en la figura 9.4, donde se presentan experimentos en los cuales se realizó la infusión de macromoléculas de dextrán de distintos tamaños y cargas en ratas. Estudios ultraestructurales adicionales que utilizan proteínas traza marcadas han demostrado que la lámina densa de MBG y los diafragmas de la hendidura de filtración representan áreas principales de selectividad de tamaño en la PCG, debido a que las macromoléculas grandes se agregan proximalmente a estos sitios. Se ha estimado que el radio eficaz del poro glomerular para moléculas esféricas es cercano a 42 Å. En contraste, las cargas aniónicas en el endotelio fenestrado y en la lámina rara interna son los sitios principales de selectividad de carga, en los cuales se restringe la filtración de macromoléculas aniónicas.

Estos principios pueden utilizarse para comprender por qué la filtración de albúmina se restringe en grado tan marcado. La albúmina tiene un radio

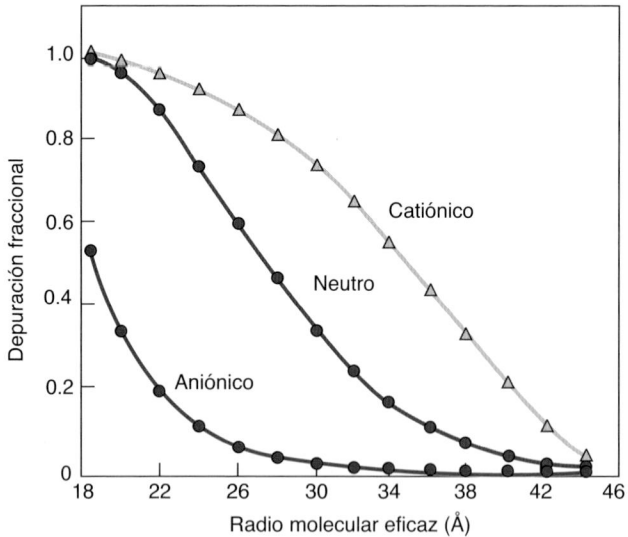

■ **FIGURA 9.4.** Depuración fraccional (la razón entre la filtración de una sustancia y la de una sustancia que se filtra con libertad, como la inulina) de dextranos aniónicos, neutros y catiónicos como función del radio molecular eficaz. Tanto el tamaño como la carga moleculares son importantes, ya que los dextranos más pequeños o catiónicos se filtran con mayor facilidad. (Modificada con permiso de Bohrer MP, Baylis C, Humes HD, et al. Permselectivity of the glomerular capillary wall. Facilitated filtration of circulating polycations. *J Clin Invest.* 1978;61:72–78.)

molecular efectivo aproximado de 36 Å y es altamente aniónica, con una carga negativa neta cercana a 14 mEq/L. De esta manera, tanto el tamaño como la carga contribuyen a prevenir la filtración de albúmina.

Mecanismos de proteinuria glomerular

En estudios en humanos con glomerulopatías se ha demostrado que la proteinuria debida a un aumento de la permeabilidad glomerular a macromoléculas puede implicar defectos en la selección de tamaño y carga. Esto último puede producirse por la lesión de las células glomerulares responsables de la producción de los polianiones glomerulares como las sialoglicoproteínas y heparán sulfato.

En la figura 9.5 se muestran los resultados de la infusión de macromoléculas neutras de diferente tamaño en individuos normales y en pacientes con síndrome nefrótico, debido a nefropatía membranosa. Cuando se comparan con los pacientes normales, los pacientes nefróticos excretan menos moléculas más pequeñas

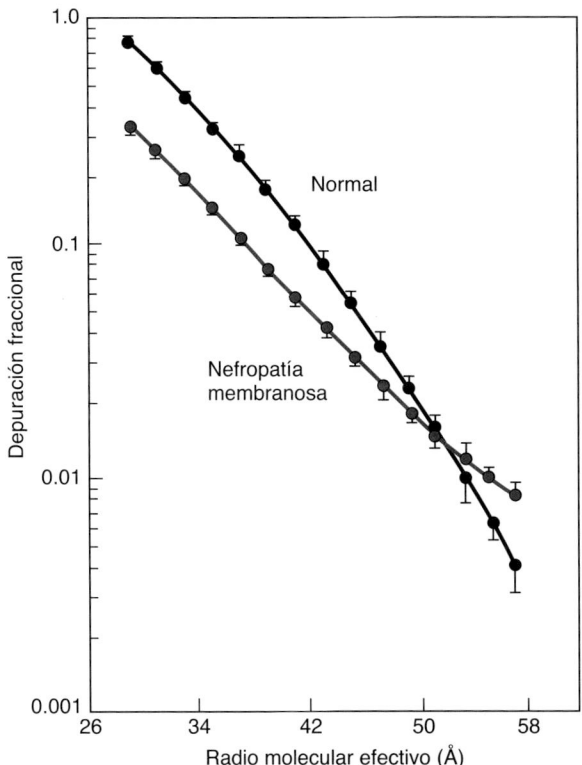

■ **FIGURA 9.5. Depuración fraccional de macromoléculas neutras como una función del radio molecular efectivo en pacientes normales (*línea negra*) y en pacientes con síndrome nefrótico debido a nefropatía membranosa (*línea roja*).** Hay un incremento selectivo de la depuración de moléculas restringidas al máximo, representadas aquí por moléculas de dextrán con un radio mayor de 52 Å, indicativo de un defecto de las propiedades selectivas de tamaño de la pared capilar glomerular. (Modificada con permiso de Carrie BJ, Salyer WR, Myers BD. Minimal change nephropathy: an electrochemical disorder of the glomerular membrane. *Am J Med.* 1981;70:262–268.)

(radio < 44 Å), un reflejo de la pérdida del área de superficie de filtración (es decir, la cantidad de diafragmas de la hendidura de filtración) inducida por la glomerulopatía. Sin embargo, hay una filtración reforzada de moléculas más grandes con un radio eficaz mayor de 52 Å, lo que sugiere la presencia de una mayor cantidad de poros grandes (hendiduras de filtración que han perdido sus diafragmas). Estos estudios no excluyen la contribución adicional de una alteración de la barrera de carga. No obstante, la infusión de macromoléculas altamente cargadas para evaluar la barrera de carga está contraindicada en humanos, debido a posibles reacciones tóxicas y alteraciones en la coagulación.

Además de albúmina, también es típico encontrar un reforzamiento de la excreción de inmunoglobulina G (IgG) en el síndrome nefrótico. La IgG circulante es principalmente neutra; por lo tanto, el incremento de su excreción en las glomerulopatías refleja en gran medida un defecto selectivo de tamaño y no de carga. En vista de la importancia de los diafragmas de la hendidura de filtración respecto a las propiedades selectivas de tamaño de la PCG, en general se considera que la lesión de las células epiteliales tiene un papel importante en la proteinuria relacionada. Por ejemplo, la distorsión de los diafragmas de la hendidura y el desprendimiento focal de las células epiteliales de la MBG pueden identificarse en la mayoría de los pacientes nefróticos. En la figura 9.6 se muestra una representación esquemática de la PCG normal y de la lesión difusa de células epiteliales en estados nefróticos.

Considerando que el glomérulo contiene poros grandes y pequeños, ¿cómo podría explicar la combinación de un decremento de la TFG (que indica una menor filtración de solutos pequeños y agua) y un aumento de la filtración de albúmina y otras proteínas plasmáticas grandes?

La cantidad de proteína que llega al espacio de Bowman por el flujo convectivo a través de los poros más grandes no selectivos de tamaño es una función directa de la presión intraglomerular. Esta relación reviste importancia clínica porque un decremento de la excreción de proteína (que puede exceder 50%) puede ser un marcador útil para la presión intraglomerular reducida en pacientes con enfermedad renal crónica tratados con medicamentos antihipertensivos o restricción de la proteína de la dieta. Los estudios animales y humanos sugieren que dicho cambio en la hemodinámica glomerular puede desacelerar la velocidad de la lesión glomerular progresiva independiente de la actividad de la enfermedad subyacente. Estos principios se explican con detalle en el capítulo 13.

Mecanismos de glomerulopatía

Muchos de los mecanismos que provocan las enfermedades renales son inmunitarios. Por lo tanto, es pertinente revisar con brevedad los pasos básicos implicados en estos procesos. Los cuatro tipos de enfermedades inmunitarias tradicionalmente aceptados y algunos ejemplos clásicos de las patologías causadas por ellos se listan en la tabla 9.2.

- Tipo I, hipersensibilidad inmediata o anafiláctica, se desconoce si tiene un papel directo en las enfermedades renales. Este tipo de reacción se desencadena cuando un alergeno o hapteno divalente forma enlaces cruzados con inmunoglobulina E (IgE)

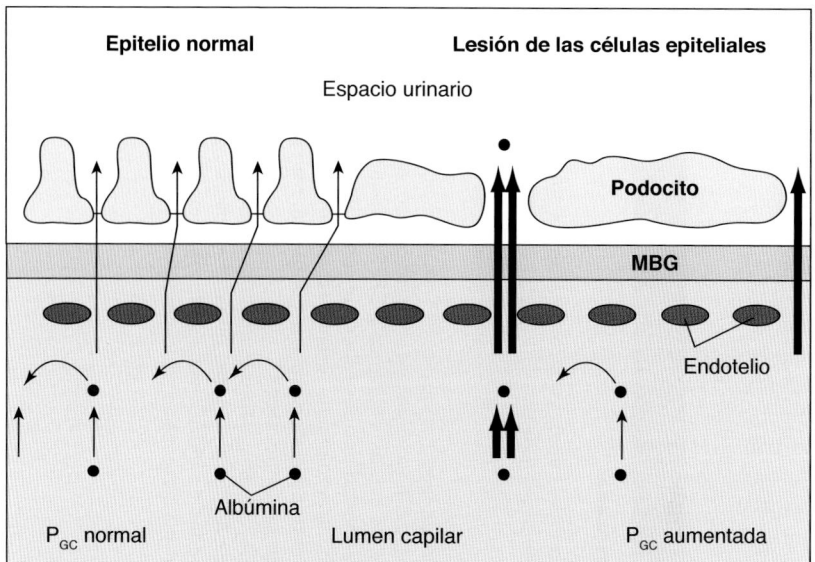

■ **FIGURA 9.6. Representación esquemática de la pared capilar glomerular (PCG) en condiciones normales con epitelio conservado y en estados de proteinuria, debidos a lesión de las células epiteliales.** Desequilibrio entre las diferencias de la presión hidrostática y de la presión oncótica coloidea a través de la PCG, dos de los factores determinantes de la ultrafiltración, que provoca el flujo de líquido del lumen capilar al espacio urinario, representado aquí por las *flechas largas solas*. En un glomérulo normal (*lado izquierdo del diagrama*), la vía para la ultrafiltración incluye las fenestraciones endoteliales llenas de glicoproteínas con carga negativa y glucosaminoglucanos sulfatados, la membrana basal glomerular (MBG) con carga negativa y los espacios entre procesos podocitarios adyacentes de la célula epitelial visceral con su diafragma de la hendidura de filtración. Cada una de estas capas ofrece cierta resistencia al flujo del líquido, la suma de las cuales es otro determinante clave del proceso de ultrafiltración. Estas numerosas vías representan el sistema de poros pequeños de los fisiólogos. En estas condiciones normales de ultrafiltración, los elementos con carga negativa de las capas proximales de la PCG son eficaces para regresar a la circulación las proteínas con carga negativa, como albúmina sérica (representada por los *círculos negros*). Cuando hay daño del epitelio (*lado derecho del diagrama*), la célula responde con la retracción o "fusión" de los procesos podocitarios, lo cual favorece la pérdida de la superficie de filtración y una pérdida correspondiente de la conductividad hidráulica. Al mismo tiempo, aparecen defectos en la capa epitelial, representados por segmentos de la pared capilar denudada de epitelio y de los diafragmas de la hendidura de filtración. Puede esperarse que dichas áreas tengan una mayor conductividad hidráulica, debido a que se pierde la última resistencia de la PCG. Por lo tanto, aumenta el flujo a través de estos canales anormales (representado por las *flechas gruesas dobles*), también parcialmente dirigido por el aumento de la presión hidrostática intracapilar (P_{GC}), una respuesta hemodinámica observada en todas las afecciones proteinúricas por una vasoconstricción arteriolar eferente relativa; estos últimos cambios representan un intento por restablecer la tasa de filtración glomerular y contrarrestar la pérdida de conductividad hidráulica debida a la "fusión" de los procesos podocitarios en otros sitios. En estas condiciones de filtración anómala, las cargas negativas en las capas proximales de la PCG se tornan insuficientes para regresar las proteínas con carga negativa y con el tiempo todos los tipos de proteínas. Estos "poros" grandes anormales permiten el escape de las proteínas hacia el espacio de Bowman y los túbulos. En las alteraciones difusas, cada nefrona contribuye a la albuminuria, la cual provoca regulación ascendente de los canales de Na^+ en los túbulos distales, que a su vez causa retención de agua y sal, así como edema periférico.

TABLA 9.2. Clasificación de los padecimientos mediados por inmunidad

Tipo	Mecanismo de lesión tisular	Enfermedades postuladas
I. Hipersensibilidad inmediata	Anticuerpos IgE —liberación inmediata de aminas vasoactivas, mediadores lipídicos, citocinas de los mastocitos— reclutamiento de células inflamatorias	Rinitis alérgica (fiebre del heno), asma, atopia, shock anafiláctico; no se conocen enfermedades renales
II. Mediadas por anticuerpos	Anticuerpos IgG, IgM; unión a la célula objetivo o al componente de la matriz: A. Pérdida o reforzamiento directos de una enzima, receptor o función celular B. Lisis de la célula blanco mediante la activación del complemento C. Citotoxicidad celular dependiente de anticuerpos (células NK y CCDA)	A. Miastenia grave, hipertiroidismo, PTT esporádica, síndrome antifosfolípidos, pénfigo vulgar, penfigoide buloso; algunas formas de enfermedad de cambios mínimos y GEFS idiopática, algunas formas de enfermedad por depósitos densos y GN-C3 B. Anemia hemolítica autoinmune, eritroblastosis fetal; nefropatía membranosa, nefropatía membranosa congénita, rechazo de injerto mediado por anticuerpos C. Varias formas de tiroiditis, fiebre reumática, adrenalitis autoinmune (enfermedad de Addison), hipoparatiroidismo, diabetes mellitus tipo 1; enfermedad anti-MBG, poliangeítis relacionada con ANCA y glomerulonefritis crescéntica pauciinmunitaria

III. Mediada por inmunocomplejos	Complejos antígeno–anticuerpo en la circulación — reclutamiento de neutrófilos mediado por receptores C y Fc — liberación de enzimas lisosomales y otros mediadores tóxicos	Enfermedad del suero; lupus eritematoso sistémico y varias formas de nefritis lúpica; glomerulonefritis relacionada con infecciones, que incluyen la glomerulonefritis posestreptocócica y glomerulonefritis relacionada con hepatitis B y C; crioglobulinemia
IV. Mediada por células T	Células T CD4+ — activación de macrófagos — citocinas — inflamación	Tiroiditis de Hashimoto, insulitis en diabetes mellitus tipo 1, artritis reumatoide, dermatitis por contacto, sarcoidosis, vasculitis (aortitis de Takayasu, arteritis temporal), dermatomiositis, esclerosis sistémica, enfermedad inflamatoria intestinal, cirrosis biliar primaria, esclerosis múltiple, orquitis autoinmune, nefritis intersticial granulomatosa.
	Células T CD8+ — citotoxicidad directa — citocinas —inflamación	Algunas formas de nefritis intersticial aguda inducida por fármacos, rechazo de aloinjerto; varias formas de tiroiditis, adrenalitis autoinmune (enfermedad de Addison), hipoparatiroidismo, insulitis en diabetes mellitus tipo 1, síndrome de Sjögren, polimiositis, miocarditis debida a infección por virus Coxsackie, enfermedad inflamatoria intestinal, rechazo de aloinjerto, glomerulonefritis crescéntica

CCDA, citotoxicidad celular dependiente de anticuerpo; ANCA, anticuerpo anticitoplasma de neutrófilos; GEFS, glomeruloesclerosis focal y segmentaria; MBG, membrana basal glomerular; GN-C3, glomerulonefritis C3; IgE, inmunoglobulina E; IgG, inmunoglobulina G; IgM, inmunoglobulina M; NK (del inglés, *natural killer*), asesina/citotóxica natural; PTT, púrpura trombocitopénica trombótica.

unida a receptores especiales para esta clase de inmunoglobulina en la superficie de los mastocitos. A pesar de que se desconoce el papel directo de la IgE en las enfermedades renales, los pacientes con asma pueden desarrollar glomerulonefritis crescéntica relacionada con ANCA (síndrome de Churg-Strauss), y las reacciones alérgicas a medicamentos pueden acompañarse de nefritis intersticial aguda, la cual se considera que está mediada por células T.

- Tipo II, procesos mediados por anticuerpos, incluyen tres grupos de enfermedades: 1) anomalías en la función celular, del receptor o enzima inducidas por la unión directa con anticuerpos; 2) la lisis o daño de células blanco tradicional dirigida por anticuerpos y mediada por complemento; y 3) las reacciones de citotoxicidad celular dependiente de anticuerpos (CCDA).

- Tipo III, o procesos mediados por inmunocomplejos, está bien representado entre las glomerulopatías; el paradigma clásico para este grupo es la enfermedad del suero. Se forman inmunocomplejos en la circulación de cualquier sitio y luego quedan atrapados en los glomérulos, lo que desencadena inflamación activa y con el tiempo procesos de reparación.

- Tipo IV, o enfermedades mediadas por células T, también son relevantes para la patología renal, en especial para el rechazo de aloinjertos y la nefritis intersticial.

Lesión de las células epiteliales viscerales

La enfermedad de cambios mínimos y la GEFS primaria son dos causas comunes de síndrome nefrótico que se piensa representan un proceso patognomónico similar de intensidad y susceptibilidad variables del huésped. En esencia, la microscopia luminosa en la enfermedad de cambios mínimos es normal y puede revelar una hipercelularidad mesangial leve. La microscopia por inmunofluorescencia (en la cual se incuba tejido renal con anticuerpos marcados con fluoresceína dirigidos contra las distintas inmunoglobulinas humanas y otras proteínas plasmáticas de interés) por lo general revela solo "polvo fino" de IgG sobre los podocitos y dentro de ellos. El hallazgo característico en esta afección se encuentra en la microscopia electrónica, que demuestra simplificación difusa o "fusión" de los procesos podocitarios de las células epiteliales (figura 9.7), pérdida masiva de los diafragmas de la hendidura de filtración y desprendimiento raro de las células epiteliales de MBG.

Los cambios en la GEFS primaria o idiopática son similares, excepto que la microscopia luminosa revela áreas segmentarias de colapso capilar con obliteración del lumen capilar, atrapamiento de material hialino en algunos capilares y adhesión del ovillo a la cápsula de Bowman; esta lesión se denomina glomeruloesclerosis segmentaria con hialinosis (figura 9.8). Para una definición de estos términos, véase el inicio de este capítulo.

Dos hallazgos sugieren que la enfermedad de cambios mínimos y la GEFS primaria son resultado de una lesión primaria de las células epiteliales. Primero, solo las células epiteliales parecen ser anormales en la microscopia electrónica. Segundo, pueden inducirse cambios similares en animales experimentales mediante la administración de toxinas como aminonucleósido de puromicina o doxorubicina (adriamicina), que afectan de manera predominante las células epiteliales glomerulares, o por anticuerpos específicos para varios componentes de la superficie celular del epitelio visceral, que incluyen nefrina. Se ha sugerido que la GEFS primaria representa un estímulo más grave o prolongado de la célula epitelial que se encuentra en la

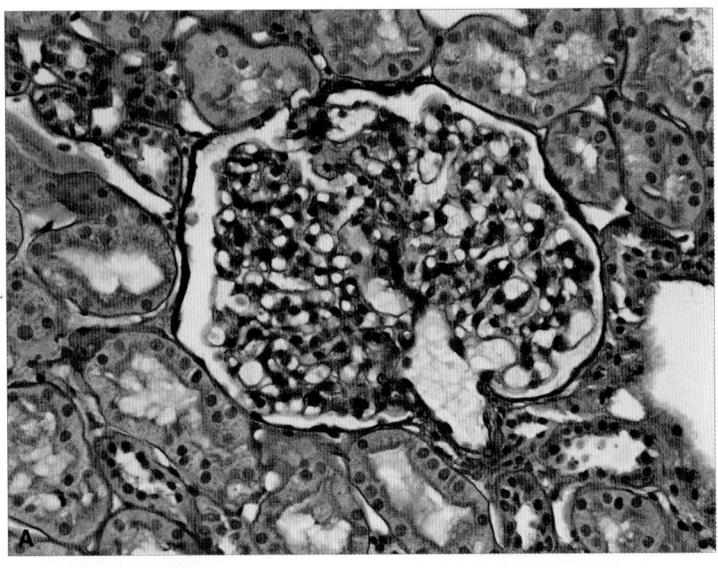

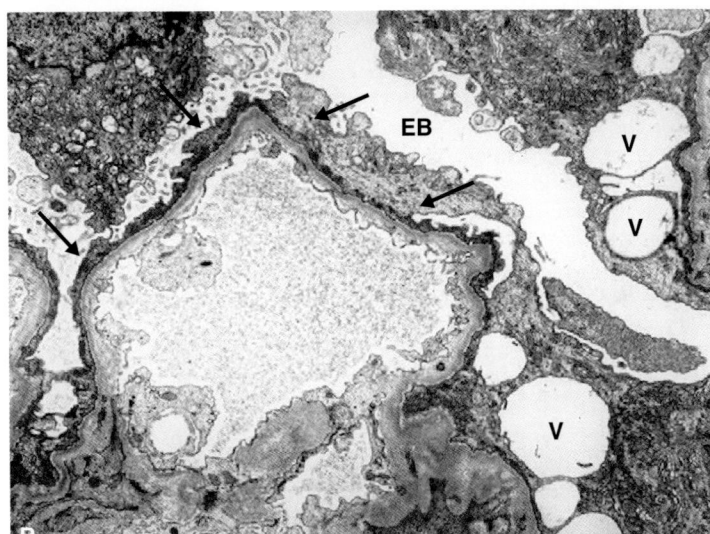

■ **FIGURA 9.7. Enfermedad de cambios mínimos. A.** La microscopia luminosa muestra un glomérulo de apariencia normal. Nótese el lumen capilar permeable, el espacio de Bowman EB abierto, la celularidad normal sin elementos inflamatorios, las membranas basales delicadas y la matriz mesangial (ácido peryódico de Schiff [PAS]). **B.** La microscopia electrónica revela cambios degenerativos marcados de la célula epitelial glomerular visceral, con retracción difusa y esfacelación de los procesos podocitarios, con frecuencia denominada "fusión" (*flechas*), degeneración de las microvellosidades de la superficie celular (observadas mejor en el segmento superior izquierdo) y presencia de vacuolas (V) en el citoplasma. Con frecuencia, la microscopia por inmunofluorescencia muestra "polvo fino" de inmunoglobulina G sobre los podocitos, pero no depósitos a lo largo de las paredes del capilar glomerular (no mostradas).

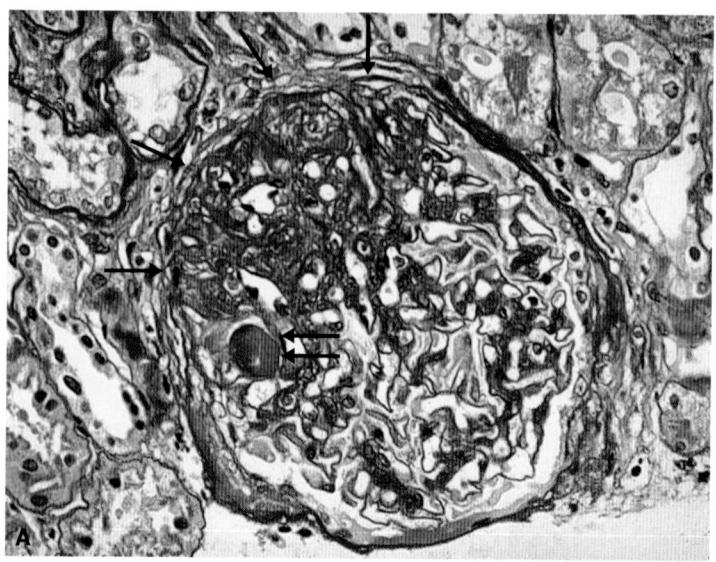

■ **FIGURA 9.8. Glomeruloesclerosis focal y segmentaria (GEFS), un patrón de lesión encontrado con mucha frecuencia. A.** El glomérulo muestra esclerosis segmentaria del ovillo con desaparición de los lúmenes capilares, adhesión entre la parte obsolescente del ovillo y la cápsula de Bowman (*flechas*) y acumulación hialina en capilares aislados (*flechas dobles*) (ácido peryódico de Schiff [PAS]). **B.** La microscopia electrónica en la GEFS primaria o idiopática muestra borramiento ("fusión") de los procesos podocitarios (*flechas gruesas*) y acumulación hialina temprana; este material granular amorfo, marcado por las *flechas delgadas*, expande el espacio subendotelial de la pared capilar que ha perdido focalmente su cubierta de células epiteliales; nótese la membrana basal denudada con epitelio faltante, marcado por las *puntas de flecha*. **C.** La GEFS secundaria o adaptativa en un paciente con agenesia renal unilateral y obesidad es indistinguible de la GEFS primaria por microscopia luminosa, excepto por el aumento de tamaño del ovillo glomerular (hipertrofia compensatoria). De nuevo, nótese la adhesión del ovillo a la cápsula de Bowman (*flechas*) y la acumulación hialina en dos capilares (*flechas dobles*) (PAS). **D.** GEFS secundaria o adaptativa; los procesos podocitarios de las células epiteliales viscerales están preservados en gran medida (*flechas*). **E.** Cicatrización glomerular focal y segmentaria en un paciente con poliangeítis relacionada con anticuerpos anticitoplasma de neutrófilos (ANCA). Este tipo de lesión representa la etapa de cicatrización/cura de una glomerulonefritis necrosante focal y crescéntica. La cicatriz (C) es PAS positiva muy leve, los remanentes de la matriz de la membrana basal del ovillo colapsado y fragmentado tiñe un poco más (*flechas*) (PAS). **F.** Estrategia diagnóstica en pacientes con glomeruloesclerosis focal y segmentaria. AD, autosómica dominante; AR, autosómica recesiva; ERC, enfermedad renal crónica; LC, lumen capilar; ME, microscopia electrónica; Ep, célula epitelial parietal; GN, glomerulonefritis; Ig, inmunoglobulina; MI, microscopia por inmunofluorescencia; ML, microscopia luminosa; SN, síndrome nefrótico; EU, espacio urinario.

(continúa en la página siguiente)

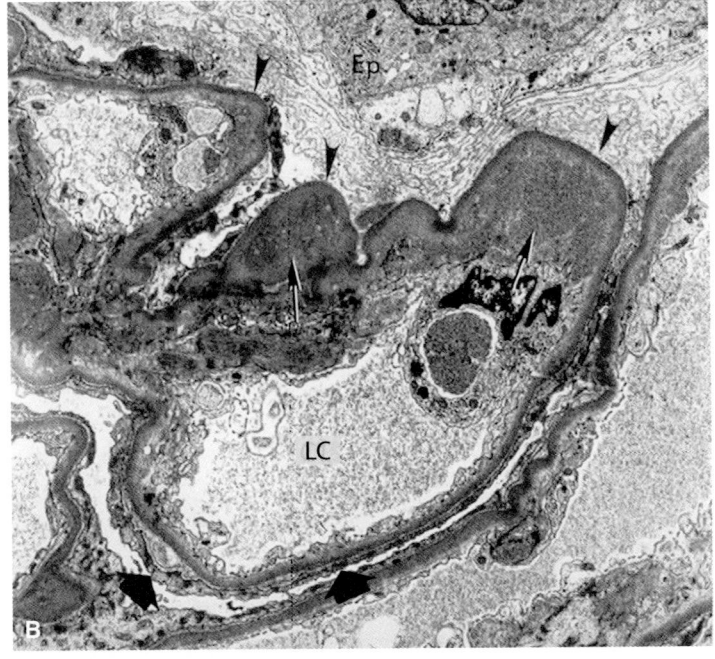

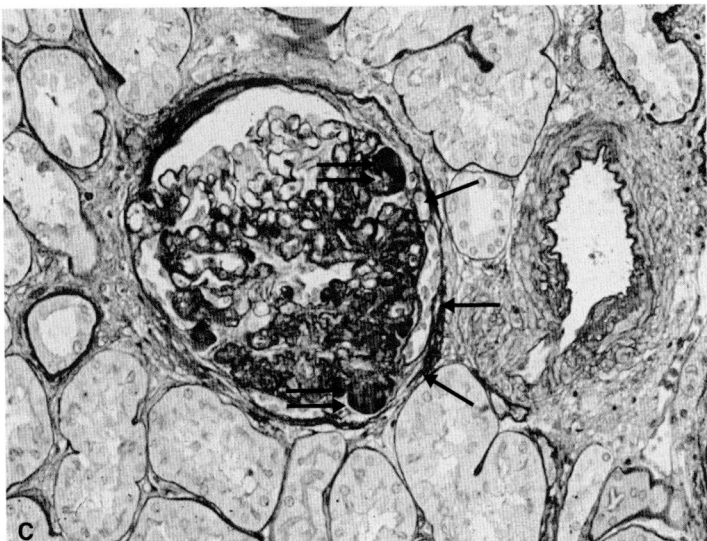

■ **FIGURA 9.8.** *(Continuación)*

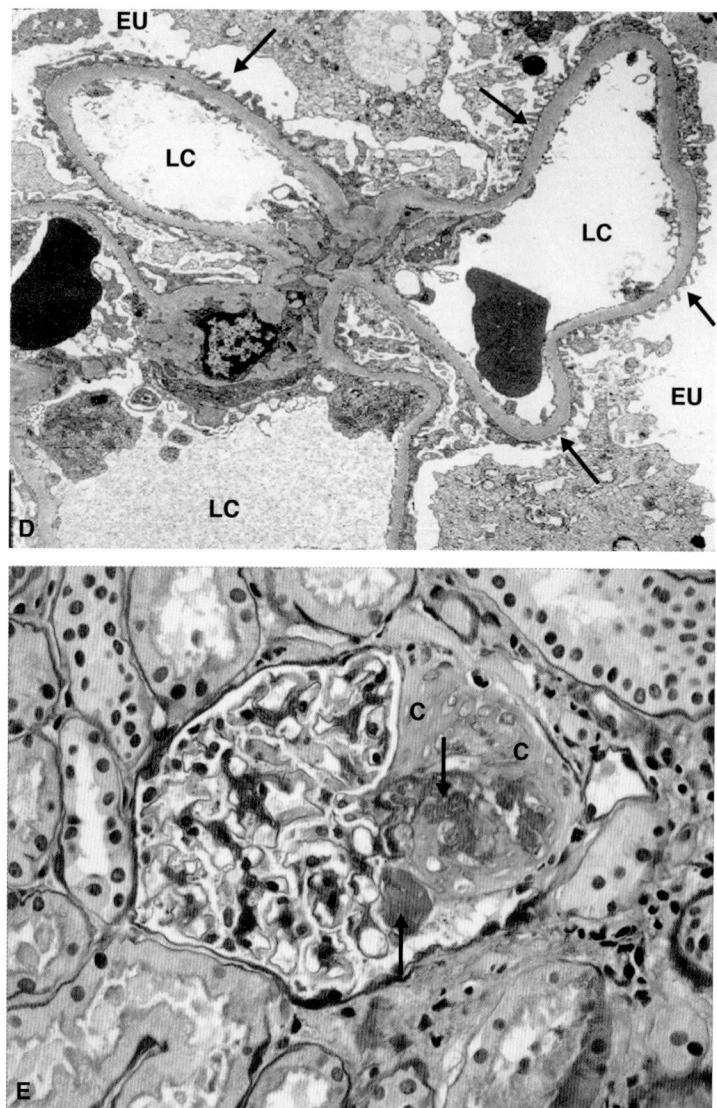

■ **FIGURA 9.8.** (Continuación)

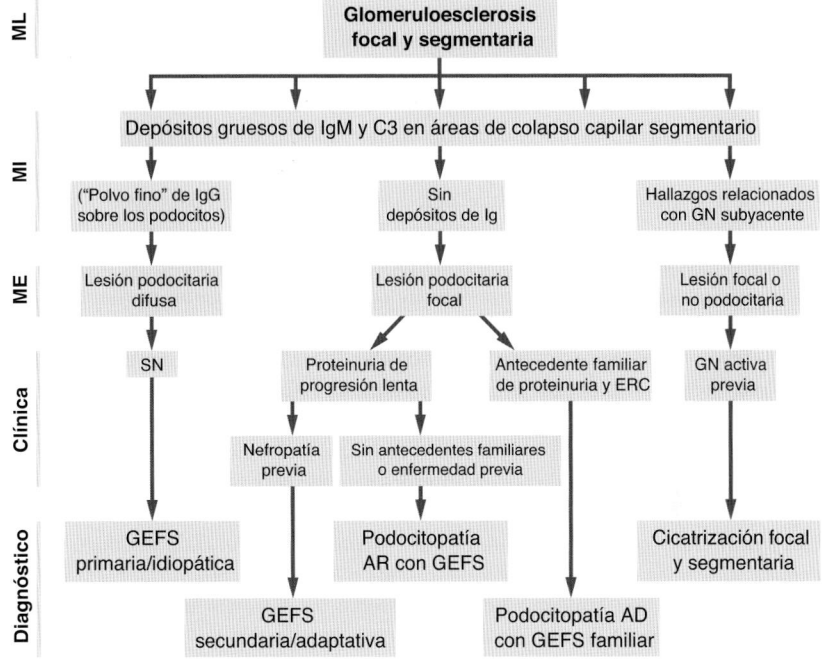

■ FIGURA 9.8. *(Continuación)*

enfermedad de cambios mínimos, una forma más transitoria de la lesión. Aunque la progresión a insuficiencia renal no es infrecuente en la GEFS, la enfermedad de cambios mínimos es una condición más benigna en casi todos los pacientes que entran en remisión, ya sea de manera espontánea o después de terapia corticosteroide u otra inmunosupresora. Sin embargo, es común que ocurran recaídas en la enfermedad de cambios mínimos cuando se suspende tratamiento. Otra conexión entre esta última enfermedad y la GEFS es la observación de que es común que los niños con síndrome nefrótico de recaída frecuente que responde a esteroides y enfermedad de cambios mínimos a la evaluación renal inicial desarrollen GEFS en las biopsias subsecuentes, mientras aún responden a esteroides o son dependientes de ellos.

Algo que aún no es claro en la enfermedad humana es la naturaleza de la "toxina" contra las células epiteliales, también conocida como "factor de permeabilidad". La rápida recurrencia de proteinuria en algunos pacientes con GEFS primaria sometidos a trasplante renal sugiere la presencia de un factor circulante implicado, quizás una linfocina liberada por los linfocitos derivados del timo. A pesar de que no se han identificado anticuerpos específicos como causa de la enfermedad de cambios mínimos y GEFS primaria en humanos y de que la identidad precisa del factor de permeabilidad circulante aún es elusiva, el mecanismo global detrás de la anomalía difusa de la célula epitelial es muy parecida a la disfunción celular tipo II mediada por anticuerpos (véase la tabla 9.2); el "factor de permeabilidad" puede interferir alternativamente con un receptor o antígeno de superficie celular implicado en la transducción de señales iniciada en el compartimento extracelular. Por ejemplo, se sabe que los pacientes con enfermedad renal en etapa terminal secundaria a síndrome nefrótico resistente a esteroides desarrollan proteinuria después de recibir un aloinjerto renal; estos individuos con enfermedad familiar tienen un defecto en el gen que codifica para podocina y durante el periodo postrasplante desarrollan anticuerpos dirigidos contra esta proteína de superficie celular relacionada con el diafragma de la hendidura de filtración. La interacción entre podocina y anticuerpos antipodocina causa anomalías de las células epiteliales viscerales, lo cual provoca proteinuria. Ocurre una situación similar en niños con síndrome nefrótico congénito después de recibir un trasplante renal. Los anteriores son ejemplos de respuestas inmunes alorreactivas en pacientes que no cuentan con antígenos particulares en el aloinjerto.

También puede inducirse una lesión celular difusa parecida de las células epiteliales con "fusión" de procesos podocitarios durante la formación de inmunocomplejos en la lámina rara externa (o espacio subepitelial), cercana a la membrana celular epitelial. No obstante, esta forma de lesión conocida como glomerulopatía membranosa está claramente dirigida por anticuerpos y mediada por complemento, como se explica en el texto siguiente. Estos tres procesos —enfermedad de cambios mínimos, GEFS primaria y nefropatía membranosa— tienen en común el daño difuso de las células epiteliales viscerales glomerulares, lo que origina proteinuria. Estas enfermedades son difusas y puede esperarse que todas las nefronas presenten un grado anormal de excreción de albúmina, que a su vez causa retención de sodio, edema y por último, síndrome nefrótico. En contraste, las enfermedades con daño focal de las células epiteliales viscerales (como GEFS secundaria) también originan proteinuria significativa, pero es usual que estos procesos no se acompañen de edema, por lo menos no en las etapas tempranas de la enfermedad, debido a que la mayoría de las nefronas no excreta cifras anormales de proteína, con lo que no contribuyen a la retención de sodio (véase el capítulo 4).

Glomeruloesclerosis focal y segmentaria secundaria

Es importante apreciar que el hallazgo de esclerosis focal y segmentaria al microscopio luminoso es relativamente inespecífico. Además de la GEFS primaria, pueden encontrarse cambios semejantes en otras tres situaciones:

- Como consecuencia de lesión glomerular mediada por hemodinámica por pérdida de nefronas o adaptaciones funcionales relacionadas con síndrome metabólico (GEFS secundaria o adaptativa; véase el capítulo 13). Esta forma de GEFS es resistente a la terapia convencional con esteroides u otras formas de terapia inmunomoduladora.
- Durante la fase de cura/cicatrización de cualquier lesión glomerular focal inflamatoria, necrosante o isquémica, como podría ocurrir en la nefropatía por IgA, nefritis lúpica o poliangeítis sistémica, que se explican más adelante en este capítulo. Estas lesiones inflamatorias curadas se consideran mejor como cicatrices glomerulares focales y segmentarias.
- Podocitopatías genéticas que causan proteinuria de progresión lenta o síndrome nefrótico manifiesto. Este grupo de enfermedades incluye defectos en los genes que codifican para proteínas críticas para el funcionamiento del podocito; estos defectos provocan deterioro progresivo de estas células con senescencia

temprana que causa GEFS a la biopsia. Además, estas enfermedades se presentan como proteinuria resistente a esteroides. Algunos de estos defectos se heredan como rasgo autosómico dominante y como resultado el paciente presenta antecedentes familiares de proteinuria y enfermedad renal crónica; algunos ejemplos de estas afecciones incluyen defectos en *ACTN4*, *INF2*, WT, LMX1B y *TRPC6*. Las condiciones heredadas como enfermedad autosómica recesiva carecen de antecedentes familiares y pueden confundirse fácilmente con GEFS primaria; se han informado más de 20 genes causantes de enfermedad recesiva y son *COQ2*, *LAMB2*, *NPHS2*, *PLCE1* y *APOL1*. Este último gen codifica para apolipoproteína A1 y se han descrito dos alelos de riesgo en pacientes de ascendencia africana que en estado homocigoto o heterocigoto compuesto se relaciona con enfermedad renal crónica atribuida a hipertensión y glomerulopatía colapsante, una variante en particular agresiva de GEFS también encontrada en pacientes con nefropatía relacionada con VIH.

Un hallazgo clínico y uno histológico permiten la distinción entre GEFS primaria y secundaria. La fusión de los procesos podocitarios es difusa en la GEFS primaria porque todos los glomérulos se afectan de manera simultánea; en contraste, la lesión podocitaria tiende a observarse solo en algunos glomérulos con lesión focal en la GEFS secundaria; como consecuencia, es típico que los pacientes con GEFS primaria se presenten con síndrome nefrótico de inicio súbito (similar a la enfermedad de cambios mínimos) mientras que es usual que los pacientes afectados por cualquiera de las formas secundarias de GEFS presenten enfermedad renal crónica caracterizada por proteinuria creciente lenta en un periodo de años, por lo general sin hipoalbuminemia y sin relación con edema periférico. La ausencia de edema puede explicarse por la naturaleza focal de la anomalía de las células epiteliales, lo que provoca un aumento de la excreción de proteína, por lo que la retención anormal de sodio ocurre solo en unas cuantas nefronas.

Formación de inmunocomplejos

El glomérulo es muy susceptible al atrapamiento o la formación local de inmunocomplejos. La elevada tasa del flujo plasmático (20% del gasto cardiaco), la presión intraglomerular aumentada y la gran conductividad hidráulica glomerular requeridas para promover la filtración también incrementan la propensión al depósito de antígenos, anticuerpos o complejos antígeno–anticuerpo. El crecimiento subsecuente del entramado de inmunocomplejos puede detectarse como agregados electrodensos por microscopia electrónica o como gránulos gruesos o finos por inmunohistoquímica (microscopia por inmunofluorescencia o técnicas inmunoenzimáticas) utilizando anticuerpos contra las cadenas ligeras y pesadas de inmunoglobulinas humanas. Estas técnicas inmunohistoquímicas también permiten la detección de otras proteínas del sistema de coagulación y del complemento, o sus productos de degradación en los tejidos.

El tipo de lesión inducida y las manifestaciones clínicas dependen en grado crítico de la localización de los complejos dentro de la PCG (figura 9.9). Por lo tanto, es importante revisar los factores que determinan el sitio de formación de inmunocomplejos, así como también las anomalías estructurales y funcionales que tales factores pueden provocar (tabla 9.3).

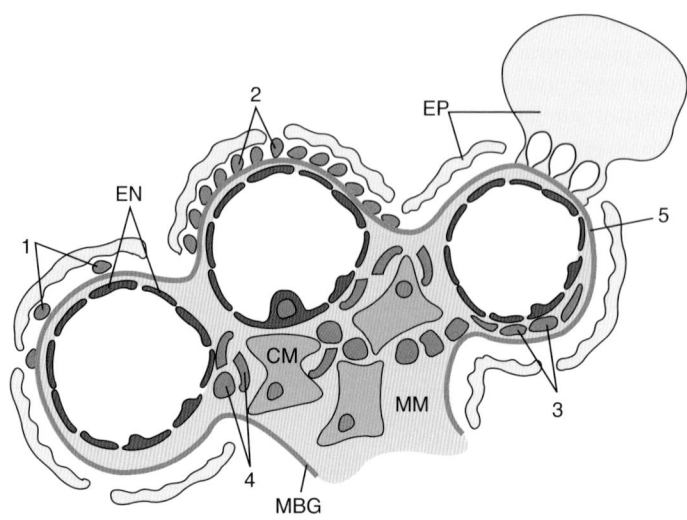

■ **FIGURA 9.9. Representación esquemática de tres capilares glomerulares que ilustra los sitios de formación de inmunocomplejos.** Se observan depósitos subepiteliales en la glomerulonefritis posinfecciosa (*1*) y nefropatía membranosa (*2*), y es probable que se produzcan localmente por un mecanismo *in situ*. También pueden formarse depósitos subendoteliales (*3*) y mesangiales (*4*) en sitios locales, pero es más común que se produzcan por el atrapamiento pasivo de inmunocomplejos circulantes preformados. Los anticuerpos antimembrana basal glomerular (anti-MBG) se unen a MBG en un patrón lineal (*5*), y debido a que el antígeno específico es parte de la membrana basal tan entrecruzada, no se encuentran depósitos electrodensos a nivel ultraestructural. EN, célula endotelial; EP, célula epitelial visceral o podocito; CM, célula mesangial; MM, matriz mesangial.

TABLA 9.3. Principales causas de glomerulopatía mediada por inmunocomplejos, según el sitio de formación de complejos y presentación clínica

I. Depósitos densos subepiteliales que se relacionan de modo típico con un cuadro nefrótico
  A. Nefropatía membranosa: idiopática y debida a padecimientos sistémicos como lupus eritematoso sistémico, infección por virus de hepatitis B y ciertos fármacos que incluyen oro y penicilamina
  B. Glomerulonefritis posinfecciosa: síndrome nefrótico encontrado en las etapas tardías de la enfermedad después de haber eliminado los depósitos subendoteliales y mesangiales, y disminuido la inflamación
II. Depósitos densos subendoteliales y mesangiales, que se relacionan con un cuadro nefrítico
  A. Nefritis lúpica proliferativa focal o difusa
  B. Glomerulonefritis posinfecciosa, etapa temprana
  C. Nefropatía por IgA: en la cual se acumulan depósitos prominentes que contiene IgA en el mesangio
III. Enfermedad por anticuerpos antimembrana basal glomerular, que se relaciona con glomerulonefritis de progresión rápida y es típico que tenga formación prominente de semilunas

IgA, inmunoglobulina A.

Formación de inmunocomplejos en lámina rara externa (o espacio subepitelial)

Casi siempre, los depósitos subepiteliales se ensamblan localmente por la interacción de los antígenos locales o depositados con los anticuerpos filtrados. Este proceso se ha denominado formación de inmunocomplejos *in situ*. Es usual que el depósito de inmunocomplejos preensamblados y circulantes en el espacio subepitelial se evite por la incapacidad de estos complejos grandes para pasar a través de la lámina densa de la MBG. Como se describe en el texto siguiente, los complejos circulantes intactos pueden depositarse en el mesangio y la lámina rara interna.

Gracias a estudios experimentales se han sugerido dos modelos para la formación *in situ* de depósitos subepiteliales:

- Un antígeno catiónico circulante, que entra con mayor facilidad a la PCG y pasa a través de la MBG (véase la figura 9.4), se deposita en el espacio subepitelial, donde su filtración hacia el espacio urinario se limita por las propiedades restrictivas de tamaño de los diafragmas de la hendidura de la célula epitelial. Cierto tiempo después, los anticuerpos específicos dirigidos contra este antígeno atrapado pasan a través de MBG y un entramado inmunitario se acumula gradualmente. Es probable que dicho mecanismo opere en la glomerulonefritis posestreptocócica; en este caso, el depósito glomerular de anticuerpos IgG por lo general ocurre de 10 a 14 días después del inicio de una infección por estreptococo β-hemolítico del grupo A. Hay evidencia razonable de que las proteínas catiónicas producidas por las bacterias alcanzan la PCG a través de la circulación sistémica, se depositan en la pared capilar y representan los antígenos objetivo para la formación *in situ* de inmunocomplejos en esta condición. Las proteínas candidatas son endostreptosina y NSAP, o *proteína de nefritis relacionada con la cepa*.
- Como alternativa, los depósitos subepiteliales pueden producirse por la interacción entre un *autoanticuerpo* filtrado y un antígeno endógeno generado localmente; dicho antígeno puede ser una proteína o glicoproteína expresada en la membrana celular del podocito frente a MBG. El modelo experimental para este proceso se denomina **nefritis de Heymann**. Las ratas con susceptibilidad genética se inmunizan con una preparación de membrana celular con borde en cepillo del túbulo proximal en adyuvante completo. Aunque los autoanticuerpos se desarrollan contra numerosos componentes del borde en cepillo, el antígeno principal implicado en la formación de depósitos subepiteliales se caracterizó inicialmente como una glicoproteína de membrana celular de 330 kDa llamada gp330 o megalina. Los anticuerpos circulantes filtran en pequeñas cantidades e inician la formación de complejos antígeno-anticuerpo en la superficie celular del podocito; estos complejos se descaman hacia el espacio subepitelial, donde crecen con el tiempo por aposición de complejos adicionales. El crecimiento del entramado inmunitario ocurre por la interacción entre gp330 de superficie celular recién expresada y anticuerpos antigp330 filtrados de manera continua.

Sin importar el mecanismo, los complejos crecientes parecen estimular la producción de los componentes de membrana basal en sitios donde el epitelio permanece unido a su membrana basal. Estos componentes de matriz recién formados aparecen como "picos" característicos en la microscopia electrónica (véase la figura 9.1) y en las preparaciones histológicas teñidas por impregnación con plata.

Dos ejemplos comunes de depósitos subepiteliales en humanos son la formación de "montículos" subepiteliales semilunares, característicos en glomerulonefritis posinfecciosa (con mayor frecuencia debida a infección estreptocócica; véase la figura 9.2), y los depósitos subepiteliales más amorfos en la nefropatía membranosa (véase la figura 9.1). El nombre de esta última enfermedad es un reflejo del engrosamiento de la MBG inducido por la formación de nueva membrana basal alrededor de los depósitos inmunes.

Como ya se mencionó, se ha propuesto que un antígeno catiónico es el responsable de los depósitos subepiteliales en la glomerulonefritis posinfecciosa. En contraste, la nefropatía membranosa puede ser una enfermedad más heterogénea, con varios antígenos objetivo potenciales en la superficie de las células epiteliales. La nefropatía membranosa en humanos puede considerarse una enfermedad autoinmune limitada similar a la nefritis de Heymann en ratas, en la cual se forman autoanticuerpos contra el antígeno local de la célula epitelial; en fecha reciente se han identificado dos de dichos antígenos objetivo de la célula epitelial en pacientes con nefropatía membranosa idiopática, como receptor de fosfolipasa A2 tipo M (PLA2r), una glicoproteína transmembrana de 185 kDa de la familia de receptores de manosa y trombospondina que contiene dominio tipo 1 7A (THSD7A) de 250 kDa. Otro antígeno objetivo de la célula epitelial es una endopeptidasa neutra responsable de la forma congénita de la glomerulopatía membranosa; esta enfermedad se ocasiona en el neonato por inmunización transplacentaria pasiva del feto por anticuerpos de la madre que carecen de esta enzima particular, pero que están expuestos a su antígeno por un embarazo previo. Por lo tanto, la patogenia de la nefropatía membranosa en el neonato presenta grandes similitudes con la enfermedad hemolítica debida a incompatibilidad del grupo sanguíneo Rh. La nefropatía membranosa en enfermedades sistémicas como lupus eritematoso sistémico (LES), infección por virus de hepatitis B y otras infecciones crónicas puede iniciar por el depósito o siembra de un antígeno catiónico circulante en la lámina rara externa. Como alternativa, los autoanticuerpos producidos en el LES pueden tener como objetivo antígenos específicos de la superficie celular con naturaleza similar a gp330, PLA2r, THSD7A o la endopeptidasa neutra. Las infecciones crónicas en huéspedes susceptibles también puede desencadenar la producción de una cantidad limitada de autoanticuerpos dirigidos contra estos antígenos podocitarios o similares.

Los depósitos subepiteliales se relacionan con la lesión de la célula epitelial que se caracteriza por retracción y esfacelación (o fusión) de los procesos podocitarios. Este proceso depende del complemento en animales experimentales y está mediado por la generación del complejo de ataque a membrana (C5b-9). Los fragmentos quimiotácticos intermediarios (C3a y C5a) generados durante la activación del complemento a nivel de los inmunocomplejos en la lámina rara externa no pueden establecer un gradiente de concentración contra el flujo de ultrafiltración y se filtran hacia el espacio urinario, y es probable que se procesen aún más por los túbulos sin inducir una respuesta inflamatoria.

Manifestaciones clínicas

De manera característica, los pacientes que solo tienen depósitos subepiteliales (como en la nefropatía membranosa) se presentan con un cuadro nefrótico. En este caso, la proteinuria se produce por daño de la célula epitelial inducido por complemento (que provoca distorsión del diafragma de la hendidura), pero una respuesta inflamatoria que causa un sedimento urinario activo no ocurre porque el complemento se activa *por medio de la MBG en un sitio que no está en contacto con las células inflamatorias circulantes* (véase la figura 9.9). La ausencia de infiltración de células inflamatorias (o fagocitarias) explica la segunda característica clínica de esta afección: una vez que se controla la enfermedad subyacente, como lo demuestra la nefropatía membranosa inducida por fármacos, la remoción de los depósitos subepiteliales y por lo tanto la resolución de la proteinuria son muy lentas y tardan meses o incluso de 1 a 2 años en algunos casos.

Formación de inmunocomplejos en la lámina rara interna (o espacio subendotelial) y el mesangio

Un mecanismo *in situ* de la formación de inmunocomplejos también puede ser responsable del desarrollo de depósitos subendoteliales y mesangiales. En este caso, los objetivos de los anticuerpos circulantes son antígenos endógenos o exógenos (como ADN en nefritis lúpica) que se siembran en estos sitios en virtud de su tamaño, carga o características de afinidad. Como ejemplo, los antígenos poco aniónicos o más grandes tienen mayor probabilidad de estar implicados, debido a que son menos capaces de cruzar la MBG y entrar al espacio subepitelial.

Sin embargo, los depósitos subendoteliales y mesangiales también pueden ser resultado del atrapamiento de inmunocomplejos intactos circulantes. Algunos ejemplos incluyen nefritis lúpica y glomerulonefritis posinfecciosa, alteraciones en las cuales también pueden formarse depósitos subepiteliales por los mecanismos ya descritos. De este modo, un padecimiento dado puede ocasionar un espectro de enfermedades clínicas según la naturaleza de los antígenos implicados y el sitio de acumulación de inmunocomplejos. Los complejos localizados en el espacio subendotelial o en el mesangio tienen acceso a la circulación sistémica por su proximidad con la MBG (véase la figura 9.9). Así, los C3a y C5a generados por la activación del complemento pueden atacar neutrófilos, monocitos y macrófagos, y causar una respuesta inflamatoria potencialmente marcada (véase la figura 9.2). Como alternativa, la formación de inmunocomplejos cerca del endotelio puede provocar regulación ascendente de las moléculas de adhesión, como se explica en el texto siguiente. Otros mediadores de este tipo de daño de la pared capilar incluyen plaquetas y el sistema de coagulación, desencadenado por la generación de factor de Hageman y la pérdida de tromborresistencia del endotelio dañado. Es importante comprender que la lesión del endotelio no produce solo inflamación activa, sino también trombosis. Por lo tanto, es común encontrar superposición significativa de las lesiones inflamatorias y las trombóticas en procesos patológicos que implican directamente el endotelio.

Estudios recientes apoyan la noción de que el endotelio dañado es un participante activo y regulador del proceso inflamatorio. Se ha demostrado que las citocinas y autacoides liberados localmente junto con los fragmentos activados de componentes del complemento producen regulación ascendente de la expresión de moléculas de adhesión tanto en el endotelio como en las células inflamatorias circulantes. Las citocinas como factor de necrosis tumoral e interleucina-1 activan las células endoteliales, mientras que el C5a, leucotrienos y otras citocinas actúan sobre las células inflamatorias. El efecto neto es una respuesta inflamatoria local reforzada que origina glomerulonefritis proliferativa difusa y síndrome nefrítico agudo.

Cuando las condiciones para el depósito subendotelial de inmunocomplejos continúa, debido a antigenemia episódica o persistente (como en la enfermedad del suero crónica, LES e infecciones crónicas), el proceso patológico en el glomérulo origina un patrón de lesión membranoproliferativa (figura 9.10) y por clínica la persistencia de la condición hematúrica. Este patrón de lesión glomerular se

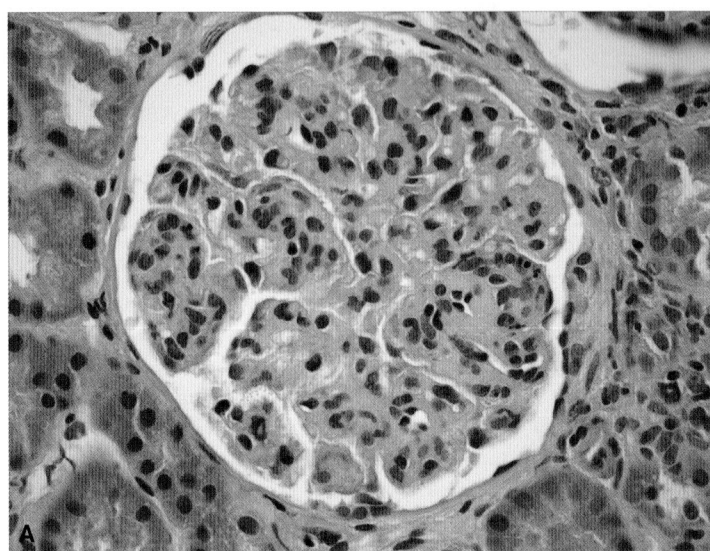

■ **FIGURA 9.10. Lesión con patrón membranoproliferativo debida a una enfermedad con inmunocomplejos circulantes. A.** Por microscopia luminosa, hay hipercelularidad del ovillo por un incremento de las células mononucleares, que infiltran de modo predominante el mesangio expandido (tinción hematoxicilina-eosina [h&e]). **B.** También hay engrosamiento de la pared capilar glomerular, visualizada mejor en la tinción con ácido peryódico de Schiff (PAS). Se observan dobles contornos frecuentes o membranas basales con apariencia de "rieles de tranvía" (*flechas*) (PAS). **C.** La microscopia electrónica muestra una pared capilar muy distorsionada y engrosada. La pared capilar periférica muestra, de abajo arriba, la célula endotelial con su núcleo (End), una membrana basal delgada recién sintetizada (*flechas*), una capa amplia con depósitos subendoteliales electrodensos (D) mezclada con proyecciones celulares (C) de células inflamatorias mononucleares y células endoteliales (en la mayoría de los libros de texto, esto se denomina erróneamente "interposición de células mesangiales") y matriz tipo membrana basal y detritos celulares entre las proyecciones celulares y los depósitos y por último la membrana basal original (*flechas dobles*) con los procesos podocitarios distorsionados de la células epiteliales viscerales en la región superior de la ilustración. **D.** Hallazgos por microscopia por inmunofluorescencia en un paciente con la lesión con patrón membranoproliferativo debida a infección por hepatitis C. Hay un depósito grueso, irregular y confluente de inmunoglobulina M (IgM), inmunoglobulina G (IgG) y componentes del complemento a lo largo de las paredes capilares periféricas; se muestra la distribución del depósito de IgM (antiIgM marcada con isotiocianato de fluoresceína [ITCF]). **E.** Estrategia diagnóstica en pacientes con un patrón de lesión proliferativo difuso o membranoproliferativo. LC, lumen capilar; EDD, enfermedad por depósitos densos; DED, depósitos electrodensos; ME, microscopia electrónica; GN-C3, glomerulonefritis C3; GN-C4, glomerulonefritis C4; Ig, inmunoglobulina; MI, microscopia por inmunofluorescencia; ML, microscopia luminosa; MAT, microangiopatía trombótica; EU, espacio urinario.

(continúa en la página siguiente)

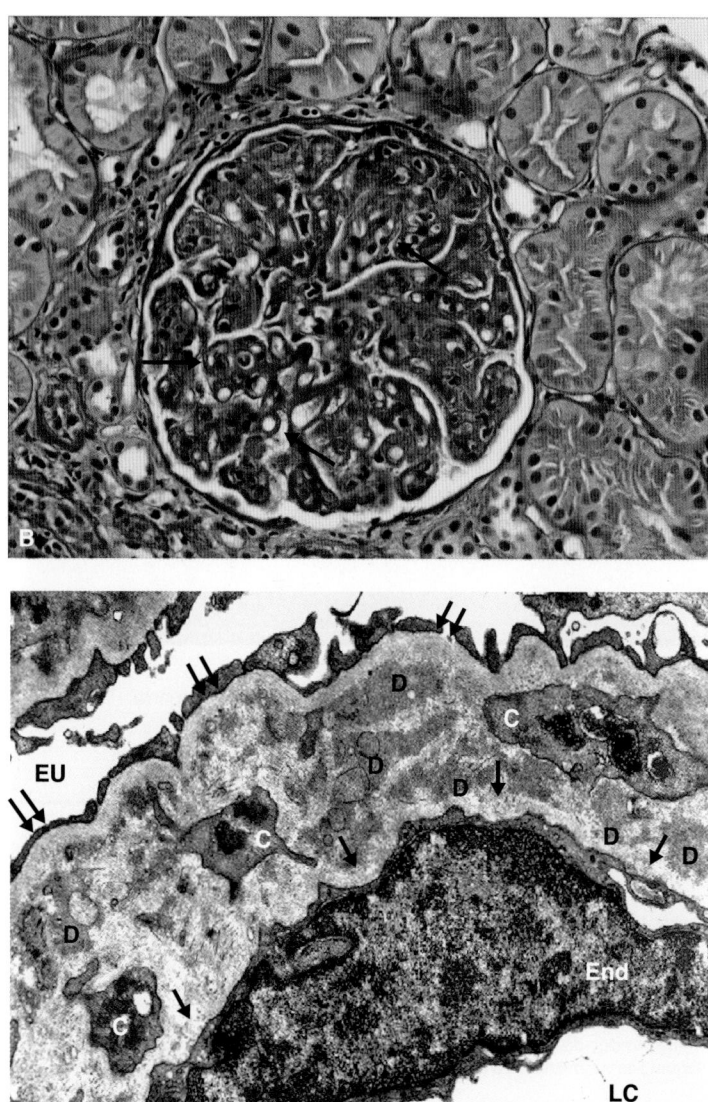

■ **FIGURA 9.10.** (Continuación)

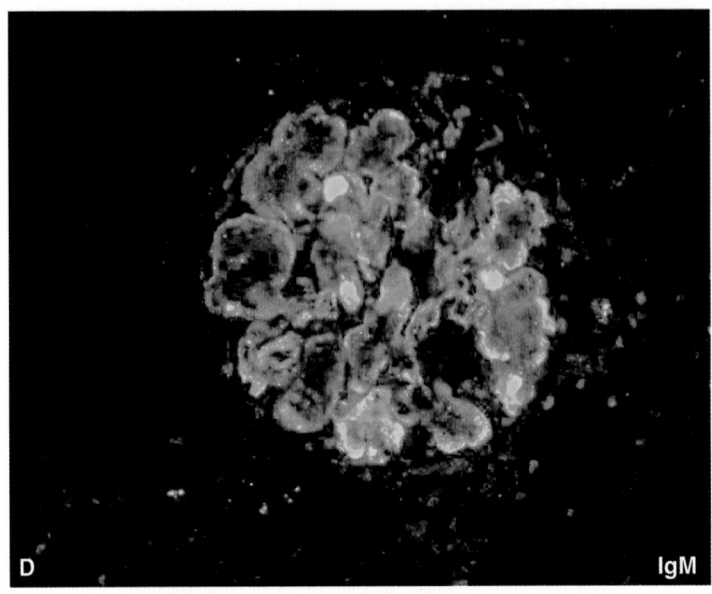

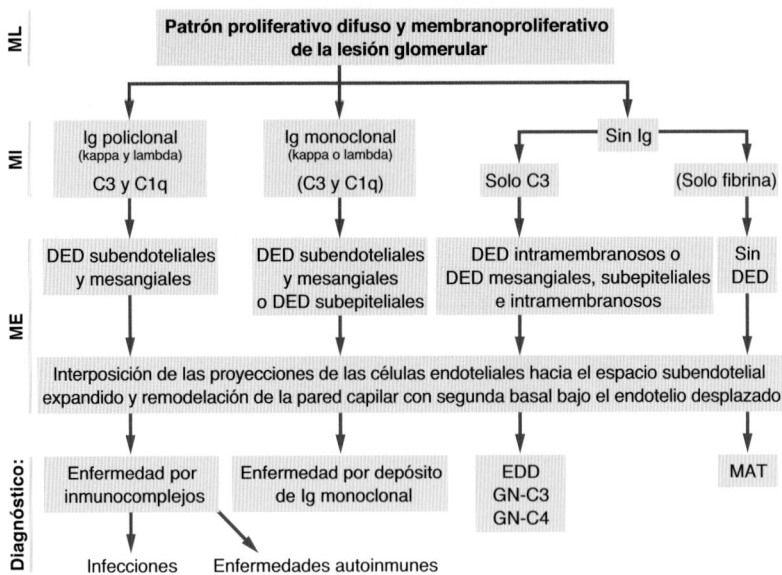

■ **FIGURA 9.10.** *(Continuación)*

caracteriza por hipercelularidad del ovillo, en gran parte por un incremento de las células mononucleares dentro del mesangio expandido y en el interior del lumen de los capilares, así como también por cambios en la pared capilar que provocan dobles contornos en la MBG o una apariencia de "rieles de tranvía". La segunda membrana basal adicional se forma por el endotelio, desplazado por la presencia de depósitos inmunitarios subendoteliales y proyecciones celulares derivados del endotelio dañado y quizá macrófagos infiltrantes. Durante largo tiempo se creyó erróneamente que estos elementos celulares atrapados entre los dos rieles de la membrana basal representaban células mesangiales que habían sido "persuadidas" por fuerzas misteriosas desconocidas para que salieran hacia la pared capilar periférica y "participaran en la operación de limpieza". Las células mesangiales verdaderas no tienen capacidad de macrófagos, pero las derivadas de monocitos sí la poseen; estas células habitan el mesangio e infiltran el ovillo en varias condiciones patológicas, en especial enfermedades que causan un patrón de lesión membranoproliferativo.

Vale la pena señalar en este punto que el patrón membranoproliferativo de lesión no es producto exclusivo del depósito subendotelial persistente de inmunocomplejos. Otras formas de daño de las células endoteliales seguidas de reparación también pueden favorecer la formación de dobles contornos e hipercelularidad del mesangio. Estas otras afecciones se clasifican en tres categorías generales adicionales:

- Defectos de las proteínas reguladoras del complemento, que llevan a una condición denominada enfermedad por depósitos densos y glomerulonefritis C3.
- Glomerulopatías que son resultado del atrapamiento de paraproteínas, usualmente inmunoglobulinas monoclonales.
- Angiopatías trombóticas crónicas (que se describen más adelante en este capítulo).

La enfermedad por depósitos densos, también conocida como glomerulonefritis hipocomplementémica de la infancia y las glomerulonefritis C3 relacionadas y descritas recientemente representan ejemplos de condiciones inflamatorias de los riñones causadas por la actividad descontrolada de C3 convertasa de la vía alternativa (C3bBb). Estas glomerulopatías se relacionan con autoanticuerpos dirigidos contra un componente de la vía alternativa del complemento (antifactor H, C3 factor nefrítico o C3NeF, un autoanticuerpo que provoca que C3 convertasa C3bBb sea menos susceptible a la degradación enzimática) o defectos particulares y por lo general homocigóticos en las proteínas reguladoras del complemento, en particular factor de complemento H, factor I o CD46 relacionado con células (véase también la sección sobre angiopatías trombóticas más adelante en este capítulo). En estudios de microdisección seguidos de espectrometría tándem de péptidos solubilizados se ha demostrado que los depósitos densos en los glomérulos en estas condiciones no contienen inmunoglobulinas, sino que están compuestos predominantemente por componentes del complemento, C3 en particular.

Hay sobreproducción frecuente, pero no invariable, de paraproteínas en la evolución de las afecciones linfoproliferativas de células B, en las discrasias de células plasmáticas o el mieloma múltiple; estas paraproteínas incluyen inmunoglobulinas monoclonales modificadas y en ocasiones truncadas, algunas de las cuales tienen características de crioglobulina, macroglobulinas (IgM monoclonal), o cadenas pesadas o ligeras aisladas. Algunas de estas paraproteínas poseen características fisicoquímicas únicas pero mal definidas que originan la acumulación proteica y los depósitos densos inusuales dentro de la matriz extracelular de los riñones. Estos depósitos pueden desencadenar una respuesta inflamatoria, con frecuencia por medio de la activación del complemento, lo que provoca glomerulonefritis con un patrón de lesión membranoproliferativo, o bien, inducir la sobreproducción de componentes de la membrana basal y de la matriz mesangial. Esto causa la formación de nódulos mesangiales y engrosamiento de las membrana basales que puede confundirse con los cambios observados en pacientes con nefropatía diabética avanzada. Las paraproteínas atrapadas en los glomérulos por lo general se identifican como la causa de este proceso por la tinción restringida para cadenas pesadas y ligeras a la microscopia por inmunofluorescencia. Otras paraproteínas que no derivan de las células B y también forman depósitos en el espacio subendotelial son resultado de productos celulares anormales codificados por genética (es decir, una antitripsina α-1 defectuosa) o de origen desconocido (glomerulonefritis fibrilar que también incluye la proteína DnaJB9 [miembro B9 de la familia de proteínas de shock por calor DnaJ]).

Se piensa que un conjunto específico de mecanismos patogénicos opera en un grupo de enfermedades caracterizadas por inmunocomplejos que contienen IgA y se depositan de manera predominante en el mesangio y con menor frecuencia a lo largo de la pared capilar periférica. Estas enfermedades incluyen la nefropatía por IgA (la variante limitada a los riñones) y la púrpura de Henoch-Schönlein, una forma de vasculitis sistémica. La nefropatía por IgA también puede ocurrir como complicación de enfermedades reumáticas (espondilitis anquilosante), afecciones cutáneas (dermatitis herpetiforme) y patologías gastrointestinales y hepáticas (enfermedad celiaca, enfermedad inflamatoria intestinal, cirrosis). Por lo general, las glomerulitis activas en estos procesos mediados por IgA se desencadenan por una infección de las vías respiratorias superiores o el sistema gastrointestinal. En estos pacientes, el sistema inmune mucoso responde produciendo IgA$_1$ con un grado defectuoso de glicosilación; la causa de este proceso defectuoso se comprende poco en la actualidad. Se forman inmunocomplejos en la circulación y estos cúmulos macromoleculares quedan atrapados en el mesangio, donde interactúan con receptores específicos en las células mesangiales. En ciertas circunstancias, esta interacción provoca glomerulitis necrosante o proliferativa segmentaria y focal episódica (figura 9.11) y hematuria asintomática, o una glomerulonefritis proliferativa más difusa y en ocasiones crescéntica con una evolución clínica nefrítica más aguda o de rápida progresión. El episodio de nefritis en la nefropatía por IgA ocurre de manera habitual en los siguientes 1 o 2 días después de una infección, con frecuencia una de vías respiratorias superiores (de ahí el término hematuria sinfaringítica, comparada con la glomerulonefritis posestreptocócica, que tiene un tiempo de incubación más prolongado, de 10 a 14 días). La respuesta a largo plazo en la nefropatía por IgA también incluye la activación de la célula mesangial, producción de factores de crecimiento, proliferación de estas células y sobreproducción de la matriz; el resultado de todos estos procesos es una lesión glomerular con patrón mesangioproliferativo (figura 9.12).

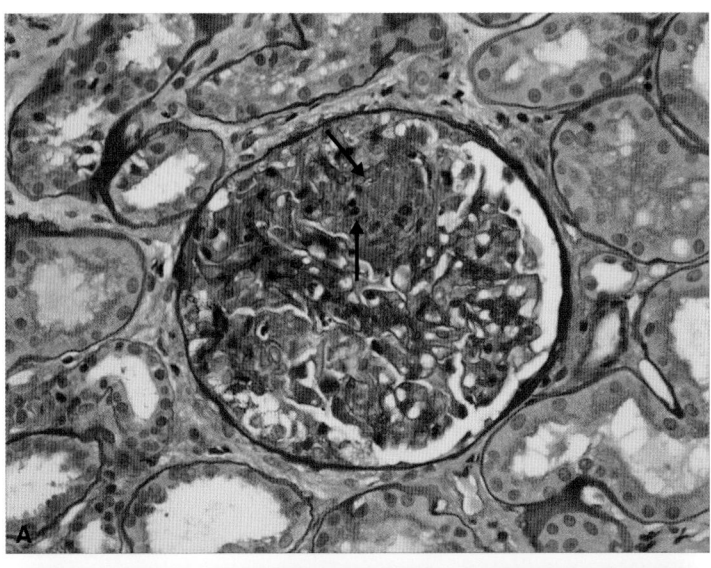

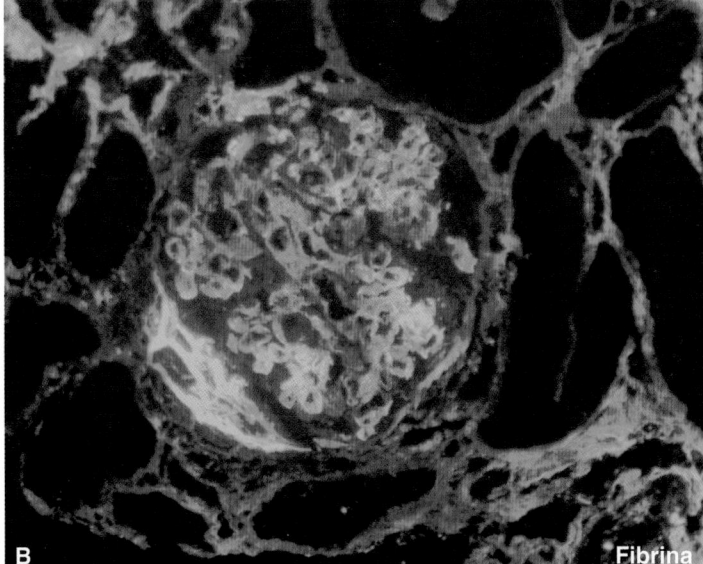

■ **FIGURA 9.11. Glomerulonefritis proliferativa focal. A.** El glomérulo ilustrado muestra una lesión proliferativa segmentaria, con cariorrexis (fragmentación nuclear) y necrosis fibrinoide temprana del ovillo (*flechas*). Con frecuencia, esta lesión se presenta con la formación de semilunas celulares unos cuantos días antes (véase también la figura 9.13). Este patrón puede observarse junto con el depósito de inmunocomplejos, que incluyen nefropatía por inmunoglobulina A (IgA), algunas glomerulonefritis relacionadas con infección y unas formas de nefritis lúpica. **B.** La microscopia por inmunofluorescencia muestra depósitos de fibrina en los segmentos afectados por necrosis e inflamación (antifibrina marcada con isotiocianato de fluoresceína [ITCF]). También se observa el depósito granular de inmunoglobulina G (IgG), IgA, o inmunoglobulina M (IgM) y componentes del complemento (no mostrado).

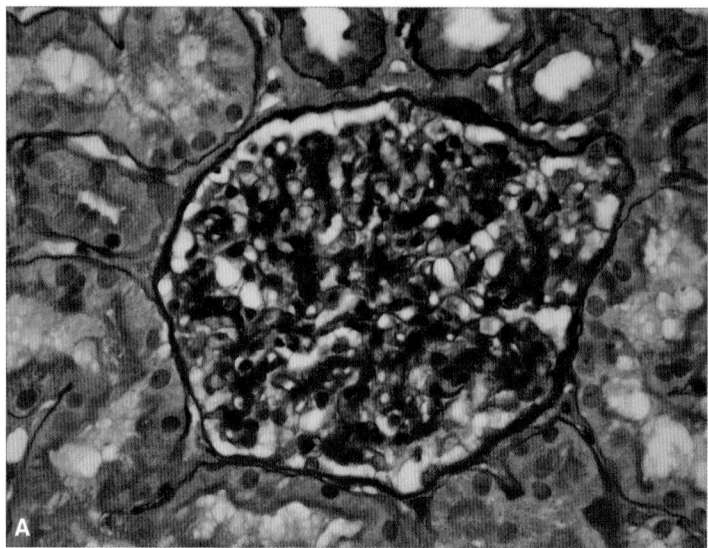

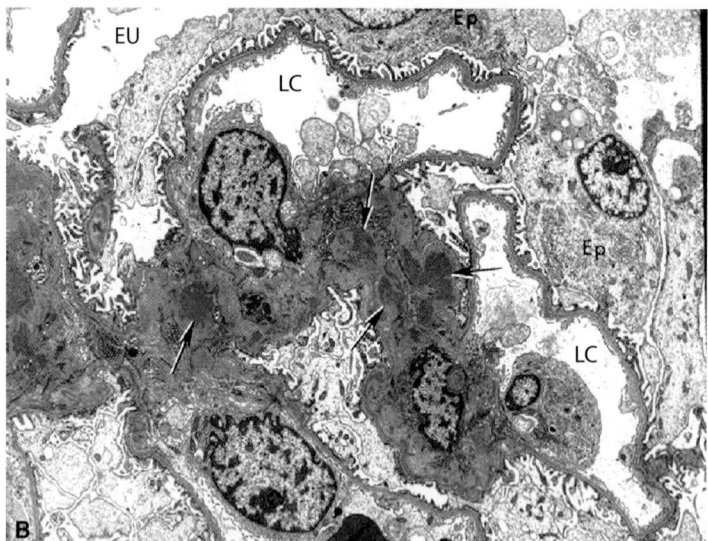

■ **FIGURA 9.12. Glomerulonefritis mesangioproliferativa. A.** El mesangio se expande por un exceso de matriz y células infiltrantes o proliferadas. **B.** Este patrón de lesión se relaciona con mayor frecuencia con inmunocomplejos electroden-sos depositados de modo predominante en las áreas mesangiales (*flechas*). **C.** La microscopia por inmunofluorescencia muestra depósitos prominentes mesangia-les de inmunoglobulina A (IgA) en pacientes con nefropatía por IgA y púrpura de Henoch-Schönlein (anti-IgA marcada con isotiocianato de fluoresceína [ITCF]). LC, lumen capilar; Ep, células epiteliales; EU, espacio urinario.

(continúa en la página siguiente)

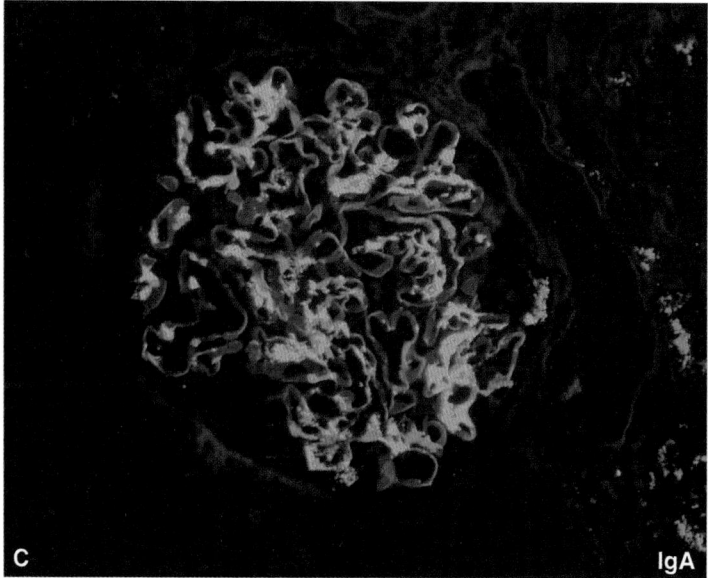

C   IgA

■ **FIGURA 9.12.** *(Continuación)*

Manifestaciones clínicas

Las manifestaciones clínicas relacionadas con depósitos subendoteliales y mesangiales son muy distintas del patrón nefrótico observado en los depósitos subepiteliales. La respuesta inflamatoria y proliferativa local en este caso provoca un cuadro *nefrítico* caracterizado por un sedimento urinario activo (como ya se describió) y según la intensidad de la enfermedad, una TFG que puede ser normal o muy reducida (compare los casos 1 y 2 del inicio de este capítulo). Sin embargo, si la enfermedad subyacente puede controlarse (como en la glomerulonefritis posestreptocócica), la recuperación es más rápida que con depósitos subepiteliales. Las células inflamatorias pueden retirarse por fagocitosis de los depósitos subendoteliales, que son bastante accesibles desde la circulación. No obstante, la inflamación grave también puede ser deletérea, ya que produce daño celular irreversible que da paso al desarrollo de glomeruloesclerosis y cicatrización.

Anticuerpos dirigidos contra antígenos de la membrana basal glomerular

Es usual que algunos pacientes desarrollen una forma grave de glomerulonefritis que inicia por la generación de autoanticuerpos dirigidos contra la MBG. El antígeno objetivo en esta enfermedad parece representar un solo epítope bien definido en la porción no colagenosa de la cadena α-3 de colágena tipo IV. Además de la activación del complemento y los otros mediadores descritos para los depósitos subendoteliales y mesangiales, la enfermedad por anticuerpos anti-MBG también se caracteriza por necrosis glomerular focal y formación prominente de semilunas (figura 9.13) que son responsables del rápido desarrollo de insuficiencia renal; de ahí la presentación clínica como glomerulonefritis de progresión rápida.

La patogenia de este padecimiento se confirma por el hallazgo del depósito lineal de IgG en la microscopia por inmunofluorescencia, aunque los anticuerpos anti-MBG circulantes también pueden documentarse y medirse por el ensayo inmunosorbente

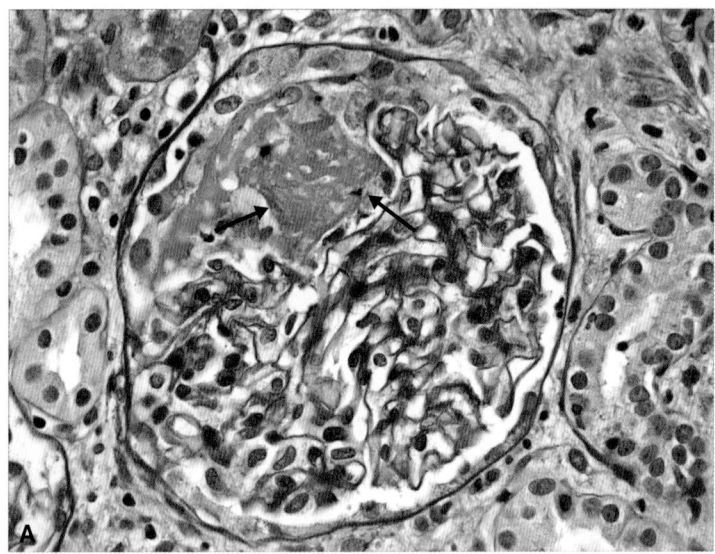

■ **FIGURA 9.13. Glomerulonefritis necrosante focal y crescéntica debida a enfermedad antimembrana basal glomerular (anti-MBG). A.** Por microscopia luminosa, este patrón de lesión se caracteriza por necrosis fibrinoide segmentaria del ovillo (*flechas*) (ácido peryódico de Schiff [PAS]). Esta lesión temprana va seguida con rapidez por el desarrollo de semilunas celulares. **B.** Este glomérulo muestra inflamación activa e influjo de células mononucleares al espacio de Bowman (*flechas*); la lesión adopta la forma de una luna creciente, de ahí el término semiluna celular. Esta lesión también se conoce como proliferación celular extracapilar (PAS). **C.** La microscopia por inmunofluorescencia revela el depósito lineal o en listón de IgG a lo largo de la MBG. Es usual que las semilunas celulares sean reactivas a fibrina, como es la regla para los procesos inflamatorios agudos en general (antiinmunoglobulina G [IgG] marcada con isotiocianato de fluoresceína [ITCF]). **D.** La microscopia electrónica no revela depósitos electrodensos en la enfermedad anti-MBG, como se aprecia aquí, pero otras enfermedades mediadas por inmunocomplejos que desarrollan semilunas muestran depósitos electrodensos, por lo general a lo largo de las paredes capilares o en el mesangio. Un tercer grupo de enfermedades con semilunas glomerulares es pauciinmune; muchas de estas afecciones se relacionan con anticuerpos anticitoplasma de neutrófilo (ANCA). Se observa fibrina (F) en el espacio urinario (EU) y en el lumen capilar (LC). **E.** Este glomérulo muestra depósitos prominentes de fibrina entre las células inflamatorias dentro de la semiluna celular activa. El área central sin teñir para fibrina (*flechas*) está ocupado por el ovillo glomerular comprimido (antifibrina marcado con ITCF).

(continúa en la página siguiente)

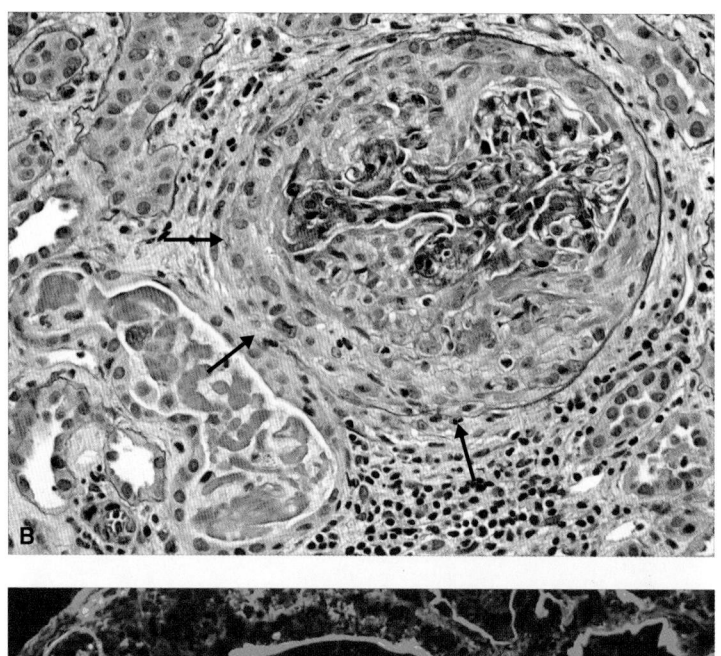

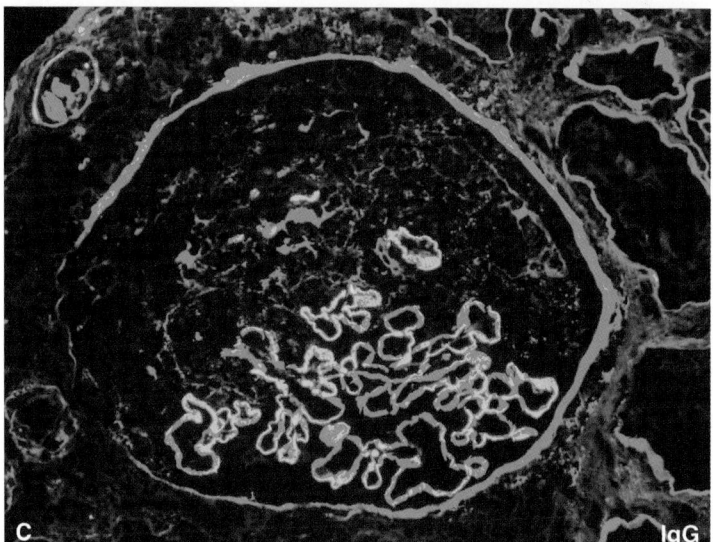

■ **FIGURA 9.13.** *(Continuación)*

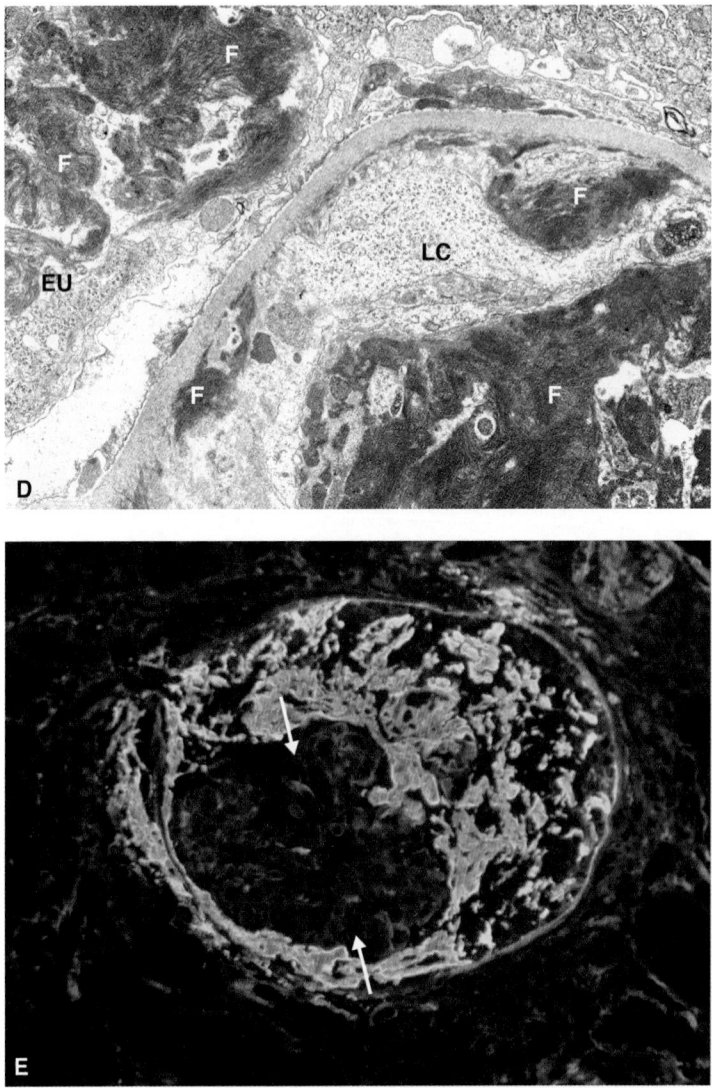

■ **FIGURA 9.13.** *(Continuación)*

ligado a enzima (ELISA) y técnicas de Western blot, con buena sensibilidad y especificidad para establecer el diagnóstico y vigilar la evolución de la actividad patológica. Los anticuerpos anti-MBG, por lo general tipo IgG, se unen de manera relativamente uniforme a los antígenos MBG entrelazados y relativamente inmóviles, lo cual motiva una apariencia característica *lineal* o *tipo listón* en la microscopia por inmunofluorescencia (véase la figura 9.13C). En contraste, las enfermedades mediadas por inmunocomplejos descritas antes en este capítulo están formadas por anticuerpos y antígenos relativamente solubles o relacionados con células móviles; esto provoca depósitos electrodensos discretos ensamblados en la lámina rara de MBG y en el mesangio por la formación de un entramado inmunitario discontinuo que favorece una apariencia *granular* en la microscopia por inmunofluorescencia.

Formación de semilunas e inmunidad mediada por células

Las semilunas se refieren a la acumulación de células fuera del ovillo glomerular en una localización extracapilar (véase la figura 9.13B); este proceso inflamatorio, si es intenso, puede comprimir el ovillo glomerular y producir insuficiencia renal grave con progresión relativamente rápida. Por convención, la presencia de semilunas en más de 50% de los glomérulos en la microscopia luminosa se denomina glomerulonefritis crescéntica difusa. De manera característica, estas afecciones se relacionan con insuficiencia renal progresiva en un lapso de unas cuantas semanas a meses, síndrome que se denomina *glomerulonefritis de progresión rápida*. Con frecuencia, las etapas tempranas de la glomerulonefritis crescéntica se caracterizan por lesiones segmentarias proliferativas y necrosantes del ovillo glomerular (véase la figura 9.13A); es usual que la formación de semilunas celulares siga en unos cuantos días. Con el tiempo, los segmentos necróticos del ovillo glomerular y las células dentro de las semilunas celulares se organizan en un tejido cicatricial rico en colágena tipo I. Con el tiempo, este proceso culmina con cicatrización focal y segmentaria o global del ovillo mediante la formación de semilunas fibrocelulares y luego fibrosas.

La patogenia de la formación de semilunas aún es elusiva. El evento primario parece ser un daño suficientemente grave de la pared capilar para producir necrosis y rents en MBG, lo cual permite la entrada de eritrocitos, fibrinógeno y otros componentes plasmáticos al espacio de Bowman. De este modo, cualquier glomerulopatía grave (casi siempre en las condiciones nefríticas de la tabla 9.1) puede llevar a la formación de semilunas, aunque es más frecuente que la enfermedad por anticuerpos anti-MBG o una de las afecciones relacionadas con ANCA (véase la explicación siguiente) sean responsables de una glomerulonefritis crescéntica y focal necrosante.

Con frecuencia, en modelos experimentales, las lesiones necrosantes tempranas del glomérulo van precedidas por la infiltración de células mononucleares, quizás linfocitos granulosos grandes que pueden representar células citotóxicas naturales (NK, siglas en inglés de *natural killer*, asesinas naturales). Otros modelos han señalado a los leucocitos activados como participantes importantes de la lesión de la célula endotelial dirigida y condicionada por autoanticuerpos contra los antígenos de los gránulos neutrofílicos. Las lesiones en semiluna están compuestas por células mononucleares muy agresivas, como linfocitos y macrófagos activados, así como células epiteliales parietales en proliferación que, en condiciones normales, recubren la cápsula de Bowman. Las células gigantes multinucleadas y epiteloides derivadas de los monocitos circulantes también pueden encontrarse en las semilunas, lo cual sugiere una similitud de este proceso con una reacción granulomatosa. Por lo tanto, es probable que las semilunas sean una expresión de CCDA, una reacción de hipersensibilidad tipo retardado (lesión inmune mediada por células), o bien, una combinación de estos procesos inmunes (véase la tabla 9.2). La ocurrencia de variantes crescénticas en virtualmente todas las enfermedades mediadas por inmunocomplejos y dependientes de anticuerpos con una presentación nefrítica sugiere la participación variable de un único sistema mediador o efector dependiente de la unión a anticuerpos; dicho sistema mediador en estas glomerulonefritis agresivas puede implicar a las células NK y CCDA.

Anomalías de la membrana basal

La hematuria también puede ser resultado de anomalías en la composición de la MBG. Este patrón de lesión glomerular no es un reflejo de un mecanismo inmune, sino que se produce por defectos en los genes que codifican para las colágenas de la membrana basal, o moléculas tipo IV, y potencialmente otros componentes celulares o de la matriz. Los defectos en estos genes causan varios síndromes hereditarios. Los defectos heterocigóticos en los genes que codifican para colágena IV α-4 y α-3 originan MBG atenuadas con un grosor casi de la mitad de la membrana basal normal (figura 9.14A y 9.14B). Tales defectos se relacionan con hematuria asintomática y con frecuencia familiar, pero no siempre con una evolución clínica benigna; se conoce como enfermedad por MBG delgada. Los defectos homocigóticos o heterocigóticos compuestos en estos genes provocan una condición caracterizada también por hematuria persistente, pero con una evolución clínica progresiva y proteinuria creciente que, con el tiempo, desemboca en insuficiencia renal, por lo general entre la tercera y quinta décadas de la vida (nefritis hereditaria autosómica recesiva o síndrome de Alport autosómico recesivo). También se ha descrito una forma rara de nefritis hereditaria autosómica dominante.

El gen que codifica para la colágena IV α-5 se localiza en el cromosoma X. Es común que las mujeres heterocigóticas portadoras de defectos en este gen tengan hematuria y membranas basales delgadas. Además, estas portadoras pueden tener una evolución clínica progresiva. Los hombres hemicigóticos afectados también pueden presentarse con hematuria persistente en la infancia; sin embargo, desarrollan proteinuria creciente e insuficiencia renal progresiva que inicia en la niñez o durante la adolescencia, con enfermedad renal en etapa terminal entre los 20 y 35 años de edad. Las biopsias de estos hombres jóvenes muestran, además, más cambios disruptivos de MBG, con disolución y "astillamiento" de la lámina densa que ocasiona una apariencia de "tejido de canasta" (véase la figura 9.14C). Estos pacientes también presentan pérdida auditiva sensorineural, anomalías de cristalino y retina y en ocasiones defectos plaquetarios. Las afecciones familiares que originan hematuria e insuficiencia renal por lo general se conocen como nefritis hereditarias, ya sean autosómicas recesivas (defectos en colágena IV α-3 o α-4) o ligadas a X (defectos en colágena IV α-5). Cuando la sordera es parte de la presentación clínica, la afección se denomina síndrome de Alport.

Mecanismos de lesión vascular

Las arterias y arteriolas en los riñones son el sitio de lesión aguda o crónica e inflamación en diversas enfermedades sistémicas. Por ejemplo, es común que la hipertensión crónica se relacione con engrosamiento arteriolar progresivo y

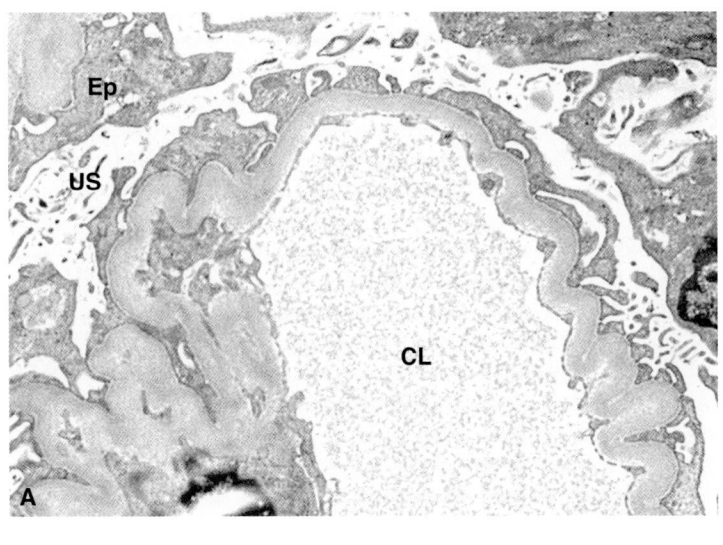

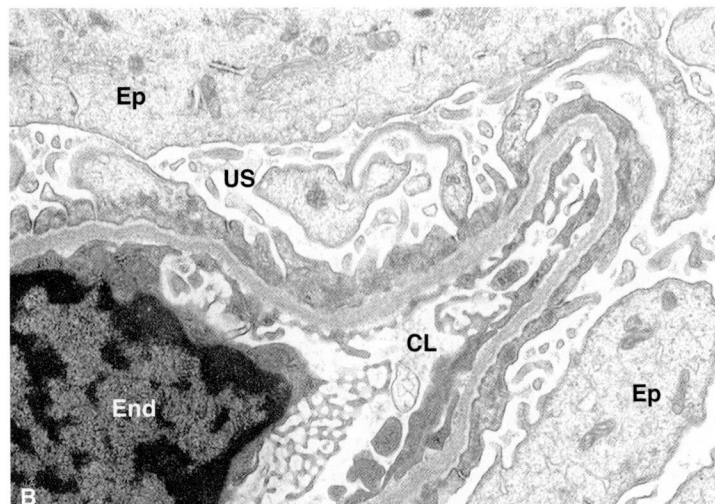

■ **FIGURA 9.14. Anomalías de la membrana basal. Este patrón de lesión es la expresión habitual de una anomalía hereditaria de las colágenas de la membrana basal. A.** Membrana basal glomerular (MBG) con grosor normal en un riñón normal. **B.** Este panel muestra una pared capilar con lámina densa atenuada de la membrana basal, casi de la mitad del grosor de la MBG normal. Este paciente tenía hematuria microscópica persistente familiar sin proteinuria y tasa de filtración glomerular normal. Es usual que estos pacientes tengan un defecto heterocigótico de los genes que codifican para colágena IV α-3, α-4 o α-5. **C.** Las MBG en hombres con síndrome de Alport ligado a X y hombres y mujeres con síndrome de Alport autosómico recesivo muestran fragmentación o "tejido de cesta" de la lámina densa; es habitual que esta lesión dependa y se torne evidente en pacientes con proteinuria creciente e insuficiencia renal progresiva. LC, lumen capilar; End, endotelio; Ep, célula epitelial; EU, espacio urinario.

(continúa en la página siguiente)

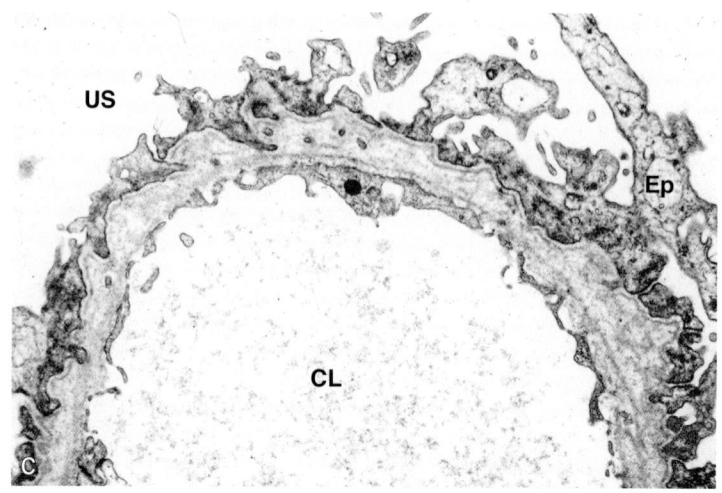

■ **FIGURA 9.14.** *(Continuación)*

hialinosis que provocan isquemia glomerular distal, un proceso conocido como nefroesclerosis hipertensiva en la mayoría de los libros de texto. Estas lesiones vasculares en el riñón se han adjudicado tradicionalmente a la hipertensión. Sin embargo, una forma primaria de lesión vascular, como se observa en la esclerosis sistémica (esclerodermia), síndrome antifosfolípido (síndrome por anticoagulante lúpico), hiperhomocisteinemia, otros estados procoagulantes, abuso de cocaína y consumo de fármacos con toxicidad para las células de la pared vascular e hiperuricemia también pueden tomarse como la causa inmediata de la cicatrización vascular. La hipertensión sistémica podría considerarse una consecuencia esperada de la isquemia relativa de los riñones debida al estrechamiento del árbol vascular intrarrenal, de naturaleza similar a la fisiopatología encontrada en la estenosis de arteria renal bilateral. Dicha relación entre estados procoagulantes, lesión vascular, hipertensión y daño de órgano diana está bien establecida también para la placenta y el feto en mujeres que se presentan por clínica con complicaciones graves en las últimas etapas del embarazo. El riesgo de enfermedad renal crónica aumenta en gran medida en mujeres que han sufrido episodios previos de complicaciones relacionadas con el embarazo.

Desde el punto de vista de los mecanismos patológicos, es útil revisar la patogenia de dos tipos de alteraciones vasculares: la inflamación de los vasos sanguíneos en las diversas formas de vasculitis sistémica o poliangeítis y la pérdida de tromborresistencia en las angiopatías trombóticas. Ambos grupos patológicos tienen una expresión frecuente y muy deletérea en los riñones.

Vasculitis sistémica y anticuerpos anticitoplasma de neutrófilos

Los procesos inflamatorios de las arterias pueden afectar vasos de diferentes tamaños, desde vasos de gran calibre hasta pequeñas arteriolas, vénulas y capilares. Las manifestaciones renales de este proceso sistémico varían según el tipo de vaso afectado:

■ Las arteritis de grandes vasos, como la forma clásica de poliarteritis nodosa, producen a menudo infartos renales e isquemia glomerular distal, con deterioro de la función renal que puede relacionarse con un examen general de orina normal o casi normal, debido a que no hay inflamación glomerular.

■ Ocurre un patrón diferente por completo cuando el ovillo glomerular se afecta directamente por vasculitis de pequeños vasos, como poliangeítis microscópica, granulomatosis con poliangeítis y granulomatosis eosinofílica con poliangeítis o síndrome de Churg-Strauss, este último en pacientes con asma y eosinofilia. Estas afecciones se caracterizan en la biopsia por lesiones glomerulares necrosantes focales y formación frecuente de semilunas (véanse las figuras 9.13A y 9.13B), en ocasiones relacionadas con inflamación granulomatosa focal y signos de capilaritis y, por clínica, un sedimento urinario activo nefrítico por insuficiencia renal de progresión rápida. A diferencia de la enfermedad anti-MBG que muestra unión lineal de IgG y las variantes crescénticas de varias glomerulopatías mediadas por inmunocomplejos que revelan depósitos granulosos de inmunoglobulina, la glomerulonefritis crescéntica relacionada con ANCA presenta depósitos significativos de inmunoglobulina en el glomérulo, de ahí el nombre glomerulonefritis crescéntica pauciinmunitaria.

Es usual que se sospeche poliangeítis por la combinación de una glomerulonefritis de progresión rápida y hallazgos sistémicos extrarrenales, como artritis, artralgias, mialgias y fatiga. No obstante, en algunos casos no hay evidencia de afección sistémica. La mayoría de estos pacientes tienen autoanticuerpos circulantes —*anticuerpos anticitoplasma de neutrófilo*, o ANCA—. Estos autoanticuerpos se detectaron por primera vez por microscopia por inmunofluorescencia indirecta utilizando neutrófilos como células objetivo, pero ahora se prefiere la técnica ELISA, más específica y cuantitativa. La microscopia por inmunofluorescencia revela dos patrones distintos que reflejan anticuerpos contra diferentes antígenos de neutrófilo:

■ Anticuerpos con reactividad citoplásmica difusa, o C-ANCA; estos anticuerpos están dirigidos contra una serín proteasa citoplásmica llamada proteinasa 3, de ahí el término PR3-ANCA.
■ Anticuerpos con reactividad perinuclear, o P-ANCA; estos anticuerpos están dirigidos contra una mieloperoxidasa lisosomal, o MPO-ANCA.

Por lo general, los pacientes con granulomatosis con poliangeítis son positivos para PR3-ANCA, mientras que aquellos con poliangeítis microscópica o glomerulonefritis crescéntica pauciinmune limitada al riñón pueden presentarse con C-ANCA o P-ANCA. Parece haber poca positividad para ANCA en otras enfermedades renales o extrarrenales; una excepción notable son los pacientes con enfermedad anti-MBG —30% de ellos también es positivo para ANCA—. También pueden detectarse cifras bajas de P-ANCA en algunos pacientes con LES, en tanto se ha detectado una forma diferente no mieloperoxidasa de P-ANCA (antielastasa y otras) en pacientes con colangitis esclerosante, colitis ulcerativa y enfermedad de Crohn. ANCA y poliangeítis sistémica también pueden ser la expresión de un proceso autoinmune inducido por fármacos; hidralazina, propiltiouracilo, penicilamina, minociclina y cocaína callejera (por su mezcla con levamisol) son los causantes más frecuentes.

Los títulos plasmáticos de ANCA no siempre concuerdan con la actividad de la enfermedad, aun así el ANCA es un marcador serológico útil de un grupo de enfermedades. Además parece ser claro que estos anticuerpos median directamente la lesión vascular. Los antígenos objetivo para ANCA se expresan en la superficie celular de neutrófilos y monocitos cuando estos leucocitos se estimulan por citocinas. En estudios *in vitro* en los cuales se incubaron neutrófilos con ANCA obtenidos de pacientes con poliangeítis activa se ha demostrado que estas células experimentan una descarga respiratoria, liberan radicales libres de oxígeno, presentan una reacción de degranulación y luego se adhieren a las células endoteliales cultivadas y causan lesión directa y muerte celular. Este proceso implica una interacción de Fc y FAB'2. Tal reacción se refuerza en gran medida después del cebado de los neutrófilos con factor de necrosis tumoral, una posible explicación para las exacerbaciones de la vasculitis sistémica secundaria a infecciones agudas.

Angiopatías trombóticas

Una respuesta por completo diferente se produce en otros procesos patológicos denominados colectivamente angiopatías trombóticas o microangiopatías. El problema básico en estas afecciones ocurre a nivel del endotelio o la plaqueta. Por razones que no siempre se comprenden del todo, la célula endotelial lesionada pierde su tromborresistencia natural y da paso a la activación plaquetaria y el depósitos de plaquetas y en menor grado la formación de trombos de fibrina en el lumen de los vasos afectados (figura 9.15); el depósito de fibrina también ocurre en el lumen, la subíntima y la media de los vasos arteriales.

Cuando el proceso es sistémico y diseminado, se desarrolla un síndrome clínico clásico. Las características principales son trombocitopenia debida al consumo aumentado de plaquetas, signos de anemia hemolítica microangiopática (hemólisis con esquistocitos y otras células fragmentadas en el frotis periférico) y un deterioro variable de la función renal. Esta tríada se ha denominado síndrome urémico hemolítico (SUH) y en ocasiones es secundario a una infección por bacterias que producen toxina tipo Shiga (SUH positivo para diarrea o d+SUH). Algunos pacientes también tienen fiebre y disfunción neurológica además de trombocitopenia, hemólisis e insuficiencia renal, y se considera que tienen púrpura trombocitopénica trombótica (PTT). La distinción entre SUH y PTT no siempre es fácil (véase también la siguiente explicación). Los agentes físicos (radiación), las sustancias tóxicas (quimioterapéuticos) y los procesos autoinmunes (esclerosis sistémica y síndrome antifosfolípido) pueden contar con manifestaciones clínicas y patológicas idénticas. Algunos pacientes pueden tener una evolución más prolongada e indolente durante semanas o meses, sin un episodio

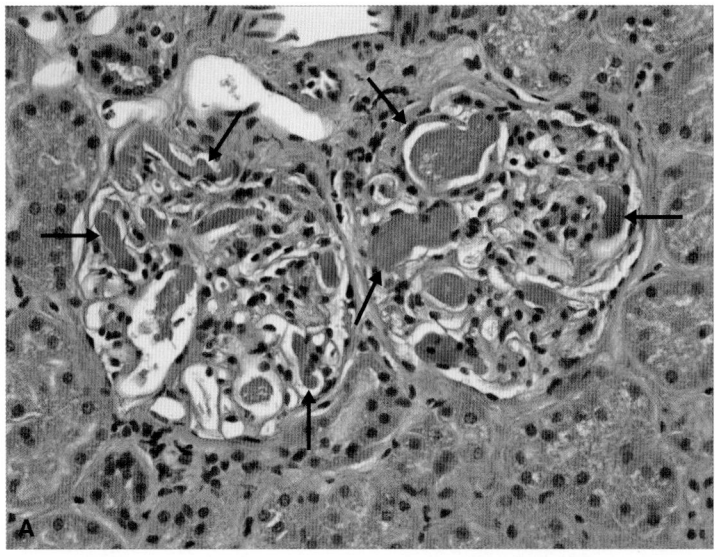

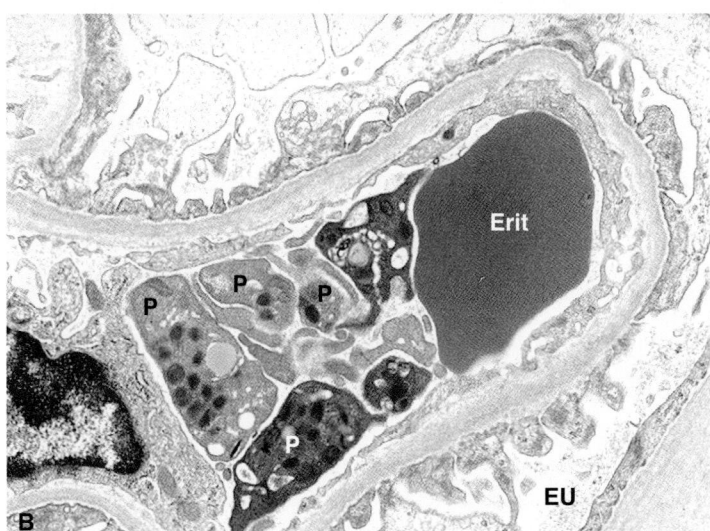

■ **FIGURA 9.15. Angiopatía trombótica aguda. A.** La microscopia luminosa revela capilares glomerulares ocluidos por trombos eosinofílicos y eritrocitos atrapados (*flechas*) (tinción hematoxicilina-eosina [h&e]). **B.** La microscopia electrónica revela un capilar ocluido por plaquetas (P) agregadas con degranulación parcial y un eritrocito (Erit) dismórfico. **C.** Esta micrografía por inmunofluorescencia muestra fibrina dentro de los capilares glomerulares (antifibrina marcada con isiotiocianato de fluoresceína [ITCF]). EU, espacio urinario.

(continúa en la página siguiente)

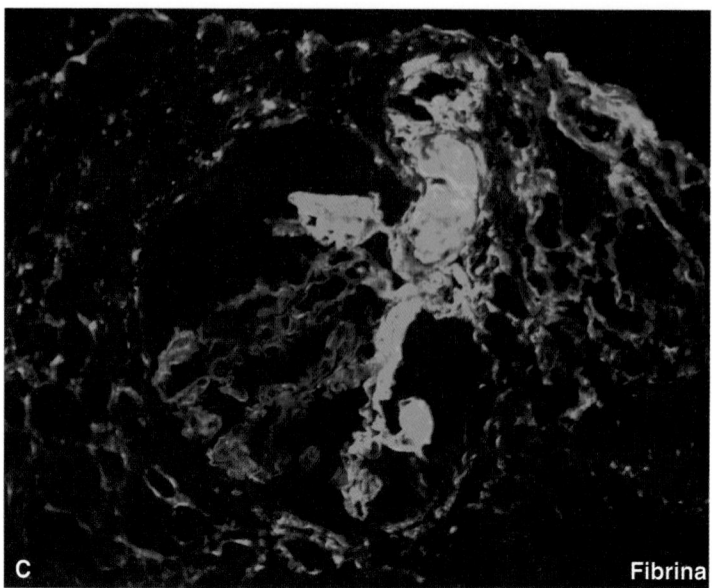

■ **FIGURA 9.15.** *(Continuación)*

manifiesto de anemia hemolítica microangiopática; los hallazgos estructurales en los riñones de dichos casos muestran signos de remodelación de la PCG y "dobles contornos" (figuras 9.16A y 9.16B), además de esclerosis de arterias y arteriolas con capas concéntricas de tejido conectivo alternadas con elementos celulares, lo que brinda al vaso una apariencia de "piel de cebolla" (véase la figura 9.16C).

Se ha postulado o demostrado que distintos mecanismos patogénicos operan en las diversas condiciones que provocan microangiopatía trombótica.

Lesión directa del endotelio

Una de las causas comunes del SUH se relaciona con una enfermedad diarreica en lactantes, niños o adulto infectados por *Escherichia coli* productora de verotoxina u otros microorganismos que producen una toxina tipo Shiga; se sabe que estas toxinas interfieren con la síntesis proteica, lo cual provoca daño de las células endoteliales, exposición de los multímeros de von Willebrand y pérdida de la tromborresistencia.

El SUH sin relación con diarrea (d-SUH) o SUH atípico puede ser una enfermedad recurrente o familiar causada por ciertos defectos en los genes que codifican para proteínas reguladoras del complemento, en particular factor H del complemento y CD46 relacionado con células y otras proteínas clave de la vía alternativa. En el SUH atípico, el daño del endotelio ocurre mediante la unión defectuosa de factor H a sitios aniónicos del endotelio y la activación sin obstáculos del complemento por medio de la vía alternativa. Las causas adquiridas del SUH atípico incluyen autoanticuerpos dirigidos contra el factor H u otras proteínas reguladoras del complemento y paraproteínas que interfieren con la función de estas proteínas. Otros defectos genéticos en el factor H se relacionan con degeneración macular relacionada con la edad y formas familiares de enfermedad por depósitos densos; esta última afección se explicó antes en este capítulo. Puede ocurrir una lesión tóxica similar del endotelio con diversos medicamentos, que incluyen fármacos inmunosupresores como inhibidores de calcineurina, terapia contra el factor de crecimiento endotelial vascular (FCEV) y ciertos medicamentos quimioterapéuticos, como la gemcitabina y la combinación de bleomicina y cisplatino, así como con la radiación ionizante utilizada para tratar cáncer y para preparar al paciente para trasplante de médula ósea. No es claro si estos fármacos siempre actúan de modo independiente o en el caso de factores predisponentes, como estados procoagulantes hereditarios. Dicha situación de "doble golpe" está bien establecida

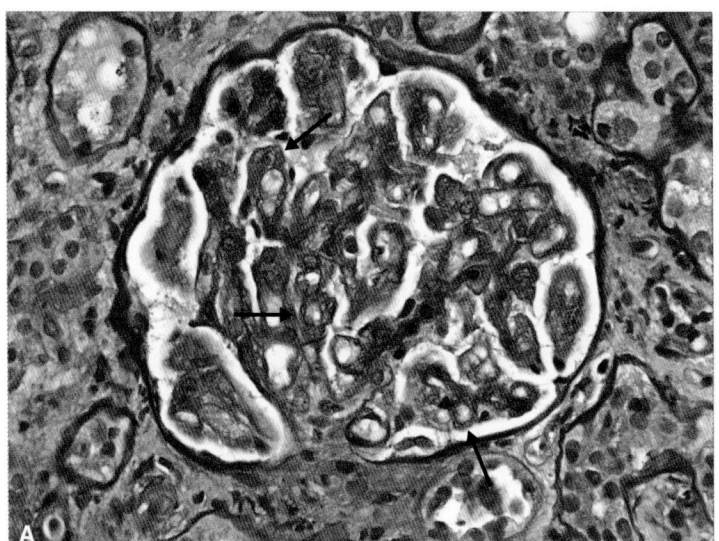

■ **FIGURA 9.16. Angiopatía trombótica crónica. A.** Este glomérulo muestra solo hipercelularidad leve del ovillo, pero engrosamiento prominente de las paredes capilares, con frecuencia con membranas basales duplicadas o "contornos dobles" (*flechas*) (ácido peryódico de Schiff [PAS]). **B.** Los cambios ultraestructurales en una fase de cura o crónica de una angiopatía trombótica incluyen el engrosamiento de la pared capilar, con ensanchamiento del espacio subendotelial por detritos electrolúcidos, duplicación de la membrana basal (*flechas*) bajo el endotelio (End) y fragmentos celulares (C) embebidos en esta matriz; no hay depósitos electrodensos en la pared capilar glomerular en estos padecimientos. **C.** Las arterias pequeñas y arteriolas muestran un lumen ocluido por células hinchadas y la túnica media revela capas concéntricas de material de la membrana basal y células, que le dan la apariencia clásica de "piel de cebolla" (*flechas*). Nótese, además, el glomérulo hipoperfundido con membranas basales arrugadas (PAS). LC, lumen capilar; Ep, célula epitelial visceral; EU, espacio urinario.

(continúa en la página siguiente)

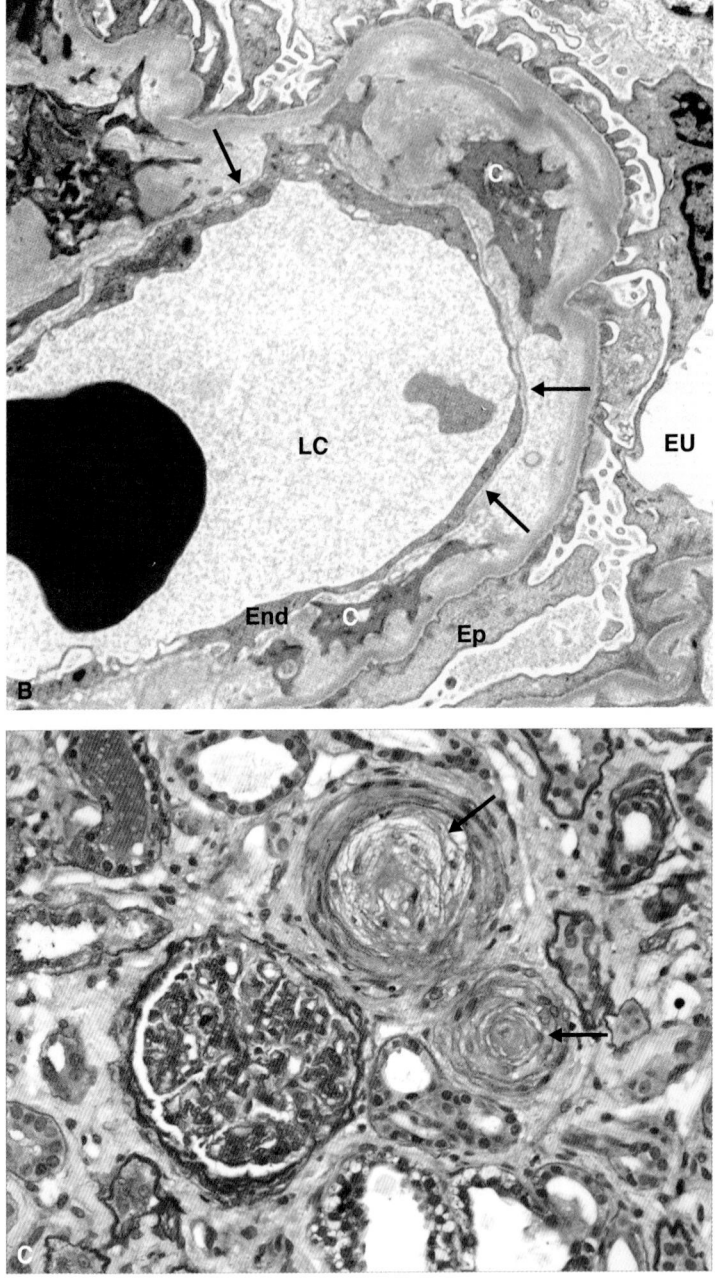

■ **FIGURA 9.16.** *(Continuación)*

para otras formas de lesión vascular, como trombosis venosa profunda y embolia pulmonar, así como complicaciones graves relacionadas con el embarazo, que incluyen preeclampsia, placenta abrupta, algunas formas de óbito e insuficiencia renal aguda posparto.

Activación plaquetaria directa

También hay evidencia de que la activación primaria de las plaquetas puede ser responsable de la agregación plaquetaria y la formación de trombos intravasculares, incluso si el endotelio está intacto. En muchos casos, puede identificarse una cifra aumentada de multímeros inusualmente grandes de factor de von Willebrand en la circulación y podría reforzar de manera directa la agregación plaquetaria. La deficiencia genética de proteasa segmentadora de factor von Willebrand (ADAMTS13) provoca PTT familiar, mientra que los pacientes con autoanticuerpos contra esta proteasa desarrollan PTT autoinmune o esporádica. Esta última afección puede observarse como una enfermedad inmunitaria tipo 2 con pérdida directa de la función enzimática mediada por anticuerpos. En la PTT, la persistencia de multímeros no segmentados de factor de von Willebrand en la circulación liberados por el endotelio lesionado lleva a una agregación plaquetaria más persistente. Por otra parte, se ha descrito un autoanticuerpo dirigido contra inhibidores naturales de la agregación plaquetaria en pacientes con anticoagulante lúpico que pueden presentarse con trombosis arterial o venosa.

Lesión endotelial mediada por anticuerpos

Los anticuerpos antiendoteliales citotóxicos son responsables de la formación intravascular e intraglomerular de trombos encontrada de manera característica en el rechazo acelerado e hiperagudo de aloinjerto renal y otras formas de rechazo por anticuerpos o "humoral". Algunos de estos receptores de aloinjertos tienen incompatibilidad de grupo sanguíneo y anticuerpos naturales preexistentes, o desarrollan anticuerpos contra moléculas de histocompatibilidad clase I o II u otros antígenos específicos del endotelio por exposición previa durante el embarazo, transfusiones sanguíneas o trasplante de órganos previo. Puede ocurrir una situación semejante con la lesión endotelial inducida por anticuerpos en algunos niños con SUH, y quizás en otras formas de lesión vascular autoinmune, como esclerodermia y síndrome de superposición.

Todos estos padecimientos vasculares difieren fundamentalmente en su patogenia de la coagulación intravascular diseminada, como se observa después de embolia de líquido amniótico o como consecuencia de mordeduras de serpiente, pues estos últimos procesos ocurren por la activación de la cascada de coagulación, por lo general por una proteasa exógena; esto da paso a la prolongación del tiempo de protrombina y del tiempo parcial de tromboplastina, el decremento de las cifras circulantes de fibrinógeno y factores V y VIII por el consumo súbito, cifras muy altas de productos de degradación de fibrina circulante y una "coagulopatía por consumo" manifestada por diátesis hemorrágica. En comparación, las cifras de factores de coagulación tienden a ser normales en las angiopatías trombóticas, que se caracterizan por el consumo primario de plaquetas; estos pacientes se presentan con trombocitopenia y manifiestan diátesis trombótica.

ANÁLISIS DE CASO

Los dos casos clínicos presentados al inicio de este capítulo destacan la diferencia en la fisiopatología y expresión estructural de las condiciones nefróticas y nefríticas. En el primer paciente, hay daño difuso de los podocitos inducido por inmunocomplejos que se forman *in situ* en la lámina rara externa o la capa subepitelial de la PCG. Estos depósitos inmunes se producen por la interacción de autoanticuerpos con antígenos específicos de la superficie de las células epiteliales. La activación del complemento en este sitio provoca daño difuso de los podocitos, que, a su vez, causa esfacelación difusa, retracción, o "fusión" de los procesos podocitarios. Este daño del epitelio también ocasiona defectos de la pared capilar con denudación de MBG y pérdida de los diafragmas de la hendidura de filtración. Estas lesiones representan el sitio del flujo convectivo elevado anormal producto de la pérdida de proteína hacia el espacio urinario. La formación de inmunocomplejos también induce la formación de material de matriz por el podocito, lo cual causa engrosamiento de las membranas basales y un patrón membranoso de lesión; la inflamación activa no es parte de este proceso, debido a que las células endoteliales no están implicadas. El sedimento urinario permanece "sin datos patológicos" sin eritrocitos o leucocitos; es usual que la TFG se mantenga dentro del intervalo normal.

La segunda paciente con glomerulonefritis posestreptocócica y presentación nefrítica también padece una enfermedad mediada por inmunocomplejos; sin embargo, el sitio de formación y acumulación de los inmunocomplejos incluye la lámina rara interna, adyacente al endotelio. La activación del complemento en el sitio provoca daño de la célula endotelial, regulación ascendente de las moléculas de adhesión, liberación de péptidos quimiotácticos relacionados con el complemento e inflamación activa. El proceso inflamatorio ocasiona la rotura de la pared capilar, que permite el escape de eritrocitos y leucocitos hacia el espacio de Bowman y la contaminación del ultrafiltrado. Esto causa hematuria y un sedimento urinario activo que incluye eritrocitos, leucocitos, cilindros eritrocitarios y eritrocitos dismórficos. La oliguria, azoemia y edema en el síndrome nefrítico son resultado de la pérdida súbita de la TFG por oclusión extensa de los capilares debida al proceso inflamatorio difuso.

RESPUESTAS A LAS PREGUNTAS

1 El individuo normal presenta 7 200 g (180 L/día. 40 g/L [nótese la conversión de g/dL en g/L]) de albúmina al filtrado glomerular. Una tasa de excreción de 0.02 g/día (20 mg/día) representa una excreción fraccional de 0.00028%. El paciente con proteinuria "intensa" presenta 3 060 g/día de albúmina a los glomérulos, y una excreción de 7.6 g/día refleja una excreción fraccional de 0.25%. Así, incluso en una enfermedad en la cual la permeabilidad glomerular parece estar muy aumentada por clínica, virtualmente toda la albúmina circulante permanece sin filtrar.

2 El decremento de la TFG en la glomerulopatía refleja una disminución del área de superficie filtrante y, por lo tanto, de la cantidad total de poros pequeños. Un incremento muy pequeño de los poros grandes permitirá el paso de las macromoléculas que no se filtran en condiciones normales, como en la pregunta 1. Sin embargo, el porcentaje de poros grandes como función de la cantidad total de poros aún es muy pequeña; por lo tanto, los poros grandes no contribuyen de manera apreciable a la filtración del agua y de los solutos pequeños.

LECTURAS RECOMENDADAS

D'Agati VD, Jennette JC, Silva FG. *Non-Neoplastic Kidney Diseases.* Silver Spring, MD: The American Registry of Pathology; 2005.

Floege J, Johnson RJ, Feehally J. *Comprehensive Clinical Nephrology.* 3rd ed. Philadelphia, PA: Mosby; 2010.

Greenberg A, Cheung AK, Falk RJ, et al. *Primer on Kidney Diseases.* 4th ed. Philadelphia, PA: Elsevier Saunders; 2005.

Kumar V, Abbas AK, Aster JC, et al. *Robbins & Cotran Pathologic Basis of Disease.* 8th ed. Philadelphia, PA: Elsevier Saunders; 2010.

10 ENFERMEDADES TUBULOINTERSTICIALES

PRESENTACIÓN DE CASO

Caso 1

Una mujer de 62 años de edad cuenta con antecedentes de hipertensión idiopática, enfermedad cardiovascular aterosclerótica y eventos vasculares cerebrales bilaterales, con afasia expresiva. La paciente también presenta vejiga neurogénica que requiere un catéter vesical permanente para drenaje urinario. Su familia cuida de ella en casa. Ahora se presenta con malestar general de 2 a 3 días de evolución con fiebre de hasta 40.6 °C. Presenta hipotensión a la exploración física. Se obtienen los siguientes datos de laboratorio:

NUS	= 45 mg/dL
Creatinina	= 4.4 mg/dL (valor basal de 2.0 mg/dL)
Leucocitos	= 16 900/mm^3
Examen general de orina	= de 40 a 50 leucocitos/mm^3 y bacilos gramnegativos en el sedimento.

Recibe tratamiento con hidratación intravenosa y aminoglucósidos, con el cual regresa con lentitud a su estado basal previo (figura 10.1).

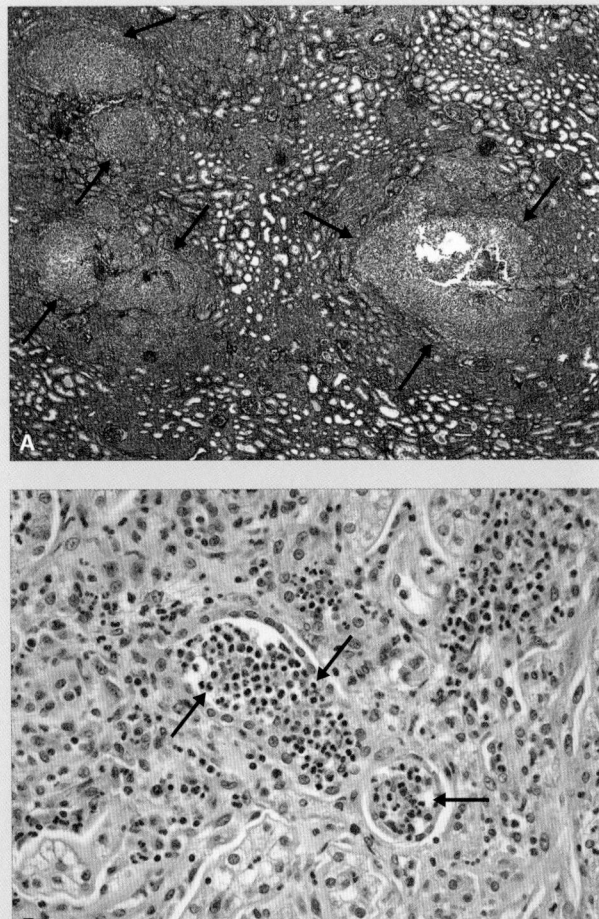

■ **FIGURA 10.1. Pielonefritis enfisematosa aguda secundaria a la diseminación hematógena de una bacteria gramnegativa formadora de gas. A.** Esta micrografía de bajo poder ilustra la destrucción de los elementos corticales normales por un proceso inflamatorio que ha provocado la formación temprana de un absceso (*flechas*) (tinción de metenamina de plata de Jones). **B.** El parénquima también revela inflamación intersticial y la acumulación de neutrófilos en el lumen de los túbulos distales (*flechas*). Estos agregados de neutrófilos en degeneración forman cilindros purulentos (hematoxilina y eosina [h&e]).

Caso 2

Una mujer de 18 años de edad es admitida al hospital para extirparle el riñón izquierdo pequeño no funcional. Su historia clínica indica episodios repetidos de infección de vías urinarias durante la infancia y, en fecha más reciente, un solo episodio de pielonefritis aguda. Un cistouretrograma miccional muestra reflujo vesicoureteral bilateral y cicatrices segmentarias en ambos riñones. El riñón izquierdo es mucho más pequeño que el derecho.

Sus estudios de laboratorio prequirúrgicos revelan:

NUS = 21 mg/dL
Creatinina = 1.6 mg/dL
Examen general de orina = proteína 3+, de 5 a 10 leucocitos/campo de alto
poder (cap), cilindros hialinos ocasionales
Orina de 24 h = 3.2 g de proteína

Los hallazgos de la muestra de nefrectomía se ilustran en la figura 10.2.

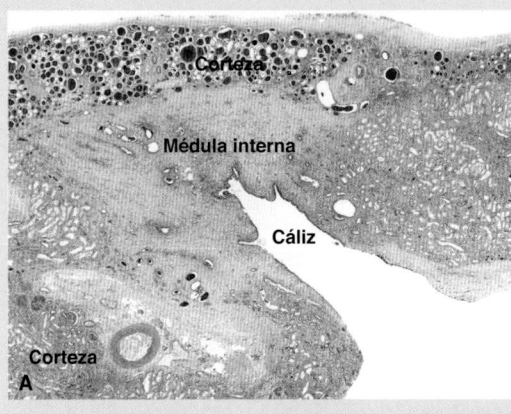

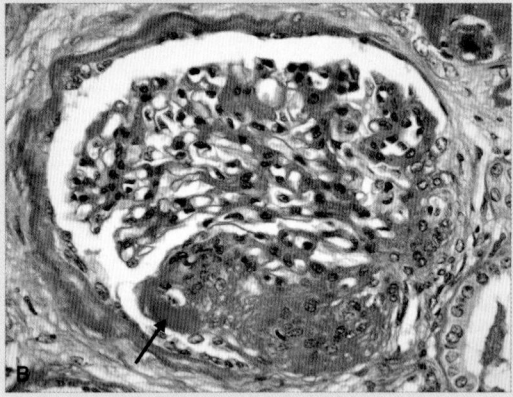

■ **FIGURA 10.2. Pielonefritis crónica y nefropatía por reflujo. A.** Esta micrografía de alto poder ilustra los hallazgos clásicos de la pielonefritis crónica. La corteza exhibe atrofia marcada de los túbulos, con formación extensa de cilindros (cilindros hialinos positivos para ácido peryódico de Schiff [PAS]) que dan una apariencia parecida a la arquitectura folicular normal de la tiroides ("tiroidización"). La médula muestra cicatrización marcada y pérdida de los elementos tubulares; nótese la punta saliente ausente de la papila. El cáliz, mostrado incompleto, está deformado y distendido (PAS). **B.** Glomeruloesclerosis focal y segmentaria (GEFS) secundaria. Las áreas corticales no afectadas por la atrofia y la cicatrización (**A,** esquina inferior izquierda) muestran túbulos hipertróficos, esclerosis variable arterial y arteriolar, glomérulos aumentados de tamaño y glomérulos con esclerosis segmentaria y hialinosis (*flecha*), ilustrados en esta micrografía (PAS).

Caso 3

Un hombre de 42 años de edad es admitido al hospital por malestar general y una concentración sérica de creatinina que aumenta con rapidez. Su historia clínica indica tuberculosis pulmonar tratada hace 1 año con rifampicina e isoniazida. Suspendió el tratamiento 6 meses antes. Acudió a consulta ambulatoria hace 2 semanas por tos productiva persistente, fiebre de bajo grado y sudoración nocturna. Una radiografía de tórax demostró consolidaciones focales en el lóbulo superior derecho con dos cavitaciones de 2.5 cm. Se formuló un diagnóstico probable de tuberculosis activa; se realizaron cultivos y se reiniciaron los medicamentos antituberculosis antes mencionados. Su función renal era normal.

Después de 2 semanas, se obtuvieron estudios rutinarios de laboratorio para detectar posible toxicidad por isoniazida. Aunque sus pruebas de función hepática son normales, se notaron los siguientes hallazgos:

NUS   = 36 mg/dL
Creatinina   = 3.8 mg/dL
Examen general de orina = de 20 a 30 leucocitos (algunos de los cuales son eosinófilos), de 3 a 6 eritrocitos, cilindros leucocitarios y granulosos ocasionales en el sedimento urinario.

Se realiza una biopsia renal (figura 10.3).

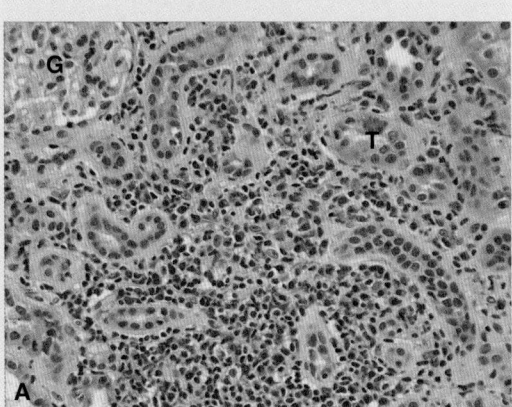

■ **FIGURA 10.3. Nefritis intersticial aguda, inducida por fármacos. A.** Se observa infiltración marcada del intersticio cortical por un infiltrado inflamatorio que separa los túbulos (T) y glomérulos (G) en la corteza. La inflamación es rica en células plasmáticas y no afecta el glomérulo (hematoxilina y eosina [h&e]). **B.** Es usual que las células mononucleares dominen el proceso; con frecuencia, los eosinófilos y neutrófilos son el componente predominante del infiltrado inflamatorio, como se muestra en la porción inferior de esta ilustración. Las células inflamatorias se infiltran entre las células epiteliales de los túbulos; este proceso se conoce como "tubulitis" (h&e). **C.** El infiltrado en esta biopsia incluye células gigantes multinucleadas (*flechas*), las cuales provocan una inflamación granulomatosa que sugiere una reacción de hipersensibilidad retardada dependiente de células T (h&e).

(continúa en la página siguiente)

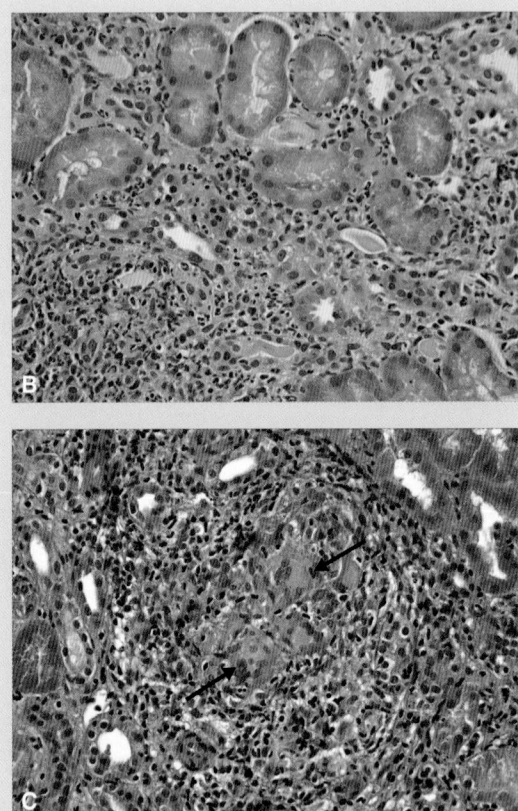

■ **FIGURA 10.3.** *(Continución)*

OBJETIVOS

**Las enfermedades tubulointersticiales también comparten mecanismos pato-
génicos y expresiones morfológicas; sin embargo, algunos de estos mecanismos
son diferentes de aquellos responsables de las glomerulopatías (tabla 10.1).
Los principales afectados son los túbulos o el intersticio. Los tres pacientes antes
mencionados son ejemplos de tres afecciones subyacentes distintas. Al terminar
este capítulo, será capaz de comprender los siguientes temas:**

▶ Las manifestaciones clínicas que pueden inducirse por estas afecciones, incluidas
aquellas relacionadas directamente con la lesión tubular preferencial.

▶ El mecanismo a través del cual puede ocurrir lesión tubular e intersticial.

▶ Cómo podría ocurrir la formación de quistes y cómo puede provocarse insuficiencia renal progresiva en la enfermedad poliquística renal.

TABLA 10.1. Mecanismos de lesión tubulointersticial

Infecciones
- Pielonefritis bacteriana aguda y crónica
- Infecciones micóticas
- Enfermedades virales
- Condiciones parasitarias

Padecimientos mediados por inmunidad
- Nefritis intersticial mediada por células
- Nefritis intersticial mediada por anticuerpos
- Nefritis intersticial mediada por inmunocomplejos

Lesión tóxica
- Toxinas exógenas
- Toxinas endógenas

Daño isquémico

Afecciones hereditarias

Relaciones anatómicas

El intersticio es el espacio estrecho entre los túbulos que contiene pequeñas cantidades de elementos de tejido conectivo, pocas células y una red muy elaborada de capilares cercana a los túbulos. Es importante recordar que la red capilar deriva de las arteriolas eferentes; inclusive, los capilares que emergen de los glomérulos superficiales y corticales medios irrigan más de una nefrona. Como resultado, puede haber *daño de varias nefronas cuando un solo glomérulo o el vaso que lo irriga sucumbe a un proceso patológico*. Es probable que esta relación explique una observación clínica común en la biopsia renal: el pronóstico de las enfermedades renales se correlaciona de manera más estrecha con la intensidad de la lesión tubulointersticial que con el grado de lesión glomerular, incluso en las glomerulopatías primarias.

Pueden aplicarse consideraciones similares a la médula renal. La médula recibe su riego sanguíneo por completo de los capilares derivados de los vasos rectos, que a su vez provienen de las arteriolas eferentes de las nefronas yuxtamedulares cerca de la unión corticomedular. En la región externa de la médula, estos capilares irrigan las asas de Henle y los túbulos colectores de los glomérulos distribuidos ampliamente a través de la corteza. Por ello, la lesión de los glomérulos yuxtamedulares o la vasculatura puede provocar disfunción de los segmentos tubulares de numerosos glomérulos; si estos túbulos se dañan de modo irreversible, con el tiempo, sus glomérulos no podrán contribuir a la tasa de filtración glomerular (TFG).

Manifestaciones clínicas

Como en otras formas de nefropatía explicadas en capítulos precedentes, las enfermedades tubulointersticiales tienen una evolución clínica variable. En algunas, el inicio de la enfermedad es rápido (como en necrosis tubular aguda o en nefritis intersticial aguda [NIA]), lo cual provoca insuficiencia renal aguda o subaguda usualmente reversible. En comparación, las enfermedades más crónicas (como la nefropatía por reflujo o la enfermedad poliquística renal [EPR]) se caracterizan por el daño continuo en un periodo de meses o años y un deterioro progresivo de la función renal.

Los hallazgos urinarios, aunque variables, tienen importancia diagnóstica porque reflejan la patogenia de la enfermedad subyacente (véase también el capítulo 8):

- El sedimento urinario es activo en afecciones caracterizadas por inflamación aguda, como NIA o pielonefritis aguda. Los hallazgos primarios son piuria (que incluyen neutrófilos, células mononucleares y, en algunos casos, eosinófilos), cilindros leucocitarios y, con infección, bacteriuria. Los cilindros leucocitarios, si se encuentran, tienen importancia diagnóstica por que indican que los leucocitos derivan de los riñones y no de otro sitio en las vías urinarias. La hematuria significativa y los cilindros eritrocitarios, que se encuentran con frecuencia en glomerulonefritis y vasculitis, son raros en las afecciones tubulointersticiales.

- Las tubulopatías tóxicas agudas, como ocurre en la insuficiencia renal aguda inducida por aminoglucósidos, se caracteriza por degeneración y descamación de las células tubulares, lo que brinda la apariencia de células epiteliales y cilindros granulosos y de células epiteliales en el sedimento urinario. La falta de inflamación intersticial explica la ausencia de piuria y cilindros leucocitarios.

- Es característico que el sedimento urinario sea inactivo en pacientes con enfermedad tubulointersticial crónica (como nefropatía por reflujo, exposición crónica a concentraciones tóxicas de litio y nefropatía por abuso de analgésicos [fenacetina]), que contiene solo unos cuantos leucocitos y cilindros. Los hallazgos urinarios no patológicos reflejan fibrosis intersticial y atrofia tubular en la biopsia renal. Puede encontrarse excreción aumentada de proteínas de bajo peso molecular (como microglobulina β2), aminoácidos y péptidos pequeños, debido a que estas proteínas más pequeñas se filtran pero, dada la lesión tubular proximal, pueden no reabsorberse o catabolizarse con normalidad. No es posible detectar este tipo de proteinuria por medio de tira reactiva para proteínas, ya que es relativamente específica para albúmina (véase el capítulo 8).

- Un hallazgo adicional que puede encontrarse en las enfermedades tubulointersticiales progresivas crónicas y más avanzadas es la proteinuria glomerular creciente, que puede exceder de 3 a 4 g/día. La proteinuria en este caso refleja el desarrollo de glomeruloesclerosis focal adaptativa o secundaria inducida por la pérdida de nefronas. Como se describe en el capítulo 13, la pérdida de nefronas provoca hipertrofia del ovillo e hiperfiltración (mediada en parte por hipertensión intraglomerular) en las nefronas restantes más normales. Aunque esta respuesta es adaptativa al inicio, ya que maximiza la TFG total, es maladaptativa a largo plazo y ocasiona cicatrización glomerular progresiva y proteinuria, a pesar de que los glomérulos no son el objetivo inicial de la enfermedad.

TABLA 10.2. Causas genéticas y adquiridas de síndrome de Fanconi	
Formas genéticas (defectos de transportadores)	Cistinosis Enfermedad de Wilson Síndrome de Lowe Tirosinemia tipo 1 Galactosemia Enfermedad de almacenamiento del glucógeno Intolerancia hereditaria de fructosa
Formas adquiridas (lesión tóxica)	Tetraciclinas expiradas Tenofovir Didanosina Intoxicación por plomo Proteinuria de cadenas ligeras monoclonales Lisozimuria (leucemia mielomonocítica, inflamaciones granulomatosas sistémicas)

Las enfermedades tubulointersticiales también pueden relacionarse con síndromes bien definidos que reflejan disfunción en segmentos particulares de la nefrona. La lesión tubular proximal, por ejemplo, puede generar a acidosis tubular renal tipo 2, debido a la reabsorción alterada de bicarbonato y a signos de un defecto más generalizado en la reabsorción proximal, el síndrome de Fanconi, lo que ocasiona hipofosfatemia, hipouricemia, glucosuria renal (excreción de glucosa en la orina a pesar de una concentración plasmática normal de glucosa) y aminoaciduria. La disfunción del túbulo proximal puede ser hereditaria debida a distintas anomalías genéticas de los sistemas transportadores o adquiridas a causa de una lesión tóxica (tabla 10.2).

Las manifestaciones son diferentes en la disfunción de los túbulos colectores. Los pacientes con este problema pueden presentarse con acidosis tubular renal tipo 1 debida a la alteración de la capacidad secretora de hidrógeno e isostenuria, y quizás poliuria producto de una capacidad concentradora disminuida y una menor respuesta a la hormona antidiurética (ADH).

Suponga que un paciente tiene una lesión primaria de la médula renal, la cual provoca disfunción del asa de Henle. Considerando las funciones de reabsorción de cloruro de sodio en este segmento, ¿cuáles son las primeras manifestaciones clínicas que podrían esperarse?

Mecanismos de lesión tubulointersticial

Varios mecanismos pueden causar lesión tubulointersticial. El resto de este capítulo es una revisión de la patogenia de las infecciones bacterianas, la hipersensibilidad inducida por fármacos y reacciones tóxicas, obstrucción intratubular, obstrucción de vías urinarias y formación de quistes en las enfermedades renales poliquísticas y quísticas adquiridas.

Infecciones bacterianas

Las infecciones bacterianas de las vías urinarias son un problema clínico relativamente común. Las bacterias pueden alcanzar el parénquima renal y causar una infección (pielonefritis) a través del torrente sanguíneo (diseminación *hematógena*) o con mucha o mayor frecuencia, a través de una infección *ascendente* proveniente de la vejiga.

Patogenia

La pielonefritis hematógena ocurre durante la fase bacterémica de una infección sistémica por un microorganismo relativamente virulento como *Staphylococcus aureus*. Se han hecho estudios en animales experimentales, los cuales han demostrado que en ausencia de una lesión renal subyacente, es difícil inducir una infección en los riñones por inoculación de bacterias hacia el torrente sanguíneo. Se desconocen los factores responsables de la resistencia de los riñones a la invasión bacteriana. No obstante, la susceptibilidad a la colonización y la infección aumenta si hay áreas focales de hipoperfusión u obstrucción incompleta o parcial del sistema excretor.

En comparación, la infección *ascendente* se ocasiona por microorganismos de virulencia relativamente baja (como bacterias gramnegativas), que se encuentran en la microbiota fecal normal del paciente. Las vías urinarias normales son estériles y las infecciones ascendentes comienzan con la colonización por estas bacterias no solo del área periuretral, sino también de la uretra y luego la vejiga. En ausencia de una lesión anatómica (como hipertrofia prostática), las infecciones vesicales (cistitis) ocurren sobre todo en mujeres. La susceptibilidad reforzada de las mujeres se debe a los siguientes tres factores.

- La presencia de un reservorio vaginal de bacterias, como *Escherichia coli,* derivado de la microbiota fecal.
- La uretra femenina corta, que promueve el crecimiento de colonias y el paso de bacterias a la vejiga, en particular como consecuencia del coito.
- La ausencia de líquido prostático con propiedades antibacterianas.

El efecto neto es que la incidencia de infección de vías urinarias es de 3 a 5% en mujeres normales durante la edad reproductiva, alrededor de 50 veces mayor que en hombres jóvenes normales. Las infecciones de vías urinarias son más comunes en pacientes de edad avanzada y es casi tan probable que ocurran en hombres y en mujeres en este grupo de edad. La patología prostática es un factor de riesgo importante en hombres de mayor edad, debido a que la próstata puede actuar como nido de infección y vaciamiento incompleto de la vejiga, puesto que la obstrucción uretral parcial puede prevenir la eliminación bacteriana por la micción.

Además del género, los factores tanto bacterianos como los del huésped son determinantes importantes de la infección por la *adhesión creciente de las bacterias* a las células uroepiteliales; en ausencia de adhesión, es probable que ocurra la excreción bacteriana durante la micción. Como ejemplo, casi todas las bacterias que causan pielonefritis aguda en mujeres sanas tienen pili Gal-Gal que se unen a receptores digalactósidos contenidos en glucolípidos en la superficie de las células uroepiteliales; estos glucolípidos son parte del antígeno P del grupo sanguíneo. (Estos pili no son necesarios para la infección en las vías urinarias anormales, como en la obstrucción del tracto urinario o el reflujo vesicoureteral.)

En estudios en mujeres que tienen infecciones recurrentes de vías urinarias, se ha demostrado un incremento de la adhesión bacteriana a sus células mucosas. Esta respuesta presenta determinación genética parcial, ya que los glucolípidos de la superficie celular de estas pacientes se unen con mayor avidez a *E. coli* que los de mujeres sin infecciones recurrentes.

Una vez ocurrida la infección vesical, el *reflujo vesicoureteral* tiene un papel central en el desarrollo de pielonefritis ascendente. En circunstancias normales, la porción más distal del uréter se localiza dentro de la pared vesical y la atraviesa en ángulo. Este segmento intramural del uréter está comprimido cuando la presión de la vejiga aumenta durante la micción y es un mecanismo eficaz tipo válvula que previene el flujo retrógrado de orina. Esta respuesta protectora se pierde cuando la unión vesicoureteral se distorsiona por una infección vesical o una malformación congénita relacionada con frecuencia con un segmento intramural acortado. En este caso, la presión vesical aumentada durante la micción provoca el movimiento de la orina infectada hacia el uréter y la pelvis renal.

El desarrollo de pielonefritis requiere un paso adicional: el *reflujo intrarrenal* de orina infectada hacia el parénquima renal. Durante el desarrollo embrionario en los mamíferos superiores, varios lóbulos de parénquima pueden fusionarse y formar papilas compuestas; es más probable que esto ocurra en los lóbulos superiores e inferiores. Alrededor de dos tercios de las papilas renales son compuestos en humanos. Los conductos de Bellini que terminan en la porción cóncava de una papila compuesta lo hacen a través de orificios circulares relativamente abiertos, en particular en niños menores de 7 años de edad. De este modo, la presión intrapélvica incrementada transmitida hacia arriba por el reflujo vesicoureteral genera una fuerza que promueve el reflujo de orina hacia el parénquima de estos sitios. En contraste, las papilas cónicas simples no presentan reflujo, debido a que las fuerzas generadas en la superficie convexa tienden a comprimir y cerrar los orificios ductales tipo hendidura (figura 10.4).

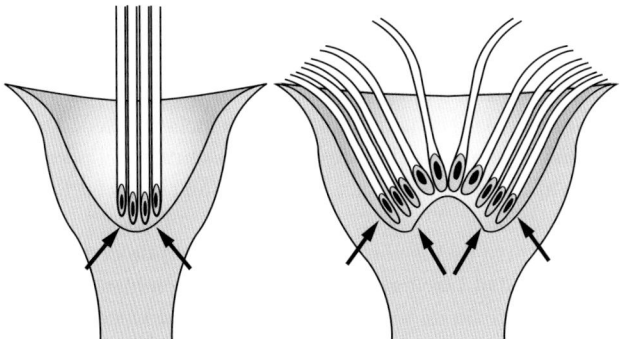

■ **FIGURA 10.4. Mecanismos de reflujo intrarrenal.** En las papilas cónicas simples, mostradas a la izquierda, los conductos de Bellini tienen aberturas delgadas tipo hendidura. Estas son papilas sin reflujo. En las papilas compuestas, mostradas a la derecha, un incremento de la presión (como ocurre durante la micción en pacientes con reflujo vesicoureteral) transmite fuerzas perpendiculares a la superficie de la papila; los orificios en la superficie convexa actúan como válvulas y tienden a cerrarse mientras aquellas que se abren en la porción cóncava se distienden, un proceso que permite que la orina y las bacterias se impulsen hacia el parénquima renal.

Síntomas

Las infecciones de vías urinarias pueden ser asintomáticas o sintomáticas. El sitio de infección determina principalmente los síntomas manifiestos. La afección de las vías urinarias inferiores (uretra y vejiga) queda confinada a las capas superficiales de la mucosa y no es usual que ocurra invasión significativa de los tejidos. Como resultado, los síntomas principales son el malestar local a la micción (disuria) y la frecuencia y urgencia urinarias; los signos de infección sistémica, como fiebre y malestar general, están ausentes. De manera característica, la evaluación del sedimento urinario muestra bacterias y leucocitos (piuria). No se observan cilindros leucocitarios, ya que los riñones no se afectan.

En comparación, la pielonefritis es un proceso parenquimatoso. Por lo tanto, es típico que los pacientes afectados presenten dolor e hipersensibilidad en los riñones, fiebre y escalofríos. La bacteriuria y la piuria están presentes (a menos que haya una infección detrás de un riñón obstruido por completo); la presencia de cilindros leucocitarios confirma la afeccion renal.

Dada la distinta patogenia de la pielonefritis hematógena y de la ascendente, ¿la presencia o ausencia de qué síntomas puede ayudar a distinguir dichos padecimientos por clínica?

Patología

La distribución de las lesiones dentro de los riñones en la pielonefritis aguda es un tanto impredecible, aunque los polos superior e inferior con papilas compuestas se afectan con mayor frecuencia en la infección ascendente. La lesión inicial se caracteriza por edema intersticial e infiltración neutrofílica. El proceso inflamatorio en la pielonefritis hematógena implica pronto los túbulos y se esparce hacia los segmentos medulares de la nefrona, donde pueden observarse grandes cúmulos de neutrófilos que llenan los conductos colectores. Estas colecciones de células pueden formar cilindros leucocitarios que pueden observarse en el sedimento urinario (véase la figura 10.1). En presencia de infección grave o terapia antimicrobiana retardada, hay destrucción eventual del parénquima renal y formación de abscesos irregulares y con el tiempo cicatrices. Es usual que los glomérulos no se afecten.

Puede observarse una lesión más grave en caso de complicaciones. Por ejemplo, la enfermedad vascular diabética o la presión intrarrenal aumentada inducida por obstrucción de vías urinarias pueden provocar la reducción crítica del flujo sanguíneo medular que, en presencia de infección, puede inducir necrosis papilar.

La cura de los riñones después de resuelta la infección ocurre mediante la transformación del exudado rico en neutrófilos en tejido de granulación activo. El desarrollo final es una cicatriz. La cicatrización es más prominente en niños con reflujo vesicoureteral congénitos, quienes, como ya se explicó, también tienen mayor probabilidad de presentar reflujo intrarrenal, debido a los orificios abiertos de los conductos de Bellini presentes en las papilas compuestas.

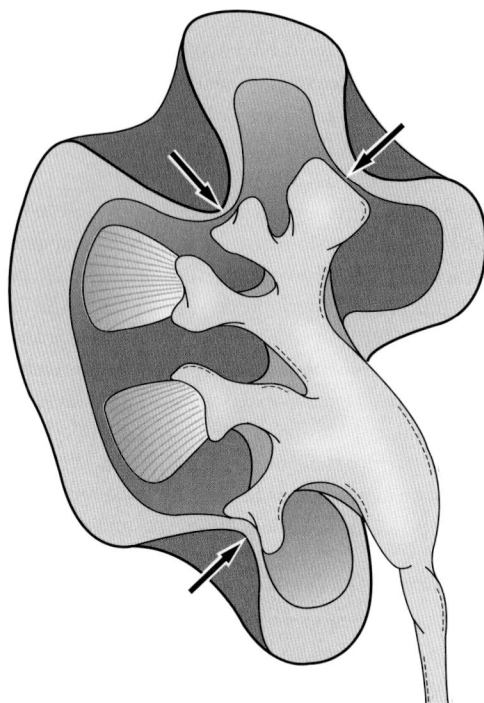

■ FIGURA 10.5. Cicatrices pielonefríticas que afectan de modo característico los polos renales donde se encuentran las papilas compuestas. Se observa atrofia de los elementos corticales, que provoca indentación irregular de la superficie de los riñones (*flechas*). El tejido subyacente y el cáliz que drena a dicha papila están deformados.

No siempre es fácil distinguir las cicatrices pielonefríticas de lesiones isquémicas o infartos curados mediante las técnicas de imagenología. Una diferencia importante es que las cicatrices isquémicas tienen distribución aleatoria, mientras que aquellas debidas a infecciones afectan los polos de modo característico y preferencial y se localizan sobre los cálices, que también se han distorsionado por el proceso infeccioso (figura 10.5).

Nefropatía por reflujo

Los lactantes con reflujo vesicoureteral pueden presentar episodios repetidos de infección, y el diagnóstico y tratamiento se retrasan o incluso no se detecta la afección, debido a que el lactante no puede expresar los síntomas característicos antes descritos. Estas infecciones pueden dar paso a pérdida significativa del parénquima funcional, y desencadenar un cuadro de *pielonefritis crónica*.

A nivel histológico, hay áreas de atrofia tubular y fibrosis intersticial que caracterizan la pielonefritis crónica, con persistencia de inflamación por células mononucleares y glomérulos intactos al inicio. Las lesiones más antiguas se distinguen por adelgazamiento de la corteza por atrofia tubular, formación extensa de cilindros (que da una apariencia de tiroides al parénquima renal) y la ausencia virtual de glomérulos (véase la figura 10.2). Sin embargo, estos hallazgos no son diagnósticos, ya que pueden encontrarse en cualquier forma de lesión tubulointersticial crónica, que incluyen cicatrices vasculares. El diagnóstico de pielonefritis crónica se realiza por los hallazgos radiológicos característicos señalados antes y las deformidades de la pelvis y los cálices; es común que la infección activa esté ausente al momento del diagnóstico.

Incluso si el reflujo vesicoureteral desaparece (de modo espontáneo o después de cirugía correctiva) y se previene la recurrencia de las infecciones, algunos niños desarrollan insuficiencia renal progresiva, hipertensión (inducida por la enfermedad renal crónica) y proteinuria en un periodo de varios años. Estos hallazgos reflejan la lesión de áreas de la corteza que *no se afectaron* por las infecciones previas. Los cambios histológicos más prominentes son el crecimiento compensatorio de los glomérulos, la glomeruloesclerosis focal global y segmentaria, y la enfermedad vascular (esclerosis arterial y arteriolar). La lesión glomerular es un reflejo de las adaptaciones funcionales y estructurales (hipertensión intraglomerular e hipertrofia glomerular) que ocurren en respuesta a la pérdida de las nefronas; este proceso, que se describe en el capítulo 13, es independiente de la actividad de la enfermedad subyacente.

Nefritis intersticial aguda inducida por fármacos

La NIA es una de las causas más comunes de insuficiencia renal aguda. La inflamación aguda del intersticio se ha reconocido por más de 100 años como una complicación ocasional de las infecciones sistémicas graves estreptocócicas, estafilocócicas o diftéricas (nefritis de Councilman); en fecha más reciente se ha reconocido un proceso similar en la enfermedad del legionario y en la fascitis necrosante. No obstante, en la actualidad la NIA casi siempre es un proceso que no se relaciona con sepsis, lo cual refleja una reacción de hipersensibilidad inducida por fármacos. Numerosos medicamentos pueden causar este problema, aunque los más comunes son varias penicilinas, sulfonamidas, antiinflamatorios no esteroideos, diuréticos, inhibidores de la bomba de protones, 5-aminosalicilatos e inhibidores del punto de control inmunitario.

De manera característica, los pacientes con NIA inducida por fármacos desarrollan insuficiencia renal 1 o 2 semanas después de exponerse al medicamento causal; la preexposición al fármaco puede acelerar este proceso. Otros signos de una reacción alérgica, como fiebre, exantema y eosinofilia, también pueden presentarse, pero es común que estén ausentes. El sedimento urinario contiene leucocitos, cilindros leucocitarios, eritrocitos ocasionales y, en algunos casos, eosinófilos, que pueden detectarse en el sedimento mediante tinciones especiales. Es usual que la proteinuria, si se encuentra, sea leve (< 1 g/día), además se ha descrito proteinuria intensa y síndrome nefrótico, en particular con antiinflamatorios no esteroideos. Estos pacientes tienen una podicitopatía difusa superpuesta que es indistinguible de la enfermedad de cambios mínimos idiopática, además de inflamación tubulointersticial.

Patogenia

La afección del sistema inmune en NIA se ha sospechado desde hace mucho tiempo, pero no se ha demostrado de manera concluyente. El periodo latente entre la exposición al fármaco y el inicio clínico de la enfermedad, la eosinofilia y el exantema acompañantes, el tipo de reacción inflamatoria en los riñones y la recurrencia de la enfermedad después de reexposición al medicamento causal sugieren una reacción mediada por inmunidad. Sin embargo, en casi todos los casos no hay evidencia de la participación de anticuerpos en la patogenia de esta enfermedad. En contraste, la naturaleza del infiltrado inflamatorio (compuesta primordialmente por linfocitos T) y en algunos pacientes una prueba cutánea positiva al medicamento, sugieren una *reacción inmune mediada por células*.

En varios estudios recientes *in vitro* con células aisladas de varios segmentos de la nefrona se ha demostrado que las células glomerulares y tubulares tienen la capacidad de procesar y presentar antígenos complejos y haptenos a las células T cuando se estimulan de modo adecuado con interferón γ. Aunque aún no se ha demostrado que esto ocurra en animales intactos, los estudios *in vivo* han demostrado que la exposición a haptenos simples entregados de manera directa a los riñones de animales presensibilizados causa una inflamación linfocitaria o granulomatosa en el intersticio en ausencia de producción significativa de anticuerpos. Estas observaciones, además de la prominencia de las células T en el infiltrado intersticial, son congruentes con un proceso mediado por células. Se piensa que las citocinas liberadas por las células T invasoras son responsables del desarrollo del cuadro parecido a la enfermedad de cambios mínimos, originalmente descrita en caso de antiinflamatorios no esteroideos y algunos antibióticos.

Patología
A la exploración macroscópica, en NIA, los riñones son grandes y edematizados. Por histología se observa un infiltrado inflamatorio intersticial difuso o en parches compuesto en el que predominan linfocitos, monocitos, macrófagos y, en algunos casos, eosinófilos o neutrófilos. Las células inflamatorias pueden infiltrarse de modo activo entre las células epiteliales de los túbulos, con frecuencia con lesión significativa o necrosis franca de las células o segmentos tubulares aislados. La afección tubular también puede ocasionar la formación de cilindros intratubular que contienen células inflamatorias intactas y degeneradas, así como detritos celulares. Es característico que el proceso inflamatorio no afecte los glomérulos.

Evolución clínica
Suspender el medicamento causal por lo general provoca la resolución completa de la enfermedad renal en un periodo de semanas a meses. Los pacientes con insuficiencia renal relativamente avanzada pueden recuperar la función con mayor rapidez y de manera más completa si también se les administra un ciclo breve de corticosteroides. La insuficiencia renal crónica irreversible es rara, a menos que el medicamento causal se administre de modo involuntario durante un periodo más prolongado.

Lesión tubular inducida por fármacos
Los riñones son vulnerables a toxinas farmacológicas, ambientales e industriales, debido a su elevada tasa de perfusión y funciones de transporte de solutos. Con los antibióticos aminoglucósidos, por ejemplo, la filtración y reabsorción

subsecuente generan la acumulación marcada de aminoglucósido en los liso-somas de las células del túbulo proximal; si la exposición se prolonga, puede ocurrir lesión tubular y necrosis (véase el capítulo 11). La reabsorción de 98 a 99% del agua filtrada también puede contribuir a la nefrotoxicidad, puesto que los medicamentos y químicos hidrosolubles pueden alcanzar concentraciones mayores en el lumen tubular que en el plasma y otros órganos.

Además de alcanzar concentraciones elevadas dentro de los riñones, algunas nefrotoxinas actúan mediante la generación de metabolitos muy reactivos, un proceso que requiere la activación por sistemas enzimáticos en las células tubulares. Estos sistemas enzimáticos incluyen las oxidasas de función mixta del citocromo P450, xantina oxidasa y prostaglandina-endoperóxido sintetasa. Los radicales superóxido e hidroxilo y el oxígeno generados por estos sistemas pueden reaccionar por química con macromoléculas citoplásmicas (proteínas y ácidos nucleicos) e inducir lesión al formar enlaces covalentes. Las especies reactivas también dañan la membrana celular y las membranas de los organelos citoplásmicos mediante peroxidación lipídica. Superóxido dismutasa y catalasa pueden minimizar el daño, y los captadores conocidos como glutatión reducido, ácido ascórbico y vitamina E pueden neutralizar el peróxido y otros radicales libres.

Numerosos fármacos pueden causar insuficiencia renal aguda o crónica por medio de uno o más de los mecanismos mencionados. Entre las causas más comunes de insuficiencia renal aguda se encuentran los antimicrobianos o los antivirales (como aminoglucósidos, pentamidina, foscarnet y anfotericina B) y los compuestos antineoplásicos que contienen platino. Por otra parte, la insuficiencia renal crónica puede producirse por la exposición prolongada a analgésicos que contienen fenacetina, litio o ácido aristolóquico que se incluye en algunas hierbas chinas.

Nefropatía por abuso de analgésicos

La nefropatía por abuso de analgésicos es una forma de nefritis intersticial crónica que se produce por el consumo excesivo de mezclas analgésicas que contienen fenacetina y ácido acetilsalicílico. No se sabe si esta complicación ocurre con la monoterapia con ácido acetilsalicílico u otros antiinflamatorios no esteroideos.

El vínculo etiológico entre abuso de analgésicos y nefritis intersticial crónica se describió por primera vez en trabajadores de fábricas de relojes en Suiza y poco después de la pandemia de influenza de 1918 en una comunidad sueca en la cual la ingesta de medicamentos que contenían fenacetina se volvió parte de la rutina diaria para muchos individuos. La nefrotoxicidad de los analgésicos que contienen fenacetina depende de la dosis. Puede encontrarse capacidad concentradora disminuida o reducción leve de la TFG después de la ingesta acumulativa de 1 kg de fenacetina. En comparación, la nefropatía evidente por clínica requiere una ingesta mínima de 2 a 3 kg tanto de fenacetina como de ácido acetilsalicílico. Esto toma de 6 a 8 años en un paciente que ingiere de 6 a 8 tabletas (o casi 1 g) de fenacetina por día.

Al alcanzar este máximo hace algunas décadas, las estimaciones sugirieron que la nefropatía analgésica era un problema serio de salud pública, ya que era responsable de 1 a 3% de los casos de enfermedad renal en etapa terminal global en Estados Unidos, hasta 10% en áreas de Carolina del Norte y de 13 a 20% en Australia y algunos países de Europa (como Bélgica). La incidencia de nefropatía analgésica ha disminuido en gran medida en años recientes, ya que su reconocimiento ha dado paso a la eliminación de fenacetina de casi todos los analgésicos de venta sin receta. Sin embargo, una pregunta que permanece sin resolver es el riesgo renal de la monoterapia con *paracetamol* (Tylenol y otros), que es el metabolito principal de fenacetina y se utiliza ampliamente como analgésico menor. En dos estudios recientes se ha demostrado que el paracetamol solo puede ser nefrotóxico; sin embargo, esto no se confirmó en un tercer estudio.

Patología

Las primeras lesiones en la nefropatía por fenacetina afectan los vasos rectos y capilares en la médula renal y los pequeños vasos en la submucosa de los uréteres y la vejiga. Estos vasos desarrollan un engrosamiento característico de las membranas basales, que consiste en múltiples capas de matriz cuando se observa al microscopio electrónico; esta lesión es muy parecida a la encontrada en angiopatías trombóticas crónicas (véase el capítulo 9). En una etapa ulterior, la médula muestra áreas focales de necrosis con fibrosis y atrofia de los túbulos, con el tiempo dan paso a necrosis y calcificación papilares extensas. Las papilas necróticas pueden permanecer así o asentarse en la pelvis renal y quizás provoquen síntomas de obstrucción de vías urinarias. Se observan lesiones necrosantes idénticas en la médula de pacientes con hemoglobinopatías (enfermedad de células falciformes) y diabéticos con obstrucción de vías urinarias y pielonefritis aguda; de nuevo, la lesión vascular parece dirigir el proceso patológico.

La corteza renal en la nefropatía analgésica y otras formas de necrosis papilar muestran atrofia tubular, fibrosis intersticial e inflamación inespecífica. Se piensa que el daño cortical es secundario a la lesión de la nefrona y la obstrucción de la médula. Pese a que los glomérulos no se afectan directamente, puede ocurrir glomeruloesclerosis focal y segmentaria como parte de la respuesta adaptativa a la pérdida de nefronas a través de un mecanismo parecido al encontrado en la nefropatía por reflujo.

Patogenia

Los mecanismos fisiopatológicos responsables de la nefropatía analgésica no se han comprendido del todo. La fenacetina y sus metabolitos se concentran (del mismo modo que el cloruro de sodio y la urea) en el intersticio medular, donde inducen la generación de metabolitos reactivos. Estos radicales libres causan lesión celular por medio de la formación directa de enlaces covalentes y daño oxidativo. También parecen ser carcinogénicos, ya que los pacientes afectados están en mayor riesgo de carcinomas de células de transición del tracto urinario y de cáncer de células renales.

El ácido acetilsalicílico parece potenciar la toxicidad de fenacetina a través de uno o ambos mecanismos. Primero, el ácido acetilsalicílico inhibe la producción de las prostaglandinas vasodilatadoras, lo cual disminuye la velocidad del flujo sanguíneo medular y predispone a una mayor lesión isquémica. Segundo, el ácido acetilsalicílico inhibe la derivación hexosa monofosfato que, en condiciones normales, genera glutatión reducido, un captador de radicales libres.

Evolución clínica

La evolución de la nefropatía por fenacetina depende de la discontinuación de los analgésicos y la intensidad de la enfermedad al diagnóstico. Los pacientes con enfermedad relativamente leve que suspenden el tratamiento tienen una función renal estable o incluso mejor. En contraste, la insuficiencia renal progresiva es común en pacientes que continúan la terapia analgésica o en aquellos que sufrieron una pérdida suficiente de nefronas para provocar enfermedad renal progresiva y glomeruloesclerosis focal y segmentaria adaptativa y secundaria (véase el capítulo 13).

Obstrucción intratubular y de vías urinarias

La obstrucción del flujo urinario puede ocurrir en los túbulos o en el sistema colector (pelvis renal, uréter o vejiga). Sin importar el sitio de obstrucción, inicia una secuencia característica de eventos, que de no corregirse conducen a una lesión renal irreversible y atrofia tubular. El inicio de la obstrucción se relaciona con un incremento inicial de la presión proximal a la obstrucción debida a la filtración glomerular continua. Este incremento de presión es la responsable eventual de la dilatación del sistema colector y de los segmentos de la nefrona que pueden detectarse por ecografía renal o rastreo por tomografía computada (TC) y por biopsia, respectivamente.

El incremento de la presión también se transmite de manera retrógrada hacia el túbulo proximal, con lo que la TFG disminuye al contrarrestar la elevada presión intraglomerular que dirige la filtración glomerular en condiciones normales. Sin embargo, el aumento de la presión intratubular induce vasoconstricción renal secundaria y con frecuencia una reducción marcada del flujo sanguíneo glomerular. Esta respuesta está regulada *localmente* por las nefronas individuales obstruidas y está mediada en parte por la liberación de angiotensina II y tromboxano. Puede considerarse una adaptación fisiológica *apropiada*, debido a que el incremento de la resistencia glomerular local desvía el flujo sanguíneo lejos de las nefronas no funcionales obstruidas. No obstante, la perfusión renal total disminuye si todas las nefronas se obstruyen por una enfermedad que afecta el sistema colector.

Con frecuencia, el parénquima en la obstrucción crónica grave de vías urinarias se reduce a un borde delgado de tejido comprimido y atrófico. La atrofia tubular se induce en parte por isquemia debida a la hipoperfusión persistente. Además, los túbulos obstruidos parecen liberar un lípido quimiotáctico para monocitos y macrófagos. Estas células infiltrantes pueden liberar proteasas y radicales libres de oxígeno que pueden contribuir a la lesión tubular.

Obstrucción intratubular y mieloma renal

La obstrucción intratubular puede ser resultado de la sedimentación de las células tubulares y detritos en la necrosis tubular aguda (véase el capítulo 11) o por precipitación de un soluto filtrado en el lumen tubular. Algunos ejemplos de este último problema son las cadenas ligeras de inmunoglobulinas monoclonales (llamadas proteínas de Bence Jones) en el mieloma múltiple; el ácido úrico en el síndrome de lisis tumoral, cuando la degradación excesiva de tejido ocasiona un incremento marcado de la producción de ácido úrico; el oxalato de calcio en estados hiperoxalúricos (ingesta aumentada de precursores como etilenglicol o captación colónica aumentada de oxalatos en enfermedades y condiciones que ocasionan malabsorción intestinal); y la administración de ciertos fármacos, como metotrexato, aminoglucósidos sulfonamidas, o bien, aciclovir. Estos medicamentos son relativamente insolubles en la orina y la precipitación intratubular se promueve por el aumento de la concentración inducida por la reabsorción de casi toda el agua filtrada.

La insuficiencia renal aguda o crónica también puede producirse por la toxicidad de las cadenas ligeras monoclonales filtradas. Algunas cadenas ligeras ocasionan obstrucción al agregarse en los túbulos en la forma de cilindros proteicos diseminados; esta última afección se denomina mieloma renal. Las cadenas ligeras tienen un peso molecular cercano a 22 000 Da. Se filtran con libertad a través del glomérulo y luego se reabsorben en gran medida por las células tubulares proximales. La velocidad normal de la excreción de las cadenas ligeras es < 30 mg/día. Sin embargo, la capacidad de reabsorción puede excederse debido a la sobreproducción en el mieloma múltiple, con un incremento de la excreción de cadenas ligeras que puede variar de 100 mg/día a más de 20 g/día.

El mecanismo a través del cual las cadenas ligeras urinarias provocan insuficiencia renal no se ha comprendido por completo. Es probable que dos factores tengan importancia primaria: la formación intratubular de cilindros y la toxicidad tubular directa. Las cadenas ligeras pueden precipitar en los túbulos, produciendo así cilindros intratubulares densos en los túbulos distales y colectores. Además de las cadenas ligeras precipitadas, estos cilindros contienen otras proteínas filtradas y mucoproteína de Tamm-Horsfall, una proteína que se secreta en condiciones normales por las células de la porción ascendente gruesa del asa de Henle y que constituye la matriz de todos los cilindros urinarios. La propensión de los cilindros obstructores a formarse en las porciones distales de la nefrona puede reflejar tanto una menor velocidad de flujo urinario como, quizás, la necesidad de que las cadenas ligeras excretadas se agreguen a la mucoproteína Tamm-Horsfall derivada del asa de Henle. Algunas cadenas ligeras también pueden autoensamblarse en agregados cristalinos en los túbulos distales, lo cual resulta en cilindros eosinofílicos y negativos para ácido peryódico de Schiff (PAS) con una apariencia fracturada; estos cilindros también se rodean con frecuencia por células inflamatorias que pueden incluir células gigantes multinucleadas parecidas a cuerpos extraños.

Las cadenas ligeras urinarias en exceso también pueden inducir lesión tubular, en particular en el túbulo proximal. Se sospecha que esta complicación es producto de la reabsorción excesiva de ciertas cadenas ligeras hacia dentro de la célula tubular, donde su acumulación en los lisosomas puede interferir con las funciones celulares. Algunas cadenas ligeras también pueden inducir la formación de estructuras cristalinas o fibrillas dentro de los lisosomas, y es frecuente que los pacientes con proteinuria de cadenas ligeras se presenten con disfunción de los túbulos proximales, incluido el síndrome completo de Fanconi.

¿De qué manera la disfunción tubular proximal podría incrementar la tendencia a precipitación de cadenas ligeras y a la formación de cilindros en las porciones distales de la nefrona?

Distintas cadenas ligeras monoclonales tienen un *potencial nefrotóxico variable*. Por lo tanto, algunos pacientes desarrollan insuficiencia renal, mientras que otros con una tasa de excreción equivalente de cadenas ligeras mantienen una función renal normal. No se ha comprendido del todo por qué ocurre esto, pero las características bioquímicas de la cadena ligera individual parecen ser importantes. Por ejemplo, la infusión de cadenas ligeras de pacientes individuales a ratones produce la misma forma de enfermedad renal (o la ausencia de esta) encontrada en el paciente.

Uno de los determinantes de nefrotoxicidad puede ser el punto isoeléctrico (pI) de la cadena ligera. Las proteínas de Bence Jones con un valor mayor de 5.1 (mayor que el pH del líquido tubular en las porciones distales de la nefrona) tendrán una carga neta más positiva, una característica que puede promover la unión mediante la interacción de la carga con la mucoproteína de Tamm-Horsfall aniónica (pI = 3.2) y la formación subsecuente de cilindros. Por lo tanto, la alcalinización urinaria podría ser beneficiosa, debido a que las cadenas ligeras se tornan menos catiónicas o incluso aniónicas, por lo cual disminuye la interacción con la mucoproteína de Tamm-Horsfall. Se sabe que la deshidratación, la hipercalcemia y la administración de ciertos medios de contraste son factores de riesgo para el mieloma renal.

Obstrucción de los sistemas colectores

La obstrucción parcial o completa de los sistemas colectores es un problema relativamente común. Las causas principales en adultos son: los cálculos en la pelvis renal o el uréter, las neoplasias malignas retroperitoneales que afectan los uréteres, el cáncer vesical o prostático que afecta el sitio en el cual los uréteres se insertan en la vejiga y la obstrucción uretral debida a hipertrofia prostática.

Los hallazgos clínicos varían según si la obstrucción es completa o parcial, el sitio de obstrucción y su velocidad de evolución. Considere, por ejemplo, el síntoma de dolor por la distensión de la vejiga, del sistema colector o de la cápsula renal. Es típico que el dolor sea mínimo o ausente con la obstrucción parcial o de lenta progresión (como con un tumor pélvico). En comparación, puede encontrarse dolor intenso con la obstrucción completa aguda (como con un cálculo ureteral). El sitio de obstrucción determina la localización del dolor. Las lesiones ureterales superiores o pélvicas renales ocasionan dolor o hipersensibilidad en el flanco, la obstrucción ureteral inferior causa dolor que se irradia de manera típica hacia el testículo o labio ipsilaterales, y la obstrucción de la salida vesical se relaciona con dolor suprapúbico.

No es habitual que la obstrucción crónica provoque dolor y dado que no hay inflamación hay un sedimento urinario relativamente normal con pocas células o cilindros. De este modo, es común que los pacientes se presenten con escasas claves sobre la causa de la insuficiencia renal. Debe considerarse una obstrucción de vías urinarias en todos esos pacientes. La presencia de dilatación del sistema colector proximal a la obstrucción (hidronefrosis) es esencial para establecer el diagnóstico por ecografía renal o rastreo por TC.

Pronóstico

La obstrucción completa o la obstrucción parcial prolongada de las vías urinarias favorece atrofia tubular y con el tiempo lesión renal irreversible. En Europa, por ejemplo, se estima que la obstrucción adquirida es responsable de 3 a 5% de los nuevos casos de enfermedad renal en etapa terminal en pacientes mayores de 65 años de edad, debida con mayor frecuencia a una patología prostática en hombres.

El pronóstico renal después de aliviar la obstrucción de vías urinarias depende de la intensidad y duración de la obstrucción. En la obstrucción ureteral total aguda, por ejemplo, puede lograrse la recuperación parcial de la TFG si tal impedimento se alivia en menos de una semana; la TFG se recupera poco o nada después de 12 semanas. Sin embargo, como en otras circunstancias, es probable que la medición de la TFG sobrestime el grado verdadero de recuperación. En un modelo en ratas en el cual se indujo obstrucción ureteral completa unilateral durante tan solo 24 h, alrededor de 15% de las nefronas no fueron funcionales hasta 60 días después de la liberación, un presunto reflejo de la lesión irreversible. A pesar de esta pérdida de nefronas, la tasa de filtración total regresó al nivel normal, debido a la hipertrofia adaptativa e hiperfiltración en las nefronas funcionales restantes.

La evolución de la obstrucción parcial es menos predecible, ya que depende de la intensidad y duración de la obstrucción, así como de otras complicaciones potenciales, como hipertensión, infecciones o nefropatía preexistente. Como ejemplo, los hombres de mayor edad con hipertrofia prostática y obstrucción uretral parcial prolongada se presentan con frecuencia con insuficiencia renal moderada o avanzada asintomática. La corrección de la obstrucción mediante la inserción de un catéter vesical o por cirugía produjo un grado variable de recuperación de la función renal.

Formación de quistes

Son numerosas las enfermedades hereditarias y afecciones congénitas y adquiridas que provocan la formación de quistes renales. Los quistes son evaginaciones grandes, llenas de líquido provenientes de la nefrona o túbulos muy distendidos que pueden surgir en la corteza o la médula, en uno o ambos riñones (tabla 10.3). Los quistes simples son los más comunes, ya que ocurren en más de la mitad de los individuos mayores de 50 años de edad. El mecanismo preciso a través del cual se forman dichos quistes se comprende poco; sin embargo, se comienzan a entender las formas hereditarias de enfermedades quísticas gracias a la genética molecular y la biología celular. Los riñones displásicos se caracterizan por la presencia de tejidos y células normales, pero en una proporción anómala; por ello, un riñón displásico tiene tejido conectivo excesivo, en ocasiones con tejido cartilaginoso y óseo, células de músculo liso alrededor de los conductos colectores y formación variable de quistes. La mayoría de los casos son congénitos y se piensa que son resultado de la obstrucción que ocurre en varios periodos durante la organogénesis. También hay una larga lista de síndromes familiares que también se presentan con displasia real; entre ellos, se encuentran los síndromes de Beckwith-Wiedemann, de Ivemark, varias trisomías y el síndrome de Zellweger.

Es probable que la afección quística más importante sea la enfermedad poliquística renal autosómica dominante (EPRAD), que ocurre en 1 de cada 400 a 1 000 nacidos vivos y en la actualidad es una de las causas principales de enfermedad renal en etapa terminal que requiere diálisis o trasplante renal. Tiene un patrón de herencia autosómico dominante. El defecto genético en 86 a 96% de las familias con EPRAD afecta el gen *PKD1*, localizado en el brazo corto del cromosoma 16, muy cercano al gen de α-globina y adyacente al gen *TSC2*, uno de los genes responsables de la esclerosis tuberosa, una afección caracterizada por angiomiolipomas en los riñones, adenoma sebáceo y quistes renales en un porcentaje de 30 a 46% de los pacientes. El gen **PKD1** codifica para policistina-1, una proteína integral expresada en las membranas plasmáticas y los cilios de las células epiteliales tubulares, los conductillos biliares hepáticos y los conductos pancreáticos.

TABLA 10.3. Enfermedades quísticas congénitas y hereditarias de los riñones

Enfermedad	Herencia	Gen aberrante	Cromosoma	Proteína codificada
Displasia renal				
Síndromes familiares esporádicos con displasia	Congénita Variable	Ninguno Variable	No Variable	Ninguna Variable
Enfermedad poliquística renal (EPR)				
EPR autosómica dominante (adulta)	AD AD	PKD1 PKD2	16p13.3 4q21	Policistina-1 Policistina-2
EPR autosómica recesiva (infantil)	AR	PKHD1	6p21-23	Fibrocistina/poliductina
Nefronoptisis (NPHP; infantil, juvenil, adolescente)				
NPHP juvenil, RP, síndromes de Cogan y de Joubert	AR	NPHP1	2q12.3	Nefrocistina-1
NPHP infantil, situs inversus	AR	NPHP2	9q21-22	Nefrocistina-2/inversina
NPHP adolescente	AR	NPHP3	3q22	Nefrocistina-3
NPHP juvenil, RP, apraxia oculomotora	AR	NPHP4	1p36	Nefrocistina-4/nefrorretinina
NPHP y RP, síndrome de Senior-Løken	AR	NPHP5	3q21	Nefrocistina-5

Enfermedad	Herencia	Gen	Locus	Proteína
Síndrome de Joubert, de Senior-Løken o de Meckel-Gruber y amaurosis congénita de Leber NPHP	AR	NPHP6	12q21	Proteína del centrosoma / Proteína de dedos de zinc tipo Kruppel
Síndrome de Joubert o Meckel-Gruber NPHP	AR / AR / AR	NPHP7 / NPHP8 / NPHP9	16p / 16q	Cuerpo basal y proteína de centrosoma / Nek8 o cinasa relacionada con NIMA
Enfermedad quística renal medular tipo 1	AD	MCKD1	1q21	Mucina1
Enfermedad quística renal medular tipo 2 o nefropatía hiperuricémica juvenil familiar	AD	MCKD2	16p12	Uromodulin or Tamm-Horsfall mucoprotein
Síndromes multisistémicos con quistes renales Esclerosis tuberosa	AD / AD	TSC1 / TSC2	9q34 / 16p13.3	Hamartina / Tuberina
Síndrome de von Hippel-Lindau	AD	VHL	3p25	pVHL, una proteína de unión a elongina

AD, autosómica dominante; AR, autosómica recesiva; MCKD, siglas de *medullary cystic kidney disease*, enfermedad quística renal medular; NIMA, gen a nunca en mitosis; NPHP, siglas de *nefronoptisis*, nefronoptisis; PKD, siglas de *polycystic kidney disease*, enfermedad poliquística renal (EPR); RP, retinitis pigmentosa.

En la mayoría de los pacientes con EPRAD restantes hay un defecto genético diferente. Este defecto afecta a *PKD2*, un gen localizado en el cromosoma 4 que codifica para policistina-2, una proteína expresada en las células y cilios de la región distal de la nefrona y con homología con los canales Ca–Na activados por voltaje. Ambas formas de EPRAD se caracterizan por un aumento progresivo de tamaño y cantidad de los quistes durante varios años. Los quistes derivan de cualquier segmento de la nefrona y representan protrusiones que bloquean con rapidez el túbulo de origen. El efecto neto es un riñón muy agrandado y destrucción progresiva del parénquima renal. Los quistes también pueden desarrollarse en otros órganos, como el hígado, el páncreas y el pulmón.

El pronóstico es diferente en los dos tipos de EPRAD. Los pacientes con el defecto en PKD2 forman quistes en etapas más avanzadas de la vida y tienen una enfermedad menos grave. Por ello, la edad promedio a la cual estos pacientes desarrollan enfermedad renal en etapa terminal es 69 *versus* 57 años en pacientes con la lesión en PKD1. El efecto neto es que muchos pacientes, en particular aquellos con enfermedad distinta a PKD1, no desarrollan insuficiencia renal en etapa terminal a lo largo de su vida.

Una enfermedad poliquística renal autosómica recesiva (EPRAR) afecta a neonatos, niños y adultos jóvenes. La incidencia estimada es 1:10 000 a 1:40 000. Se relaciona con quistes hepáticos, fibrosis hepática congénita e hipertensión portal. En la variante neonatal, con defectos truncantes de este gen, la enfermedad se caracteriza por oligohidramnios en la madre y fascies de Potter, hipoplasia pulmonar que provoca neumotórax espontáneo y neumomediastino, así como insuficiencia renal y pulmonar en la infancia. Otras variantes de esta afección se relacionan con mutaciones sin sentido y se presentan en etapas ulteriores de la infancia o la adultez temprana con síntomas relacionados con la afección hepática, en particular hipertensión portal y disfunción tubular, como hiponatremia y capacidad de concentración y acidificación reducida. El gen responsable de esta patología, *PKHD1*, codifica para fibrocistina o poliductina. Los quistes en los riñones con EPRAR representan conductos colectores distendidos localizados a través de la corteza y la médula.

Algunas enfermedades quísticas de los riñones tienen preferencia por los segmentos medulares de la nefrona e incluyen nefronoptisis (NPHP) en pacientes pediátricos y enfermedad quística renal medular y nefropatía hiperuricémica juvenil familiar en adultos jóvenes. Las diversas formas de NPHP familiar son autosómicas recesivas y se caracterizan por quistes restringidos a la médula y se relacionan con un grado variable de atrofia tubular y fibrosis intersticial. Se han descrito variantes clínicas: infantil, juvenil y adolescente. Se han informado mutaciones en 9 genes (NPHP1 hasta NPHP9) (véase la tabla 10.3). Codifican para proteínas (nefrocistinas y otras) expresadas en los cilios, cuerpos basales o centrómeros. Se piensa que estas proteínas interactúan con otras proteínas intracelulares implicadas en la señalización entre células o entre células y matriz. Estos pacientes se presentan con pérdida de sal, defectos de la capacidad concentradora, poliuria, retraso del crecimiento e insuficiencia renal progresiva. Las mutaciones en algunos de estos genes también se expresan en defectos retinianos (retinitis pigmentosa o RP) y aplasia del vermis cerebeloso.

Las enfermedades quísticas renales medulares autosómicas dominantes afectan adultos jóvenes; además, estas afecciones se caracterizan por pérdida de sal, poliuria, sedimento sin datos patológicos, proteinuria mínima y enfermedad de progresión lenta, la cual llega a la etapa terminal entre los 20 y 70 años de edad. Los quistes se encuentran en la médula y es común que sean tan pequeños que no pueden visualizarse con técnicas estándar de imagen. En la enfermedad quística renal medular tipo 2 (MCKD2), el defecto implica al gen que codifica para uromodulina o proteína de Tamm-Horsfall en el cromosoma 16p12 (*UMOD*). Estos pacientes también pueden presentarse con hiperuricemia y gota debida a una excreción reducida de urato, pero los depósitos de urato no se encuentran en los riñones (nefropatía hiperuricémica juvenil familiar). En algunas formas de esta enfermedad, el producto del gen anormal se acumula en las células de la porción ascendente gruesa del asa de Henle. Los defectos en otros genes pueden provocar un fenotipo muy similar. Debido a que las condiciones genéticas se relacionan con atrofia tubular y fibrosis intersticial significativas y los quistes no siempre se reconocen por clínica, estos padecimientos genéticos se han clasificado en fecha más reciente bajo el término *enfermedades renales tubulointersticiales autosómicas dominantes*, o ERTAD. Los genes afectados incluyen *UMOD*, *REN*, *MUC1* y *HFN1B*.

Patogenia

Hasta ahora, las varias etapas que dan lugar a la formación de quistes no se han comprendido del todo. Para la EPRAD, se ha postulado que debe ocurrir una mutación somática adicional en el trasfondo de la mutación genética preexistente para que se desarrollen los quistes (la teoría del segundo golpe), de ahí la naturaleza lentamente progresiva de la EPRAD. Con frecuencia, las proteínas codificadas por los genes defectuosos en EPR se expresan en los cilios, organelos celulares relevantes para la señalización mecanosensitiva en los dominios de la membrana celular, que funcionan como puntos de contacto intercelular y en la interfaz entre célula y matriz. Se ha demostrado que la policistina-1 tiene dominios extracelulares que se unen a varias proteínas de matriz, sitios de unión para carbohidratos y para el receptor proteico de tirosín fosfatasas, un dominio relacionado con la lipoproteína de baja densidad A, un dominio lectina tipo C, repeticiones tipo inmunoglobulina (Ig) para la unión a proteínas, así como también áreas sugestivas de sitios para la segmentación proteica. La porción intracelular de la molécula contiene varios sitios que sugieren la interacción proteica y sitios de señalización de fosforilación. La policistina-2 pertenece a la familia potencial de receptores transitorios de proteínas de canal (canal no selectivo de Ca); que parece relacionarse con la policistina-1. Es probable que la fibrocistina actúe como un receptor de membrana para las proteínas extracelulares y como elemento transductor de señales. Probablemente la nefrocistina se vincule a policistinas para formar complejos de adhesión para componentes de la matriz extracelular.

La hipótesis actual para la formación de quistes en todos estos padecimientos sugiere que hay un desequilibrio entre la proliferación celular y la apoptosis, además de una mayor susceptibilidad de las células a los efectos del factor de crecimiento epidérmico. Otros aspectos relevantes para la formación de quistes incluyen la pérdida de polaridad de las células tubulares enfermas, la reversión del flujo de la reabsorción neta a la secreción, la interacción anormal entre célula y matriz, el defecto de la función ciliar y anomalías en la transducción de señales que regula la proliferación celular, su diferenciación y migración. Por lo tanto, la pérdida de polaridad celular provoca la expresión de bombas de sodio (Na^+-K^+-ATPasa) en la membrana apical y del simportador $Na^+-K^+-2Cl^-$ en la membrana celular basolateral; puede esperarse que esto ocasione la reversión del flujo de líquido de reabsorción a secreción. El resultado final de todas estas disfunciones es la formación de quistes por la proliferación celular descontrolada, la distensión de los segmentos tubulares y la remodelación eventual de la membrana basal tubular. De nuevo, muchos de los aspectos patogénicos de la formación de quistes aún se desconocen, pero se ha avanzado en la comprensión de estos procesos al aprender cómo funcionan las distintas proteínas, así como su interacción en condiciones normales y patológicas.

Nefropatía quística adquirida

Una estimulación similar del crecimiento celular también puede explicar la nefropatía quística adquirida, una enfermedad común que ocurre en numerosos pacientes con enfermedad renal avanzada. Aunque la formación de quistes puede iniciar antes de la diálisis, la incidencia de esta patología aumenta de manera progresiva con el tiempo acumulativo en diálisis, y se estima que de 50 a 80% de los pacientes se afectarán después de 10 o más años de diálisis. La etiología de la nefropatía subyacente no importa en la enfermedad quística adquirida.

La patogenia de la enfermedad quística adquirida tampoco se ha comprendido del todo. Los quistes se limitan a los riñones (en comparación con las condiciones hereditarias), lo cual sugiere que los eventos intrarrenales locales tienen un papel central. Se ha propuesto la siguiente hipótesis, como se señala en el capítulo 13, la pérdida de nefronas por cualquier causa provoca la hipertrofia compensatoria de las nefronas más normales. Esta respuesta está dirigida por la activación de protooncogenes y la liberación de factores de crecimiento (como el factor de crecimiento epidérmico) que, durante un periodo prolongado, puede conducir a hiperplasia tubular y con el tiempo formación de quistes. Esta estimulación primaria del crecimiento celular también podría explicar el mayor riesgo de desarrollar carcinoma de células renales en pacientes con insuficiencia renal en etapa terminal.

ANÁLISIS DEL CASO

Caso 1

La historia clínica es clásica en pielonefritis aguda. La paciente comienza con una anomalía anatómica que promueve la infección, el catéter vesical permanente; luego experimenta el desarrollo de fiebre, un recuento leucocitario elevado y leucocitos y bacterias en el sedimento urinario. El deterioro agudo de la función renal podría ser resultado de enfermedad prerrenal (debida a hipotensión) o necrosis tubular aguda (a causa de la combinación de hipotensión y sepsis). Estas enfermedades pueden distinguirse al medir los electrolitos urinarios, como se describe en el capítulo 11, y al observar la respuesta a la rehidratación y los aminoglucósidos. La rápida mejora sugiere una enfermedad prerrenal. La pielonefritis aguda por sí sola no implica habitualmente suficiente parénquima renal para inducir insuficiencia renal aguda, a menos que haya una enfermedad parenquimatosa preexistente.

Caso 2

Esta joven mujer tiene la presentación clásica de nefropatía por reflujo: el antecedente de infecciones de vías urinarias durante la infancia temprana, el reflujo vesicoureteral documentado y las cicatrices renales segmentarias. La excreción de 3.2 g de proteína por día sugiere la superposición de glomeruloesclerosis mediada por hemodinámica inducida por la pérdida inicial de nefronas. La terapia en este momento debe dirigirse a minimizar una lesión hemodinámica adicional con un inhibidor de la enzima convertidora de angiotensina o un bloqueador de angiotensina II (por razones descritas en el capítulo 13); la infección puede no ser el mayor problema para inducir daño renal en esta etapa de la enfermedad.

Caso 3

Este paciente ha desarrollado insuficiencia renal aguda en un periodo de 10 días posterior a reiniciar el tratamiento antituberculoso con rifampicina e isoniazida. La evolución sugiere fuertemente una relación entre uno de estos fármacos y la nefropatía, puesto que la tuberculosis por sí misma no causa insuficiencia renal aguda. Los dos mecanismos principales de insuficiencia renal aguda inducida por fármacos son toxicidad tubular (lesión tubular aguda) y NIA. La distinción entre estos padecimientos se realiza con frecuencia mediante un examen general de orina. Un sedimento urinario que muestra leucocitos, eosinófilos, eritrocitos y cilindros leucocitarios es virtualmente diagnóstico de nefritis intersticial, la cual se ha descrito con rifampicina. Los cilindros de células epiteliales y granulares, así como las células epiteliales han sido los hallazgos principales en caso de que haya presentado lesión tubular aguda.

RESPUESTAS A LAS PREGUNTAS

1 El asa de Henle desempeña dos principales funciones: reabsorbe la tercera parte del cloruro de sodio, y la reabsorción de cloruro de sodio en un exceso de agua es el primer paso de la generación del gradiente contracorriente que permite la excreción de una orina concentrada. De este modo, las manifestaciones clínicas cuando ha ocurrido una lesión del asa son: la pérdida de sodio (que podría no ser aparente si el daño no fuera tan grave y la ingesta dietética de sodio fuese relativamente alta), hipopotasemia y alcalosis metabólica (ya que cierto exceso de sodio que deja el asa se reabsorbe en el túbulo colector cortical al intercambiarse por potasio e hidrógeno) y poliuria (debida a la capacidad concentradora).

2 La infección ascendente de vías urinarias comienza en la vejiga y casi todas las mujeres afectadas tienen síntomas iniciales de disuria (dolor a la micción) y frecuencia urinaria. Estos síntomas podrían estar ausentes u ocurrir después del inicio de fiebre y dolor de flanco con la pielonefritis hematógena.

3 Como con otras proteínas de bajo peso molecular, en condiciones normales, las cadenas ligeras filtradas se reabsorben en el túbulo proximal. Si esto se altera, se entregarían más cadenas ligeras a las porciones distales de la nefrona, promoviendo la precipitación intratubular y la formación de cilindros.

LECTURAS RECOMENDADAS

Arant BS Jr. Vesicoureteric reflux and renal injury. *Am J Kidney Dis.* 1991;17:491–511.
Greenberg A, Cheung AK, Falk RJ, et al. *Primer on Kidney Diseases.* 4th ed. Philadelphia, PA: Elsevier Saunders; 2005.
Kumar V, Abbas AK, Aster JC, et al. *Robbins & Cotran Pathologic Basis of Disease.* 8th ed. Philadelphia, PA: Elsevier Saunders; 2010.
Wilson PD. Polycystic kidney disease. *N Eng J Med.* 2004;350:151–164.

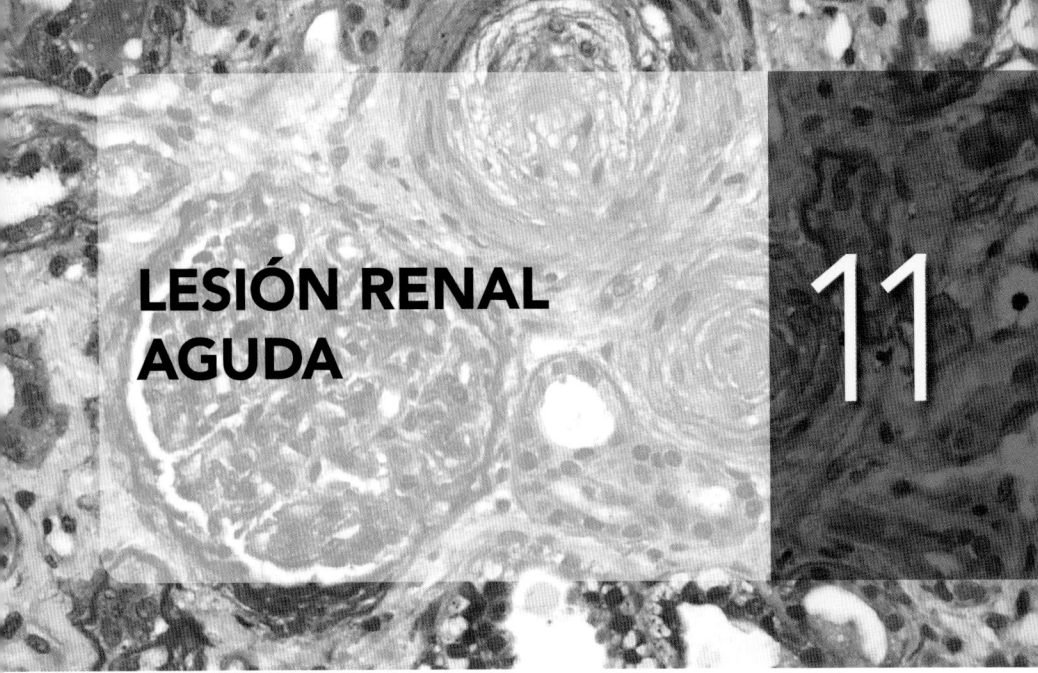

LESIÓN RENAL AGUDA

11

PRESENTACIÓN DE CASO

Un hombre de 63 años de edad es admitido para la extirpación electiva de un aneurisma aórtico abdominal intrarrenal. Los hallazgos de laboratorio prequirúrgicos de rutina incluyen nitrógeno ureico en sangre (NUS) de 20 mg/dL, una concentración plasmática de creatinina de 1.4 mg/dL y un examen general de orina normal. La cirugía se complica por periodos intermitentes de hipotensión, los cuales se revierten con la administración de líquido y sangre. Después de la cirugía, el paciente se encuentra hemodinámicamente estable, pero se observa que el gasto urinario promedia solo 10 mL/h.

Los siguientes valores en sangre y orina se notan 12 h después de la cirugía:

NUS	= 33 mg/dL (9–25)
Creatinina	= 2.5 mg/dL (0.8–1.4)
Na urinario	= 61 mEq/L
Osmolalidad urinaria	= 320 mOsm/kg
FENa	= 3.4%

El sedimento urinario revela numerosos cilindros granulosos lodosos marrones (véanse el capítulo 8 y la lámina 8.2F). Se inicia furosemida intravenosa (un diurético de asa) y el gasto urinario aumenta en un intervalo de 60 a 80 mL/h.

OBJECTIVOS

Al terminar este capítulo será capaz de comprender cada uno de los siguientes temas:

▶ Por qué la estimación de la tasa de filtración glomerular (TFG) es la principal prueba utilizada para estimar el grado de funcionamiento renal.

▶ Las causas principales de lesión renal aguda (LRA) y la estrategia diagnóstica utilizada para establecer el diagnóstico correcto, en particular la distinción entre enfermedad prerrenal y necrosis tubular aguda (NTA).

▶ La respuesta renal a la perfusión renal disminuida y los distintos padecimientos en los cuales la isquemia renal puede provocar un decremento de la TFG.

▶ La patogenia de NTA posisquémica y tóxica.

▶ Una apreciación de las situaciones clínicas de alto riesgo que pueden provocar LRA.

▶ La ausencia de terapias específicas una vez que se ha establecido la lesión.

Definición de lesión renal

Con frecuencia, el término *lesión renal* se utiliza para denominar una alteración de la tasa de filtración glomerular (TFG), pero ahora se emplea para designar la lesión renal aguda (LRA). Dado que la TFG es igual a la suma de las tasas de filtración de todas las nefronas funcionales, la TFG total (estimada por la concentración plasmática de creatinina o la depuración de creatinina) se asume que es un índice de la masa renal funcional (véase el capítulo 1).

Por lo tanto, es usual que la disminución de la TFG por enfermedad renal intrínseca refleje progresión de la enfermedad con reducción de la cantidad de nefronas funcionales. Sin embargo, la TFG también puede disminuir y el paciente puede considerarse con LRA si hay deterioro de la perfusión renal (*enfermedad prerrenal*) o si hay obstrucción del flujo urinario fuera de los riñones en la pelvis renal, uréteres, vejiga o uretra.

La TFG es importante porque numerosas toxinas potenciales se excretan por filtración glomerular. Como resultado, el empeoramiento de la enfermedad se relaciona con la retención gradual de numerosas sustancias, algunas de las cuales se miden de modo rutinario (como la concentración plasmática de NUS y de creatinina). No obstante, el NUS y creatinina *per se* no son tóxicos, sino que el incremento de las cifras séricas de estos compuestos se correlaciona con la acumulación y toxicidad de moléculas *urémicas* desconocidas.

La retención de estas sustancias tóxicas explica muchos de los signos y síntomas relacionados con *enfermedad renal en etapa terminal*. Algunos ejemplos de estos síntomas *urémicos* incluyen fatiga, anorexia, náusea y vómito, prurito y concentración mental difícil. Los signos de uremia incluyen pericarditis y neuropatía periférica (véase el capítulo 12). La excreción inadecuada de potasio y sodio también es común y lleva a hiperpotasemia y edema, respectivamente. La excreción ácida alterada da paso al desarrollo de acidosis metabólica (véase el capítulo 6). Aunque no es usual encontrar signos y síntomas urémicos hasta que la TFG es < 15 mL/min (normal de 90 a 125 mL/min), el edema y muchas de las anomalías en los análisis de laboratoro pueden tornarse evidentes cuando la TFG es < 40 mL/min. La pérdida de nefronas funcionales también altera la función hormonal de los riñones. Esto puede manifestarse por clínica como enfermedad ósea (en parte por la excreción disminuida de fosfato y producción reducida de calcitriol) y anemia (debida en gran medida a la menor secreción de eritropoyetina [véase el capítulo 12]).

Nefropatía temprana

Además de reflejar la pérdida de masa renal funcional, una TFG disminuida puede ser el único signo de enfermedad renal leve, moderada o incluso grave. Por ejemplo, un paciente con TFG de 40 mL/min (alrededor de 40% de lo normal) puede no presentar edema, tener una concentración plasmática normal de sodio y potasio, y un hematocrito normal. Solo una concentración plasmática aumentada de creatinina y quizás un examen general de orina anormal pueden indicar la presencia de nefropatía subyacente.

El equilibrio de sodio y potasio pueden mantenerse (la excreción iguala la ingesta) incluso en algunos pacientes con TFG menor de 20 mL/min. ¿Cómo es que pueden ocurrir estas adaptaciones?

Por razones que no se han comprendido bien, las adaptaciones intrarrenales que permiten mantener la homeostasis hidroelectrolítica tienen mayor probabilidad de ocurrir en la enfermedad renal crónica (de larga evolución). Con la misma disminución de la TFG, los pacientes con LRA tienen mayor probabilidad de desarrollar edema, hiponatremia e hiperpotasemia, debido a la retención de sodio, agua y potasio, respectivamente. La cantidad de ingesta así como la excreción disminuida determinan la probabilidad de encontrar estos problemas.

Lesión renal aguda

Las definiciones de LRA son un tanto arbitrarias y difieren un poco. Una definición ampliamente aceptada implica: 1) un incremento de la concentración plasmática de creatinina ≥ 0.3 mg/dL en un lapso de 48 h, 2) un incremento de creatinina ≥ 1.5 veces la cifra basal en un lapso de 7 días o 3) un volumen urinario < 0.5 mL/kg/h en 6 h. Aunque un incremento de 0.3 mg/dL de creatinina es numéricamente pequeño, es usual que represente una gran disminución de la TFG cuando la concentración plasmática de creatinina basal es menor de 1.5 mg/dL (véase el capítulo 1 para una explicación sobre la relación entre la TFG y la concentración plasmática de creatinina).

En comparación, los grandes incrementos de la concentración plasmática de creatinina (más de 1 mg/dL) representan reducciones relativamente pequeñas de la TFG en pacientes con enfermedad renal avanzada que inician con TFG disminuida .

Considere un paciente con nefropatía subyacente y una concentración plasmática basal de creatinina de 4 mg/dL, que refleja una TFG de 20 mL/min. Asumiendo que no haya cambios en la secreción de creatinina, ¿cuál es la nueva TFG aproximada si la concentración plasmática de creatinina aumenta a 6 mg/dL el día después de la cirugía? ¿De qué modo estos resultados difieren si la concentración plasmática de creatinina permanece en esta cifra durante varios días?

Abordaje diagnóstico

Por tradición, las amplias clasificaciones de LRA se dividen en tres categorías extensas: las causas prerrenales, intrínsecas y posrenales (obstrucción) se resumen en la figura 11.1. En la tabla 11.1 se listan las causas más comunes para cada una de estas categorías. La estrategia para establecer el diagnóstico correcto se revisó en el capítulo 8 y las características clínicas de algunas de estas patologías se explicaron en los capítulos 9 y 10. Sin embargo, hay una secuencia de pasos que deben seguirse, iniciando con la historia clínica (que incluye el momento de inicio del deterioro de la función renal y una revisión extensa de los medicamentos, tanto prescritos como de venta sin receta), la exploración física y un análisis cuidadoso de la orina.

Momento de inicio

En muchos pacientes con LRA, puede identificarse la fecha de inicio del deterioro de la función renal. Esto es particularmente cierto cuando el problema inicia en el hospital gracias a las mediciones seriadas de rutina de la concentración plasmática de NUS y creatinina. Supóngase, por ejemplo, que la concentración de creatinina comenzó a aumentar en el hospital el octavo día. En este ejemplo, se habría

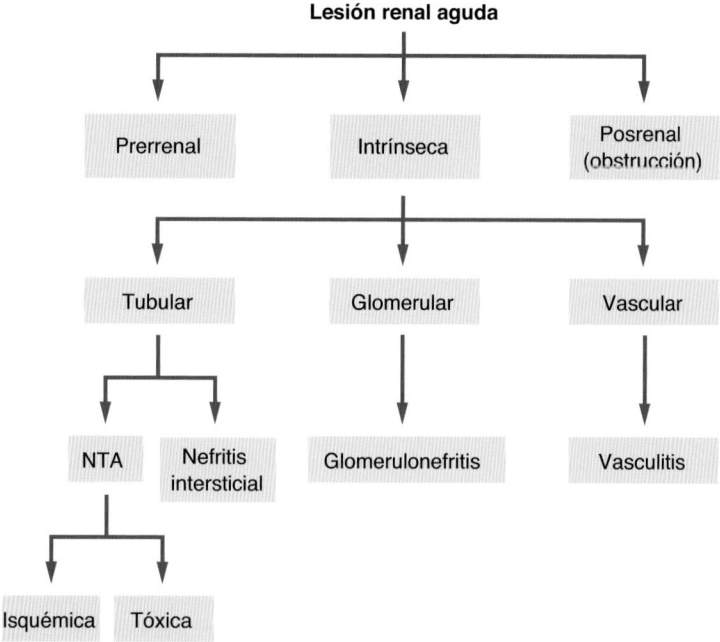

■ **FIGURA 11.1. Categorías principales de la lesión renal aguda.** Las etiologías posrenales (obstructivas) deben diagnosticarse con prontitud, debido a que es usual que la etiología y el tratamiento sean anatómicos. Alrededor de 40 a 50% de los pacientes con lesión renal aguda en el ámbito ambulatorio tienen etiologías prerrenales. Una vez establecida una enfermedad renal intrínseca, cerca de 75 a 80% de los pacientes padece necrosis tubular aguda (NTA), aproximadamente 10% tiene nefritis intersticial y solo cerca de 5 a 10% muestra glomerulonefritis aguda o vasculitis.

TABLA 11.1. Principales causas de lesión renal aguda

I. **Enfermedad prerrenal**
   A. **Depleción de volumen debida a pérdidas gastrointestinales (GI), renales o por tercer espacio**
   B. **Insuficiencia cardiaca congestiva o valvulopatía cardiaca**
   C. **Síndrome hepatorrenal en cirrosis hepática avanzada**
   D. **Estenosis de arteria renal bilateral, en particular después de la administración de un inhibidor de la enzima convertidora de angiotensina**
   E. **Fármacos que interfieren con la autorregulación como antiinflamatorios no esteroideos (AINE)**
   F. **Shock debido a la pérdida hídrica, sepsis, o insuficiencia cardiaca (con frecuencia progresa a necrosis tubular aguda)**

II. **Enfermedad renal intrínseca**
   A. **Glomerulopatía**
      1. Glomerulonefritis aguda, que incluye glomerulonefritis posinfecciosa y nefritis lúpica
      2. Glomerulonefritis crescéntica o de progresión rápida
      3. Anemias hemolíticas microangiopáticas que incluyen síndrome urémico hemolítico y púrpura trombocitopénica trombótica
   B. **Enfermedad tubulointersticial**
      1. Necrosis tubular aguda:
         a. Posisquémica: después de cualquier causa de isquemia renal grave
         b. Tóxica: fármacos, como antibióticos aminoglucósidos y quimioterapéuticos como cisplatino, medios de contraste, o la excreción de pigmentos de hem con hemólisis o rabdomiólisis
      2. Nefritis intersticial, aguda, por lo general inducida por fármacos
      3. Obstrucción intratubular, debida a cadenas ligeras de inmunoglobulinas en mieloma múltiple, fármacos como el antiviral aciclovir o cristales de ácido úrico después de la degradación excesiva de los tejidos y la liberación de purinas después de quimio o radioterapia de un cáncer hematológico (síndrome de lisis tumoral)
   C. **Vasculopatía**
      1. Vasculitis, por lo general relacionada con síntomas sistémicos
      2. Ateroembolia en los riñones, con mayor frecuencia después de procedimientos quirúrgicos o radiológicos con manipulación de una aorta ateromatosa

III. **Obstrucción de vías urinarias**
   A. **Patología prostática en hombres**
   B. **Neoplasia maligna pélvica o retroperitoneal**

producido cierta lesión renal en las 24 h previas (como un episodio de hipotensión, la institución de terapia con un inhibidor de la enzima convertidora de angiotensina [IECA] o un antiinflamatorio no esteroideo [AINE], o bien, la administración de un medio de contraste) o el efecto acumulativo de una toxina se tornó aparente por clínica (como necrosis tubular aguda [NTA] debida a un antibiótico aminoglucósido). *Recuérdese que la estimación de la TFG a partir de creatinina sérica refleja la función total, por lo que el proceso que afecta un solo riñón (cálculo, isquemia) puede no manifestar un incremento notable de la concentración de creatinina.*

El siguiente caso clínico destaca cómo una revisión cuidadosa de la evolución clínica puede identificar la etiología de LRA. Un paciente antes sano que había presentado una infección grave por herpes zóster fue tratado con aciclovir intravenoso, un medicamento que puede precipitarse en los túbulos, si no se mantiene una velocidad adecuada del flujo urinario. La concentración plasmática de creatinina comenzó a aumentar con rapidez el sexto día; no se apreciaron otras causas además del aciclovir, aunque el paciente había recibido este medicamento solo por 6 días. La revisión cuidadosa del expediente reveló que se se habían suspendido los líquidos intravenosos el cuarto día. La ingesta oral y, por lo tanto, el gasto urinario fueron relativamente bajos en los siguientes días, lo que creó un ambiente favorecedor para la precipitación de aciclovir.

Exclusión de una obstrucción de vías urinarias

A menos que el diagnóstico sea claro a partir de la historia clínica o el examen general de orina, siempre debe descartarse una obstrucción de vías urinarias, debido a que es una causa relativamente común de LRA (en especial en hombres) que se revierte con rapidez. Con frecuencia puede palparse una vejiga aumentada de tamaño por la obstrucción uretral debida a patología prostática y el paso de una sonda hacia la vejiga alivia la obstrucción, además de mejorar la función renal.

La obstrucción a nivel de la vejiga o los uréteres puede detectarse solo a través de un procedimiento radiológico, como ecografía. Este debe revelar dilatación de las pelvis y cálices renales debida a la lesión obstructiva. Sin embargo, en las primeras etapas de la obstrucción, estos cambios radiológicos pueden no ser aparentes. La filtración glomerular disminuye de manera significativa cuando la presión hidráulica en el espacio de Bowman (aumentada por la obstrucción distal del flujo urinario) excede la presión hidráulica capilar glomerular (véase el capítulo 1, ecuación 1). De nuevo, la obstrucción unilateral no se manifiesta con un deterioro grave de la TFG, debido a la compensación por el riñón sin obstrucción.

 Un paciente con LRA tiene un gasto urinario de 1500 mL/día. ¿El gasto urinario relativamente normal puede excluir el diagnóstico de obstrucción de vías urinarias?

Examen general de orina

El examen general de orina puede revelar hallazgos sugestivos de un tipo particular de enfermedad en pacientes con LRA (véase la tabla 8.2):

- Los eritrocitos (en particular si son dismórficos), cilindros eritrocitarios y proteinuria son virtualmente diagnósticos de glomerulonefritis o vasculitis.
- Los leucocitos y cilindros leucocitarios —con o sin eritrocitos— son altamente sugestivos de pielonefritis aguda o nefritis intersticial.
- Una tira reactiva negativa para proteína o una razón microalbúmina/creatinina normal con una prueba de ácido sulfosalicílico claramente positiva o una razón proteína/creatinina urinaria positiva indican mieloma renal, debido a que las cadenas ligeras de inmunoglobulina no se detectan por tira reactiva o el estudio de microalbúmina.

- Numerosos cilindros granulosos lodosos marrones con células epiteliales y cilindros de células epiteliales sugieren NTA; los hallazgos urinarios en este caso representan detritos celulares y descamación.
- Un examen general de orina relativamente normal es típico de enfermedad prerrenal, pero también puede ocurrir en cerca de 10 a 15% de los casos de NTA y obstrucción de vías urinarias.

Distinción entre enfermedad prerrenal y necrosis tubular aguda

Las diversas causas de enfermedad prerrenal y NTA son responsables de aproximadamente 75% de los casos de LRA. Distinguir entre estas afecciones puede ser difícil, debido a que hay una progresión entre la gravedad y la duración de la perfusión renal disminuida para determinar si ha ocurrido daño tubular. La principal herramienta para distinguir entre enfermedad prerrenal y NTA es la respuesta a los líquidos intravenosos. Una mejora de la función renal (más de 1 a 2 días) hacia la concentración plasmática basal de creatinina se considera diagnóstica de enfermedad prerrenal, mientras que un incremento continuo de la concentración plasmática de creatinina indica NTA.

Además, otros tantos hallazgos en sangre y orina pueden ser útiles (tabla 11.2). Estos hallazgos reflejan en gran medida la diferencia entre función tubular intacta en enfermedad prerrenal y función tubular alterada en NTA.

Razón entre la concentración plasmática de nitrógeno de urea en sangre (NUS) y creatinina

En la mayoría de los pacientes con lesión renal, el deterioro de la TFG aumenta de manera proporcional tanto la concentración plasmática de NUS y de creatinina. Como resultado, la razón entre estos parámetros permanece entre 10 y 15:1, similar

TABLA 11.2. Hallazgos de laboratorio en la enfermedad prerrenal y la necrosis tubular aguda

Estudio	Favorece la enfermedad prerrenal	Favorece la NTA
Razón NUS:PCr	> 20:1	10–15:1
Examen general de orina	Normal o casi normal con unas cuantas células o cilindros; pueden observarse cilindros hialinos, pero no son anormales.	Numerosos cilindros granulosos con células epiteliales tubulares renales y cilindros de células epiteliales
Sodio urinario	< 25 mEq/L	> 40 mEq/L
FENa	< 1%	> 2%
Osmolalidad urinaria	> 500 mOsm/kg	300–350 mOsm/kg

NTA, necrosis tubular aguda; NUS, nitrógeno de urea en sangre; FENa, excreción fraccional de sodio; PCr, concentración plasmática de creatinina.

a la encontrada en pacientes normales. La enfermedad prerrenal representa una excepción. La hipoperfusión renal se relaciona con un incremento apropiado en la reabsorción proximal de sodio y agua que está mediada en parte por la liberación aumentada de angiotensina II. La reabsorción de agua aumenta la concentración de urea en el líquido tubular, provocando con ello un incremento equivalente de la reabsorción proximal de urea. El incremento de la reabsorción de urea aumenta el NUS fuera de proporción en respuesta a cualquier cambio de la TFG, y se incrementa la razón entre la concentración plasmática de nitrógeno de urea en sangre y creatinina.

Por lo general, una razón mayor de 20:1 es indicativa de enfermedad prerrenal en ausencia de una dieta rica en proteína, degradación tisular aumentada, sangrado gastrointestinal o la administración de corticosteroides, todo lo cual aumenta NUS independiente de la TFG.

Sin embargo, una razón normal es menos útil. Puede observarse con NTA, pero también puede encontrarse en enfermedad prerrenal cuando la producción de urea disminuye a causa de una menor ingesta de proteína o a enfermedad hepática.

Concentración urinaria de sodio y excreción fraccional de sodio

La retención de sodio es una respuesta apropiada a la hipoperfusión renal que se altera en forma parcial en la NTA. Por ello, es usual que la concentración urinaria de sodio sea menor de 20 mEq/L en la enfermedad prerrenal, pero mayor de 40 mEq/L en la NTA. Sin embargo, hay una superposición apreciable que se debe en parte a la concentración urinaria de sodio influida por la tasa de reabsorción de agua, así como la de sodio.

El efecto confusor del transporte de agua puede eliminarse y aumentar la precisión diagnóstica al calcular la excreción fraccional de sodio (FENa), que es una medida directa de la reabsorción del sodio filtrado. (La fórmula para calcular la FENa se menciona en el capítulo 8.) Una FENa menor de 1% (que indica que más de 99% del sodio filtrado se ha reabsorbido) sugiere enfermedad prerrenal, mientras que un valor mayor de 2% casi siempre se debe a NTA. Sin embargo, debe recordarse que, en condiciones normales, más de 99% del sodio filtrado se reabsorbe (véase el capítulo 1), por lo que este cálculo es más útil en el contexto de LRA y TFG reducida.

Osmolalidad urinaria

La depleción marcada de volumen es un estímulo potente para la liberación de hormona antidiurética (ADH) (véanse el capítulo 2 y la figura 2.4). Esto debe producir una orina muy concentrada (osmolalidad mayor de 500 mOsm/kg) cuando la función tubular está intacta, como en la enfermedad prerrenal. En comparación, la capacidad concentradora se altera en las etapas tempranas de NTA, debido a que las células medulares en la porción ascendente gruesa se encuentran entre las primeras que son lesionadas por la isquemia renal. Como resultado, la orina es relativamente isosmótica al plasma en la NTA, y la osmolalidad urinaria se encuentra entre 300 y 350 mOsm/kg en la mayoría de los casos. No obstante, hay una superposición sustancial, por lo que solo un valor elevado mayor de 500 mOsm/kg tiene importancia diagnóstica.

Enfermedad prerrenal

A pesar de que se ha descrito la respuesta a la perfusión renal disminuida, aún hay algunas lecciones fisiopatológicas importantes por aprender al revisar tres de las causas: el síndrome hepatorrenal; estenosis de arteria renal bilateral, en particular después de la administración de un inhibidor de ECA; y la administración de AINE en individuos susceptibles.

Síndrome hepatorrenal

Los cambios hemodinámicos que ocurren en la cirrosis hepática se explican en el capítulo 4: vasodilatación esplácnica marcada, que provoca reducción de la resistencia vascular sistémica y de la presión arterial. Como en otras formas de depleción de volumen eficaz, la hipotensión en cirrosis hepática se relaciona con un incremento progresivo de la liberación de angiotensina II y noradrenalina, que da paso a un grado creciente de isquemia renal. Esto se manifiesta por una reducción gradual de la TFG a medida que empeora la enfermedad hepática.

Con frecuencia, el deterioro de la TFG en cirrosis hepática se enmascara por el decremento de la producción de urea (debida a hepatopatía) y creatinina (debida en gran parte a la pérdida de masa muscular). Como resultado, la concentración plasmática de creatinina puede permanecer dentro del intervalo "normal" de 1.0 a 1.4 mg/dL en pacientes con TFG tan baja como 20 mL/min. Medir la depuración de creatinina debe detectar el decremento de la producción de creatinina y de la TFG en este caso.

El *síndrome hepatorrenal* se define como un incremento progresivo sin explicación de la concentración plasmática de creatinina en un paciente con hepatopatía avanzada. El síndrome hepatorrenal tipo I es más grave y se define como la duplicación de las cifras de creatinina en un lapso de 2 semanas y menos de 500 mL de orina por día. El tipo II es un proceso más indolente relacionado con resistencia a diuréticos. Ambos tipos se relacionan con FENa disminuida. El síndrome hepatorrenal representa la etapa final de un proceso que disminuye gradualmente el flujo sanguíneo renal y la TFG (véase la figura 11.5 más adelante en este capítulo).

La supervivencia del paciente es en extremo limitada con el síndrome hepatorrenal, a menos que la función hepática pueda mejorarse (como con un trasplante hepático). La mortalidad en este caso se debe a encefalopatía hepática o sangrado digestivo causado por várices esofágicas y no a la lesión renal.

El tratamiento del síndrome hepatorrenal con análogos de hormona antidiurética (como ornipresina o terlipresina) revierte la vasodilatación esplácnica, y estos se administran con frecuencia con albúmina (véase el capítulo 4 y la figura 4.6). Otras estrategias terapéuticas incluyen midodrina (un agonista adrenérgico $\alpha 1$ oral y un vasoconstrictor sistémico), junto con octreótido (un inhibidor de la liberación de vasodilatadores endógenos que provoca vasoconstricción esplácnica); en teoría, la terapia combinada mejora la hemodinámica renal y sistémica. La reinfusión de la ascitis del paciente hacia la vena yugular interna a través de una *derivación peritoneovenosa* puede expandir el volumen plasmático y, en muchos casos, mejorar la función renal.

Estenosis de arteria renal e inhibidores de la enzima convertidora de angiotensina (ECA)

El estrechamiento de la arteria renal (estenosis de arteria renal) se relaciona con un decremento de la presión arterial distal a la obstrucción. A pesar de este decremento de la presión de perfusión de los glomérulos, la TFG puede mantenerse al inicio gracias

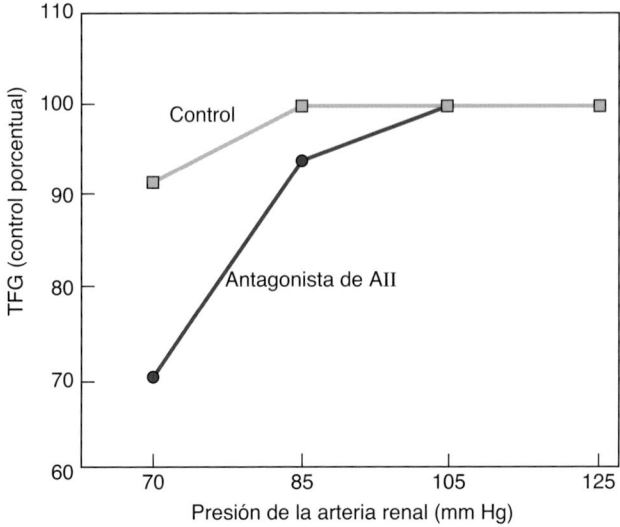

■ **FIGURA 11.2.** Efecto de reducir la presión de la arteria renal (de un valor basal cercano a 125 mm Hg) en la tasa de filtración glomerular (TFG) en perros normales (*cuadrados verdes*) y perros pretratados con un antagonista de angiotensina II (AII) (*círculos azules*). La autorregulación de la TFG se mantuvo en perros normales hasta que la presión de la arteria renal se redujo a 70 mm Hg. Antagonizar el efecto de AII provocó un deterioro más temprano y marcado de la TFG, lo cual indica un papel importante de la angiotensina II en la autorregulación de la TFG. (Modificada de Epstein M, Berk DP, Hollenberg NK, et al. Renal failure in the patient with cirrhosis. The role of active vasoconstriction. *Am J Med.* 1970;49[2]:175–185.)

a la *autorregulación* (el mecanismo que se explicó en el capítulo 1). Este fenómeno, ilustrado en la figura 11.2, muestra que la TFG se mantiene en perros normales a medida que se reduce la presión de la arteria renal de 125 a 85 mm Hg. Con el tiempo, la capacidad para autorregular disminuye y la TFG comienza a deteriorarse mientras la presión de la arteria renal se reduce a 70 mm Hg.

La angiotensina II tiene un papel importante en la autorregulación de la TFG al constreñir de modo preferencial la arteriola glomerular eferente, lo cual mantiene la presión intraglomerular. Sin embargo, si se bloquea el efecto de la angiotensina II por un antagonista de angiotensina II o su producción se disminuye por la administración de un inhibidor de ECA, entonces la reducción de la TFG comienza a una mayor presión y es más pronunciada (véase la figura 11.2).

Con frecuencia, los pacientes con una estenosis > 75% de una o ambas arterias renales se encuentran hipertensos; debido a la angiotensina II formada dentro del riñón durante la respuesta autorreguladora, también puede entrar a la circulación sistémica e inducir vasoconstricción. Usualmente, en este caso un inhibidor de ECA revertirá de modo parcial o completo la hipertensión. No obstante, tenderá a alterar la autorregulación, disminuyendo así la TFG. Este efecto no aumentará de manera significativa la concentración plasmática de creatinina en pacientes con una lesión unilateral, porque la filtración se mantendrá en el riñón contralateral no estenótico. Sin embargo, la LRA puede ocurrir en algunos pacientes con estenosis arterial renal bilateral o estenosis unilateral en un riñón solitario.

Debe enfatizarse que, aunque el riesgo es mayor con un inhibidor de ECA, cualquier medicamento antihipertensivo puede provocar LRA, si la estenosis es grave. Como se muestra en la figura 11.2, la capacidad para autorregular la TFG en perros normales ocurre a cierto intervalo de la presión de perfusión renal; reducir la presión por debajo de dicho intervalo reduce la TFG, incluso en presencia de angiotensina II.

Antiinflamatorios no esteroideos

La depleción de volumen eficaz por cualquier causa origina la secreción reforzada de angiotensina II y noradrenalina, las cuales son vasoconstrictores renales potentes. La angiotensina II y noradrenalina también estimulan la producción renal de prostaglandinas vasodilatadoras, en particular prostaciclina y PGE_2 por los glomérulos. Como resultado de estas interacciones hormonales, por lo general se evita la vasoconstricción excesiva (con la reducción consecuente del flujo sanguíneo renal y de la TFG).

Esta relación asume importancia clínica por el uso extenso de AINE, que reducen la síntesis de prostaglandinas al inhibir la enzima ciclooxigenasa. Los AINE tienen poco efecto en la función renal en individuos normales en quienes la producción de angiotensina II, noradrenalina y prostaglandinas renales es relativamente baja. Sin embargo, los AINE pueden provocar LRA cuando se administran a pacientes con depleción verdadera de volumen (como con terapia diurética), insuficiencia cardiaca congestiva o cirrosis hepática. En estas situaciones, la vasoconstricción renal exagerada ocurre debido a que se bloquea la respuesta compensadora de prostaglandina a la liberación aumentada de angiotensina II y noradrenalina.

Se ha demostrado que los inhibidores selectivos de ciclooxigenasa 2 causan menos efectos colaterales gastrointestinales, pero las consecuencias sobre la hemodinámica y función renales son similares a los AINE tradicionales. Por lo tanto, estos medicamentos también deben evitarse en pacientes con insuficiencia renal, depleción de volumen, insuficiencia cardiaca congestiva o cirrosis hepática.

Necrosis tubular aguda

La NTA se clasifica en dos tipos: posisquémica y tóxica (véase la tabla 11.1). Sin importar el mecanismo, la NTA se relaciona con dos cambios histológicos importantes y *glomérulos normales*:

- Necrosis tubular con denudación de las células epiteliales; la lesión tubular tiende a ser más prominente en el túbulo proximal y en la porción ascendente gruesa del asa de Henle.
- Oclusión del lumen tubular por detritos celulares y cilindros, con hemólisis o rabdomiólisis, por la precipitación de pigmentos hem.

Ahora se aprecia que los mecanismos complejos que implican la vasculatura y el epitelio tubular renal convergen en la NTA isquémica para causar una reducción drástica de la TFG, característica principal de esta lesión (10% de la TFG normal).

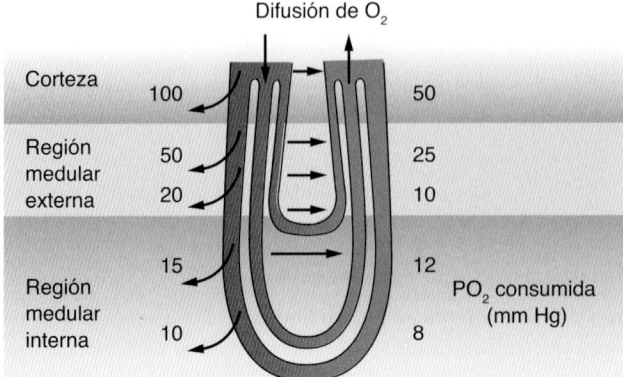

Difusión de O$_2$

FIGURA 11.3. Desarrollo de hipoxia (en que la PO$_2$ tisular disminuye por debajo de 10 mm Hg) en la médula renal debido al intercambio de oxígeno entre la porción descendente y la ascendente de los capilares de los vasos rectos (*flechas rectas*) y el consumo de oxígeno por las células medulares (*flechas curvas*). (Modificada con permiso de Brezis M, Rosen S, Silva P, et al. Renal ischemia: a new perspective. *Kidney Int.* 1984;26[4]:375–383.)

En las figuras 11.3 y 11.4 se resumen los eventos principales que contribuyen a la lesión renal. Incluso la anatomía de la nefrona ocasiona que ciertos segmentos tubulares sean susceptibles a la lesión isquémica. Aunque los riñones reciben 20% del gasto cardiaco, en condiciones normales, la médula renal existe en el umbral de la hipoxia, debido en parte a la elevada actividad metabólica necesaria para los procesos de transporte y el flujo sanguíneo reducido a este segmento. La configuración de horquilla de los capilares vasos rectos (esencial para la operación normal del mecanismo contracorriente) causa el intercambio de oxígeno entre la sangre rica en O$_2$ que deja la corteza y entra a la porción capilar descendente, y la sangre pobre en O$_2$ que drena la región medular interna en la porción capilar ascendente (véase la figura 11.3). El efecto neto es que, en condiciones normales, la PO$_2$ que baña las células de la porción ascendente gruesa del asa de Henle es tan baja como de *10 a 20 mm Hg*. Por lo tanto, podría esperarse que las células tubulares en la médula sean más susceptibles a la lesión isquémica. Gracias a estudios en animales y humanos, se ha sugerido que en muchos casos de NTA posisquémica, hay una lesión preferencial de la porción ascendente gruesa y del segmento terminal del túbulo proximal que finaliza en la región medular externa.

Patogenia

Anomalías vasculares

Con la lesión isquémica aguda, hay pérdida de la autorregulación renal y un incremento paradójico de la vasoconstricción, lo cual lleva a un aumento de la concentración citosólica y mitocondrial de calcio. La congestión medular externa es otro hallazgo prominente de isquemia renal aguda que puede contribuir a empeorar la hipoxia. También se ha propuesto que el daño endotelial por una lesión oxidativa aumentada tiene un papel, y la lesión oxidativa puede provocar un decremento de óxido nítrico sintasa (eNOS) y prostaglandinas vasodilatadoras en la células endoteliales.

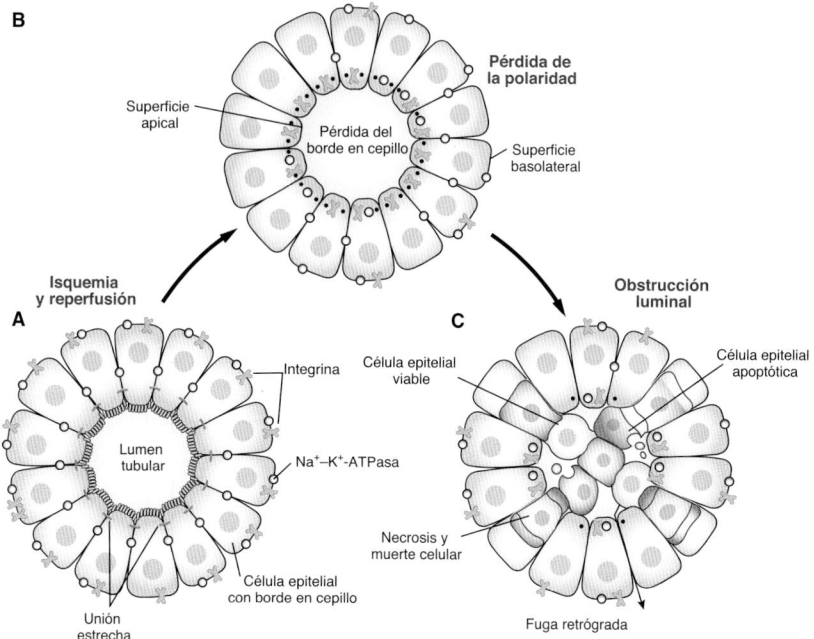

■ **FIGURA 11.4. Después de la isquemia y la reperfusión, ocurren cambios morfológicos en los túbulos proximales, que incluyen la pérdida de la polaridad, del borde en cepillo y de las uniones estrechas, además de redistribución de las integrinas y Na$^+$–K$^+$-ATPasa a la superficie apical.** El calcio y las especies reactivas de oxígeno también pueden tener un papel en estos cambios morfológicos, además de la muerte celular subsecuente, resultado de necrosis y apoptosis. Tanto las células viables como las no viables se descaman hacia el lumen tubular, provocando con ello la formación de cilindros y la obstrucción luminal con fuga retrógrada que contribuye al decremento de la tasa de filtración glomerular. (Modificada con permiso de Schrier RW, Wang W, Poole B, et al. Acute renal failure: definitions, diagnosis, pathogenesis, and therapy. *J Clin Invest.* 2004;114[1]:5–14.)

Anomalías tubulares

Aún no se ha comprendido del todo cómo las anomalías tubulares en la NTA isquémica median el decremento de la TFG, pero se sabe que implica numerosos mecanismos (véanse la figuras 11.4 y 11.5). Algunos estudios han documentado la descamación de las membranas en borde en cepillo proximales y células epiteliales viables hacia la orina. Con la lesión isquémica, se han demostrado anomalías del citoesqueleto, las cuales inducen la translocación de Na$^+$–K$^+$-ATPasa de la membrana basolateral a la apical. Esta pérdida de transporte vectorial de sodio podría explicar el decremento de la reabsorción tubular de sodio que ocurre en esta afección. La activación de cisteína proteasas, como la calpaína, inducida por hipoxia, puede tener un papel en la translocación de Na$^+$–K$^+$-ATPasa. Además, la acumulación de detritos celulares causa obstrucción intratubular y el hallazgo de túbulos dilatados a la biopsia renal. El incremento resultante de la presión intraluminal tubular puede alterar las uniones estrechas de las células epiteliales y la adhesión mediada por integrina, y así ocasionar la fuga

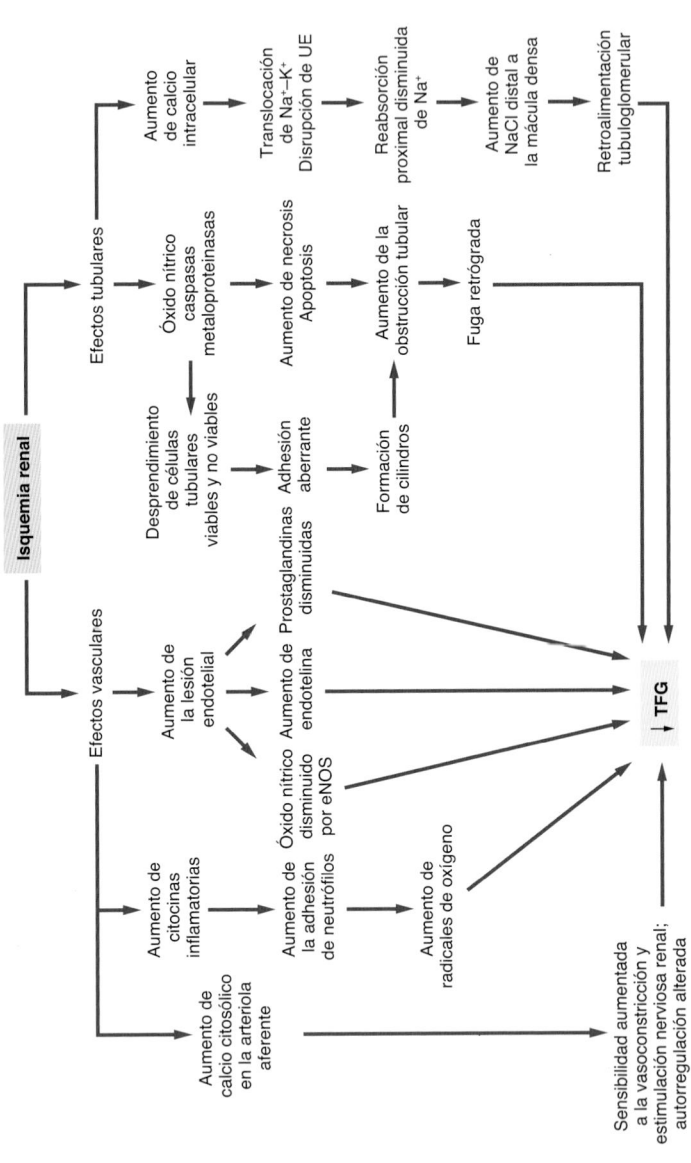

■ **FIGURA 11.5. Procesos vasculares y tubulares que provocan un decremento de la tasa de filtración glomerular (TFG) en necrosis tubular aguda (NTA) isquémica.** eNOS, sintasa de óxido nítrico endotelial; UE, unión estrecha. (Ilustración original en Thadhani R, Pascual M, Bonventre JV. Acute renal failure. *N Engl J Med.* 1996;334[22]:1448–1460. Modificada de Schrier RW, Wang W, Poole B, et al. Acute renal failure: definitions, diagnosis, pathogenesis, and therapy. *J Clin Invest.* 2004;114[1]:5–14.)

retrógrada del ultrafiltrado glomerular hacia la circulación. El decremento de la reabsorción de cloruro de sodio en el túbulo proximal resultado de estos procesos ocasiona el aumento de la entrega a la mácula densa y activa la retroalimentación tubuloglomerular para reducir la TFG. Dado que la arteriola aferente se vasoconstriñe con la lesión isquémica, esto puede ser suficiente para explicar la TFG muy baja.

Inflamación/respuesta inmune

La lesión por reperfusión en isquemia induce la liberación de citocinas inflamatorias, que incluyen: factor de necrosis tumoral α (TNFα), proteína quimiotáctica de monocitos 1 (MCP-1), factor de crecimiento transformante β (TGFβ), interleucina (IL)-6, IL-8 e IL-18, así como también la activación de receptores tipo compuerta que inducen una mayor adhesión de neutrófilos, además de la activación de monocitos/macrófagos, células dendríticas y linfocitos T. La vía del complemento también se activa, y numerosas señales contribuyen a estas respuestas, incluidas las especies reactivas de oxígeno y óxido nítrico (NO). La sintasa inducible de óxido nítrico (iNOS) se induce por la isquemia, de modo que aumentan las cifras de NO, y la captación de NO por los radicales libres produce peroxinitrito, que contribuye al daño tubular.

?
4 En algunas nefronas, la lesión celular es lo suficientemente grave para alterar la reabsorción de sodio, pero no tanto como para inducir la fuga retrógrada. ¿Cómo podría contribuir la reabsorción disminuida de cloruro de sodio en el túbulo proximal y el asa de Henle al deterioro de la TFG en NTA? Considere el mecanismo a través del cual la TFG se regula en condiciones normales.

Tratamiento y prevención

Pese a que con frecuencia es posible identificar a los pacientes en riesgo de desarrollar NTA y a que se han logrado grandes avances en la comprensión de la patogenia, las estrategias terapéuticas eficaces aún son elusivas. Los cuidados de soporte con diálisis y la corrección de las alteraciones electrolíticas y metabólicas aún son la base del tratamiento. Se han intentado utilizar numerosas estrategias potenciales, pero *no* se ha encontrado que sean eficaces en pacientes con NTA isquémica (aunque se ha demostrado que varias tienen eficacia en modelos animales). Estas estrategias fallidas incluyen: 1) diuréticos de asa para inhibir las demandas metabólicas y promover la conservación celular; 2) la diuresis forzada para enjuagar los detritos celulares; y 3) péptido natriurético auricular (PNA), manitol, dopamina y bloqueadores de los canales de calcio para modular la hemodinámica renal.

Necrosis tubular aguda inducida por aminoglucósidos

Las causas principales de NTA nefrotóxica se listan en la tabla 11.1. Una de las mejor comprendidas y más comunes es la lesión renal que puede producirse por la administración prolongada de un antibiótico aminoglucósido como gentamicina o tobramicina (en México la tobramicina solo existe oftálmica y en ungüento, es más común el uso de amikacina). Se ha estimado, por ejemplo, que ocurre un incremento de la concentración plasmática de creatinina de más de 0.5 a 1.0 mg/dL en 10 a 20% de los pacientes tratados con estos fármacos. La NTA puede ocurrir incluso si las cifras plasmáticas del fármaco se vigilan de manera estrecha, aunque el riesgo es claramente mayor en aquellos pacientes con cifras farmacológicas pico elevadas.

Patogenia

Los aminoglucósidos se filtran con libertad a través del glomérulo; la mayoría de los medicamentos luego se excreta, mientras una pequeña cantidad se capta y almacena en las células tubulares, en particular aquellos en el túbulo proximal. Estudios experimentales sugieren que la acumulación intracelular de aminoglucósidos persiste hasta por un periodo de 4 a 6 semanas después de suspender el tratamiento.

La cantidad de grupos aminocatiónicos (NH^+_3) por molécula parece ser un determinante importante de nefrotoxicidad. La neomicina (6 por molécula), gentamicina (5) y tobramicina (5) producen la lesión renal más relevante; la estreptomicina (3), la menor.

El papel de la carga molecular parece relacionarse con la unión del fármaco catiónico a receptores en las membranas apical y subcelulares. En la membrana apical, el aminoglucósido se une a los fosfolípidos aniónicos, de modo tal que promueve la entrada del fármaco a la célula tubular. Dentro de la célula, el aminoglucósido se acumula dentro de los lisosomas, un efecto que también puede depender de la carga. La inhibición de las funciones lisosomales (como síntesis disminuida de las enzimas proteolíticas catepsina B y catepsina L) pueden ser responsables de la lesión celular relacionada.

La probabilidad de desarrollar una lesión renal depende de la dosis y la duración de la terapia. No es habitual que la concentración plasmática de creatinina comience a aumentar hasta que el aminoglucósido se administre por lo menos 7 días en pacientes sanos. Sin embargo, el periodo latente puede disminuir hasta 2 días, si hay isquemia renal concurrente (debida a depleción de volumen o hipotensión) o sepsis con endotoxinemia.

Prevención

En la actualidad, la vigilancia cuidadosa de las cifras farmacológicas y la vigilancia de la duración de la farmacoterapia son los métodos principales utilizados para reducir la incidencia de nefrotoxicidad por aminoglucósidos. Los estudios indican que la nefrotoxicidad por aminoglucósidos puede minimizarse mediante la administración de la dosis completa una vez al día (4 mg/kg en un estudio) en vez de 3 dosis divididas (1.33 mg/kg cada una). La terapia una vez al día produce concentraciones plasmáticas y urinarias pico elevadas; esto último excede la capacidad de reabsorción del túbulo proximal, por lo que se excreta la mayor parte del fármaco, sin captarse por las células tubulares. En contraste, la reabsorción no se satura con la terapia en dosis divididas, y la captación farmacológica por las células proximales es mucho mayor durante el transcurso del día.

Nefropatía por medio de contraste

Esta es una forma común y con frecuencia prevenible de lesión tubular tóxica, debido a que es la única situación clínica en que se conoce el momento exacto de exposición con antelación. El desarrollo de nefropatía por medio de contraste en pacientes hospitalizados se relaciona con morbimortalidad aumentada.

Patogenia

Se piensa que el mecanismo de lesión es una combinación de efectos vasoconstrictores directos del medio de contraste con toxicidad tubular mediada por la generación de radicales libres. Los factores de riesgo para desarrollar nefropatía por medio de contraste incluyen insuficiencia renal preexistente, en especial si es consecuencia de nefropatía diabética, insuficiencia cardiaca avanzada u otra causa de perfusión renal reducida (como hipovolemia), una dosis total elevada de medio de contraste, la osmolalidad del medicamento utilizado, y quizás mieloma múltiple subyacente, en especial si se relaciona con hipercalcemia.

Prevención

El mejor tratamiento de la lesión renal inducida por medio de contraste es la prevención. El riesgo puede disminuirse mediante el uso de líquidos intravenosos isotónicos (ya sea cloruro de sodio o bicarbonato de sodio), dosis menores del medio de contraste, el uso de medicamentos "isoosmolares", evitar estudios repetidos con un intervalo temporal breve, de la depleción de volumen y del uso de AINE.

Evolución clínica

La NTA posisquémica o nefrotóxica se relaciona con un incremento progresivo de la concentración plasmática de creatinina, que puede estabilizarse según la intensidad de la lesión y continúa aumentando hasta requerir diálisis. Es típico que la lesión renal comience el día del estímulo con hipotensión o la administración de un medio de contraste; en comparación, el inicio se retrasa con la terapia con aminoglucósidos.

Por lo general, la velocidad del incremento de la concentración plasmática de creatinina es mayor de 0.5 mg/dL por día en pacientes con NTA. La velocidad máxima si *esencialmente no hay TFG*, es cercana a 2 a 2.5 mg/dL por día.

La recuperación requiere la regeneración de las células tubulares, mediada en parte por la activación de los genes de respuesta al crecimiento y la liberación de factores de crecimiento. El proceso de recuperación puede acelerarse en animales experimentales; como ejemplos, la administración de factor de crecimiento parecido a insulina I o factor de crecimiento epidérmico puede reforzar la regeneración tubular y la velocidad de mejora de la función renal. Sin embargo, como con otras opciones terapéuticas experimentales para LRA, los estudios con factores de crecimiento en LRA humana han sido desalentadores y no se utilizan en la actualidad.

Asumiendo que el estímulo subyacente se ha eliminado o corregido, la TFG aumenta y, como resultado de la carga filtrada aumentada de creatinina, la concentración plasmática de creatinina comienza a disminuir en 3 a 21 días. El intervalo es más breve con una lesión leve autolimitada y más prolongado con una lesión grave y persistente. Por ejemplo, los pacientes con una infección continua pueden tener episodios recurrentes de isquemia renal y lesión renal prolongada, mientras los pacientes con nefropatía por medio de contraste no complicada muestran una concentración máxima de creatinina a los 3 a 5 días y luego comienzan a mejorar.

De manera habitual, la recuperación de la función renal va precedida por un incremento progresivo del gasto urinario que indica la cantidad reforzada de nefronas funcionales. La mayoría de los pacientes regresa a la concentración plasmática de creatinina basal previa, aunque es común que las mediciones cuidadosas de la TFG revelen cierto grado de lesión permanente. Los episodios de LRA pueden dar paso al desarrollo de enfermedad renal crónica, la cual es un factor de riesgo para desarrollar LRA (véase el capítulo 12). Aún debe determinarse si un episodio de LRA en un paciente con enfermedad renal crónica acelera el deterioro de la TFG después de resolver la LRA. Incluso, todavía se desconoce cómo las distintas etiologías de LRA afectan la evolución renal subsecuente. En pacientes con NTA prolongada (> 6 semanas), solo puede observarse recuperación parcial y algunos requerirán de diálisis.

RESUMEN

La LRA es común en pacientes hospitalizados y se relaciona con desenlaces adversos. Por lo general, los pacientes con LRA se identifican por la disminución del gasto urinario o el incremento de creatinina sérica (aunque las definiciones exactas varían). El diagnóstico diferencial de LRA incluye afecciones del sistema colector y la vejiga (posrenal), condiciones que provocan hipoperfusión renal (prerrenal) y enfermedades intrínsecas que afectan los glomérulos, túbulos o vasos sanguíneos. El abordaje del paciente con LRA implica identificar el momento de la lesión renal, junto con el escenario clínico, los hallazgos del examen general de orina y otros estudios de laboratorio, para identificar la etiología. Infortunadamente, solo se dispone de medidas de soporte para manejar la LRA, pero las situaciones de alto riesgo pueden anticiparse con frecuencia (pacientes con enfermedad renal crónica, inestabilidad hemodinámica, exposición a medios de contraste, cirugía y medicamentos nefrotóxicos específicos).

ANÁLISIS DEL CASO

El paciente cuyo caso se presentó al inicio de este capítulo mostró una reducción del gasto urinario, así como un incremento de la concentración de NUS y creatinina después de una cirugía mayor abdominal que se complicó por episodios de hipotensión. El diagnóstico diferencial en este caso es enfermedad prerrenal *versus* NTA. El examen general de orina, concentración urinaria aumentada de sodio, FENa elevada y osmolalidad urinaria de 320 mOsm/kg son compatibles con NTA.

El incremento de 1.1 mg/dL en la concentración plasmática de creatinina que ocurrió poco después de la cirugía sugiere que el deterioro de la TFG es relativamente grave. Por lo tanto, es probable que la gran mayoría de las nefronas funcionaran poco o no lo hicieran al momento de obtener las pruebas de laboratorio.

Dado que el paciente es vigilado durante las primeras horas después del inicio de NTA posisquémica, se administra furosemida (un diurético de asa) en un intento por aumentar el gasto urinario. Aunque esto facilitará el manejo hídrico del paciente, no hay evidencia de que la administración de diuréticos cambie la evolución de la recuperación. Los pacientes oligúricos (< 400 mL de orina por día) han sufrido una lesión más grave y tienen un peor pronóstico que aquellos sin oliguria. Aumentar el gasto urinario con el uso de diuréticos no cambia el pronóstico. Es usual que la recuperación espontánea (o incremento) del gasto urinario preceda a la mejora de la TFG y la reducción de creatinina sérica.

1 El equilibrio de sodio puede mantenerse mientras la TFG disminuye al reducir la tasa de reabsorción tubular. Si, por ejemplo, la FENa es 0.6% a una TFG normal, entonces la excreción de sodio permanecerá constante a una TFG que es 20% de la normal (una reducción cercana a 5 veces), si la FENa aumenta 5 veces a 3%. El PNA aumentado, la actividad disminuida del sistema renina–angiotensina–aldosterona y la natriuresis por presión debida a la hipertensión inducida por la expansión de volumen pueden contribuir al deterioro de la reabsorción de sodio. (Estos sistemas hormonales se revisan en el capítulo 2.)

El equilibrio de potasio, por otra parte, se mantiene al incrementar la secreción de potasio en el túbulo colector. Este proceso se estimula por un incremento de la concentración plasmática de potasio y por aldosterona (véase el capítulo 7). Nótese que la tasa de liberación de aldosterona no puede predecirse en la nefropatía, debido a que tiende a suprimirse por la expansión de volumen y reforzarse por hiperpotasemia.

2 La relación entre la concentración plasmática de creatinina y la TFG puede predecirse solo en el estado estacionario cuando la producción y excreción de creatinina son iguales y la concentración plasmática de creatinina es estable. La TFG no puede predecirse el día después de la cirugía, puesto que se desconoce si el paciente se encuentra en estado estacionario. Por ejemplo, la TFG podría ser menor de 5 mL/min y la concentración plasmática de creatinina continuará aumentando cada día, pues la excreción sigue siendo menor que la velocidad de producción.

Sin embargo, si la concentración plasmática de creatinina es estable durante varios días, entonces hay un estado estacionario. En este caso, el producto de la TFG y la concentración plasmática de creatinina debe ser constante. Este producto refleja la cantidad de creatinina filtrada y excretada, que, en el estado estacionario, es igual a la cantidad relativamente constante de creatinina producida. Por lo tanto,

$$20 \times 4 = 6 \times \text{TFG nueva}$$
$$\text{TFG nueva} = 13.3 \text{ mL/min}$$

3 En la obstrucción, como en otras nefropatías, el gasto urinario es igual a la diferencia entre la TFG y la reabsorción tubular. La obstrucción completa provoca la anulación del gasto urinario, pero el gasto no es predecible en pacientes con una obstrucción parcial. Aunque la TFG puede estar muy reducida (por el aumento de la presión tubular), la reabsorción tubular también puede estar disminuida, debido tanto a las adaptaciones descritas en la respuesta a la pregunta 1 como a una lesión tubular inducida por la presión intratubular elevada. De este modo, un gasto de 1 500 mL/día no excluye la presencia de obstrucción parcial de vías urinarias.

4 La reabsorción disminuida de cloruro de sodio en el túbulo proximal y el asa de Henle aumenta la entrega de cloro a la mácula densa. Esto activa el sistema de retroalimentación tubuloglomerular (véase el capítulo 1), el cual disminuye la tasa de filtración de la nefrona hasta que la entrega a la mácula densa regrese a la normal. Si este deterioro compensatorio de la TFG no ocurriera, la capacidad de reabsorción de los túbulos distales y colectores podría abrumarse, lo que da paso a la pérdida potencialmente fatal de sodio y agua. Así, algunos investigadores se han referido a la NTA como un "éxito renal agudo", debido a que la hemodinámica sistémica se conserva.

LECTURAS RECOMENDADAS

Abuelo JG. Normotensive ischemic acute renal failure. *N Engl J Med.* 2007;357(8):797–805.

Arroyo V, Guevara M, Ginès P. Hepatorenal syndrome in cirrhosis: pathogenesis and treatment. *Gastroenterology.* 2002;122(6):1658–1676.

Bonventre JV, Yang L. Cellular pathophysiology of ischemic acute kidney injury. *J Clin Invest.* 2011;121(11):4210–4221.

Lameire N, Biesen WV, Vanholder R. Acute kidney injury. *Lancet.* 2008;372(9653): 1863–1865.

Miller TR, Anderson RJ, Linas SL, et al. Urinary diagnostic indices in acute renal failure: a prospective study. *Ann Intern Med.* 1978;89(1):47–50.

Moore PK, Hsu RK, Liu KD. Management of acute kidney injury: core curriculum. *Am J Kidney Dis.* 2018;72(1):136–148. doi:10.1053/j.ajkd.2017.11.021.

Racusen LC, Fivush BA, Li YL, et al. Dissociation of tubular cell detachment and tubular cell death in clinical and experimental "acute tubular necrosis." *Lab Invest.* 1991; 64(4):546–556.

Schrier RW, Wang W, Poole B, et al. Acute renal failure: definitions, diagnosis, pathogenesis, and therapy. *J Clin Invest.* 2004;114(1):5–14.

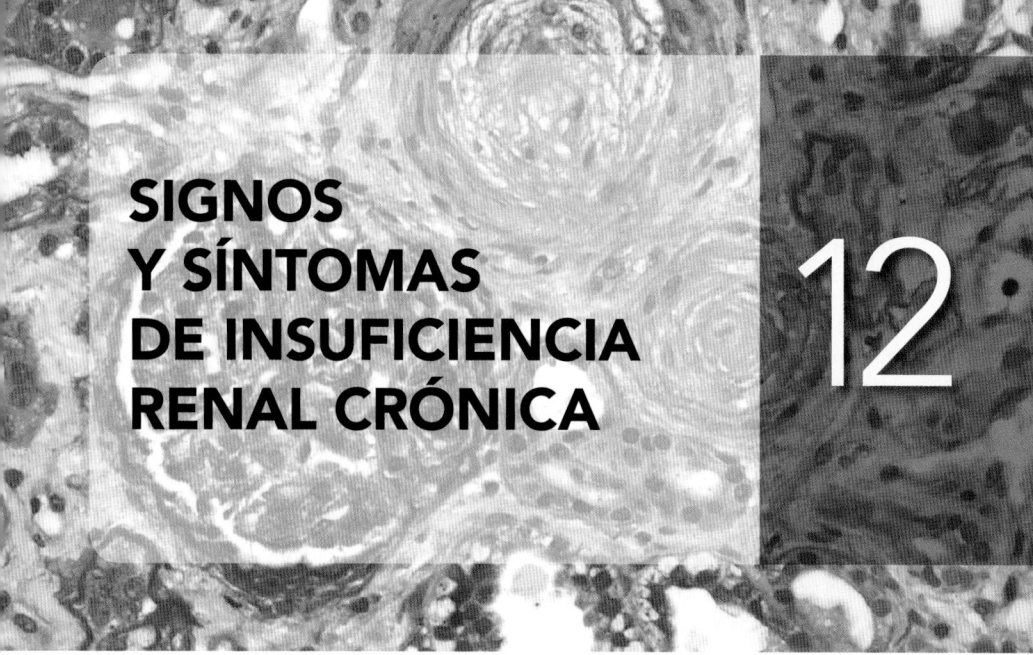

SIGNOS Y SÍNTOMAS DE INSUFICIENCIA RENAL CRÓNICA

12

PRESENTACIÓN DE CASO

Una mujer de 34 años de edad presenta diabetes mellitus dependiente de insulina de 21 años de evolución. Ha desarrollado numerosas complicaciones microvasculares diabéticas, que incluyen retinopatía, neuropatía periférica y nefropatía. Primero se encontró albuminuria hace 15 años y desde entonces la excreción de proteína se ha incrementado de manera progresiva a 5.6 g/día. Su concentración plasmática de creatinina fue 0.6 mg/dL hasta hace 10 años, y luego ha aumentado a 7.3 mg/dL (tasa de filtración glomerular estimada [TFGe] ~10 mL/min). Ahora presenta fatiga creciente, pero continúa con buen apetito. Sus medicamentos incluyen insulina, un diurético y un inhibidor de la enzima convertidora de angiotensina (IECA) para hipertensión y carbonato de calcio como fijador de fosfato.

La exploración física revela una mujer ligeramente pálida, de buena apariencia, sin estrés agudo. Los hallazgos positivos incluyen presión arterial de 150/90 mm Hg, agudeza visual disminuida bilateral con evidencia de microaneurismas y exudados a la exploración fundoscópica, edema periférico 2 (moderado) que se extiende hasta la mitad de la pantorrilla, sensibilidad vibratoria y reflejos tendinosos profundos disminuidos.

Los datos de laboratorio revelan lo siguiente:

NUS	= 85 mg/dL (9–25)
Creatinina	= 7.3 mg/dL (0.8–1.4)
TFGe	~10 mL/min
Sodio	= 140 mEq/L (126–142)
Potasio	= 5.7 mEq/L (3.5–5)
Cloro	= 106 mEq/L (98–108)
CO_2 total	= 15 mEq/L (21–30)
Calcio	= 9.6 mg/dL (9–10.4)
Fosfato	= 5.8 mg/dL (3.0–4.5)
Hemoglobina	= 9 g/dL (13–15)

OBJETIVOS

Al terminar este capítulo será capaz de comprender cada uno de los siguientes temas:

▶ Los diferentes mecanismos a través de los cuales pueden producirse síntomas urémicos.

▶ El papel de la hormona paratiroidea y la vitamina D en la regulación normal del equilibrio de calcio y fosfato.

▶ Las alteraciones del metabolismo mineral que ocurren en la insuficiencia renal crónica y cómo provocan enfermedad ósea.

▶ La importancia de la deficiencia de eritropoyetina (EPO) en el desarrollo de anemia y las implicaciones terapéuticas del reemplazo de EPO.

▶ Las opciones terapéuticas disponibles para insuficiencia renal y los principios básicos de la difusión y ultrafiltración con la terapia dialítica para enfermedad renal en etapa terminal.

Patogenia de la uremia

Numerosos signos y síntomas comienzan a aparecer a medida que empeora la disfunción renal. En la tabla 12.1 se muestra una lista parcial de las complicaciones más comunes, en la cual se aprecia que casi todos los órganos pueden afectarse. Estos signos y síntomas se conocen en conjunto como *estado urémico* o simplemente *uremia*.

La patogenia de los distintos síntomas urémicos se ha comprendido en grado variable. En general, hay cuatro mecanismos principales implicados: excreción disminuida de electrolitos y agua, excreción reducida de solutos orgánicos (también llamados *toxinas urémicas*), síntesis disminuida de las hormonas renales y compensación de la insuficiencia renal que provoca cambios maladaptativos (hipótesis de compensación/intercambio; véase el texto siguiente).

Más adelante en el capítulo se revisan de manera breve estos mecanismos y tres complicaciones urémicas para las cuales se comprende relativamente bien la fisiopatología: osteodistrofia renal (enfermedad ósea), anemia e hipertensión. Se concluye con una revisión breve de las opciones terapéuticas disponibles para insuficiencia renal, que incluyen los principios básicos de la diálisis.

Excreción disminuida de electrolitos y agua

Una de las funciones principales de los riñones es excretar los electrolitos y el agua generados por la ingesta dietética. De manera habitual, la excreción de estas sustancias es igual a la diferencia entre filtración y reabsorción tubular, aunque la excreción de hidrógeno y potasio implica principalmente la secreción tubular. Como ya se mencionó en otros capítulos, la excreción urinaria de una sustancia particular (como sodio) puede mantenerse en presencia de un decremento marcado de la tasa de filtración glomerular (TFG) gracias a la reducción paralela del grado de reabsorción tubular. El efecto neto es que se excreta más de esta sustancia por la nefrona funcional. Si, por ejemplo, se pierden tres cuartas partes de las nefronas, entonces *cada nefrona restante debe excretar 4 veces tanto*

TABLA 12.1. Signos y síntomas principales de uremia	
Sistema	**Signo o síntoma**
Musculoesquelético	Osteodistrofia renal Debilidad muscular Crecimiento reducido en niños Artropatía amiloidea debida al depósito de β-microglobulina
Hematológico	Anemia Disfunción plaquetaria
Electrolitos	Hiperpotasemia Acidosis metabólica Hiponatremia Hiperfosfatemia Hipocalcemia Hiperuricemia Hipermagnesemia
Neurológico	Encefalopatía Neuropatía periférica Crisis convulsivas
Cardiopulmonar	Hipertensión Pericarditis Insuficiencia cardiaca congestiva Edema
Endocrino	Intolerancia a carbohidratos debida a resistencia a la insulina Hiperlipidemia Disfunción sexual, que incluye infertilidad en mujeres
Gastrointestinal	Anorexia, náusea, vómito Desnutrición calórico-proteica
Dermatológico	Prurito Exantema

sodio (así como otros solutos y agua) para mantener el equilibrio al mismo nivel que la ingesta dietética.

Estado estacionario en la insuficiencia renal crónica

Por lo general, estas adaptaciones son eficientes para que el estado estacionario (en el cual la ingesta y excreción urinaria sean casi iguales) para sodio, potasio y agua pueda mantenerse, aunque la TFG pueda reducirse hasta más de 80%. Como ejemplo, el edema generado por retención de sodio es infrecuente en la enfermedad renal crónica leve a moderada en ausencia de síndrome nefrótico.

Revise las adaptaciones —hormonales y otras— que permitirían mantener el equilibrio de sodio en la insuficiencia renal crónica al disminuir la reabsorción tubular de sodio.

La capacidad para compensar al incrementar la secreción de hidrógeno y amonio por la nefrona es un tanto limitada. Cada nefrona funcional debe excretar más amonio a medida que disminuye la cantidad de nefronas funcionales. Es probable que la *señal* para esta respuesta sea un decremento leve y al principio indetectable de la concentración plasmática de bicarbonato que ocurre antes de la pérdida inicial de las nefronas. Esta ligera acidemia extracelular induce una reducción del pH en las células tubulares renales, que constituye por lo menos un estímulo parcial para incrementar la producción de amonio y la secreción de hidrógeno (véase el capítulo 6).

El grado al cual disminuye la concentración plasmática de bicarbonato depende de la sensibilidad del sistema. Como se muestra en la figura 6.1, por ejemplo, la administración de una carga ácida para disminuir la concentración plasmática de bicarbonato de 4 a 5 mEq/L en individuos normales que genera un incremento de 4 veces en la excreción de amonio a casi 160 mEq/día. Aunque la sensibilidad puede ser diferente en la nefropatía crónica, es necesario un pequeño decremento de la concentración plasmática de bicarbonato que se encuentra inicialmente dentro del intervalo normal para aumentar la excreción de amonio *por nefrona*.

Sin embargo, un incremento cuádruple parece representar la respuesta máxima que las células tubulares pueden alcanzar, incluso en individuos normales. De este modo, si la ingesta dietética y por lo tanto la carga ácida diaria son relativamente constantes, debe ocurrir la retención de algunos iones hidrógeno cada día, una vez que se han perdido las tres cuartas partes de las nefronas. En dicho momento, hay un decremento más pronunciado de la concentración plasmática de bicarbonato, que por lo general se mantiene mayor de 14 mEq/L, debido a que la mayor parte del ácido retenido se amortigua por el hueso y en las células. No obstante, la amortiguación continua durante un periodo prolongado tiene efectos deletéreos potenciales. La amortiguación por el carbonato óseo conduce a la disolución del mineral óseo, ya que el calcio en el hueso se libera hacia el líquido extracelular; la amortiguación por el músculo esquelético se relaciona con degradación muscular reforzada, quizás dando paso con ello a la pérdida de masa corporal magra y debilidad muscular. Estudios recientes también sugieren que el tratamiento de la acidosis metabólica crónica con bicarbonato de sodio o una dieta rica en frutas y verduras pueden desacelerar el deterioro progresivo de la TFG.

Pueden aplicarse limitaciones similares a la adaptación renal a otros electrolitos. Con el potasio, por ejemplo, el aumento de la excreción está dirigido en parte por la retención transitoria de potasio, que genera un pequeño incremento inicial de su concentración plasmática. Como resultado, la concentración plasmática de potasio aumenta con lentitud con la insuficiencia renal progresiva hasta que la carga diaria de potasio ya no pueda excederse por enfermedad renal en etapa casi terminal o por la superposición de otra afección como hipoaldosteronismo hiporreninémico (véase el capítulo 7).

El problema de la retención de fosfato se estudia con mayor detalle en el texto siguiente. Como se explica, el fosfato tiene un papel importante en la patogenia del hiperparatiroidismo secundario y la enfermedad ósea, relacionados con frecuencia con insuficiencia renal crónica avanzada.

Todos estos mecanismos compensatorios fallan con el tiempo en la enfermedad renal en etapa terminal. La cantidad de nefronas funcionales en este punto está muy deteriorado, de modo que la excreción urinaria ya no puede mantenerse igual a la ingesta. Las manifestaciones clínicas incluyen edema, hiponatremia (debida a la retención de agua libre), hiperpotasemia, acidosis metabólica e hiperfosfatemia. Se administran numerosos medicamentos para ayudar a aminorar las consecuencias metabólicas de enfermedad renal en etapa casi terminal, pero con el tiempo, la terapia de reemplazo renal con diálisis o trasplante renal es necesaria para mejorar la calidad de vida y supervivencia del paciente. Es importante señalar que la terapia de reemplazo renal no precisa un valor determinado de TFGe, sin embargo con <10 mL/min, además de los síntomas y signos clínicos de uremia, se puede determinar el uso de una terapia sustitutiva.

Hipótesis de la nefrona intacta

En estudios iniciales en animales y pacientes con insuficiencia renal crónica se asumió que las nefronas dañadas funcionaban de manera anómala. No obstante, en una serie de elegantes experimentos, se demostró que las nefronas continuaban funcionando apropiadamente de manera proporcional a su TFG. En la figura 12.1 se muestra un ejemplo de la hipótesis de la "nefrona intacta". Se indujo enfermedad renal unilateral en animales y se comparó la función del riñón enfermo contra el normal. Cuando se factorizó la TFG, un presunto reflejo de la cantidad de nefronas funcionales, la excreción neta de ácido (en su mayoría como amonio) fue virtualmente equivalente en ambos riñones. La correlación humana de este experimento se describió antes (véase la figura 6.1). El incremento casi cuádruple de la excreción de amonio por la TFG en pacientes con

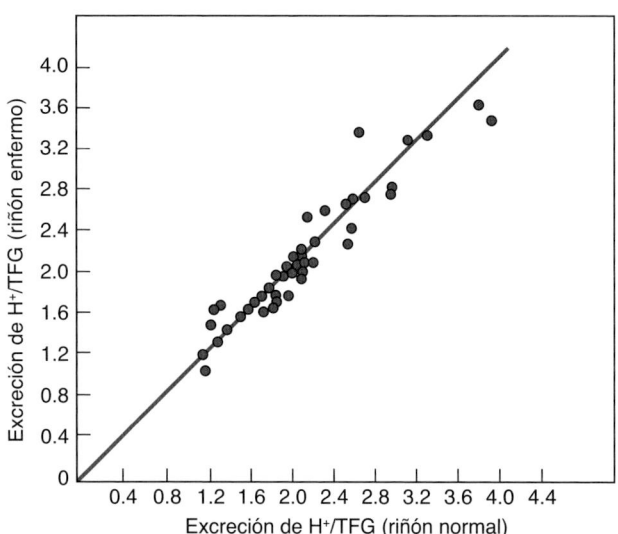

■ **FIGURA 12.1. Relación entre la excreción neta de ácido (H⁺) por unidad de tasa de filtración glomerular (TFG) en riñones sanos y enfermos en condiciones ácido-base variables en animales experimentales con enfermedad renal unilateral.** La pendiente de la *línea sólida*, que es la línea de equivalencia, indica que la excreción ácida por la TFG (al factorizar la cantidad de nefronas funcionales) en esencia es la misma en ambos riñones.

insuficiencia renal crónica es equivalente a la respuesta máxima observada en individuos normales a quienes se les administra una carga ácida.

En resumen, es usual que las nefronas dañadas continúen funcionando de manera adecuada. La incapacidad eventual para excretar agua y electrolitos se debe principalmente a la presencia de muy escasas nefronas funcionales y no a la falla de la función de la nefrona.

Excreción reducida de solutos orgánicos

Los riñones excretan numerosos solutos orgánicos, aquellos medidos con mayor frecuencia son urea y creatinina. Muchos solutos orgánicos se excretan principalmente por filtración glomerular, aunque la reabsorción o la secreción tubular pueden contribuir un poco. La excreción de estos solutos difiere de un modo importante de aquella de agua y electrolitos en que por lo general *no hay una regulación activa implicada*. Así, como ya se mencionó en el capítulo 1 para urea y creatinina, la concentración plasmática de estos solutos comienza a incrementarse con el deterioro inicial de la TFG y aumenta de manera progresiva a medida que empeora la enfermedad renal.

Una vez que la TFG ha disminuido por debajo de 10 a 15 mL/min (~10% de la normal), los pacientes comienzan a presentar muchos de los síntomas listados en la tabla 12.1. Se piensa que varios de estos síntomas están mediados por la acumulación de toxinas urémicas orgánicas. Desafortunadamente, aún no es posible identificar las toxinas responsables de la mayoría de los síntomas urémicos. Ni la creatinina ni la urea son toxinas urémicas importantes, aunque el nitrógeno de urea en sangre (NUS) es un marcador valioso para la acumulación de otros metabolitos proteicos tóxicos. Un complejo sintomático que se ha aclarado es la artropatía inducida por la acumulación progresiva de β_2-microglobulina (peso molecular: 12000 Da), la cual forma fibrillas amiloideas que pueden depositarse en los tejidos.

Aunque se encuentra más allá del objetivo de esta explicación, es importante apreciar que un decremento de la TFG también limita la excreción de numerosos fármacos hidrosolubles. Por lo tanto, con frecuencia, las dosis farmacológicas deben reducirse y cuando es apropiado deben vigilarse las cifras plasmáticas del medicamento. Una excepción a esta regla general es la terapia diurética. En vista de la cantidad disminuida de nefronas funcionales, es típico que la dosis del diurético deba incrementarse para producir una diuresis efectiva (véase el capítulo 4).

Decremento de la producción renal de hormonas

En condiciones normales, los riñones producen diversas hormonas, que incluyen renina, prostaglandinas, cininas, calcitriol (1,25-dihidroxicolecalciferol, el metabolito más activo de la vitamina D) y eritropoyetina (EPO). Como se revisa en el texto siguiente, la producción disminuida de calcitriol y EPO en insuficiencia renal tiene un papel central en el desarrollo de osteodistrofia renal y anemia, respectivamente.

Hipótesis de compensación/intercambio

Mantener el equilibrio hidroelectrolítico en la insuficiencia renal progresiva exige muchas adaptaciones. Un ejemplo es el aumento de la liberación de péptido natriurético auricular (PNA) en un intento por mantener el equilibrio de sodio. Esta adaptación se tolera bien porque la hipersecreción de PNA no tiene efectos colaterales importantes.

Las consecuencias son diferentes en la hipersecreción de hormona paratiroidea (PTH). Aunque esta respuesta tiende a mantener la concentración plasmática de calcio y fosfato, hay un *intercambio*, debido a que el exceso de PTH es tóxico por sí mismo. La complicación mejor reconocida es la enfermedad ósea hiperparatiroidea, pero la PTH también puede contribuir con otros problemas en el paciente urémico, que incluyen anemia, prurito, disfunción sexual y encefalopatía. Aún no se comprende cómo ocurre, pero las alteraciones del metabolismo del calcio pueden estar implicadas.

Otro intercambio maladaptativo se describe en el capítulo 13. A medida que se pierden más nefronas, las nefronas restantes aumentan su tasa de filtración (en parte al aumentar la presión intraglomerular) y presentan hipertrofia estructural en un intento por maximizar la TFG total. Sin embargo, en un periodo de años, la hipertensión intraglomerular puede provocar glomeruloesclerosis progresiva independiente de la actividad de la enfermedad subyacente.

Osteodistrofia renal

Casi todos los pacientes con insuficiencia renal crónica desarrollan anomalías del metabolismo de calcio, fósforo y hueso. Estos cambios son asintomáticos al inicio, pero comienzan a detectarse por bioquímica cuando la TFG disminuye a menos de 40 mL/min. Puede encontrarse dolor óseo y fracturas patológicas en la enfermedad más avanzada, y esta alteración metabólica puede ser un factor de riesgo no tradicional para la enfermedad cardiovascular acelerada observada en pacientes con enfermedad renal crónica.

Antes de explicar la patogenia de esta afección, es útil revisar los papeles de PTH, vitamina D y factor de crecimiento fibroblástico 23 (FCF-23) en la regulación normal del equilibrio de calcio y fosfato. Los riñones mantienen el equilibrio global de calcio al excretar el calcio absorbido por el intestino pero que no se utiliza para la formación de hueso; esto es similar a la excreción renal de sodio, potasio y agua de la dieta. Sin embargo, la regulación de la concentración plasmática de calcio se efectúa principalmente por la distribución de calcio entre las reservas óseas y el líquido extracelular.

Regulación hormonal de la homeostasis de calcio y fosfato

El mantenimiento de la concentración plasmática de calcio y fosfato está mediado en gran medida por PTH, FCF-23 y vitamina D.

Hormona paratiroidea

Como se ilustra en la figura 12.2, una concentración sérica reducida de calcio se percibe por los receptores sensibles a calcio expresado en las glándulas paratiroides.

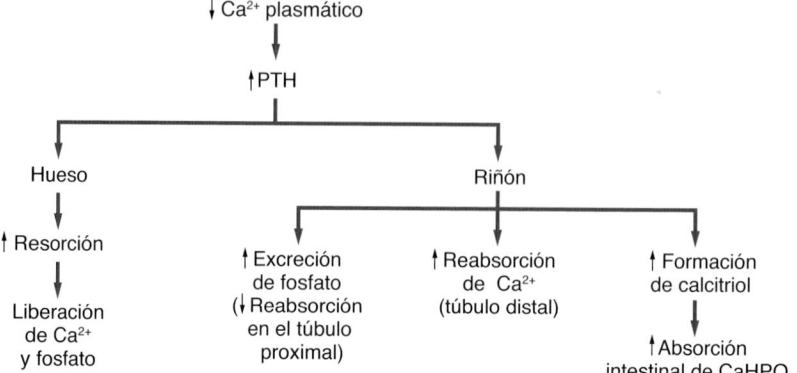

■ **FIGURA 12.2. Efectos de la hormona paratiroidea (PTH) en el metabolismo de calcio y fosfato.** Se muestra el estímulo primario para la secreción de PTH, la hipocalcemia; esto es consistente con la principal acción de PTH, que es aumentar la concentración plasmática de calcio. En general, hay poco efecto en la concentración plasmática de fosfato, pero no aumenta la excreción urinaria de fosfato.

Esto promueve la secreción de PTH, que actúa para incrementar la concentración plasmática de calcio al afectar el hueso y los riñones de la siguiente manera:

■ Estimula la resorción ósea en presencia de cantidades permisivas de calcitriol (1,25-dihidroxicolecalciferol, el metabolito más activo de vitamina D), con lo cual se libera calcio y fosfato hacia el líquido extracelular.
■ Al promover la síntesis renal de calcitriol, refuerza la reabsorción de calcio y fosfato desde el intestino.
■ Promueve la reabsorción activa de calcio en el túbulo distal (véase la figura 1.3).

La PTH tiene una acción renal importante adicional, ya que disminuye la reabsorción proximal de fosfato al disminuir la actividad del cotransportador sodio–fosfato en la membrana apical; este transportador media el primer paso de la reabsorción de fosfato, la entrada de fosfato filtrado hacia las células (véase la figura 1.1).

El efecto neto es que la PTH *aumenta la concentración plasmática de calcio, mientras tiene poco efecto en la concentración plasmática de fosfato,* dado que el aumento de las cifras plasmáticas de fosfato por los intestinos y el hueso se compensa en gran medida al incrementarse la excreción urinaria de fosfato. El estímulo fisiológico primario para la secreción de PTH es la *hipocalcemia*; las acciones variadas de la PTH tienden a corregir este problema al aumentar la concentración plasmática de calcio hacia la normal.

Factor de crecimiento fibroblástico 23

Como se ilustra en la figura 12.3, una cifra sérica aumentada de fósforo es el estímulo primario para la producción de factor de crecimiento fibroblástico (FCF-23). El FCF-23 se identificó por primera vez gracias al análisis genético de familias con

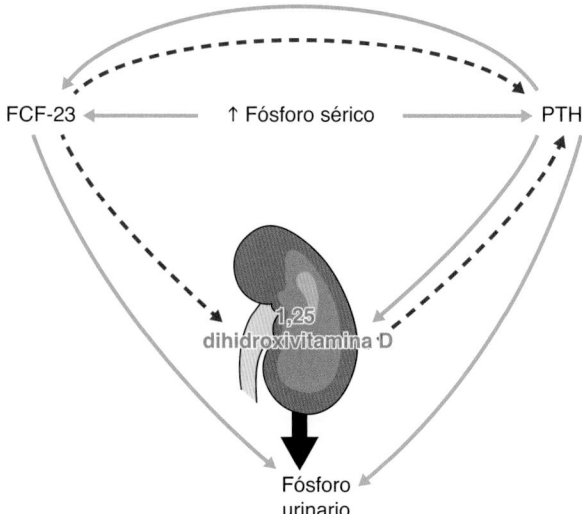

■ **FIGURA 12.3. Efectos de las cifras aumentadas de fósforo en el factor de crecimiento fibroblástico 23 (FCF-23), la hormona paratiroidea (PTH) y la vitamina D para reforzar la excreción urinaria de fósforo.** Las *líneas continuas* indican efectos positivos o estimuladores; las *líneas punteadas* señalan efectos negativos o inhibidores. La PTH y FCF-23 refuerzan directamente la excreción urinaria de fosfato. La PTH y FCF-23 tienen distintos efectos en la producción de 1,25 dihidroxivitamina D; el FCF-23 inhibe y la PTH estimula la producción de 1,25 dihidroxivitamina D. La PTH y FCF-23 tienen efectos distintos entre sí: el FCF-23 inhibe la PTH y la PTH estimula el FCF-23.

raquitismo hipofosfatémico autosómico dominante. También se detectaron cifras aumentadas de FCF-23 en la hipofosfatemia relacionada con tumores y, además de la PTH, se reconoció un estímulo fosfatúrico importante. El FCF-23 promueve la excreción de fosfato al inhibir los cotransportadores sodio–fosfato, NaPi2a y NaPi2c en el túbulo proximal (véase la figura 1.2) e inhibir la síntesis de calcitriol (1,25-dihidroxicolecalciferol) en los riñones.

Las cifras de FCF-23 aumentan de manera significativa en respuesta a una carga oral de fósforo y se encuentran muy elevadas en pacientes con enfermedad renal crónica. Incluso la PTH estimula la producción de FCF-23 y el FCF-23 inhibe la secreción de PTH.

Vitamina D

Las vías sintéticas implicadas en la activación de vitamina D se ilustran en la figura 12.4. La vitamina D_3 (colecalciferol) es un esteroide liposoluble presente en la dieta y también puede sintetizarse en la piel en presencia de luz ultravioleta. Se convierte en el hígado en calcifediol (25-hidroxicolecalciferol) y luego en los riñones (principalmente en el túbulo proximal), ya sea en el metabolito activo calcitriol (1,25-dihidroxicolecalciferol) o en 24,25- dihidroxicolecalciferol, la función del cual no se ha definido del todo. La producción hepática de calcifediol depende principalmente de sustrato y no se encuentra bajo regulación

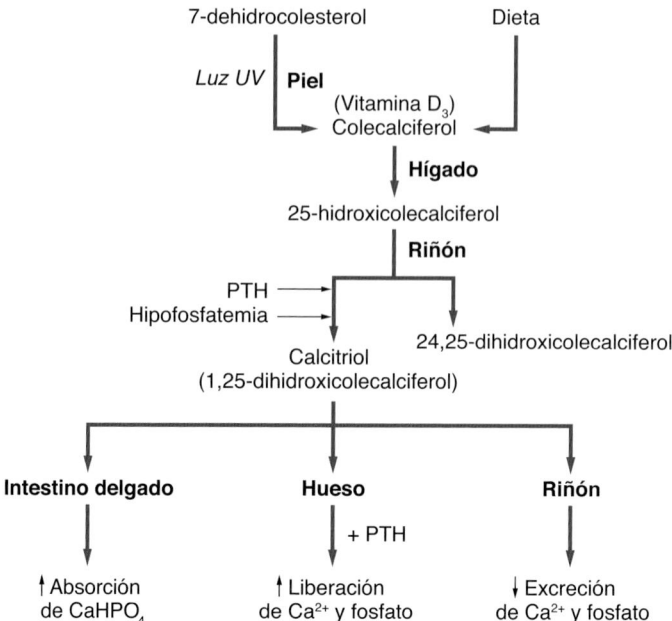

■ **FIGURA 12.4. Activación metabólica de vitamina D₃ y sus efectos en el equilibrio de calcio y fosfato.** Tanto las concentraciones plasmáticas de calcio como las de fosfato se encuentran elevadas, lo cual promueve la formación de hueso y previene la hipocalcemia o la hipofosfatemia. PTH, hormona paratiroidea; UV, ultravioleta.

fisiológica. En comparación, la síntesis renal de calcitriol varía según las necesidades fisiológicas.

El calcitriol tiene las siguientes acciones principales en el manejo de calcio y fosfato:

■ Aumenta la absorción de calcio y fosfato a partir del intestino.
■ Actúa en concierto con la PTH para reforzar la resorción ósea, de tal modo que libera calcio y fosfato hacia el líquido extracelular.
■ Puede disminuir la excreción urinaria de calcio y fosfato.

El efecto neto es un incremento de la concentración plasmática de calcio y fosfato (en contraste con PTH, que sólo aumenta la concentración plasmática de calcio). Por lo tanto, es apropiado que los estímulos fisiológicos principales para la producción de calcitriol sean la *hipocalcemia* (que actúa a través de la secreción aumentada de PTH) e *hipofosfatemia*, debido a que las acciones de calcitriol tienden a corregir estas anomalías. Estos estímulos también son consistentes con las dos funciones principales de calcitriol: mantener la disponibilidad de calcio y fosfato para la formación de hueso nuevo y prevenir la hipocalcemia o hipofosfatemia sintomáticas.

El calcitriol tiene una acción adicional en el metabolismo de calcio. Se une a receptores específicos en la glándula paratiroidea, donde provoca la inhibición parcial de la producción y liberación de PTH. Se supone que esta respuesta de retroalimentación negativa previene un incremento excesivo de la concentración plasmática de calcio. Su importancia en individuos normales es incierta, pero el efecto de calcitriol en la secreción de PTH parece tener un papel importante en el hiperparatiroidismo secundario relacionado con insuficiencia renal crónica.

¿Cuáles son las respuestas hormonales a la hipofosfatemia que incrementan la concentración plasmática de fosfato hacia la normal, sin producir cambios significativos en la concentración plasmática de calcio?

Metabolismo de fosfato y calcio en insuficiencia renal

Fundamentalmente, la regulación descrita antes está diseñada para proteger al cuerpo de variaciones en las cifras de calcio que se mantienen dentro de un intervalo estrecho. Para lograr esto, la PTH y vitamina D promueven la absorción de calcio a partir del hueso y el intestino, y reducen la excreción urinaria de calcio. Sin embargo, la insuficiencia renal altera el equilibrio sobre todo a través de la *excreción urinaria reducida de fosfato*. Como se resume en la figura 12.3, la compensación para este desequilibrio provoca hiperparatiroidismo secundario a la nefropatía crónica.

Como se muestra en la figura 12.5, los perros con insuficiencia renal mantenidos con una ingesta regular de fosfato muestran un incremento progresivo de las cifras plasmáticas de PTH, a medida que disminuye la TFG. En comparación, la hipersecreción de la PTH se *previene por completo* si se evita la retención de fosfato mediante el uso de una dieta con poco contenido de fosfato.

Se ha propuesto la siguiente hipótesis para explicar la relación entre el fosfato y el desarrollo de hiperparatiroidismo secundario (figuras 12.6 y 12.7). La disminución inicial de la TFG reduce la carga filtrada de fosfato, con lo que disminuye la excreción de fosfato, lo cual ocasiona su retención y un pequeño incremento de la concentración plasmática de fosfato, si la ingesta permanece sin cambios. Las cifras aumentadas de fósforo estimulan directamente la producción de FCF-23. Entonces, el exceso de fosfato puede dirigir la siguiente reacción hacia la derecha:

$$Ca^{2+} + HPO_4^{2-} \leftrightarrow CaHPO_4$$

La pequeña reducción consecuente de la concentración plasmática de calcio estimula la liberación de PTH, que, al aumentar la liberación de calcio del hueso y la excreción de fosfato en la orina, regresará tanto la concentración plasmática de calcio como la de fosfato hacia lo normal. Sin embargo, el precio de mantener esta adaptación es el hiperparatiroidismo persistente y el aumento de las cifras de FCF-23.

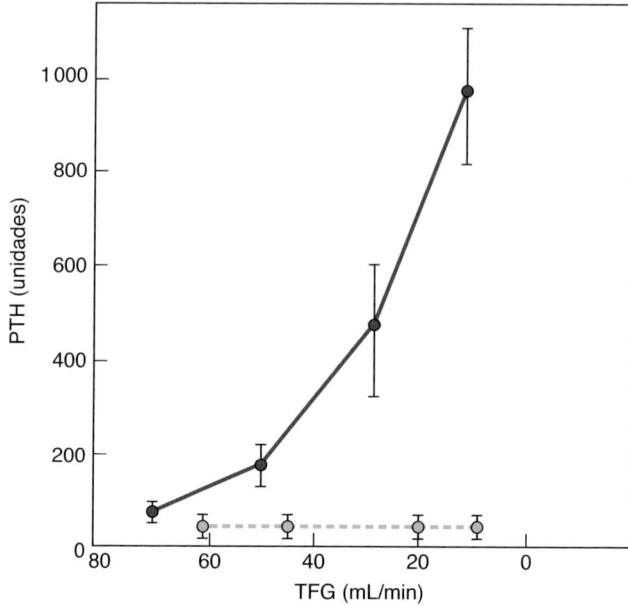

■ **FIGURA 12.5. Resumen de las alteraciones del metabolismo de calcio, fosfato y hormona paratiroidea (PTH) en la insuficiencia renal.** Relación entre las cifras plasmáticas de PTH y la tasa de filtración glomerular en dos grupos de perros. Un grupo *(círculos azules)* se mantuvo con una dieta regular de 1 200 mg/día de fósforo y desarrolló hiperparatiroidismo, mientras la TFG disminuía. Un segundo grupo *(círculos verdes)* se mantuvo con una dieta con poco contenido de fósforo (100 mg/día) para prevenir su retención; estos perros no desarrollaron hiperparatiroidismo, incluso cuando la TFG era muy baja.

El papel de la hipocalcemia transitoria como estímulo primario para la secreción de PTH se ha desafiado por estudios experimentales que demuestran que la administración de calcio para mantener una concentración plasmática normal de calcio no previene el desarrollo de hiperparatiroidismo. Se ha propuesto una teoría alternativa, y no mutuamente excluyente, para explicar cómo la retención de fosfato podría provocar la hipersecreción de PTH. Como ya se mencionó, la hipofosfatemia es uno de los dos estímulos principales para la producción de calcitriol. Por otra parte, el incremento inicial de la concentración plasmática de fosfato observada mientras la TFG disminuye debe reducir la síntesis de calcitriol. La reducción consecuente de las cifras plasmáticas de calcitriol puede promover la liberación de PTH al eliminar el efecto inhibidor normal de calcitriol en las glándulas paratiroides. La evidencia clínica que apoya el papel central de la deficiencia de calcitriol es la observación de que la administración intravenosa de calcitriol a pacientes que reciben mantenimiento con diálisis puede reducir la secreción de PTH de manera drástica, un efecto que no puede lograrse al aumentar la concentración plasmática de calcio con suplementos de calcio.

Las cifras de FCF-23 aumentan de manera significativa en pacientes con TFG disminuida. El FCF-23 inhibe la reabsorción de fosfato en los riñones y disminuye la síntesis de calcitriol al suprimir la actividad de la enzima 1α-hidroxilasa. La concentración

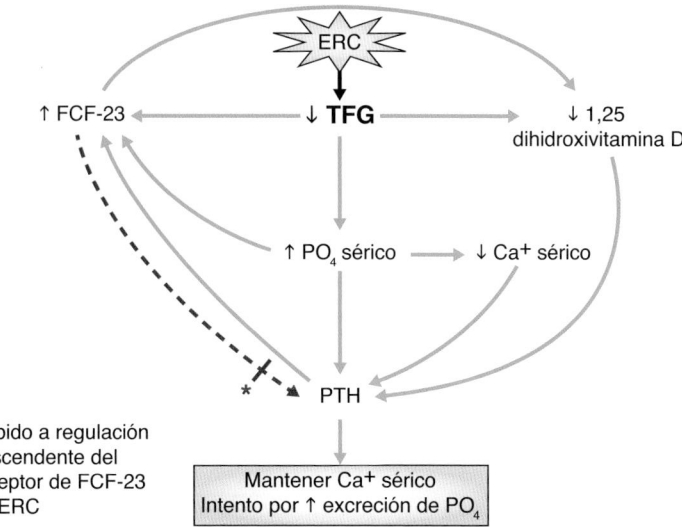

■ **FIGURA 12.6.** Resumen de las alteraciones del metabolismo de calcio, fosfato y hormona paratiroidea (PTH) en la insuficiencia renal que provoca hiperparatiroidismo. Las *líneas continuas* muestran los efectos estimuladores mediados por el cambio observado con la función renal disminuida. Las *líneas punteadas* indican la retroalimentación que compensa la desregulación. Se retiene fosfato en la enfermedad renal crónica (ERC) y una tasa de filtración glomerular (TFG) disminuida que propicia un aumento de las cifras de PTH y factor de crecimiento fibroblástico 23 (FCF-23) (como se muestra en la figura 12.3). La TFG disminuida también ocasiona un decremento de las cifras de 1,25 dihidroxivitamina D y, en combinación con cifras séricas menores de calcio, estimula aun más a PTH. El efecto neto es el mantenimiento de las cifras séricas de calcio y la estimulación máxima para la excreción de fosfato. A medida que la TFG se deteriora, el costo de mantener el equilibrio es el aumento continuo de la secreción de PTH, que, con el tiempo, puede provocar hipertrofia glandular y secreción autónoma de PTH.

de FCF-23 aumenta de manera progresiva a medida que la función renal empeora quizás como adaptación fisiológica para mantener cifras séricas normales de fosfato al reforzar su excreción en la orina. El FCF-23 también inhibe la secreción de PTH, pero la inhibición de la síntesis de calcitriol tiene el efecto opuesto. De este modo, el efecto neto es que las cifras de PTH continúan aumentando con la enfermedad renal crónica progresiva, incluso en presencia de cifras muy elevadas de FCF-23.

Pese a la contribución relativa de la hipocalcemia, la deficiencia de calcitriol, FCF-23 y quizás otros factores aún inciertos, el grado de hiperparatiroidismo aumenta con cada decremento adicional de la TFG (véanse la figuras 12.6 y 12.7). Este incremento progresivo de las cifras de PTH produce una inhibición creciente de la reabsorción proximal de fosfato. En individuos normales, la fracción del fosfato filtrado que se reabsorbe varía entre 80 y 95%, según la ingesta dietética. Este valor disminuye a casi 15% en la insuficiencia renal grave (TFG menor de 20 a 30 mL/min).

En este punto, la PTH es incapaz de reducir más la reabsorción de fosfato, lo que origina hiperfosfatemia persistente. Incluso la PTH puede en realidad

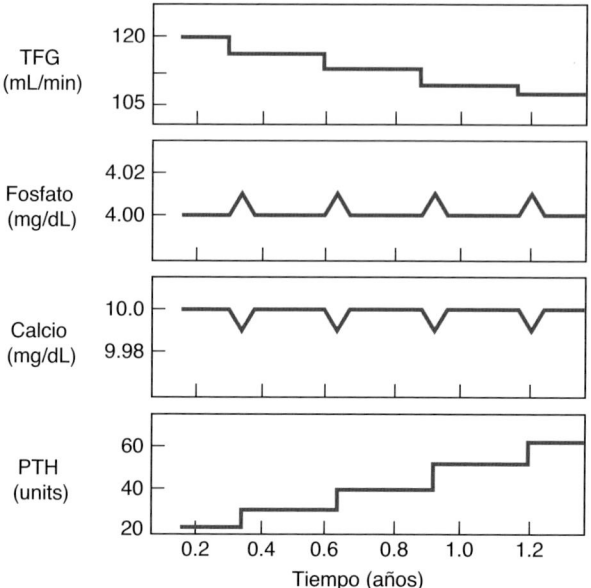

■ **FIGURA 12.7. Modelo hipotético de desarrollo de hiperparatiroidismo secundario en la insuficiencia renal crónica progresiva.** Cada decremento de la tasa de filtración glomerular (TFG) produce la retención transitoria de fosfato; el incremento consecuente de la concentración plasmática de fosfato causa un pequeño decremento de la concentración plasmática de calcio o síntesis disminuida de calcitriol. El factor de crecimiento fibroblástico 23 aumenta a medida que la TFG disminuye (no mostrado). Tanto las cifras disminuidas de calcio como de calcitriol estimulan la liberación de hormona paratiroidea (PTH), que, a través de sus diversas acciones, es capaz de regresar la concentración plasmática de calcio y fosfato a la normal. Sin embargo, el precio es el hiperparatiroidismo persistente.

incrementar la concentración plasmática de fosfato, en este caso por la liberación continua de fosfato por el hueso.

Osteopatía renal y tratamiento de la hiperfosfatemia

El hiperparatiroidismo prolongado que provoca resorción ósea reforzada puede producir una enfermedad ósea característica denominada *osteítis fibrosa quística*. El diagnóstico de este padecimiento se establece de manera habitual por sus hallazgos radiológicos, que incluyen la desmineralización esquelética, la resorción de los extremos laterales de las clavículas y la resorción subperióstica de las falanges. Los quistes óseos y, con mayor frecuencia, las fracturas espontáneas y las roturas tendinosas son responsables de los síntomas que pueden ocurrir.

El hiperparatiroidismo también puede predisponer al desarrollo de *calcificaciones metastásicas*, en las cuales el fosfato de calcio precipita fuera del plasma y se deposita en las arterias (y es posible que originen síntomas isquémicos), los tejidos blandos y las vísceras. Es más probable que esta complicación ocurra cuando el producto de la concentración plasmática de calcio y fosfato excede de 60 a 70 mg/dL. Esta cifra es mucho mayor que el producto calcio–fosfato cercano a 30 mg/dL encontrado en individuos normales con las concentraciones plasmáticas respectivas de calcio y fosfato cercanas a 9.5 y 3 mg/dL.

El exceso de PTH tiene un papel esencial en la patogenia de las calcificaciones metastásicas, tanto al mantener una concentración plasmática relativamente normal de calcio (a pesar de la hiperfosfatemia y la deficiencia de calcitriol) y, como se señaló antes, al aumentar la concentración plasmática de fosfato en la insuficiencia renal avanzada mientras la liberación de fosfato del hueso ya no se contrarresta por la excreción adecuada de fosfato en la orina. En pacientes en diálisis, se ha demostrado que el uso de un medicamento calcimimético, cinacalcet, inhibe la secreción de PTH y reduce la necesidad de una paratiroidectomía. También puede tener beneficios en la enfermedad cardiovascular y el riesgo de fracturas.

Tratamiento de la hiperfosfatemia

Las complicaciones relacionadas con hiperparatiroidismo pueden prevenirse o minimizarse al disminuir la liberación de PTH. Dado el papel central de la retención de fosfato (como se muestra en la figura 12.5), la terapia tiene como objetivo principal mantener la concentración plasmática de fosfato entre 4.5 y 5.5 mg/dL (que representa el límite normal alto o ligeramente alto). En estudios en pacientes con insuficiencia renal crónica se ha demostrado que la corrección de la hiperfosfatemia puede revertir la hipocalcemia, por lo menos de modo parcial, así como la deficiencia de calcitriol y la secreción excesiva de PTH. En particular, el calcitriol administrado en dosis altas por vía intravenosa también puede revertir el hiperparatiroidismo mediante un efecto supresor directo en las glándulas paratiroides.

La retención de fosfato puede minimizarse o prevenirse al limitar su absorción intestinal a través de una dieta con poco contenido de fosfato (que se relaciona con frecuencia con problemas de apego terapéutico por parte del paciente) o la administración de un fijador de fosfato. Los fijadores con base calcio (como sales carbonato o acetato) se utilizan de manera extensa; el calcio en estas preparaciones forman sales insolubles de fosfato de calcio en el lumen intestinal que no pueden absorberse mientras se administren con los alimentos. Sin embargo, puede desarrollarse hipercalcemia y hay una preocupación creciente por un aumento de las complicaciones cardiovasculares relacionadas con la ingesta elevada de calcio requerida para controlar el fósforo sérico en pacientes con insuficiencia renal crónica.

El hidróxido de magnesio es un fijador de fosfato eficaz, pero se relaciona con hipermagnesemia en pacientes con TFG reducida. El hidróxido de aluminio era el tratamiento de elección para fijar fosfato, pero se acumula en los tejidos y huesos, y provoca osteomalacia resistente a vitamina D, así como dolor óseo y muscular. Como resultado, se han desarrollado nuevos fijadores de fosfato que incluyen carbonato de sevelamer, carbonato de lantano y oxihidróxido sucroférrico y más recientemente activadores del receptor de vitamina D, como el particalcitol. Hay ventajas y desventajas potenciales para el uso a largo plazo de estos nuevos fijadores de fosfato, pero todos deben tomarse con los alimentos para ser más eficaces. Debido a los efectos colaterales y el costo, muchos pacientes requieren una combinación de fijadores de fosfato para que sean eficaces.

Hipertensión

Con el tiempo, la hipertensión ocurre en 85 a 90% de los pacientes con insuficiencia renal crónica. En cerca de 80% de los casos, la expansión de volumen es principalmente responsable del incremento de la presión arterial, y la eliminación de

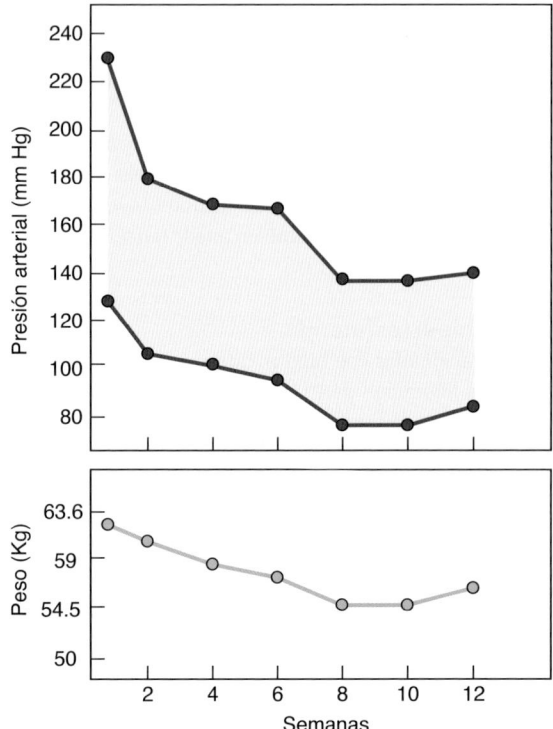

■ **FIGURA 12.8. Hipertensión dependiente de volumen previamente resistente en un paciente con insuficiencia renal crónica.** La eliminación hídrica produjo una reducción gradual de la presión arterial desde cifras muy altas a cifras normales sin medicamentos antihipertensivos adicionales.

líquido con diuréticos o diálisis normalizará la presión arterial o facilitará en gran medida el control con medicamentos antihipertensivos (figura 12.8). El aumento de la liberación de renina con la generación subsecuente de angiotensina II parece ser un determinante importante de hipertensión en la mayoría de los pacientes restantes. Algunos de estos pacientes tienen una enfermedad vascular primaria, como nefroesclerosis hipertensiva o vasculitis. En otros casos, se presume que la arquitectura renal alterada produce áreas focales de isquemia renal y liberación reforzada de renina.

El tratamiento de la hipertensión en insuficiencia renal crónica está dirigido a corregir ambas anomalías. Aunque la terapia diurética es el manejo de elección en pacientes con expansión de volumen (evidenciada por clínica como edema), un inhibidor del sistema renina–angiotensina (SRA) —ya sea un inhibidor de la enzima convertidora de angiotensina (ECA) o un bloqueador del receptor de angiotensina— también se administra con frecuencia en un intento de desacelerar la velocidad de progresión de la lesión glomerular secundaria (véase el capítulo 13). Un inhibidor del SRA tiene mayor probabilidad de ser protector si se administra relativamente pronto en la evolución, antes de que ocurra una lesión extensa irreversible (véase el capítulo 13).

Papel potencial de la natriuresis por presión

Es útil considerar la función de la relación entre el equilibrio de sodio y la hipertensión en pacientes con nefropatía. Los individuos normales que reciben una carga de sodio excretan el exceso de este al suprimir la liberación de renina y aumentar la de PNA. Los pacientes con insuficiencia renal crónica tienen un problema, puesto que la excreción de sodio por nefrona debe aumentar por la reducción de la cantidad de nefronas funcionales. En este caso, la inhibición del sistema renina–angiotensina–aldosterona puede no ocurrir, debido a isquemia renal focal y al estímulo hiperpotasémico directo para la liberación suprarrenal de aldosterona (véase el capítulo 7).

La combinación de enfermedad renal y secreción persistente de angiotensina II y aldosterona hace que la excreción de sodio sea menos eficiente. Como resultado, la retención de sodio ocurre al inicio si la ingesta permanece relativamente constante, lo que provoca un ascenso de la presión arterial. Como se describió en el capítulo 2, la expansión de volumen resultante y el gasto cardiaco incrementado propician un aumento de la presión de perfusión renal que acrecienta de manera directa la excreción de sodio por medio del fenómeno de **natriuresis por presión.** Por lo tanto, la hipertensión mediada por volumen en la nefropatía crónica puede ser esencial para mantener el equilibrio de sodio. Esto representa otro ejemplo de la hipótesis de compensación/intercambio descrita antes, ya que la hipertensión es el precio de la prevención de la acumulación progresiva de sodio.

Anemia de la insuficiencia renal crónica

Casi todos los pacientes con insuficiencia renal crónica presentan anemia. Es usual que el hematocrito comience a disminuir cuando la TFG se reduce a casi 40% de lo normal, una etapa en la cual la concentración plasmática de creatinina puede variar en gran medida según la edad y tamaño del paciente (véase el capítulo 1). La anemia tiende a empeorar a medida que la nefropatía progresa, aunque hay variabilidad interpaciente sustancial (figura 12.9).

Típicamente, la anemia es normocrómica, normocítica e hipoproliferativa (evidenciada por un recuento reticulocitario bajo). Los recuentos leucocitario y plaquetario no se afectan, pero es común que haya un defecto cualitativo de la función plaquetaria evidenciado por clínica por una prolongación del tiempo de sangrado y, en algunos casos, episodios manifiestos de sangrado. El frotis periférico con anemia por insuficiencia renal es más notable por la presencia de células espiculadas (equinocitos).

Patogenia

Ahora es claro que la causa primaria de la anemia por nefropatía crónica es la secreción renal inadecuada de EPO. EPO es una hormona glicoproteica (peso molecular: 34 kDa) que se produce en el hígado fetal y en el riñón posnatal en respuesta a la entrega disminuida de oxígeno. La EPO se une a un receptor en los progenitores eritroides, lo que causa que estas células se diferencien en normoblastos y luego en eritrocitos maduros.

Es usual que la anemia induzca un incremento compensatorio para la liberación de EPO, una respuesta disminuida o ausente en insuficiencia renal debida a la

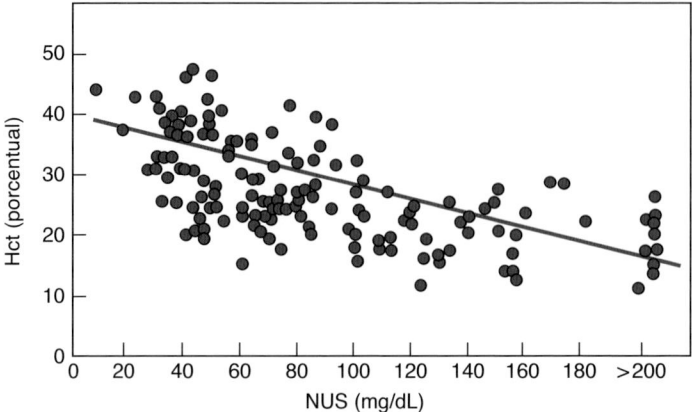

■ **FIGURA 12.9.** Relación entre el hematocrito (Hct) y nitrógeno ureico en sangre (NUS) en 152 pacientes con nefropatía crónica. El grado de anemia tiende a variar directamente con la gravedad de la insuficiencia renal, aunque hay una variabilidad interpaciente sustancial.

reducción de la masa renal funcional (figura 12.10). Es más probable que el sitio intrarrenal de producción de EPO sean las células endoteliales del capilar peritubular. El sensor renal de oxígeno es una proteína hem que, en presencia de una entrega disminuida de oxígeno, presenta un cambio conformacional que induce el aumento de las cifras de ARN mensajero (ARNm) de EPO.

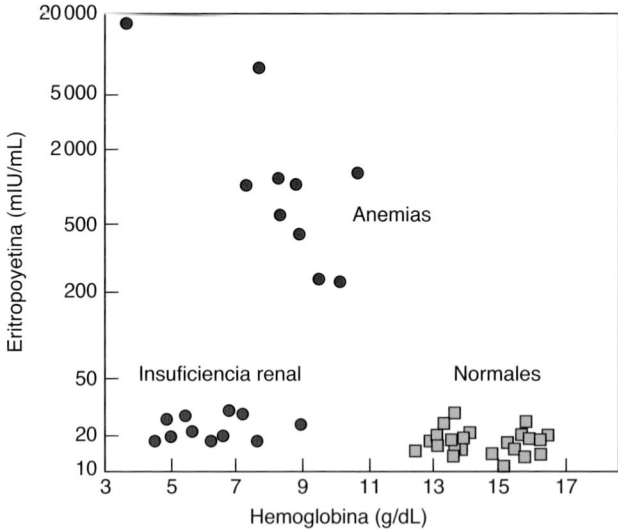

■ **FIGURA 12.10.** Relación entre cifras plasmáticas de eritropoyetina (EPO) y el hematocrito en pacientes con insuficiencia renal (*círculos azules*) y aquellos con anemia y función renal normal (*círculos rojos*). Con un grado equivalente de anemia, las cifras de EPO aumentan de modo apropiado en la anemia no renal, pero no en pacientes con insuficiencia renal. Los normales se muestran en los *cuadrados verdes.*

Además de la deficiencia de EPO, otros factores también pueden contribuir a la anemia en pacientes selectos. Tales factores incluyen los siguientes:

- Una disminución modesta de la supervivencia eritrocitaria de etiología incierta.
- Posible resistencia a EPO debida a la retención de toxinas urémicas no identificadas o a fibrosis de médula ósea inducida por hiperparatiroidismo.
- Deficiencia de hierro secundaria a la pérdida de sangre, que incluye la obtención repetida de sangre.
- Inflamación o infección que causa la "anemia de la enfermedad crónica" que parece representar la utilización desordenada de hierro por cifras elevadas de la proteína hepcidina.
- Otras deficiencias nutricionales o vitamínicas como la de vitamina B_{12} y folato.

Tratamiento

La disponibilidad extensa de EPO humana recombinante ha revolucionado el manejo de los pacientes con insuficiencia renal. De un modo dependiente de la dosis (ya sea por vía intravenosa o subcutánea), la EPO puede corregir la anemia en virtualmente todos los pacientes con enfermedad renal en etapa terminal. La capacidad para lograr este objetivo ha dado paso a la resolución de muchos de los síntomas que antes se pensaba tenían un origen urémico. Así, la mayoría de los pacientes notan una mejoría de la sensación de bienestar, incluida una menor fatigabilidad y un incremento del apetito. El uso de EPO se relaciona con frecuencia con deficiencia de hierro, debido a una demanda aumentada de hierro para la eritropoyesis. Además del empeoramiento de la hipertensión, los efectos adversos directos por EPO son raros. Sin embargo, los estudios sugieren un mayor riesgo de trombosis y posiblemente eventos cardiovasculares en pacientes tratados con dosis mayores de EPO.

Por lo tanto, las recomendaciones actuales son utilizar EPO si se requiere una transfusión sanguínea para evitar síntomas y mantener la hemoglobina < 12 g/dL.

¿Qué opciones terapéuticas están disponibles cuando los riñones fallan?

Una vez que la terapia médica ya no puede ayudar a mantener el equilibrio en caso de insuficiencia renal, los pacientes fallecen sin terapia de reemplazo renal. Las opciones de reemplazo incluyen el trasplante renal o una de dos opciones de diálisis. El trasplante renal de donador cadavérico o vivo es el tratamiento de elección cuando está disponible. Aunque el trasplante renal no cura la nefropatía subyacente y se relaciona con efectos colaterales serios potenciales por la cirugía y los medicamentos inmunosupresores (infecciones y cáncer), la supervivencia y la calidad de vida con un trasplante exitoso son superiores a la diálisis. La descripción detallada del trasplante renal no se aborda en esta obra. La diálisis se utiliza en pacientes que esperan trasplante o pacientes incapaces de someterse con seguridad a un trasplante renal. La diálisis retira líquido, potasio y toxinas urémicas en un intento por aliviar el edema, hiperpotasemia grave o síntomas urémicos como anorexia, letargo, pericarditis o parestesias por neuropatía periférica. En comparación, el incremento marcado pero

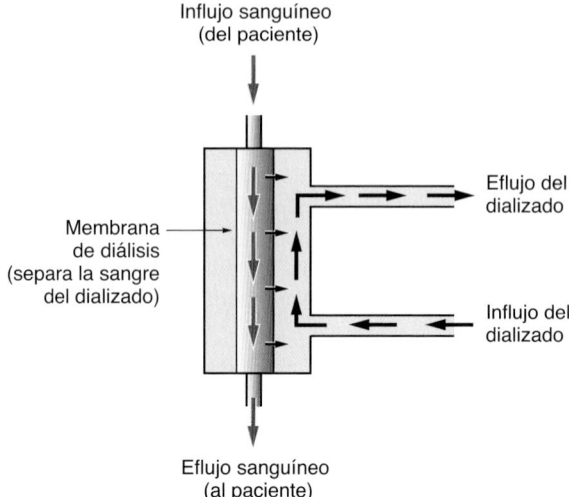

Influjo sanguíneo
(del paciente)

Eflujo del
dializado

Membrana
de diálisis
(separa la sangre
del dializado)

Influjo del
dializado

Eflujo sanguíneo
(al paciente)

■ **FIGURA 12.11. Representación esquemática del flujo sanguíneo y del dializado a través del cartucho de hemodiálisis.** La sangre del paciente (que contiene cifras elevadas de nitrógeno de urea en sangre y otras toxinas) fluye en el dializador que está separado de la solución limpia de diálisis por una membrana semipermeable. La depuración ocurre por difusión fuera de la sangre y hacia el dializado, que luego se descarta. La eliminación de líquido del paciente (ultrafiltración) ocurre por el movimiento de agua a través de la membrana, luego la sangre limpia regresa al paciente.

asintomático de la concentración plasmática de NUS y creatinina por lo general no es indicación para instituir la diálisis.

Se dispone de dos métodos principales para diálisis: hemodiálisis y diálisis peritoneal. Ambas modalidades deben lograr: 1) la remoción de toxinas de la sangre y 2) la eliminación del exceso de líquido proveniente del espacio extravascular. Para la hemodiálisis, se coloca un catéter en una vena grande o se crea una fístula arteriovenosa en el antebrazo para que la sangre pueda bombearse con una velocidad de 300 a 500 mL/min hacia el cartucho de diálisis (figura 12.11). Dentro del cartucho, la sangre del paciente está separada de un volumen de solución de diálisis repuesto constantemente (o dializado) por una membrana semipermeable. Después de fluir a través del cartucho, la sangre limpia regresa al paciente.

Cuando se considera el procedimiento de hemodiálisis, ¿qué ocurriría si al mezclar la solución del dializado sólo se agregara 10% del cloruro de sodio a la solución? ¿Cómo podría detectar dicho problema?

Con la diálisis peritoneal, la membrana peritoneal se utiliza como membrana dializadora. El dializado se infunde hacia el peritoneo a través de un catéter blando permanente que se adhiere a la piel con cinta cuando no se utiliza. Se permite que el dializado se mantenga de 4 a 6 h (o toda la noche) y luego se drena.

Ambas formas de diálisis retiran solutos por difusión del plasma hacia el dializado, y el líquido se remueve mediante el uso de gradientes osmóticos o hidrostáticos favorables. La siguiente explicación enfatiza los principios de la hemodiálisis, aunque algunos conceptos son aplicables a la diálisis peritoneal.

Difusión de solutos

El dializado es una solución artificial con una composición diseñada para maximizar la tasa de remoción de toxinas urémicas y otras sustancias retenidas. De este modo, la solución es isotónica y la concentración de sodio es, en general, similar a la del plasma; la concentración de potasio es baja (puesto que la mayoría de los pacientes se encuentra hiperpotasémica) y no contiene fosfato, ácido úrico, urea ni creatinina. Es usual que la concentración de calcio y bicarbonatos sea mayor que la del plasma urémico, debido a que estos pacientes con frecuencia tienen hipocalcemia y acidosis metabólica.

Puesto que se crean gradientes de concentración, la urea, creatinina, potasio, fosfato y ácido úrico difunden fuera del plasma hacia el dializado, mientras que el calcio y bicarbonato (u otros aniones orgánicos que se metabolizan a bicarbonato, como acetato) se mueven en la dirección opuesta. La velocidad a la cual esto ocurre depende de cuatro factores principales:

- 1) La velocidad del flujo sanguíneo y 2) la velocidad del flujo del dializado. La difusión de solutos fuera del plasma disminuye la concentración plasmática y aumenta la concentración del dializado, con lo que disminuye el gradiente para la difusión ulterior. La entrega de nueva sangre y dializado mantiene gradientes máximos para la difusión continua (figura 12.12).

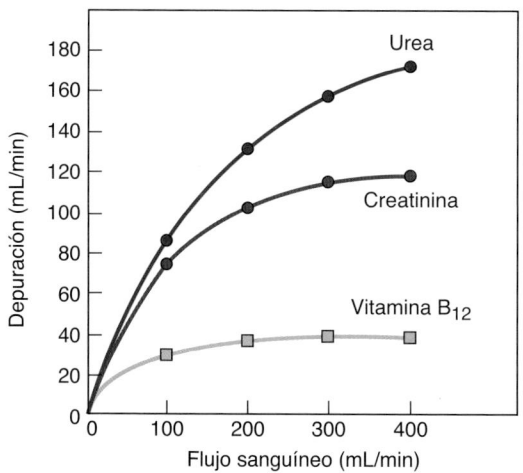

■ **FIGURA 12.12. Depuración de solutos durante la hemodiálisis en relación con el tamaño del soluto y la velocidad de flujo sanguíneo.** La depuración de solutos es mayor con las moléculas más pequeñas —urea > creatinina > vitamina B_{12}— y tiene una relación directa con la velocidad del flujo sanguíneo. La difusión de solutos fuera de la sangre disminuye el gradiente de concentración favorable para la difusión adicional. Sin embargo, este gradiente puede mantenerse por la entrega de nueva sangre sin dializar.

- 3) La permeabilidad de la membrana de diálisis, ya que las membranas más permeables aumentan la depuración de solutos.
- 4) El área de superficie o "tamaño" de la membrana dializadora, puesto que los filtros más grandes logran una mayor remoción de solutos.

Como se muestra en la figura 12.12, la depuración de creatinina con una membrana estándar de hemodiálisis puede exceder 100 mL/min, mientras que la depuración de urea puede aproximarse a 200 mL/min. En comparación, las moléculas más grandes, como vitamina B_{12} (peso molecular 1 355 Da), se depuran a menor velocidad. Aunque estas tasas de depuración son iguales o incluso exceden aquellas de los riñones normales, los pacientes en hemodiálisis de mantenimiento sólo se dializan de 3 a 4 h, 3 días por semana; esto contrasta con los riñones normales, que son activos 168 h por semana.

De este modo, el efecto neto de la hemodiálisis sólo es una pequeña fracción de la lograda por la función renal normal. Por ejemplo, si la depuración de creatinina por hemodiálisis es similar a la de los riñones normales pero el paciente sólo se dializa 7% (12 ÷ 168) de 1 semana, entonces la depuración neta será 7% de lo normal o cerca de 7 mL/min.

Pueden aplicarse consideraciones un tanto similares a la diálisis peritoneal, aunque los aspectos técnicos son únicos. En esencia, los pacientes se dializan todo el tiempo, debido a que siempre hay líquido residiendo en el peritoneo (excepto durante los periodos en que el líquido se drena o se mueve). Sin embargo, la tasa de depuración por tiempo es mucho menor que con la hemodiálisis, en parte porque el flujo sanguíneo peritoneal es un orden de magnitud menor que la tasa de flujo hacia el dializador en hemodiálisis. De nuevo, la depuración es una pequeña fracción de la que realizan los riñones normales.

Eficacia de la diálisis

El efecto neto es que la concentración plasmática de NUS y creatinina en un paciente tratado con hemodiálisis crónica se acerca a 70 a 100 mg/dL y 10 a 15 mg/dL, respectivamente, cuando se miden en el momento inmediato previo a la diálisis. No obstante, se retira una cantidad suficiente de toxinas urémicas para aliviar casi todos los síntomas debidos a la acumulación de toxinas, como náusea, pericarditis y los signos tempranos de neuropatía periférica. Es probable que algunos de los síntomas que parecían persistir en el pasado, como debilidad y fatigabilidad fácil, se deban a la anemia persistente, pues se han corregido en gran medida con la administración de EPO.

No obstante, algunos problemas no se corrigen por la diálisis:

- El fosfato no difunde con rapidez a través de la membrana de diálisis o peritoneal. Como resultado, persiste la tendencia a la hiperfosfatemia y los pacientes deben continuar tratamiento con fijadores de fosfato.
- La diálisis no puede corregir problemas asociados con la producción reducida de hormonas, como la deficiencia de calcitriol o anemia debida a deficiencia de EPO. Algunos pacientes sí tienen un pequeño incremento del hematocrito, supuestamente por la remoción de inhibidores de la eritropoyesis, pero la mayor parte de la anemia se debe a la ausencia de EPO. Así, los pacientes continúan requiriendo tratamiento con calcitriol y EPO.
- La hipertensión debida a la expansión de volumen puede corregirse, pero un incremento de la presión arterial inducido por la secreción reforzada de renina no se revierte.

- La β2-microglobulina, que forma parte de los antígenos leucocitarios humanos (ALH) clase I presentes virtualmente en todas las células del cuerpo, es una molécula relativamente grande (peso molecular 12 000 Da) que no se dializa bien. Como resultado, se acumula de manera progresiva en pacientes tratados con diálisis de mantenimiento; de este modo, quizás provoque el depósito de β2-microglobulina en los tejidos como fibrillas amiloideas, que pueden inducir una artropatía sintomática que afecta el túnel del carpo, el hombro y otras áreas.

Eliminación de líquido

La difusión de solutos no retira el exceso de líquido que se acumula en ausencia de una función renal adecuada. Este es un problema particular con la hemodiálisis, debido a que transcurren entre 2 y 3 días entre tratamientos de diálisis. La membrana de diálisis funciona de modo similar a un capilar periférico, ya que el movimiento hídrico a través de ella se determina por la permeabilidad de la membrana o por el equilibrio de las fuerzas de Starling (véase el capítulo 4). De manera habitual, la tasa de eliminación de líquido (llamada ultrafiltración) con hemodiálisis se regula al alterar el gradiente de presión hidrostática transmembrana. Esto se logra con mayor frecuencia al aplicar un grado variable de presión negativa al lado del dializado de la membrana. A mayor cantidad de líquido que debe retirarse, mayor el parámetro de presión negativa en la máquina de diálisis. Una alternativa en pacientes con sobrecarga masiva de líquido es utilizar una membrana de diálisis más grande y más permeable, lo cual incrementa la tasa de eliminación de líquido. En contraste, con la diálisis peritoneal, no puede regularse la permeabilidad de la membrana peritoneal ni las presiones hidráulicas. En este caso, la eliminación de líquido se logra al incrementar la osmolalidad del dializado, con mayor frecuencia al agregar glucosa. Una solución estándar para diálisis peritoneal puede contener 1.5% de glucosa (1.5 g por 100 mL) además de electrolitos, como ya se mencionó. Esta solución es hipertónica respecto del plasma, debido a que la concentración de glucosa de 1 500 mg/dL es más de 10 veces la concentración plasmática normal de glucosa. En promedio, se eliminan de 400 a 500 mL con cada residencia. Para residencias de un día, se retirarán de 1 600 a 2 000 mL, que deben compensar la ingesta de agua aproximada. Utilizar una solución más concentrada (p. ej., glucosa a 2.5%) retirará más líquido en un paciente con ganancia hídrica excesiva.

Eliminación de solutos

Cualquiera de los métodos para eliminación de líquido también causa la supresión de solutos. A medida que se pierde agua plasmática, las fuerzas friccionales entre solvente y solutos (fármaco solvente) tiran de los soluto a través de la membrana de diálisis o peritoneal. El mecanismo de eliminación de solutos se denomina *transferencia convectiva de masas*, comparada con la pérdida por difusión descrita antes (e ilustrada en la figura 12.12).

La pérdida de solutos por convección está determinada por la tasa de eliminación de líquido pero, en contraste con la difusión, no depende de un gradiente de concentración favorable. En vista de la gran permeabilidad de membrana a solutos pequeños (p. ej., urea, sodio y potasio), el líquido que se retira por convección tiene virtualmente la misma concentración de solutos pequeños que el plasma. Como resultado, la pérdida de urea o creatinina por convección disminuye la carga corporal total de estos compuestos, pero no reduce su concentración plasmática. De este modo, la convección por sí sola no es una manera eficaz para aliviar los síntomas urémicos, debido a que *no reduce la concentración de moléculas hidrosolubles pequeñas que contribuyen a la uremia*. Sin embargo, la convección sí retira algunas "moléculas medianas" que son demasiado grandes para eliminarse por difusión. La contribución de las moléculas pequeñas y medianas a los síntomas urémicos no se ha definido del todo. Inclusive, la cantidad total de solutos eliminados es mucho menor que la obtenida por difusión. La depuración por convección es igual a la tasa de eliminación de líquido, ya que la concentración del dializado y del plasma son casi iguales. La tasa de eliminación promedio de líquido (y, por lo tanto, la depuración de solutos) varía de 5 a 10 mL/min durante la hemodiálisis. Es mucho menor que las tasas de depuración logradas por difusión: 100 y 200 mL/min para creatinina y urea, respectivamente (véase la figura 12.11). No obstante, hay otras modalidades dialíticas en las cuales la depuración convectiva lleva a cabo la mayor parte de la eliminación de toxinas. Esto se denomina *hemofiltración*, en la que grandes volúmenes de agua plasmática se retiran pero se reemplazan con soluciones fisiológicas. Aunque no se utiliza de manera habitual para diálisis en enfermedad renal crónica, la depuración convectiva es el mecanismo principal utilizado para terapia de reemplazo renal continuo. Esta es una modificación del procedimiento de diálisis utilizado para tratar la insuficiencia renal aguda en pacientes inestables en la unidad de cuidados intensivos.

En resumen, la pérdida de solutos por convección es un subproducto de la eliminación de líquido. Aunque se emplea en situaciones selectas, no se utiliza para hemodiálisis crónica, y la difusión es el mecanismo principal para eliminar las toxinas urémicas.

RESUMEN

Los signos y síntomas de insuficiencia renal crónica se manifiestan a diferentes grados de la TFG. Estos signos y síntomas afectan todos los sistemas orgánicos en grados variables. La pérdida de nefronas provoca el aumento de la carga funcional para las nefronas restantes, y los signos y síntomas se desarrollan como resultado de intercambios por compensación o por la incapacidad eventual de las nefronas restantes para mantener el equilibrio. Además de mantener el equilibrio de electrolitos y agua, los riñones desempeñan papeles hormonales fundamentales en la producción de EPO y el desarrollo de anemia, y en la producción de calcitriol (1,25-dihidroxicolecalciferol). La retención de fosfato es fundamental para el desarrollo de hiperparatiroidismo secundario. El PTH se estimula en respueta a cifras séricas bajas de calcio e intensifica la liberación ósea de calcio/fósforo, mientras aumenta la reabsorción renal de calcio pero refuerza la excreción de fósforo. De este modo, el efecto es aumentar calcio sin un efecto neto en el fósforo sérico. El calcitriol incrementa tanto calcio como fósforo a través de un aumento de la absorción gastrointestinal y de la resorción ósea mientras disminuye la excreción renal. El FCF-23 promueve la excreción renal de fosfato y aumenta al reducir la TFG, inhibiendo todavía más la producción de calcitriol. La hipertensión en insuficiencia renal está mediada por la expansión de volumen y se debe al SRA aumentado.

El tratamiento para las complicaciones de la insuficiencia renal se realiza según la anomalía, y cuando dicho tratamiento ya no es adecuado, es necesaria la terapia de reemplazo renal con diálisis o trasplante renal.

ANÁLISIS DEL CASO

La paciente cuyo caso se presentó al inicio de este capítulo manifiesta insuficiencia renal crónica debida a nefropatía diabética. También puede tener las complicaciones electrolíticas que se han descrito en este capítulo: hiperpotasemia, acidosis metabólica con brecha aniónica elevada e hiperfosfatemia. También presenta edema, hipertensión y anemia, como consecuencia de su TFG disminuida. Es más probable que la neuropatía periférica se deba a la diabetes, ya que en general, es necesario que presente insuficiencia renal avanzada antes de observar neuropatía urémica.

La terapia puede dirigirse a cada uno de estos problemas:

■ Un diurético de asa tanto para el edema como para la hipertensión (y para promover la pérdida de potasio).
■ Una dieta con poco contenido de potasio; si es ineficaz, una resina de intercambio catiónico para la hiperpotasemia.
■ Bicarbonato de sodio para la acidosis metabólica una vez que la mayor parte del edema se haya eliminado. La corrección de la acidemia también puede disminuir la concentración plasmática de potasio al dirigir el potasio hacia dentro de las células (véase el capítulo 7). Estudios recientes también sugieren que la corrección de la acidosis metabólica puede desacelerar la progresión de la enfermedad renal crónica.
■ Una dosis elevada de carbonato de calcio para disminuir la concentración plasmática de fosfato.

La EPO podría administrarse para aumentar la hemoglobina si presenta síntomas de anemia que podrían requerir una transfusión sanguínea. Aumentar su hemoglobina a > 10 g/dL ayudaría a mejorar la fatiga y la entrega de oxígeno. No obstante, hasta ahora, no se cuenta con evidencia de mejores desenlaces cardiovasculares o renales con la corrección de la anemia en cifras más altas.

RESPUESTAS A LAS PREGUNTAS

1 La disminución de la TFG provoca la reducción inicial de la carga filtrada de sodio y, si la reabsorción tubular no cambia, un decremento de la excreción de sodio. La retención consecuente de sodio reduce la actividad del sistema renina–angiotensina–aldosterona y refuerza la secreción de PNA, los cuales tienden a inhibir la reabsorción de sodio y aumentar el grado de excreción de regreso al nivel de la ingesta de sodio. Si estas respuestas hormonales son inadecuadas, también se activa la natriuresis por presión. Para mantener el estado estacionario en el caso de TFG disminuida, las nefronas restantes deben excretar más sodio por nefrona, pero es común que estas no estén completas y provoquen cierta retención de sodio. La expansión del volumen del líquido extracelular debida a retención de sodio tiende a aumentar la presión arterial sistémica y puede causar edema; la transmisión de esta presión a los riñones promueve la excreción urinaria de sodio (véase el capítulo 2).

2 La hipofosfatemia aumenta directamente la producción renal de calcitriol, con lo que refuerza la absorción intestinal de calcio y fosfato, así como la resorción ósea. El incremento consecuente de la concentración plasmática de calcio suprime la liberación de PTH, un efecto que reduce la excreción urinaria de fosfato al eliminar el efecto inhibidor normal de PTH. Los cambios intestinales, óseos y renales aumentan la concentración plasmática de fosfato hacia la normal. Un incremento no deseado de la concentración plasmática de calcio se previene por el decremento de la secreción de PTH.

3 El procedimiento de hemodiálisis tiene varias complicaciones potencialmente graves. Si el dializado se mezclara de modo inadvertido de este modo, la solución de dializado resultante sería hipotónica respecto a la sangre. Cuando la sangre en el dializador estuviera en contacto con el dializado a través de la membrana semipermeable, los eritrocitos en el filtro presentarían edema y lisis, provocando así una anemia hemolítica grave (véase la figura 2.1 para la explicación del movimiento hídrico osmótico). Este problema se previene en las máquinas modernas de diálisis mediante el uso de un medidor de conductividad para percibir la tonicidad del líquido que entra al dializador. También hay un sensor que detecta hem en el dializado. La detonación de estos sensores detiene la máquina de inmediato.

LECTURAS RECOMENDADAS

Andress DL, Norris KC, Coburn JW, et al. Intravenous calcitriol in the treatment of refractory osteitis fibrosa of chronic renal failure. *N Engl J Med.* 1989;321(5):274–279.

Block GA, Martin KJ, de Francisco AL, et al. Cinacalcet for secondary hyperparathyroidism in patients receiving hemodialysis. *N Engl J Med.* 2004;350(15):1516–1525.

Goraya N, Wesson DE. Does correction of metabolic acidosis slow chronic kidney disease progression. *Curr Opin Nephrol Hypertens.* 2012;22(2):193–197.

Guyton AC. Blood pressure control—special role of the kidneys and body fluids. *Science.* 1991;252(5014):1813–1816.

Meyer TW, Hostetter TH. Uremia. *N Engl J Med.* 2007;357(13):1316–1325.

Silver J, Naveh-Many T. FGF-23 and secondary hyperparathyroidism in chronic kidney disease. *Nat Rev Nephrol.* 2013;9(11):641–649.

van der Putten K, Braam B, Jie KE, et al. Mechanisms of disease: erythropoietin resistance in patients with both heart and kidney failure. *Nat Clin Pract Nephrol.* 2008;4(1):47–57.

PROGRESIÓN DE LA ENFERMEDAD RENAL CRÓNICA

13

PRESENTACIÓN DE CASO

Una mujer de 38 años de edad manifiesta glomerulonefritis crónica debida a nefropatía por inmunoglobulina A (IgA). Se presenta por episodios intermitentes de hematuria macroscópica, pero su enfermedad ha sido estable durante los últimos 4 años. Durante este tiempo, su concentración plasmática de creatinina ha aumentado de manera gradual de 1.3 a 2.2 mg/dL. Esto se ha acompañado por un incremento progresivo de la excreción de proteína (de 1.3 a 3.2 g/día), pero el sedimento urinario ha permanecido inactivo, solo con unas cuantas células observadas.

La exploración física no indica datos patológicos, excepto por la presión arterial elevada de 140/90 mm Hg. No presenta edema.

OBJETIVOS

Al terminar este capítulo será capaz de comprender cada uno de los siguientes temas:

▶ Las respuestas adaptativas de los riñones a la pérdida de nefronas funcionales, sin importar la causa.

▶ La importancia potencial de la hipertensión intraglomerular e hipertrofia de las nefronas en la producción de la lesión glomerular secundaria que es independiente de la actividad de la nefropatía primaria.

▶ Los factores de riesgo y los hallazgos clínicos en la nefropatía que se relacionan con diabetes mellitus (nefropatía diabética).

▶ Las modalidades terapéuticas que pueden desacelerar la progresión de la enfermedad en humanos, sin importar la enfermedad subyacente.

Introducción

En la actualidad, hay más de 20 millones de pacientes en Estados Unidos tratados por enfermedad renal crónica, muchos de ellos han alcanzado la enfermedad renal en etapa terminal (ERET) y están sometidos a diálisis crónica (72%) o cuentan con un aloinjerto renal funcional (28%); cada año se agregan nuevos casos (incidencia) a esta cifra. En 2015, la incidencia de ERET fue 125 000, aunque la prevalencia fue 5 veces esa cifra, alrededor de 700 000 pacientes. La terapia de reemplazo (algunas modalidades de diálisis o trasplante) no solo fue excesivamente costosa, sino además ineficaz en términos de desenlaces y calidad de vida. Por ello, el costo total anual para el tratamiento de pacientes con ERET en 2009 fue cercano a $40 mil millones, la tasa de mortalidad anual en pacientes con enfermedad renal en etapa terminal en diálisis excedió 20%, la cantidad promedio de comorbilidades en pacientes con diálisis fue cercana a 4 por año y la cantidad promedio de días de permanencia en el hospital fue de casi 15. En la gran mayoría de los casos, la progresión a ERET ocurre con lentitud durante un periodo de varios o muchos años. Las causas más comunes de insuficiencia renal crónica son la nefropatía diabética, las glomerulopatías crónicas, las enfermedades poliquísticas renales y las formas primarias de lesión vascular, que incluyen la denominada "nefroesclerosis hipertensiva."

Aunque durante mucho tiempo se ha considerado que numerosos pacientes con enfermedad renal crónica progresan de manera inexorable, se pensaba que la actividad continua de la enfermedad subyacente (que con frecuencia es intratable) tenía un papel importante. Sin embargo, ahora parece claro que los cambios glomerulares, vasculares y tubulointersticiales prominentes relacionados de manera característica con la enfermedad progresiva pueden inducirse en parte por adaptaciones funcionales, estructurales y metabólicas secundarias *independientes de la enfermedad*. Hay observaciones experimentales y clínicas que sugieren que el tratamiento dirigido a estos factores secundarios, en vez de a la enfermedad primaria, puede desacelerar o incluso prevenir el deterioro de la tasa de filtración glomerular (TFG).

Considere, por ejemplo, la secuencia de eventos en la pielonefritis crónica debida a reflujo vesicoureteral en niños pequeños (véase el capítulo 10). La infección recurrente o persistente en este cuadro provoca las cicatrices pielonefríticas clásicas que afectan principalmente los túbulos y el intersticio. La pérdida de nefronas funcionales causa el aumento de tamaño prominente compensatorio de los glomérulos en áreas mejor preservadas en un intento por mantener TFG. La esclerosis focal y segmentaria de los capilares en estos glomérulos sucede en un periodo de años, con frecuencia con atrapamiento de las proteínas derivadas del plasma, lo cual ocasiona hialinosis. Esta lesión se ha denominado *glomeruloesclerosis focal y segmentaria con hialinosis*, y puede ser difícil distinguirla de anomalías glomerulares similares observadas en el síndrome nefrótico idiopático por glomeruloesclerosis focal idiopática o primaria (véase el capítulo 9) por microscopia luminosa sola. Es de particular importancia que cuando el proceso de cicatrización en la pielonefritis crónica ha alcanzado un grado crítico de daño renal, la velocidad de progresión de estas lesiones glomerulares no parece disminuir por la corrección quirúrgica del reflujo ni por la prevención de infecciones renales ulteriores con antimicrobianos.

Por lo tanto, *con el tiempo, las lesiones primarias glomerulares, tubulointersticiales y vasculares muestran lesión glomerular secundaria* manifestada por morfología como glomeruloesclerosis focal y segmentaria secundaria o adaptativa y por clínica por proteinuria creciente lenta, hipertensión y un incremento gradual de la concentración plasmática de creatinina. Esta secuencia de eventos se ha documentado en numerosas afecciones tubulointersticiales crónicas (como necrosis papilar debida al abuso de analgésicos), en niños en quienes la hipertrofia glomerular se produce por haber nacido con escasas nefronas funcionales (como en la agenesia renal unilateral y la oligomeganefronia), en pacientes con enfermedades quísticas o con glomerulopatías primarias, en un subgrupo de enfermos con obesidad mórbida o síndrome metabólico, en individuos con diabetes mellitus y en quienes padecen enfermedades vasculares resultado de cicatrización focal del parénquima renal debida a isquemia o subperfusión (insuficiencia renal aguda posparto y preeclampsia, escleroderma, síndrome antifosfolípido, abuso de cocaína, etc.).

La hipertrofia glomerular y la filtración aumentada también se encuentran en las etapas tempranas de algunas alteraciones metabólicas, antes de que haya ocurrido la lesión renal manifiesta. Algunos ejemplos incluyen nefropatía diabética (que se explica en el texto siguiente), daño renal observado en pacientes con síndrome metabólico y enfermedades del almacenamiento de glucógeno. Estas afecciones se relacionan con glomeruloesclerosis progresiva similar a la descrita antes, por lo que se ha propuesto que los cambios hemodinámicos y estructurales son responsables, al menos parciales, de este tipo de lesión renal.

En este capítulo se revisan los hallazgos experimentales que han ayudado a definir mejor la naturaleza de estas adaptaciones y luego se presentan datos en humanos que sugieren que el tratamiento dirigido a revertir los cambios hemodinámicos desacelera la velocidad de la lesión glomerular progresiva, la proteinuria y la pérdida de TFG.

Modelo del riñón remanente para glomeruloesclerosis focal

Muchos de los conceptos actuales sobre los mecanismos responsables de la glomeruloesclerosis focal y segmentaria secundaria o adaptativa derivan del *modelo del riñón remanente* en la rata. En este modelo, es usual que se retire un riñón y se infarten dos tercios del otro mediante la ligadura de las ramas arteriales segmentarias. De este modo, en esencia se realiza una nefrectomía de cinco sextos de la masa renal, dejando un remanente de tejido renal normal que consiste en una tercera parte de un riñón. Aunque inicialmente se utilizó para estudiar los mecanismos a través de los cuales los riñones responden a la pérdida de nefronas, se notó que estos animales desarrollaban insuficiencia renal en etapa terminal en un lapso de 4 a 6 meses. La evaluación histológica del tejido renal reveló glomeruloesclerosis focal global y segmentaria extensa en la nefronas del riñón remanente normal al inicio.

No se encontraron causas aparentes de lesión glomerular, lo que da paso a la posibilidad de que las adaptaciones funcionales y estructurales relacionadas podrían haber tenido un papel importante. Aún no se comprende del todo cómo ocurren estos cambios, pero se piensa que los mediadores endocrinos y otros humorales son responsables. Sin importar el mecanismo, se ha propuesto que la respuesta a la pérdida de nefronas en este modelo experimental es similar a la observada en humanos con cualquier forma de enfermedad renal progresiva.

Adaptaciones funcionales

Una reducción sustancial de la cantidad de nefronas funcionales en la rata (nefrectomía de 5/6) y otros animales experimentales provoca hipertensión sistémica y un incremento de la tasa de filtración glomerular de nefrona única (TFGNU) en las nefronas restantes; la magnitud de este cambio correlaciona de modo aproximado con el grado de pérdida de nefronas.

El incremento de la TFGNU se ocasiona en gran medida por una reducción marcada de la resistencia arteriolar glomerular; esta vasodilatación es desigual y conduce a una mayor distensión de la arteriola aferente comparada con la arteriola eferente. La dilatación aferente induce dos cambios importantes en el riñón remanente cuando se compara con ratas sometidas a cirugía simulada con dos riñones intactos (figura 13.1, *panel superior*):

- Un incremento de la presión intraglomerular (y por ello, del gradiente de presión hidráulica transcapilar, ΔP), debido a que se transmite más presión sistémica al glomérulo.
- Un incremento marcado del flujo plasmático renal (FPR) eficaz.

La hipertensión sistémica simultánea inducida por la pérdida de nefronas exacerba estos cambios hemodinámicos al aumentar aún más la presión glomerular y el flujo plasmático.

Adaptaciones estructurales

Estas compensaciones hemodinámicas se relacionan con cambios estructurales significativos. Como se ilustra en el *panel inferior* en la figura 13.1, la hipertrofia renal en el remanente provoca un incremento del volumen del ovillo glomerular, sin un aumento correspondiente de la cantidad de células epiteliales viscerales terminales y altamente diferenciadas. Esto causa una reducción de la densidad celular del epitelio dentro del ovillo agrandado, un cambio que se piensa es un factor importante para la lesión glomerular resultante.

Patogenia de la proteinuria y la glomeruloesclerosis

La combinación de hipertrofia glomerular e hipertensión intraglomerular puede inducir anomalías funcionales y estructurales de las células en el glomérulo; hay evidencia de que la lesión de las células epiteliales provoca la acumulación hialina en la pared del capilar glomerular, la disfunción mesangial da paso a la expansión de la matriz y la formación de microaneurismas, y la disfunción de la célula endotelial causa trombosis capilar. Cada uno de estos cambios puede contribuir a la lesión glomerular progresiva relacionada que se manifiesta por clínica al inicio por proteinuria y luego por histología como glomeruloesclerosis focal y segmentaria (figura 13.2).

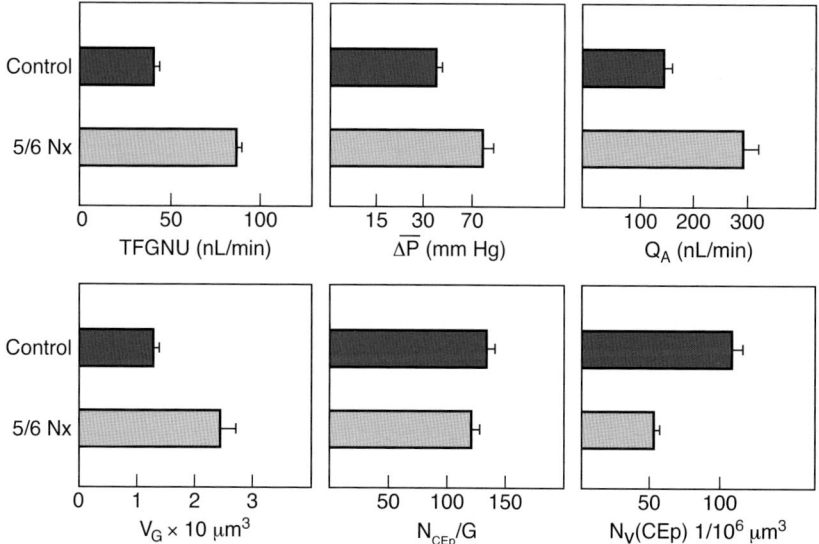

■ **FIGURA 13.1. Adaptaciones estructurales y hemodinámicas en la rata después de la nefrectomía subtotal (5/6 Nx).** *Panel superior:* la vasodilatación arteriolar glomerular (aferente mucho mayor que eferente) provoca el aumento de la tasa de flujo plasmático de nefrona única (QA) y un incremento del gradiente de presión hidráulica transcapilar (ΔP). Este último es igual a la diferencia entre la presión hidráulica en el capilar glomerular y en el espacio de Bowman. Estas adaptaciones conducen a un incremento casi del doble de la tasa de filtración glomerular de nefrona única (TFGNU). *Panel inferior:* los cambios hemodinámicos se relacionan con un incremento considerable del volumen del ovillo glomerular (V_G) con la expansión correspondiente del área de superficie disponible para filtración. Sin embargo, el grado de hipertrofia no es uniforme porque no hay un grado similar de hiperplasia de las células epiteliales viscerales. El número o cantidad de células epiteliales (N_{CEp}/G) permanece sin cambios, debido a que estas células terminales no presentan división celular, lo cual da paso a una reducción de la densidad de estas células dentro del volumen aumentado del ovillo glomerular ($N_v[CEp]$).

Lesión de las células epiteliales

El crecimiento de tamaño del ovillo glomerular causa un incremento importante de la superficie de filtración e hipertrofia (tamaño aumentado de la célula), pero no hiperplasia (cantidad aumentada de células) de la célula epitelial visceral. Durante esta respuesta, las células epiteliales ya no pueden mantener intactos todos los procesos podocitarios interdigitantes y los diafragmas de la hendidura de filtración. Estos cambios son muy aislados al principio y se manifiestan por simplificación focal de la célula epitelial, la cual causa esfacelación segmentaria o "fusión" de los procesos podocitarios en algunos capilares; otras partes de la superficie capilar tan expandida muestran lesión grave, por ejemplo, pérdida focal e incluso denudación de las células epiteliales. Como se describió en el capítulo 9, los diafragmas de la hendidura entre la los procesos podocitarios intactos de la célula epitelial son parte del pequeño sistema de poros de filtración y representa un componente principal de la resistencia a la filtración de agua. De igual manera, afectan en gran medida el tránsito de macromoléculas como albúmina

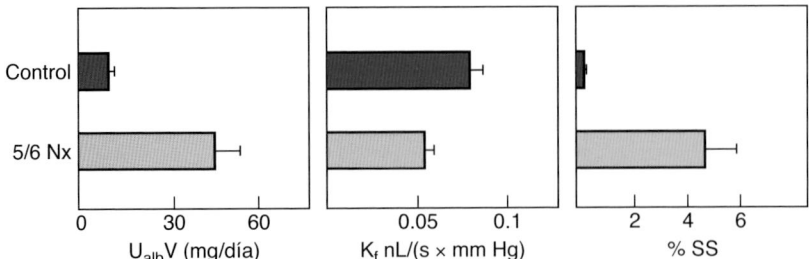

■ **FIGURA 13.2. Maladaptaciones estructurales y funcionales después de nefrectomía subtotal (5/6 Nx) en la rata.** La permeabilidad de la pared capilar glomerular a proteínas se incrementa, lo que provoca albuminuria significativa ($U_{alb}V$). El coeficiente de ultrafiltración K_f, una medida de la cantidad de poros pequeños que permiten la filtración de agua y solutos pequeños, disminuyó. Es muy probable que este cambio sea un reflejo de dos factores: 1) la simplificación y esfacelación de los procesos podocitarios en grandes áreas del la pared capilar glomerular, y 2) el desarrollo de lesiones esclerosantes segmentarias con obsolescencia de los capilares y depósitos hialinos en los glomérulos. % SS, porcentaje de glomérulos con esclerosis segmentaria.

a través de la pared capilar glomerular. De este modo, la distorsión y pérdida de los diafragmas de la hendidura y la denudación de la pared capilar producen un mayor flujo local del ultrafiltrado y la convección de albúmina. La excreción de proteína se incrementa solo en aquellas nefronas con epitelio visceral dañado (véanse también el capítulo 9 y la figura 9.6). El resultado de estos cambios estructurales es la pérdida de conductividad hidráulica (K_f), proteinuria y con el tiempo glomeruloesclerosis focal y segmentaria; estos cambios funcionales pueden considerarse una expresión de la "insuficiencia" de la célula epitelial visceral glomerular para mantener su integridad estructural después de las adaptaciones estructurales y hemodinámicas antes descritas.

Acumulación hialina y expansión mesangial

Aquellas áreas en las cuales la célula epitelial se ha denudado quedan libremente abiertas a la filtración, lo que da paso a un mayor flujo de agua, solutos pequeños y algunas macromoléculas a través de la pared del capilar glomerular. Este incremento de la permeabilidad más la hipertensión intraglomerular relacionada favorece la acumulación de proteínas plasmáticas muy grandes (p. ej., fibrina, inmunoglobulina M [IgM] y los componentes activados del complemento) en el espacio subendotelial, debido a que son muy grandes para pasar a través de la lámina densa de la membrana basal glomerular (MBG). Con el tiempo, este material amorfo, *hialino*, provoca estrechamiento y oclusión completa del lumen capilar, un proceso que puede exacerbarse por el incremento concurrente de la matriz mesangial y la celularidad que se induce por el aumento de la entrada de macromoléculas al espacio mesangial.

Formación de microaneurismas

La combinación del aumento del radio del capilar glomerular (por la ampliación del ovillo glomerular) y el incremento de la presión intraglomerular puede producir un incremento significativo de la *tensión* ejercida sobre la pared del capilar glomerular. Este acrecentamiento de la tensión puede exceder eventualmente la fuerza tensil de las estructuras fibrilares que conectan las células mesangiales con MBG a nivel del cuello de los capilares (véase el *panel derecho* de la figura 9.3) y provocar la rotura de estas estructuras y la formación de un microaneurisma que afecta varias asas capilares conectadas con la misma área mesangial (defectuosa). Es usual que estos microaneurismas presenten trombosis por la exposición de las plaquetas circulantes a los componentes de la matriz y que se desencadene una respuesta inflamatoria. Con el tiempo, estas lesiones se organizan en unas cuantas semanas, dejando atrás capilares colapsados con detritos celulares atrapados, lo que representa un área de esclerosis segmentaria y en ocasiones, nodular. El influjo de macrófagos hacia el mesangio y la entrega aumentada o generación local de citocinas y factores de crecimiento también pueden ser resultado de la sobreproducción de matriz por la célula mesangial. Este proceso también contribuye a la expansión del mesangio, que produce con frecuencia glomeruloesclerosis nodular. Estas lesiones son prominentes en particular en la glomeruloesclerosis diabética.

Disfunción de la célula endotelial

Los trombos dentro de los capilares glomerulares se observan con frecuencia en animales experimentales con nefrectomía de 5/6; son el resultado de la disfunción de la célula endotelial. Aún no se comprende del todo cómo es que ocurre, pero el estrés por cizallamiento inducido por la hipertensión intraglomerular y la hiperperfusión puede causar la pérdida de tromborresistencia natural de las células endoteliales, con un incremento subsecuente de la adhesión plaquetaria a la superficie celular. Esta pérdida de tromborresistencia del endotelio se ha demostrado en células cultivadas expuestas a un mayor estrés por cizallamiento y condiciones de flujo turbulento.

EN POCAS PALABRAS

La importancia relativa de cualquiera de estos cambios es incierta. No obstante, el efecto agregado es el colapso capilar segmentario y la glomeruloesclerosis, manifestada por clínica como proteinuria e insuficiencia renal progresiva (figura 13.3). Además, esta secuencia produce un circuito de retroalimentación positiva. La pérdida de algunas nefronas induce una hipertrofia más pronunciada e hipertensión en los glomérulos restantes, lo cual aumenta su riesgo de lesión glomerular secundaria.

Es importante recordar que el desarrollo de glomeruloesclerosis es independiente de la actividad de la enfermedad subyacente. Además, revertir la hipertensión intraglomerular puede minimizar la gravedad de estos cambios deletéreos o incluso prevenir que ocurran, como se explicará más adelante.

Daño vascular y tubulointersticial

Pese a que la glomeruloesclerosis es el cambio más prominente en el riñón remanente, también ocurren lesiones vasculares y tubulointersticiales. La presión y el flujo aumentados del sistema arterial también pueden provocar disfunción de la célula

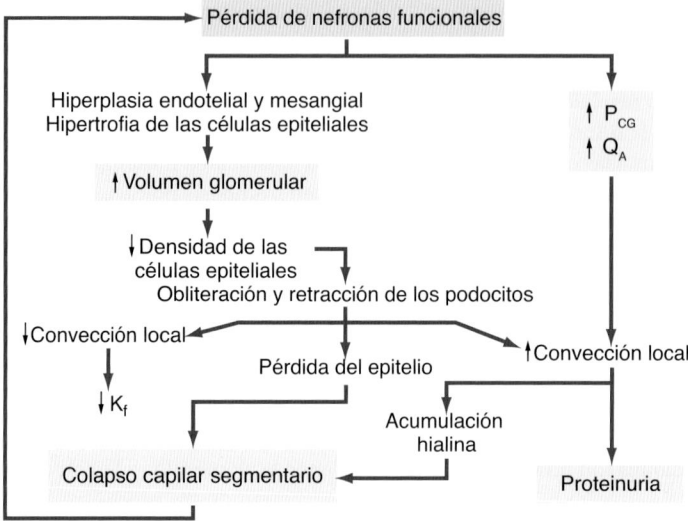

■ **FIGURA 13.3.** Diagrama de flujo que resume los eventos que dan paso a la glomeruloesclerosis progresiva y proteinuria en el modelo de nefrectomía subtotal de insuficiencia renal crónica. La pérdida de nefronas filtrantes provoca adaptaciones funcionales y estructurales que cursan un circuito de retroalimentación positiva que puede llegar a destruir la mayoría de las nefronas. K_f, coeficiente de ultrafiltración; P_{CG}, presión del capilar glomerular; Q_A, tasa de flujo plasmático.

endotelial adicional, y ocasionar trombosis y acumulación de detritos celulares y tejido conectivo en la subíntima. La hipertensión sistémica también puede causar hipertrofia de las células de músculo liso en la media y, cuando la hipertensión es grave, necrosis fibrinoide de la pared. Estos cambios vasculares generan lesión adicional del parénquima por isquemia e hipoperfusión.

La atrofia tubular y la fibrosis intersticial también son comunes en la insuficiencia renal progresiva. Es probable que este proceso esté relacionado, al menos en parte, con la glomeruloesclerosis progresiva. Dado el patrón de distribución único de la microcirculación peritubular, la ausencia de flujo sanguíneo a través de la arteriola eferente de un glomérulo dañado o esclerosado provoca no solo atrofia de la nefrona completa, sino también isquemia de los elementos tubulares cercanos pero no relacionados con el glomérulo esclerótico. Los túbulos afectados pueden localizarse en la corteza o en la médula, este último es el caso de la esclerosis que afecta los glomérulos yuxtamedulares. En seguida se mencionan otros factores que se han postulado como contribuyentes al daño tubulointersticial observado en animales experimentales y en pacientes con enfermedad renal progresiva.

■ **Depósito de fosfato de calcio:** el decremento de la TFG favorece la retención inicial de fosfato y el depósito secundario de fosfato de calcio en los tejidos (véase el capítulo 12). Un incremento del contenido de fosfato de calcio en los riñones puede demostrarse en humanos antes de que la concentración plasmática de creatinina sea mayor de 1.5 mg/dL.

- **Acumulación local de amoniaco:** los túbulos, así como los glomérulos, deben hipertrofiarse en el riñón remanente. Si por ejemplo, la carga ácida diaria permanece constante y la cantidad de nefronas se reduce por nefrectomía de cinco sextos, entonces cada nefrona debe aumentar la producción de amoniaco y la excreción de amonio 6 veces para mantener el equilibrio ácido–base. En general, solo puede lograrse un incremento triple o cuádruple de tal modo que los animales y pacientes con pérdida marcada de nefronas funcionales desarrollen acidosis metabólica (véase el capítulo 6). La acumulación local de cierta parte de este amoniaco excesivo puede activar directamente la aminación de la vía del complemento, un proceso que induce la acumulación de macrófagos que ocasiona inflamación tubulointersticial y por último fibrosis. Este proceso puede aminorarse en animales experimentales con nefrectomía parcial por la administración de bicarbonato de sodio.
- **Proteinuria como fuerza impulsora directa de la lesión tubulointersticial:** la lesión tubular directa también puede inducirse por la generación de especies reactivas de oxígeno, un resultado del incremento de hierro que llega a las células tubulares a través de la filtración aumentada de transferrina. También se ha postulado que varios precursores lipídicos (ácidos grasos) que llegan a la célula tubular a través de la filtración y reabsorción de albúmina podrían contribuir a la generación de sustancias quimiotácticas potentes, que dirigen un proceso inflamatorio a este nivel, el cual es independiente de los cambios glomerulares ya explicados. Se considera que los macrófagos son la fuente de las citocinas y factores de crecimiento, que incluyen el factor de crecimiento transformante beta (FCTβ), que se ha postulado contribuye al depósito aumentado o degradación disminuida de componentes de la matriz y colágeno de cicatrización. Por lo tanto, se ha sugerido que las medidas que reducen la proteinuria, como los inhibidores de la enzima convertidora de angiotensina (IECA), los bloqueadores del receptor de angiotensina II (BRA) y otros antihipertensivos selectos o medicamentos que afectan la respuesta inflamatoria inicial o el proceso de cicatrización, podrían tener un efecto beneficioso en el túbulo y en el intersticio que es independiente de los efectos en el glomérulo.

Prevención de la lesión glomerular secundaria

Estos estudios experimentales en ratas pueden tener implicaciones terapéuticas importantes, dado que el tratamiento dirigido a revertir la hipertensión intraglomerular y la hipertrofia o el grado de proteinuria y la inflamación intersticial puede desacelerar o incluso prevenir la glomeruloesclerosis secundaria. Se han utilizado dos formas principales de terapia: la restricción de la proteína dietética y la terapia antihipertensiva, de preferencia con un inhibidor de ECA o bloqueadores del receptor de angiotensina II.

Restricción de la proteína dietética

La TFG en animales y humanos varía directamente con la ingesta de proteína en la dieta. Ingerir una carga proteica, por ejemplo, puede aumentarla de manera aguda de 15 a 40% en individuos normales. Esto puede considerarse una respuesta apropiada, debido a que facilita la excreción de metabolitos proteicos con potencial tóxico. Aún no está claro cómo ocurre esto, pero los aminoácidos pueden incrementar la secreción de una hormona vasodilatadora renal aún sin identificar. Por otra parte, puede esperarse que restringir la ingesta proteica disminuya la TFG y la presión intraglomerular. Cuando se administra a ratas con un riñón remanente, una dieta con poco contenido de proteína previene la hipertensión intraglomerular y la hipertrofia, reduce el grado de proteinuria, previene en gran medida la glomeruloesclerosis segmentaria y prolonga la supervivencia renal.

Terapia antihipertensiva

Puede lograrse un beneficio equivalente cuando la presión intraglomerular disminuye mediante la terapia antihipertensiva. Sin embargo, el grado de protección renal depende de modo parcial de los medicamentos antihipertensivos utilizados. Lo inhibidores de ECA disminuyen la formación de angiotensina II, la cual incrementa de manera preferencial la resistencia de la arteriola glomerular eferente. Así, disminuir las cifras de angiotensina II provoca una dilatación eferente más pronunciada, un cambio que reduce directamente la presión intraglomerular. Este esquema también puede minimizar la hipertrofia glomerular, debido a que la angiotensina II puede actuar como promotor del crecimiento.

La administración de un inhibidor de ECA presenta beneficios claros en el riñón remanente. En comparación, la terapia antihipertensiva con terapia triple consistente en una combinación de hidroclorotiazida (un diurético), reserpina (un bloqueador simpático) e hidralazina (un vasodilatador directo) causa dilatación preferencial de la arteriola aferente. Aunque la presión arterial sistémica se reduce con este régimen, se transmite más presión arterial a los glomérulos, lo cual evita que la presión intraglomerular disminuya. Por lo tanto, la terapia triple no brinda protección contra la proteinuria progresiva y la glomeruloesclerosis (figura 13.4).

La eficacia de otros antihipertensivos, como los bloqueadores de los canales de calcio, es más incierta porque el efecto benéfico depende de la disminución de la presión intraglomerular que el medicamento pudiera generar; ahora se ha establecido que los bloqueadores de los canales de calcio no dihidropiridina tienen un efecto antiproteinúrico significativo y pueden ser "renoprotectores", mientras que las dihidropiridinas no tienen efecto en la proteinuria.

Terapia hipolipemiante

A pesar de que se encuentra fuera del objetivo de esta explicación, la insuficiencia renal crónica por cualquier causa se relaciona con frecuencia con el desarrollo gradual de hiperlipidemia. Estos cambios son mucho más prominentes en el síndrome nefrótico, donde la concentración plasmática de colesterol puede incrementar de forma importante y exceder 500 mg/dL en algunos casos. Además de promover la aterosclerosis sistémica, se ha demostrado que las cifras aumentadas de lípidos también pueden contribuir a la lesión glomerular, quizás a través de un proceso análogo a la aterosclerosis. Se ha demostrado que disminuir la concentración plasmática de los lípidos con la terapia hipolipemiante minimiza tanto el grado de proteinuria como la esclerosis segmentaria en el modelo del riñón remanente.

También se cree que otros factores contribuyen a la progresión de la enfermedad renal y requieren intervención terapéutica. Tales factores son cifras

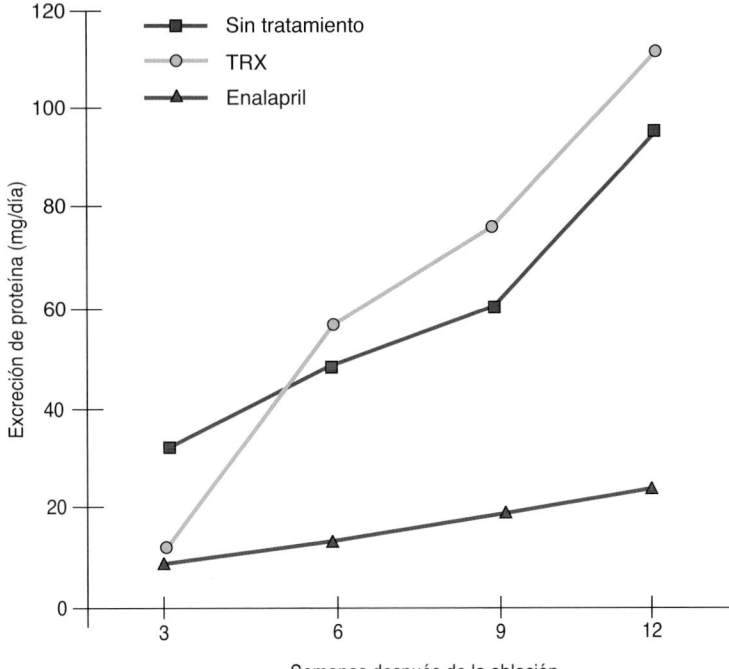

FIGURA 13.4. Cambio temporal en la excreción diaria de proteína después de nefrectomía subtotal (o ablación) en ratas sin tratamiento que presentaban hipertensión y en ratas en las cuales la hipertensión se corrigió mediante la administración de enalapril, un inhibidor de la enzima convertidora de angiotensina (ECA), o terapia triple con hidroclorotiazida, reserpina e hidralazina (TRX). Los animales sin tratamiento y con tratamiento TRX presentaron glomeruloesclerosis creciente (no se muestra). Estas anomalías se previnieron casi por completo por enalapril.

elevadas o locales de aldosterona y corticosteroides, metabolismo alterado de prostanoides, anemia, hiperhomocisteinemia y factores raciales y genéticos aún no identificados que aceleran y predisponen a insuficiencia renal crónica.

Nefropatía diabética experimental

Una crítica expresada con anterioridad contra los estudios experimentales mencionados es que el riñón remanente es una situación extrema y que puede no ser un modelo realista para la enfermedad renal crónica humana. Numerosos estudios realizados hasta ahora en pacientes con enfermedad renal progresiva han demostrado que estas preocupaciones son infundadas. Como resultado, también se ha evaluado la nefropatía diabética en la rata de manera extensa. A través de un mecanismo incierto, se induce vasodilatación e hipertrofia renales, aumento de la TFG e hipertensión intraglomerular por anomalías metabólicas relacionadas con hiperglucemia o deficiencia de insulina. Estos cambios ocurren en etapas tempranas de la enfermedad antes de que haya ocurrido pérdida de nefronas; al inicio son reversibles con un esquema intenso de insulina instituido para normalizar la anomalía metabólica y la concentración plasmática de glucosa.

Estudios terapéuticos en diabetes mellitus experimental han replicado esencialmente los resultados del riñón remanente. A pesar de administrar insulina suficiente solo para prevenir la hiperglucemia, la administración de una dieta con poca proteína, un inhibidor de ECA o terapia hipolipemiante reduce el grado de proteinuria y glomeruloesclerosis segmentaria en animales. De nuevo, la terapia triple parece ser ineficaz para reducir la proteinuria y la glomeruloesclerosis progresiva comparada con un inhibidor de ECA o un bloqueador de angiotensina II. Así, tratar las adaptaciones estructurales, metabólicas y hemodinámicas es beneficioso, incluso si la enfermedad subyacente no se corrige por completo, como la diabetes mellitus.

Estudios en humanos

La aplicabilidad de estos hallazgos experimentales a la nefropatía crónica progresiva en humanos está bien establecida. Estudios grandes definitivos han demostrado un efecto benéfico de las terapias dirigidas a minimizar o prevenir la lesión glomerular secundaria o adaptativa e independiente de la enfermedad. Aunque hay pocos estudios sobre la progresión lenta al tratar la hiperlipidemia y la acidosis metabólica, es probablemente deseable atender estos problemas para minimizar la aterosclerosis, la osteopatía renal y la atrofia muscular (véase el capítulos 6 y 12).

La siguiente explicación se centra en las preguntas que se presentan a continuación.

- ¿El modelo del riñón remanente es aplicable a la enfermedad humana?
- ¿Cuáles son las implicaciones clínicas de la hipertrofia de las nefronas funcionales restantes?
- ¿Cuáles son las características clínicas de la nefropatía diabética, una causa común de insuficiencia renal crónica progresiva lenta?
- ¿Cuáles son los datos disponibles en la actualidad sobre la eficacia de la restricción de la proteína dietética (que también incluye restricción de fosfato) y la terapia antihipertensiva?
- ¿Podría haber un beneficio preferencial con el uso de inhibidores de ECA, en comparación con otros medicamentos antihipertensivos?
- ¿Hay algún beneficio adicional con el uso de una combinación de un inhibidor de ECA, un bloqueador del receptor de angiotensina II y otros inhibidores o antagonistas del sistema renina–angiotensina–aldosterona?

Respuesta renal a la pérdida de nefronas

Desde hace tiempo se sabe que la hipertrofia e hiperfiltración compensatorias ocurren en humanos después de la pérdida de nefronas. Por ejemplo, la escisión quirúrgica de un riñón puede realizarse por numerosas razones, incluidas las neoplasias malignas y la donación para trasplante renal. A pesar de que en este caso se eliminó 50% de la masa renal, es usual que la TFG disminuya tan solo

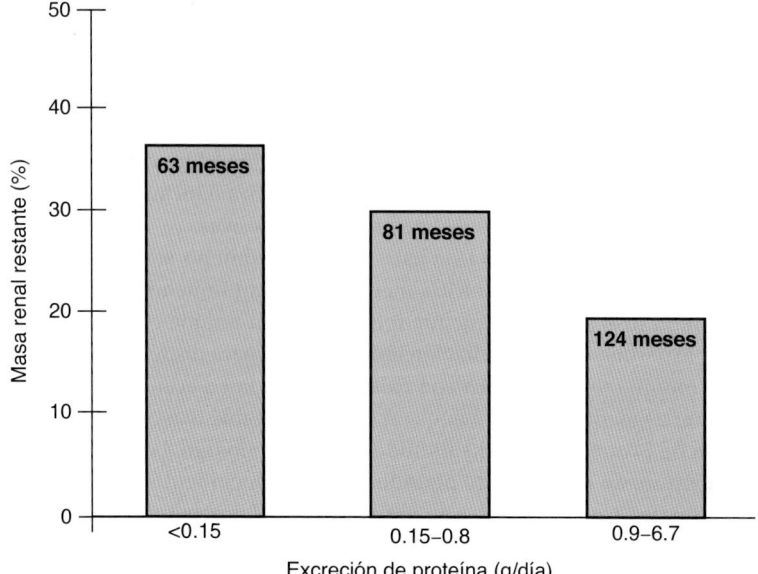

■ **FIGURA 13.5.** **Grado de proteinuria en pacientes sometidos a nefrectomía parcial en un riñón solitario, según la cantidad de masa renal restante y la duración del seguimiento.** Los pacientes con < 20% de la masa renal restante parecen tener mayor riesgo de desarrollar proteinuria significativa por clínica después de 10 años.

de 20 a 30%. De este modo, las nefronas en el riñón restante deben aumentar su tasa de filtración individual alrededor de 50%.

Las implicaciones a largo plazo de estos cambios son un tema claramente importante. El monitoreo de los donadores de trasplante renal ha revelado solo un leve incremento de la incidencia de proteinuria e hipertensión a los 10 a 15 años. Sin embargo, un estudio reciente encontró una pérdida más marcada de la masa renal en pacientes sometidos a *nefrectomía parcial de riñón solitario* (por lo general debida a cáncer). Como se muestra en la figura 13.5, el grado de proteinuria encontrada dependía tanto de la duración como del grado de pérdida de nefronas. Los pacientes que tienen aproximadamente 20 a 30% de la masa renal total restante durante más de 10 años, situación habitual en muchos pacientes con tumores renales, tuvieron mayor probabilidad de presentar proteinuria relativamente intensa. La biopsia renal en este caso mostró glomeruloesclerosis focal y segmentaria, similar a la de modelos animales, y algunos pacientes progresaron a ERET. Así, la respuesta humana a la pérdida de nefronas "depende de la dosis" y parece ser similar a la observada en animales; de nuevo, la proteinuria es el marcado clínico más temprano de lesión glomerular mediada por hemodinámica.

Efecto en la evaluación de pacientes con enfermedad renal crónica

Además de que es posible que promueva la lesión glomerular secundaria, la hiperfiltración compensatoria después de la pérdida de nefronas también puede llegar a interferir con la evaluación clínica de la evolución de la nefropatía subyacente. El monitoreo seriado tanto de la TFG (al mediar la concentración plasmática de creatinina) como del examen general de orina es la modalidad más común utilizada para evaluar la actividad de la enfermedad. Como se describió en el capítulo 1, el aumento de la secreción de creatinina por los túbulos puede minimizar el incremento de la concentración plasmática de creatinina que debe seguir a la reducción de la TFG. De modo similar, la hiperfiltración en las nefronas restantes puede enmascarar la pérdida significativa o incluso persistente de nefronas debida a nefropatías subclínicas pero progresivas.

La importancia potencial de este último fenómeno se ha demostrado en pacientes con glomerulonefritis mediada por inmunocomplejos debida a lupus eritematoso sistémico que fue refractaria a la terapia convencional. Un esquema experimental de irradiación linfoide total (para disminuir la actividad inmune) indujo *remisión clínica* con éxito tanto de la enfermedad renal como de la extrarrenal: después de 3 años, la TFG fue estable (casi 45 mL/min) y la excreción de proteína había disminuido 80%; sin embargo, la nefropatía continuó progresando durante este periodo, según se documentó por las biopsias renales anuales. Como se ilustra en la figura 13.6, el porcentaje de glomérulos que estaban cicatrizados por completo (o escleróticos) se incrementó de 15 a casi 60%. Es probable que esta cicatrización refleje la cura de los glomérulos dañados por la inflamación durante el periodo de enfermedad activa. Pese a la pérdida en nefronas funcionales, la TFG total permaneció sin cambios gracias a los glomérulos hipertrofiados restantes, de manera que alcanzó un volumen casi del doble del límite superior normal. Este incremento de tamaño debe haberse acompañado de un acrecentamiento de la tasa de filtración en estas nefronas individuales. Con el tiempo, estos glomérulos agrandados pueden ser susceptibles a una lesión mediada por hemodinámica incluso si el lupus subyacente permanece inactivo.

Nefropatía diabética

En la actualidad, la nefropatía diabética es la causa única más común de nefropatía en enfermos que acuden a diálisis. Se estima, por ejemplo, que de 30 a 40% de los pacientes con diabetes mellitus dependiente de insulina (DMDI) tipo 1 desarrolla insuficiencia renal a lo largo de la vida. Esta afección se caracteriza clínicamente por proteinuria de progresión lenta y lesiones glomerulares caracterizadas por un incremento progresivo de la matriz mesangial y colapso capilar eventual, glomeruloesclerosis nodular y pérdida de la filtración glomerular. Debido a que solo una fracción de pacientes con diabetes mellitus desarrolla ERET, otros factores además de las anomalías metabólicas pueden tener un papel crítico en la predisposición a nefropatía diabética.

Es claro que la hiperglucemia o la deficiencia de insulina desempeñan una función importante en la patogenia de la nefropatía diabética, por lo menos en parte al inducir hiperfiltración glomerular, hipertensión capilar e hipertrofia glomerular, como se describió antes en los modelos animales. Alrededor de 50% de los pacientes con DMDI tiene una TFG de 25 a 50% mayor que la normal en las etapas más tempranas de la enfermedad. Este cambio es detectable en el primer año y los

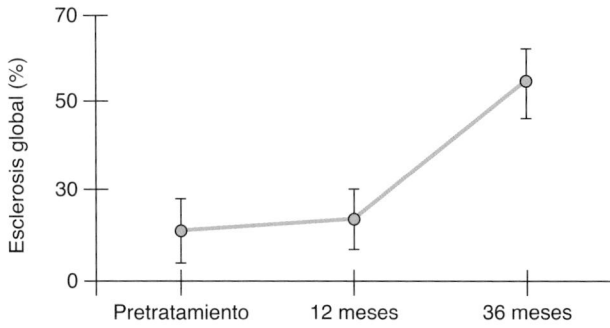

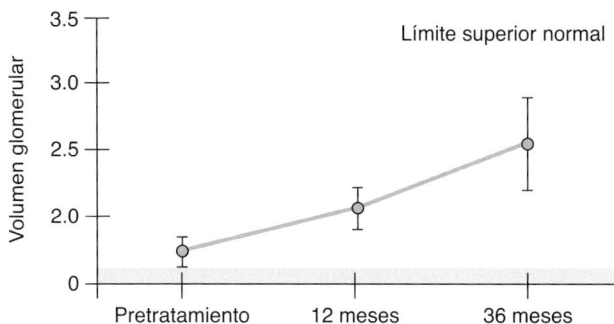

■ **FIGURA 13.6. Efecto de la irradiación linfoide total (ILT) en la morfología glo-merular en pacientes con nefritis lúpica que tenían una tasa de filtración glomerular normal (TFG: de 45 a 50 mL/min) y un decremento de 80% de la excreción de proteína.** La cantidad de glomérulos escleróticos aumentó de 15% antes de ILT a casi 60% 3 años después (*panel superior*). Esto no produjo un decremento de la TFG, debido a un incremento marcado del tamaño glomerular (y quizás de la filtración) en aquellos glomérulos preservados (*panel inferior*).

pacientes con TFG inicial mayor de 140 a 150 mL/min (normal = 90 a 125 mL/min) parecen tener mayor probabilidad de desarrollar nefropatía diabética.

Los factores responsables de la hiperfiltración glomerular en diabéticos de diagnóstico reciente no se ha comprendido del todo, pero la liberación aumen-tada de factor de crecimiento parecido a insulina I (que induce vasodilatación e hipertrofia renales) puede ser importante.

La manifestación clínica más temprana de la nefropatía diabética es la *microalbuminuria*, se acepta de manera general que el daño a la membrana basal glomerular en DM1 aparece a los 5 años de iniciada la enfermedad diabética y en DM2 a los 10 años. La mejor manera de detectar el daño es la medición de albu-miuria, sin embargo actualmente se acepta que el mejor momento es identificar la hiperfiltración. La albuminuria medida por tira reactiva valor normal < 20 mg/día, por método convencional < 30 mg/día y finalmente un examen general de orina no es útil para evaluarla, ya que solo puede detectar cifras mayores de alrededor de 150 a 300 mg.

Diabetes mellitus tipo 2

Por razones que aún no se comprenden bien, tanto la hiperfiltración como la nefropatía clínica son ligeramente menos comunes en pacientes con diabetes mellitus no dependiente de insulina (DMNDI) tipo 2. Sin embargo, hay excepciones, como los indígenas pimas del suroeste de Estados Unidos. La incidencia de nefropatía diabética en los pimas con DMNDI se acerca a 50%. Los pacientes afectados tienen una mayor TFG que los controles pareados y puede demostrarse una mayor excreción de albúmina en los 3 años siguientes al inicio de la enfermedad, un lapso mucho más breve que el periodo latente de 8 a 15 años en DMDI. Por lo tanto, parece haber una mayor susceptibilidad a la lesión glomerular en los pimas que puede estar determinada, al menos en parte, por genética.

Efecto del control glucémico estricto

El control glucémico subóptimo es un factor de riesgo claro para nefropatía diabética. La terapia intensiva con insulina (ya sea como inyecciones diarias múltiples o una bomba subcutánea continua de insulina) ha permitido mantener una concentración plasmática de glucosa casi normal en el transcurso del día en pacientes con diabetes tipo 1. Este esquema puede revertir la hiperfiltración glomerular inicial, y el desarrollo de microalbuminuria puede retrasarse. La terapia intensiva también parece ser eficaz si se inicia después del comienzo de la microalbuminuria, ya que la excreción de albúmina puede disminuirse de modo gradual en un periodo de 2 años. En comparación, el control glucémico estricto no parece ser eficaz para desacelerar la velocidad de la pérdida de la TFG en pacientes con nefropatía manifiesta y bien establecida, que se define como una tira reactiva positiva para proteína. Esta observación indica la importancia de otros factores hemodinámicos en la progresión de este padecimiento. La eficacia de las modalidades como restricción proteica y terapia antihipertensiva se describe en el siguiente apartado.

Función renal al inicio de la enfermedad manifiesta

Hay un último hallazgo que debe apreciarse en este padecimiento. Los pacientes diabéticos con predisposición a desarrollar nefropatía pueden comenzar con una TFG supernormal de 150 a 170 mL/min. A medida que la lesión glomerular progresiva da paso a la proteinuria positiva por tira reactiva, hay una reducción concomitante de 30 a 50% en la TFG, de 90 a 100 mL/min. A la inversa, un paciente diabético que acude por primera vez y se presenta con una TFG de 100 mL/min (similar a la de la población general normal) tendrá una concentración plasmática normal de creatinina. Estos pacientes ya tienen glomeruloesclerosis avanzada por biopsia y, si no reciben tratamiento, progresará a ERET en los siguientes 3 a 7 años. La combinación de una concentración plasmática normal de creatinina y una excreción de proteína que podría ser < 1.0 g/día puede provocar que el médico concluya de manera errónea que el paciente tiene enfermedad renal leve. Aunque es probable que sea verdad en la mayoría de otras afecciones, es claro que este no es el caso de la nefropatía diabética.

Eficacia de la restricción de la proteína dietética

La restricción de la proteína dietética y la terapia antihipertensiva son las dos modalidades principales que se han utilizado en humanos en un intento por desacelerar la progresión de la enfermedad en pacientes con nefropatía crónica. Aunque la siguiente explicación presenta algunos de los hallazgos que sugieren que estos esquemas pueden ser beneficiosos, no se tiene la certeza de todos los mecanismos por medio de los cuales esto ocurre en los pacientes. Los modelos en animales antes descritos sugieren que un decremento de la presión intraglomerular puede ser importante, pero se desconoce si esto es aplicable por completo en humanos en quienes la hemodinámica intraglomerular no puede medirse directamente como se realiza en animales experimentales.

Muchos de los estudios informados hasta ahora que comparan una dieta con poco contenido en proteína con una dieta regular han implicado un número relativamente pequeño de pacientes. Algunos de estos estudios han evidenciado beneficios, mientras otros han demostrado una tendencia hacia un mejor desenlace que no ha tenido significancia estadística. Esta última observación podría representar un error beta (un resultado falso-negativo), en que la ausencia de significancia estadística fue un resultado de la pequeña cantidad de pacientes en vez de la ausencia de mejoría con la terapia. Un estudio multicéntrico grande, el estudio *Modification of diet in renal disease* (MDRD), demostró solo un beneficio relativamente modesto de la dieta con poco contenido de proteína en la velocidad de progresión de la insuficiencia renal. Sin embargo, se observó una respuesta bifásica interesante en el grupo con la dieta con restricción proteica: hubo un mayor decremento inicial de la TFG en los primeros 4 meses (que bien pudo haber sido un reflejo de la reducción de la presión intracapilar ocasionada por la dieta con poca proteína), seguido de una tasa de decremento de la TFG más lenta durante los siguientes 32 meses de observación al compararlo con el grupo con la dieta control. Por lo tanto, si se ignora la rápida disminución de la TFG en el grupo con la dieta con poca proteína, la velocidad de la reducción de la TFG durante el resto del periodo de observación se redujo claramente en el grupo con poca proteína, comparado con aquel que consumió una dieta con un mayor contenido de proteína (en promedio, pérdida de 2.8 *vs.* 3.9 mL/min de la TFG por año). El análisis de seguimiento a largo plazo de este estudio reveló un beneficio de la dieta con poca proteína en la insuficiencia renal y la mortalidad por todas las causas a los 6 años; no obstante, este efecto se perdió a los 12 años después de completar el estudio, quizás debido a una disminución del apego a la dieta menos palatable con poca proteína.

Varios metaanálisis han evaluado el efecto de la restricción proteica en la velocidad de progresión de la insuficiencia renal. Una revisión publicada en 2006 sugiere que una dieta con poca proteína (0.3 a 0.6 g/kg/día) comparada con una dieta con proteína estándar (> 8 g/kg/día) se relacionó con un riesgo disminuido de la necesidad de terapia de reemplazo renal o muerte durante el seguimiento.

Respuesta en la nefropatía diabética

Pese a que solo se dispone de pocos resultados con la restricción de la proteína dietética en la nefropatía diabética, en la figura 13.7 se ilustran los hallazgos de dos estudios más pequeños de pacientes afectados con DMDI que tuvieron una TFG inicial usual entre 40 y 50 mL/min. Como puede observarse, la TFG disminuyó de 0.6 a 1.0 mL/min/mes en los grupos control a los 18 a 36 meses, mientras que la velocidad de progresión se redujo alrededor de 75% en los grupos con restricción proteica. Un estudio prospectivo más grande demostró una disminución similar de la TFG en el grupo con restricción proteica; en aquel con la dieta control, la incidencia de muerte o inicio de ERET decreció de manera significativa con la restricción de proteína.

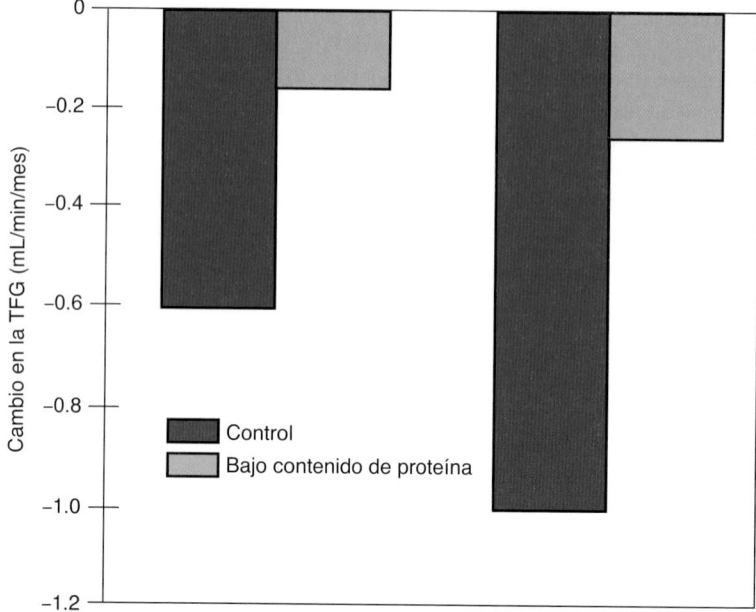

■ **FIGURA 13.7.** Efecto de la restricción de la proteína dietética en la velocidad de deterioro de la tasa de filtración glomerular (TFG) en dos estudios diferentes de pacientes con nefropatía diabética. Reducir la ingesta de proteína desaceleró la progresión de la enfermedad alrededor de 75%.

Si estos resultados pueden extrapolarse durante un periodo más prolongado, permitirán estimar el verdadero beneficio de la dieta con restricción proteica para el paciente. Por lo general, la diálisis se inicia cuando la TFG es < 7 mL/min. Por lo tanto, un paciente con TFG de 45 mL/min que pierde 12 mL/min/año (1 mL/min/mes) necesitaría diálisis en cerca de 3 años. En comparación, con una dieta restringida en proteína, la diálisis sería necesaria en 12 años, un retraso de la necesidad de terapia de reemplazo de 9 *años*, si la velocidad de pérdida de TFG se desacelerara 75% a 3 mL/min/año (0.25 mL/min/mes). Este beneficio teórico podría ser incluso mayor si el tratamiento se iniciara en etapas más tempranas de la enfermedad, cuando la tira reactiva para proteínas fuera positiva, pero la TFG aún se encontrara dentro del intervalo normal.

Eficacia de la terapia antihipertensiva

La hipertensión arterial no solo constituye un factor de riesgo para progresión del daño renal, además representa un factor pronóstico de nefropatía grave y su descontrol un marcador de mortalidad cardiovascular incrementada. No obstante, esta observación sola no prueba que la hipertensión acelera la progresión, debido a que el incremento de la presión arterial podría ser también un marcador de nefropatía grave.

Varios estudios grandes han evaluado la eficacia de la terapia antihipertensiva para desacelerar la velocidad de progresión en la enfermedad renal crónica no diabética. El estudio MDRD antes mencionado también valoró el tema del control agresivo *versus* convencional de la presión arterial y la progresión de la insuficiencia renal. El tratamiento más audaz y dinámico no se relacionó con un beneficio aparente en pacientes con una tasa de excreción de proteína < 1 g/día, los individuos con 1 a 3 g/día de proteinuria presentaron un beneficio modesto y se registró una desaceleración sustancial y con significancia estadística del deterioro de la TFG en el grupo con > 3 g/día de proteinuria. Se han llevado a cabo varios estudios grandes para demostrar un beneficio potencialmente preferencial de los inhibidores de ECA, comparado con otro esquema antihipertensivo. Los inhibidores de ECA evaluados en dichos estudios fueron benazepril y ramipril. Casi en todos los subgrupos de enfermedades renales tratados con inhibidores de ECA se demostró un beneficio en todos los efectos de los desenlaces elegidos; hubo excepciones notables en pacientes con enfermedad poliquística renal y en aquellos con proteinuria < 1 g/día. Se observó ausencia de renoprotección en un estudio grande que utilizó bloqueadores de los canales de calcio dihidropiridínicos como terapia antihipertensiva. La evidencia adicional que apoya la superioridad de los inhibidores de ECA para desacelerar la progresión de la nefropatía también proviene de varios metaanálisis.

Debe enfatizarse que el objetivo *renal* primario de la terapia en este caso también es disminuir la presión intraglomerular, no la presión sistémica. Esto ha dado paso al tratamiento incluso a pacientes normotensos. En la figura 13.8 se muestran los resultados de un estudio pequeño de normotensos con DMDI que tenían microalbuminuria.

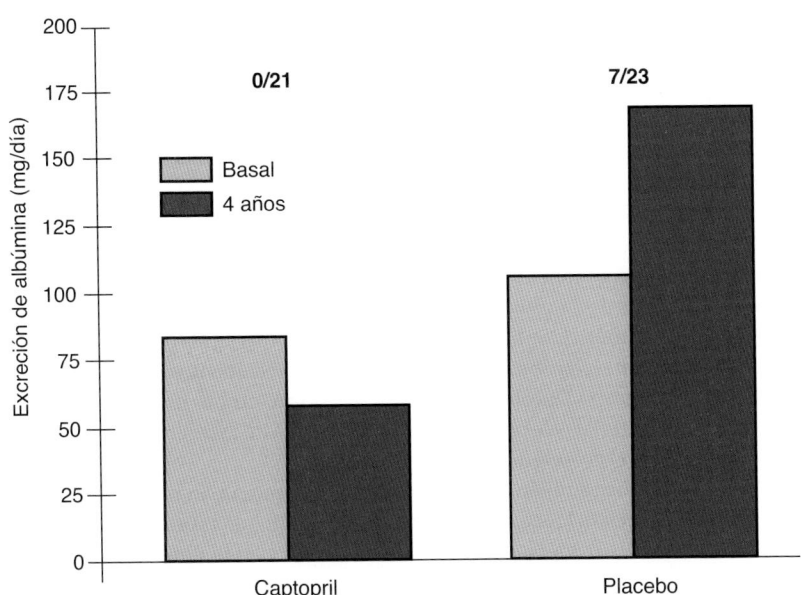

■ **FIGURA 13.8. Efecto del tratamiento durante 4 años con captopril (un inhibidor de la enzima convertidora de angiotensina) o placebo en la excreción de albúmina en pacientes diabéticos normotensos con microalbuminuria.** El captopril disminuyó la excreción de albúmina y ningún paciente progresó a proteinuria manifiesta positiva por tira reactiva. En comparación, la excreción de albúmina aumentó y ocurrió progresión en 7 de 23 pacientes en el placebo grupo.

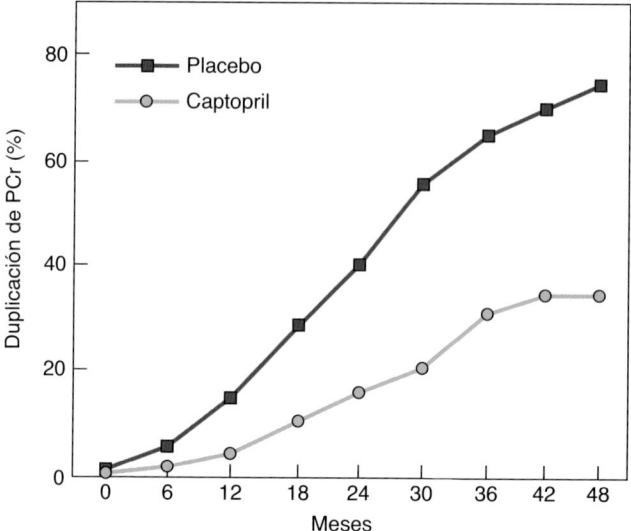

■ **FIGURA 13.9. Efecto de la administración de placebo o captopril a pacientes con diabetes tipo 1, proteinuria manifiesta y una concentración plasmática de creatinina ≥ 1.5 mg/dL.** La probabilidad de duplicar la concentración plasmática de creatinina (PCr) se redujo más de 50% en el grupo con captopril. (Datos de Lewis EJ, Hunsicker LG, Bain RP, et al. The effect of angiotensin-converting-enzyme inhibition on diabetic nephropathy. *N Engl J Med.* 1993;329[20]:1456–1462.)

Los pacientes fueron tratados con captopril (un inhibidor de ECA) o placebo y recibieron seguimiento durante 4 años. La excreción de albúmina disminuyó en el grupo con captopril y ninguno de los 21 pacientes progresó a proteinuria manifiesta positiva por tira reactiva. En comparación, la excreción de albúmina aumentó en el grupo placebo, 30% de los cuales tuvieron progresión. Es interesante señalar que hubo una pequeña diferencia en la presión arterial sistémica entre los dos grupos, lo cual sugiere que el efecto primario de captopril fue en los riñones.

Los resultados de un estudio más grande en nefropatía diabética establecida se muestran en la figura 13.9. Se asignaron de manera aleatoria a los pacientes para que recibieran captopril o placebo y se añadieron otros medicamentos antihipertensivos a pacientes en el grupo placebo, según fuese necesario. Ambos esquemas disminuyeron la presión arterial en el mismo grado, pero la tasa de lesión renal progresiva se desaceleró 50% en el grupo con captopril.

Varios estudios también han explorado la pregunta de la inhibición de ECA *versus* bloqueadores del receptor de angiotensina II. Estos estudios demostraron un efecto beneficioso equivalente en la proteinuria y en el deterioro de la TFG. Sin embargo, la combinación de la inhibición de ECA y el bloqueo del receptor de angiotensina II en algunos estudios ofreció el mayor efecto antiproteinúrico. Solo un estudio importante evaluó el efecto de la terapia combinada en la progresión de la enfermedad.

Aunque a primera vista este estudio era muy promisorio, la preocupación sobre la confiabilidad de los datos y una mayor incidencia de efectos adversos han apagado de manera significativa el entusiasmo por este tipo de terapia. Todos estos estudios en humanos son excesivamente costosos. En Estados Unidos, con frecuencia los fondos públicos por medio de los institutos de salud (*National Institutes of Health*) no están disponibles y muchos de ellos son patrocinados y financiados por completo por los fabricantes de los medicamentos. Por lo tanto, estos estudios pueden tener defectos, ya que muchas veces carecen de una comparación directa con fármacos competidores (p. ej., inhibición de ECA *vs*. bloqueo del receptor de angiotensina), lo cual origina estudios que elogian las virtudes de un medicamento más nuevo y costoso sobre las alternativas antiguas más económicas y aún muy efectivas. Esto no solo hace surgir preocupaciones científicas, sino también de carácter ético importantes.

Decremento de la excreción de proteína

El decremento de la excreción de proteína en la figura 13.8 puede tener implicaciones más generales para evaluar la eficacia de cualquier medicamento dado y potencialmente nuevos fármacos en la enfermedad renal crónica. Estudios en animales y modelos matemáticos sobre la permeabilidad macromolecular sugieren que la filtración de proteína a través de defectos selectivos del tamaño en la pared capilar glomerular con permeabilidad anormal varía de manera directa con la fracción de la TFG que filtra a través del sistema de poros grandes o anormales. Esta fracción, a su vez, es una función directa de la presión capilar glomerular. De este modo, un decremento de la excreción de proteína con terapia antihipertensiva en humanos puede reflejar, al menos en parte, un decremento deseado de la presión intraglomerular.

Estas observaciones han dado paso a la hipótesis de que la probabilidad de un beneficio a largo plazo puede evaluarse a través de la medición de los cambios en la excreción de proteína que, efectivamente, se ha visto como un marcador sustituto de la progresión. En particular, un decremento de la excreción de proteína a corto plazo puede relacionarse con un mejor pronóstico renal durante periodos más prolongados.

Se presenta un resumen de los resultados de numerosos estudios sobre enfermedad renal crónica, la mayoría de los cuales se realizó en pacientes con nefropatía diabética:

- Los inhibidores de ECA y los bloqueadores del receptor de angiotensina II reducen la excreción de proteína de manera casi uniforme. Además de ellos, los únicos medicamentos que parecen ser tan eficaces son los bloqueadores de los canales de calcio no dihidropiridínicos diltiazem y verapamil. También parece haber un beneficio con el uso combinado de un inhibidor de ECA y un bloqueador del receptor de angiotensina, en comparación con la monoterapia de estos fármacos, por lo menos en la tasa de excreción de proteína.
- Los diuréticos y β-bloqueadores tienen una actividad antiproteinúrica menos predecible; es usual que tengan poco o ningún efecto en la excreción de proteína (véase la figura 13.9), aunque algunos estudios han encontrado una respuesta similar a la de los inhibidores de ECA.
- Los bloqueadores de los canales de calcio dihidropiridínicos, como la nifedipina, ni tienen efecto ni *aumentan* en realidad la excreción de proteína, aunque se ha descrito un efecto paradójico que conduce a mayor pérdida de proteínas.

¿Qué acción podría tener la nifedipina en la resistencia arteriolar glomerular para permitir el aumento de la excreción de proteína, a pesar de disminuir la presión arterial sistémica?

RESUMEN Y ANÁLISIS DEL CASO

Se han hecho estudios experimentales y numerosos estudios grandes en pacientes con enfermedades renales o nefropatía diabética que han alterado de manera drástica el abordaje del paciente con enfermedad renal crónica progresiva. En el pasado, el tratamiento solo estaba dirigido a la nefropatía subyacente; ahora, la terapia está encaminada a los cambios hemodinámicos, estructurales y metabólicos secundarios característicos de la misma. Estas adaptaciones son independientes de la enfermedad; como resultado, la restricción de la proteína dietética y las modalidades terapéuticas como la administración de un inhibidor de ECA o bloqueadores del receptor de angiotensina II pueden ser muy efectivas, incluso si la enfermedad subyacente no puede tratarse con eficacia.

Estudios grandes han demostrado la eficacia de esta estrategia. Muchos de los médicos ahora recomiendan la terapia con un inhibidor de ECA y la restricción modesta de la ingesta de proteína en pacientes con evidencia de enfermedad renal progresiva, como aquel paciente con diabetes tipo 1 con proteinuria manifiesta. Algunos médicos también inician terapia en DMDI cuando hay microalbuminuria persistente, debido a que es el signo clínico más temprano de nefropatía diabética. Infortunadamente, en la actualidad, también hay muchos pacientes con enfermedad renal crónica o nefropatía diabética bajo cuidado médico que no reciben este tipo de terapia por la poca comprensión o completa ignorancia de los principios fisiopatológicos básicos entre los proveedores de servicios de salud.

Uno de los objetivos fundamentales de la terapia en este caso es disminuir la presión intraglomerular, que puede aumentar independientemente de la presión sistémica. De esta manera, la hipertensión sistémica no es un requisito para iniciar terapia con un inhibidor de ECA, un bloqueador del receptor de angiotensina II o un bloqueador de los canales de calcio no dihidropiridínico. Aunque aún no se puede medir o estimar la presión intraglomerular en pacientes, es muy probable que un decremento de la excreción de proteína sea un reflejo de la respuesta intrarrenal deseada y se usa en la actualidad como marcador sustituto para la lesión renal progresiva.

El caso que se presentó al inicio de este capítulo representa otra situación en la cual es probable que los factores secundarios sean importantes y en la cual un inhibidor de ECA y una dieta con poca proteína pueden ser beneficiosos. Pese a que la paciente tiene una enfermedad glomerular primaria, nefropatía por IgA, ocurre un incremento progresivo lento de la concentración plasmática de creatinina y de la proteinuria en el momento en que el sedimento urinario benigno sugiere que hay poca inflamación glomerular activa.

RESPUESTAS A LAS PREGUNTAS

1 El incremento de la excreción de proteína sugiere que la presión intraglomerular ha aumentado, a pesar del decremento de la presión sistémica. Esto podría ocurrir por la dilatación de la arteriola glomerular aferente (lo cual permite que se transmita mayor presión sistémica al glomérulo), o bien, por la constricción de la arteriola eferente. Hay estudios en animales que sugieren la dilatación aferente como el efecto primario de la nifedipina.

LECTURAS RECOMENDADAS

Anderson S, Rennke HG, Brenner BM. Therapeutic advantage of converting enzyme inhibitors in arresting progressive renal disease associated with systemic hypertension in the rat. *J Clin Invest*. 1986;77(6):1993–2000.

Atkins RC, Briganti EM, Lewis JB, et al. Proteinuria reduction and progression to renal failure in patients with type 2 diabetes mellitus and overt nephropathy. *Am J Kidney Dis*. 2005;45(2):281–287.

Brenner BM. Nephron adaptation to renal injury or ablation. *Am J Physiol*. 1985;249 (2 pt 2):F324–F327.

Brenner BM, Cooper ME, de Zeeuw D, et al. Effect of losartan on renal and cardiovascular outcomes in patients with type 2 diabetes and nephropathy. *N Engl J Med*. 2001;345:861–869.

Brunner HR. ACE inhibitors in renal disease. *Kidney Int*. 1992;42(2):463–479.

Diabetes Control and Complications Trial Research Group. The effect of intensive treatment of diabetes on the development and progression of long-term complications in insulin-dependent diabetes mellitus. *N Engl J Med*. 1993;329(14):977–986.

Dworkin LD, Burstein JA, Parker M, et al. Calcium antagonists and converting enzyme inhibitors reduce renal injury by different mechanisms. *Kidney Int*. 1993;43:808–814.

Hostetter TH. Prevention of end-stage renal disease due to type 2 diabetes. *N Engl J Med*. 2001;345:910–912.

Jacobson H, Klahr S. Chronic renal failure: pathophysiology. *Lancet*. 1991;338(8764): 419–423.

Klahr S, Levey AS, Beck GJ, et al. The effect of dietary protein restriction and blood-pressure control on the progression of chronic renal disease. *N Engl J Med*. 1994;330(13): 877–884.

Lewis EJ, Hunsicker LG, Bain RP, et al. The effect of angiotensin-converting enzyme inhibition on diabetic nephropathy. *N Engl J Med*. 1993;329(20):1456–1462.

Lewis EJ, Hunsicker LG, Clarke WR, et al. Renoprotective effect of the angiotensin-receptor antagonist irbesartan in patients with nephropathy due to type 2 diabetes. *N Engl J Med*. 2001;345:851–860.

Meyer TW, Anderson SA, Rennke HG, et al. Reversing glomerular hypertension stabilizes established glomerular injury. *Kidney Int*. 1987;31(2):752–759.

Rennke HG, Klein PS. Pathogenesis and significance of non-primary focal and segmental glomerulosclerosis. *Am J Kidney Dis*. 1989;13(6):443–456.

Zeller K, Whittaker E, Sullivan L, et al. Effect of restricting dietary protein and progression of renal failure in patients with insulin-dependent diabetes mellitus. *N Engl J Med*. 1991;324(2):78–84.

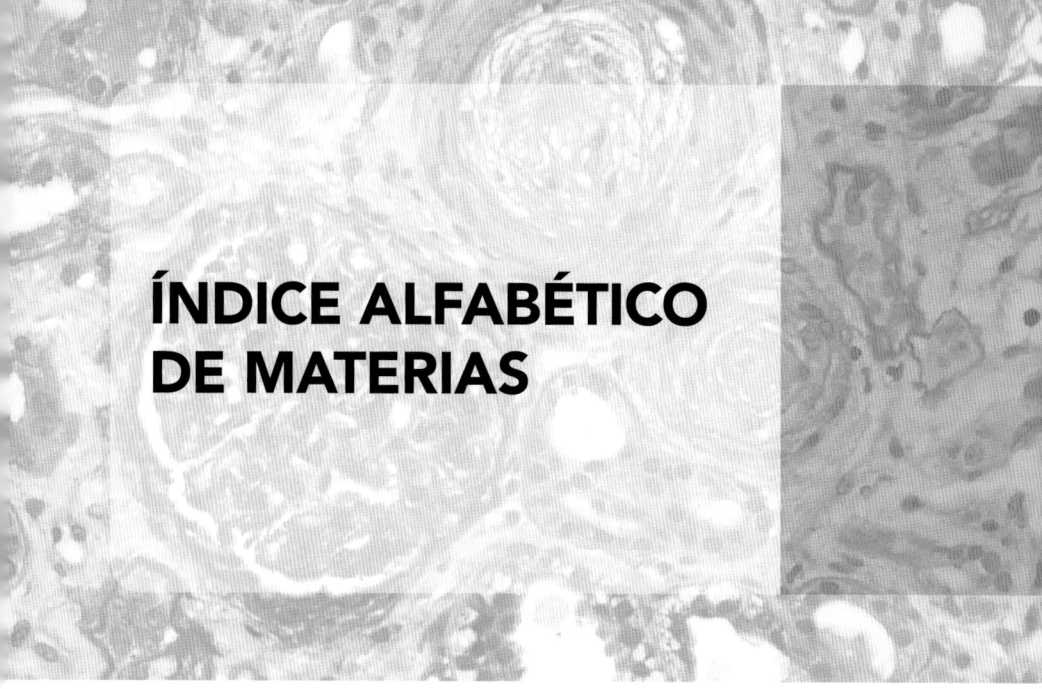

ÍNDICE ALFABÉTICO DE MATERIAS

ACTH. *Véase* Hormona adrenocorticotrópica (ACTH)
Acuaporinas, 7
Acumulación hialina, expansión mesangial y, 348
Adenilil ciclasa, activación por ADH de, 41–42
ADH. *Véase* Hormona antidiurética (ADH)
Adriamicina (doxorrubicina), 234
Agua corporal total (ACT), 35–37, 36*f*, 69–70, 71*f*
Ahorradores de potasio, diuréticos, 114–115, 114*t. Véase también* Diuréticos
AINE. *Véase* Antiinflamatorios no esteroideos (AINE)
Albúmina, 37, 101–102
Alcalemia, 129
Alcalosis, 129. *Véase también* Alcalosis metabólica; Alcalosis respiratoria
  metabólica, 129
  por contracción, 121
  poshipercápnica, 145
  respiratoria, 129
Alcalosis metabólica, 129
  concentración urinaria de cloro en el diagnóstico de, 147–149, 149*t*
  diuréticos que causan 144
  edema y, 150
  efectos colaterales de los diuréticos y, 121
  electrolitos en, 149, 149*t*
  estado estacionario y, 63–64
  exceso primario de aldosterona y, 144
  excreción ácida y, 139
  persistencia de depleción de volumen circulante eficaz y, 145
  hiperaldosteronismo primario e hipopotasemia y, 147
  secreción aumentada de hidrógeno y, 145
  secreción reducida de bicarbonato plasmático y, 145–147, 146*f*
  tratamiento de, 149–150
Alcalosis respiratoria, 129
  acidosis metabólica por alcalosis crónica, 155
  excreción renal de ácido y, 139*t*, 140
  intoxicación por salicilatos y, 166
Aldosterona, 12, 13*f*
  alcalosis metabólica y exceso, 144
  en conductos colectores, 54
  en la porción distal de la nefrona, 53
  equilibrio de potasio y, 54–55
  excreción de sodio y, 55
  secreción de potasio y, 178, 179*f*
  SRA, regulación de, 54–55
  zona glomerular y producción de, 52, 53*f*
Aldosteronismo compensador de glucocorticoides (ACG), 53
Alport, síndrome de, 226, 258, 259*f*–260*f*
Alteraciones de la excreción, trastornos electrolíticos y, 62–64
Alteraciones del equilibrio hídrico, 68
  determinantes de la concentración plasmática de sodio y, 69–71

hipernatremia, 33, 37–38, 82, 83*t*
  ADH y, 82, 82*f*, 85, 85*t*
  concentración plasmática de sodio y, 73, 82–84
  diagnóstico de, 84–85, 85*t*
  etiología de, 83–84, 83*t*
  síntomas de, 74
  tratamiento de, 74, 86–89, 86*f*
hiponatremia, 33, 45, 47
  complicaciones neurológicas retardadas en, 74, 75*f*
  contenido cerebral de agua y, 72*f*
  diagnóstico de, 79–80
  estado estacionario y, 63
  etiología de, 76–79, 76*t*
  retención de agua y, 74–75
  síntomas de, 74
  terapia, principios básicos de la, 80-81
  tratamiento de, 74
  osmolitos y regulación volumétrica celular en, 72–74, 73*f*
  osmorregulación y, 71–74, 72*f*, 73*f*
  poliuria, 89
  ADH y, 89–90, 89*f*
  diagnóstico de, 91–93, 92*f*
  diuresis hídrica y, 90
  diuresis osmótica y, 90
  tratamiento de, 93
Alteraciones electrolíticas, 74. *Véanse también los tipos específicos*
Amilorida, 93, 114
Aminoácidos, 29, 127, 130
Aminoglucósidos, 283–284
  NTA inducida por, 311–312
Aminonucleósido de puromicina, 234
Amoniaco, 29
Amonio, 126
  acumulación urinaria de, 135–136
  excreción de, 133*f*, 135–136
  insuficiencia renal y, 157–158
Amortiguación
  acidez titulable y, 135
  efectos deletéreos de la continuidad de, 320
  excreción renal de ácido y, 131
  respuesta a la carga ácida diaria y, 130–131
  urinaria, 128
Amortiguadores corporales, 130. *Véase también* Amortiguación
Amortiguadores urinarios, 128
ANCA. *Véase* Anticuerpos anticitoplasma de neutrófilos (ANCA)
Andrógenos, 52, 53*f*
Anemia por insuficiencia renal crónica, 333–334, 334*f*
Angiopatías trombóticas
  activación plaquetaria directa y, 267
  agudas, 263*f*–264*f*
  características principales de, 262
  crónicas, 265*f*–266*f*
  lesión directa del endotelio y, 264–265, 267